Horst Barthel

Homöopathie – der Erfolg gibt recht

Klinisch verifizierte Fälle

Horst Barthel

Homöopathie – der Erfolg gibt recht

Klinisch verifizierte Fälle

Barthel & Barthel
Verlag
1996

Dieses Buch wurde auf chlorfrei gebleichtem Papier
gedruckt – **unserer Umwelt zuliebe.**

Lizenzausgabe der Barthel & Barthel Publishing Corp., New York
Satz: Barthel & Barthel Verlag, Schäftlarn
Druck: WB-Druck, 87669 Rieden am Forgensee
Umschlaggestaltung: G. Joksch, Starnberg

ISBN 3-88950-101-X

Meiner Frau und Mitarbeiterin
Elfriede Barthel
in Liebe und Dankbarkeit

Inhaltsverzeichnis

Vorwort

Liebe Leserin, lieber Leser!

Darf ich Sie auf den Ihnen bekannten Unterschied zwischen der Behandlung akuter und chronischer bis unheilbarer Erkrankungen hinweisen. Als Beispiel für das akut Erkranktsein schildere ich Ihnen folgenden Notfall mit der telefonischen Beratung über wenige Minuten. Es handelt sich um einen beiderseitigen Tonsillarabszeß bei einem 22jährigen Patienten.

Beiderseitiger Tonsillarabszeß als Notfall

Am 18. Dezember `94 abends rief mich ein Kollege mit der Bitte um dringenden Rat bei einem akuten Fall an. Sein 22jähriger Patient hatte am 2. Dezember `94 wieder Sulph. XM, sein Konstitutionsmittel, erhalten.

Am 12. Dezember begann die Halsentzündung auf der rechten Seite; die Schmerzen strahlten in das rechte Ohr aus und besserten sich durch warme Getränke. Es bestand akut ein Verlangen auf Süßes und 38°C Fieber. Der Kollege verordnete Lyc. C 200.

Am 13. Dezember verordnete in Vertretung ein Kollege Merc. XM wegen Schwellung und Eiterung der rechten Tonsille, Nachtschweißen, Speichelfluß besonders nachts und süßlichem Mundgeruch.

Am 14. Dezember morgens stellte der Erstbehandelnde einen Tonsillarabszeß rechts fest, eine allgemeine Verschlechterung, gleiches Fieber und Schwindel. Daraufhin gab er Hep. C 200.

Am 14. Dezember abends war der Zustand unverändert schlecht. Wegen der Kälteempfindlichkeit verordnete er jetzt Sil. C 200.

Am 15. Dezember mittags hatte sich der Zustand erheblich verschlechtert: Der Patient hatte jetzt 40° Fieber, nächtliche Unruhe. Der Abszeß war jetzt auch gleichzeitig in der linken Tonsille. Der Patient benötigte eine ständige Pflege und wollte nur Butter und Eis essen. Deshalb gab der Kollege Tub. C 200.

Am 16. Dezember wurde von dem Patienten noch dringender ein ständiges Dasein seiner Mutter gefordert. Er war sehr unruhig, hatte um 39 ° C Fieber, die rechte Körperseite und besonders Hand und Fuß waren kälter als links. Trotz trockenen Mundes hatte er keinen Durst. Der Kollege gab Puls. C 200.

Am 17. Dezember stiegen die Temperaturen auf über 40°C. Der Zustand hatte sich nochmals verschlechtert. Verordnung von Puls. M, da sich gestern auf Puls. C 200 die Unruhe gebessert hatte und das Fieber um 1°C niedriger war.

Am 18. Dezember früh bestand 38,4°C und eine Besserung des Allgemeinbefindens, aber eine noch wesentliche Verschlechterung der Halssymptome. Der Gaumen war so stark vorgewölbt, daß absolut nichts mehr durch den Hals ging. Der Patient hatte zwar Appetit, konnte aber nichts schlucken und auch nicht sprechen. Schmerzhafte Halslymphdrüsen.

Am 18. Dezember abends bestand der unverändert bedrohliche Zustand. Dann der Notanruf und mein telefonischer Rat.

Repertorisation zum beiderseitigen Tonsillarabszeß als Notfall

Leider ist der Kollege am 12. Dezember durch das Symptom der Besserung bei Warmtrinken in die Irre geleitet worden.

Am 15. Dezember wäre es möglich gewesen, durch die drei Symptome das heilende Mittel zu wählen: Wechsel von rechts nach links (für das Symptom des Sich-Erstreckens von rechts nach links), Furcht vor dem Alleinsein, nächtliche Unruhe. Das Verlangen nach Butter und Eis bestand nur aus mechanischen Gründen, weil nichts anderes mehr durchging.

Spätestens am 16. hätte der Kollege es läuten hören müssen, welches Mittel der Körper dringend verlangt (Syn.-Rep. II Sp. 591).

Bei dem Telefonanruf am 18. wies das Symptom des Halsödems und des Seitenwechsels nach links mich zwingend auf Apis. Deshalb kombinierte ich zur Repertorisation das Symptom des Halsödems (*apis,* phos.) mit dem des Sich-Erstreckens von rechts nach links (*apis, phos.*). Durch das Symptom der Tonsillarabszesse (*apis)* konnte ich Phosphorus ausschließen. Das Symptom der Durstlosigkeit bei Fieber **(Apis)** und der Furcht vor dem Alleinsein (*apis)* weisen ebenso auf Apis. So kam Apis mit 11 Werten fünfmal vor, also mit 11/5.

Der Kollege gab am 18. Dezember um 22^{00} Uhr dem Patienten als einziges Mittel 2 Globuli Apis200. Am 19. um 8^{00} Uhr, also 10 Stunden nach der Einnahme von Apis entleerte sich schwallartig der rechte Abszeß und nach weiteren 2 Stunden der linke Abszeß. Das Fieber sank unter 37°C, und er gesundete schnell, nachdem er akut 15 kg abgenommen hatte.

Ein herzliches Dankeschön und ein wundervoller Orchideenstrauß war die Antwort des Kollegen.

Diese wunderähnliche Heilung hat den Patienten, den mitbeobachtenden Kollegen und auch den Behandler begeistert.

Aber wenn chronisch bis unheilbar Kranke zu behandeln sind, fordert das vom Patienten, vom Behandler und auch vom Leser eine außerordentliche Geduld. Bei durchschnittlich vier Beratungen im Jahr und einer längeren Behandlungszeit sind viele Beratungen bei jedem Patienten darzustellen. Deshalb konnte ich ab der zweiten Beratung nur die zur Arzneiwahl genommenen Symptome schildern. Nach Sir John Weirs Lehre: Das Minimum der

Symptome mit dem größten Wert – nahm ich im allgemeinen nur fünf Symptome und stellte von diesen die auffallenderen voran.

Durch meine dreimaligen Praxisumzüge wurde leider die Behandlung des 4. Patienten mit Malignom abgebrochen oder die des 6. Kranken mit Malignom und die des zweiten mit MS für mehrere Jahre unterbrochen; in der Folgezeit, bzw. der Zwischenzeit erlitten diese Patienten schwerere andere Erkrankungen. So konnte ich nicht von einem Patienten berichten, der nach Elektroresektion seines Prostata-Carcinoms während meiner Behandlung 5½ Jahre rezidivfrei geblieben war, dann der Entfernung wegen die Behandlung abgebrochen hatte und später an seinem metastasierenden Carcinom verstarb.

Wir können dem Patienten nicht einen Behandlungserfolg versprechen, sondern nur versprechen, unser Bestes zu tun. So hatte ich mir vorgenommen, über die Therapie auch bei zwei Patienten zu berichten, deren Behandlung hoffnungsvoll begonnen hatte. Die erste Patientin war im März 1988 an einem linksseitigen Mamma-Carcinom operiert worden und befand sich seitdem in meiner Behandlung. Im Januar 94 wurde jedoch ein beginnendes Carcinom der rechten Brustdrüse festgestellt und operiert, so daß ich einen evtl. späteren Bericht zurückstellen muß.

So hatte ich einen Patienten mit Schizophrenie zu Beginn seines Studiums erfolgreich behandelt, daß er sein Studium als Dipl.-Ing. durchführen und abschließen konnte. Er heiratete und gründete eine Familie. Aber später erlitt er einen zweiten Schub seiner Schizophrenie, worauf seine Familie die wiederbegonnene Therapie abgebrochen hatte.

Darf ich Sie, meine lieben Leserinnen und Leser, bitten, mit Anteilnahme an dem Patienten als unserem Nächsten die Behandlung zu verfolgen, auch wenn sich oft die gleichen Symptome wiederholen. Sehen Sie auf das Ziel, die gesundheitliche Besserung der Patienten zu erreichen.

Da muß ich, die Wirkungsmöglichkeit meines Handelns einschränkend, betonen, daß an der Heilung auch ein anderer mitwirkt. Deshalb habe ich die Behandlung des ersten Patienten vorangestellt. In diesem Zusammenhang verweise ich darauf, daß Hahnemann auf die Rückseite des Bildes eines bereits aufgegebenen und dann von ihm behandelten Kindes in Paris schrieb: Dieu t`a sauvé !

Indem ich Ihnen Freude und Gewinn beim Studium des Buches wünsche, verbleibe ich

Ihr

H. Barthel   Hamm, den 2.2.96

Einführung

Was kennzeichnet die Homöopathie?

I. Ähnlichkeitsgesetz:

1796 hat Hahnemann das Gesetz „Similia similibus curentur" gefunden:

„Wähle, um sanft, schnell, gewiß und dauerhaft zu heilen, in jedem Krankheitsfalle eine Arznei, welche ein ähnliches Leiden (homoion pathos) für sich erregen kann, als sie heilen soll!" (1)

Das Ähnlichkeitsgesetz erfüllt sowohl die Bedingungen eines Erfahrungs-, als auch eines Naturgesetzes. Ein *Erfahrungsgesetz* muß mit der Erfahrung übereinstimmen und durch einen besonderen Grad mathematischer Einfachheit ausgezeichnet sein (2). Das Ähnlichkeitsgesetz erfüllt die Bedingung durch die nach ihm seit 200 Jahren durchgeführten Arzneimittelprüfungen an Gesunden und erfolgreichen Behandlungen Kranker.

Durch die „Einheitlichkeit der Welt" nach W.Heisenberg „können die Ideen mathematisch beschrieben werden, sie sind einfach mathematische Formeln" (3). Die mathematischen Formeln der Homöopathie lauten auf der Grundlage der Ähnlichkeit (DIN-Zeichen für das Ähnlichsein: $\approx$)

Arzneikrankheit $\approx$ *natürlicher Krankheit*

spezifische Arzneienergie $\approx$ *spezifischer Störung der Energie des Kranken*

Nach C.F. von Weizsäcker gehört zu einem *Naturgesetz:*

1. Objektbegriff mit seinem Zustandsmerkmal.
2. Der Begriff der Einwirkung der Umwelt oder der Wechselwirkung zwischen den Körpern.
3. Die Zeitabhängigkeit (4).

Im Ähnlichkeitsgesetz sind diese drei Begriffe enthalten:

1. Der Kranke mit seinen der Arzneikrankheit ähnlichen Symptomen (similia),
2. die Wirkung des ähnlichen Arzneimittels (similibus),
3. die Zeitabhängigkeit (curentur).

Die Homöopathie kann ebenso als *abgeschlossene Theorie* nach W. Heisenberg verstanden werden (5). Diese ist gekennzeichnet durch die innere Einfachheit als dem wichtigsten Wahrheitskriterium einer Wissenschaft, Durchsichtigkeit und langdauernden historischen Erfolg. Abgeschlossene Theorien beantworten alle in ihren Rahmen fallenden Fragen wirklich und lassen die nicht in ihre Gesetzmäßigkeit fallenden Fragen als sinnlos erkennen, wie z.B. Kritik gegenüber der Homöopathie aus dem Selbstverständnis der Schulmedizin oder Forderungen des Arzneimittelgesetzes gegenüber homöopathischen Arzneimitteln.

Auf der Grundlage des Ähnlichkeitsgesetzes sind alle geprüften Arzneimittel und Arzneimittelbilder voll gültig geblieben und haben sich millionenfach beim Behandeln Kranker bestätigt.

Nach Einstein, Bohr und Heisenberg wirkt sich eine zentrale Ordnung in den Formen aus, die der Natur und dem Menschen zugrunde liegen (2). Die Formen sind auch verantwortlich

1. für das Kranksein des Menschen als eine Störung seiner Energie,
2. für die ähnlich gestaltete Giftigkeit von Natursubstanzen als Erscheinung spezifischer Arzneienergie und
3. für den Vernunftschluß, der Giftigkeit in der Natur ihren Sinn durch Heilung vom Kranksein zu geben.

II. Nihil nocere:

Entsprechend dem Eid des Hippokrates sollen wir handeln, ohne zu schädigen. Keine medikamentöse Therapie kann dieser Forderung in dem Maße wie die Homöopathie entsprechen. Nach A.M.Klaus Müller benötigt das homöopathische Arzneimittel durch die persönliche Arzneiwahl und den „scharf begrenzten Resonanzeffekt" nur eine außerordentlich geringfügige Menge an Arzneisubstanz. Es wirkt gezielt und selektiv, so daß nur minimale und selektive Nebenwirkungen bei der Arzneimittelprüfung und bei der homöopathischen Therapie auftreten können, nämlich die vorübergehenden Arzneireaktionen homöopathischer Arzneimittel (6).

Denn nach der obigen Formel über das Ähnlichsein:

Spezifische Arzneienergie ≈ spezifischer Störung der Energie des Kranken

reagiert der Patient als das sensibelste Meßinstrument auf den Arzneireiz. Nur dieser paßt wie der Schlüssel zum Schloß für den Kranken.

III. Wirksamkeit:

Im Tierversuch wird artefiziell z.B. eine Hypertonie erzeugt und an ihr die Wirksamkeit von Mitteln geprüft, die dann dem Kranken gegeben werden, um einen niedrigen Blutdruck zu erzwingen. Im Gegensatz zu dieser allopathischen Therapie wird homöopathisch die gestörte Ganzheit des Patienten mitsinnig behandelt, wodurch auch der zu hohe Blutdruck erniedrigt werden kann.

Wie können potenzierte Arzneimittel wirken?

Auf der einen Seite reduziert das Potenzieren oder Dynamisieren die Arzneisubstanz rhythmisch in Dezimal- oder Centesimalsprüngen. Hinter dem Wort „reduzieren" steht die Vorstellung, daß Grobmaterielles durch das Potenzieren in feinstoffliche Energieform überführt wird. Auf der anderen Seite überträgt das Potenzieren die Arzneistrukturen durch jeweils 100 Schüttelschläge oder einstündiges Verreiben auf die unarzneilichen Trägersubstanzen der alkoholischen Lösung oder des Milchzuckers. „Die Moleküle kommunizieren."

Es läßt sich vorstellen, wie durch dieses Überführen in die Energieform und durch dieses Übertragen der Strukturen, also durch diese doppelten Bewegungsimpulse des Potenzierens, aus der Arzneisubstanz die Arzneienergie freigesetzt und übertragen wird. In der Arzneisubstanz ruht nach W.Heisenberg die „potentielle Wirklichkeit" der Arzneienergie (3). Durch die spezielle Relativitätstheorie Einsteins ist die Identität von Materie und Bewegung, damit die vollkommene Gleichheit ihrer Maßgrößen Masse und Energie erwiesen (8). „Materie ist nicht, Materie geschieht" (Rohrbach (7). Materie ist als ein energetisches oder dynamisches Geschehen zu verstehen. In unserem Falle sind also Arzneisubstanz und Arzneienergie identisch; sie befinden sich nur in verschiedenen Formen. Wenn schon Naturgesetze im eigentlichen Sinne nicht erklärt und begründet werden können, so entziehen sich diese Phänomene im Mikro-Bereich jeder unmittelbaren Anschauung (3). Aber die umstimmende Wirkung höher potenzierter Arzneimittel läßt jenen Schluß zu.

Bei der Argumentation mit der Loschmidtschen Zahl gegen die Homöopathie wird nur der Teilchenaspekt der Materie herangezogen, und diese einseitige Vorstellung aus dem naturwissenschaftlichen Weltbild des 19.Jahrhunderts verabsolutiert. Die moderne Naturwissenschaft hat dieses Weltbild längst widerlegt. Dagegen stellen die elektromagnetischen Wellen die andere der dualistischen, der komplementären Erscheinungsform der Masse und damit der Energie dar (8). Wellen- und Teilchenaspekt greifen nicht ineinander über. Im Gegensatz zu der endlichen Teilchenzahl gibt es bei den Wellen ein Kontinuum, so daß niemals ein Nullzustand erreicht werden kann. Der Wellenaspekt stellt nach Rohrbach zwar keine Erklärung, aber eine Denkmöglichkeit für die Wirkungsweise höher potenzierter Arzneimittel dar.

In Frankreich wird seit über 30 Jahren Grundlagenforschung getrieben (9,10). Zusammengefaßt ergaben die Untersuchungen u.a., daß Phosphorus und Iodium radioaktiv markiert in Korsakoff-Potenzen bis zur C 2000 nachgewiesen wurden; daß nach Vergiftungen an Meerschweinchen mit Arsen, Blei und Wismut durch die vergiftende Substanz in Potenzen von C 4–30 je 5–10% des sonst gebundenen Giftes ausgeschieden wurden; daß mit Kupfersulfat vergiftete Pflanzen Gift durch Potenzen bis C 15 ausschieden; daß bei vergifteten Tieren homöopatische Mittel zwischen C 5–15 heilten.

Harisch und Kretschmer wiesen innerhalb von vier Jahren die Wirkung homöopathischer Potenzen im Bereich von zellulären Funktionssystemen gesunder Tiere nach. Mastzellen setzten unter der Wirkung von Potenzen bis D 1000 gesteigert Histamin frei; Zellenzyme wurden aktiviert. Durch Kali cyanatum D 4 wie D 30 wurde die mitochondriale Atmung von Leberzellen intensiviert und damit sauerstoffabhängige Funktionen aktiviert. Ferrum phosphoricum D 8–30 führten zur Aktivitätsdepression mitochondrialer Enzyme von Leberzellen. Adrenalinum D 4–200 bewirkte vermehrten Sauerstoffverbrauch der Leberzellmitochondrien und damit steigende Aktivität mikrosomaler Transferasen. Die Veröffentlichung dieser Forschungsergebnisse in dem Buch „Jenseits von Milligramm“ (11) macht einen Anfang in dem naturwissenschaftlichen Nachweis der Homöopathie und signalisiert Machbarkeiten.

Hahnemann hat nach dem Sammeln von Erfahrungen 1816 die Benutzung von Mitteln in der 30. Centesimalpotenz als Normalpotenz angegeben (12). Spätestens von da an, also für fast 30 Jahre, wird die C 30 dann fast zur Normpotenz für ihn.

Mit der Ausnahme von Tief- bis Mittelpotenzen bei akut Erkrankten und entfernt wohnenden Patienten habe ich seit Dezember 1954 nur noch Hochpotenzen verordnet.

Die Geschichte der Homöopathie weist genug Versprechungen bis Schwüre von Kritikern vor der Behandlung auf, einen Erfolg bei Schwerkranken anzuerkennen und sich zu dieser Lehre zu bekennen; diese wurden aber dann nach der Besserung bis Heilung regelmäßig gebrochen.

Analoges erlebte ich nach der Behandlung des damals 11jährigen Jungen F. B. von September 59 bis April 65. Der Direktor der Orthopädischen Klinik und die Universitäts-Nervenklinik stellten mit dem Befundbericht vom 22.9.59 die Diagnose einer infantilen Form der progressiven Muskeldystrophie Typ Duchenne. Im Juli 61 wurde bei dem „erstaunlich guten Befund“ eine „atypische Form“ angenommen, und im November 63 die Diagnose in Frage gestellt. Denn statt des Todes durch Lähmung der Atemmuskeln oder durch Bulbärparalyse mit ihren Folgen war der Junge bis auf eine Schwäche in den Händen und kleinen Handmuskeln geheilt. Heute steht der Patient voll im Leben, treibt Sport und hat eine Familie. Jene Mißachtung der Homöopathie war mir ab der Behandlung des ersten epileptischen Kindes der Grund, mit der Dokumentation der Behandlung Kranker zu beginnen.

IV. Orientierung am Arzneimittelbild und am Bild des Menschen als Person:

Die Arzneiprüfungen und die Vergiftungsfälle setzen mosaikartig das Arzneimittelbild zusammen. Vollständig geprüfte Mittel oder Polychreste zeichnen verschieden gestaltete Porträts der einen Arzneiwirkung. Sie können wie in einem Schauspiel anschaulich gemacht werden, z. B. in dem Buch von F. E. Gladwin „Die Materia-Medica-Familie“ (13). Ähnlich zu den Porträts der Arzneikrankheit am Gesunden verläuft das natürliche Kranksein immer personal verschieden. Was steht hinter dem Begriff der Person?

Das Verbum „personare", „durchtönen" bedeutet daß der Schöpfer durch sein Geschöpf durchtönen möchte. Der Bezug auf Gott bildet die Gewähr für die Personalität, die Freiheit und die Würde des Menschen.

V.Chaos Lehre:

In der Chaos-Lehre ist das Bild bekannt, daß das Schlagen eines Schmetterlingsflügels in China die Weichen für das Ausbrechen eines Hurrikans zwei Wochen später in Amerika stellen kann. Diesem Bild entsprechend können Hochpotenzen, in denen das letzte einsame Molekül der Arzneisubstanz rechnerisch nicht mehr enthalten ist, Besserung bis Heilung bewirken. Damit hat die Homöopathie seit 1816, also seit fast 180 Jahren, in der Heilung ungezählter Kranker die Wirkung von Hochpotenzen bewiesen (14).

In der Chaoslehre handelt es sich um das Ziel, wie genau ich den Verlauf eines Experimentes vorhersagen kann. Im § 3 des Organon lehrt Hahnemann, wenn der Arzt das zu Heilende der Krankheit und das Heilende der Arzneien kennt, kann er beides so aufeinander anpassen, daß Gensung erfolgen muß.

Die Chaoslehre hat gefunden, wie sich in der Natur und in den „Apfelmännchen" im Computer das Prinzip der Selbstähnlichkeit durchzieht. Analog dazu ist die Homöopathie auf dem Gesetz „Heile durch Ähnlichkeit" aufgebaut.

VI Logik der Forschung nach Popper:

Den Philosophen Karl Raimund Popper beeindruckte Einsteins Voraussage, das Licht der Fixsterne müsse in Sonnennähe durch die Masse der Sonne um einen meßbaren Betrag abgelenkt werden. Eddingtons Beobachtungen während der Sonnenfinsternis bestätigten diese Voraussage – überraschenderweise. Wäre der vorausgesagte Effekt nicht eingetreten, hätte auch Einstein selbst seine Theorie als widerlegt betrachtet.

Hieraus leitete Popper besonders in seinem Buch „Conjectures and Refutations" sieben grundsätzliche Thesen ab, von denen ich nur die beiden ersten uns interessierenden Thesen zitiere:

1. Es ist leicht, Bestätigungsfälle für jede Theorie zu finden, wenn wir nach ihnen Ausschau halten.
2. Bestätigungen haben nur Gewicht, wenn sie auf *„riskante* Voraussagen zurückgehen, wenn sie also von dem abweichen, was man, ohne die Theorie zu kennen, ohnehin erwartet hätte."

Samuel Hahnemann lehrt in § 3 des „Organon der Heilkunst":

„Erkennt der Arzt das Zuheilende der Krankheit und das Heilende der Arzneikraft, paßt er beides in größter Ähnlichkeit zueinander an, so besteht die Gewißheit, daß Heilung, daß Genesung erfolgen muß".

Dieser Paragraph entspricht in den Fällen, die schulmedizinischer Erfahrung nach unheilbar sind, der 2. These Poppers, der riskanten Voraussagung.

VII. Dokumentation homöopathischer Therapie.

In der Schulmedizin herrscht das Dogma, daß erst die große Zahl von Fällen beweiskräftig sei. Aber dieses Dogma selbst ist wissenschaftlich nicht zu beweisen. Denn man kann nicht empirisch beweisen, daß alles empirisch beweisbar ist. Das wäre der Trick des Freiherrn von Münchhausen, sich am eigenen Schopfe aus dem Sumpf zu ziehen. Die dokumentierte Kasuistik hat Beweiskraft in sich selbst. Diese erhöht sich noch durch das Mitbeobachten von dritter Seite.

Die Namen der Patienten, der vorbehandelnden Ärzte, der mitbeobachtenden Fachärzte und Kliniken liegen beim Autor.

Die Allgemeinsymptome im weiteren Sinne schlage ich in den vollständigeren Kapiteln des Synthetischen Repertoriums nach, die Lokalsymptome im Repertorium Generale.

Den Kollegen, die mit ihren Berichten zu diesem Buch beigetragen haben, danke ich sehr. Ihre Namen stehen am Kopf ihres Berichtes.

Bibliographie

1 HAHNEMANN, SAMUEL: Organon der Heilkunst, 6. Auflage, Barthel & Barthel Verlag (1994).

2 HEISENBERG, WERNER: Der Teil und das Ganze, Gespräche im Umkreis der Atomphysik. R. Piper & Co Verlag, München, Taschenbuchausgabe (1973).

3 HEISENBERG, WERNER: Schritte über Grenzen, R. Piper & Co Verlag, München, 2. erweiterte Auflage (1973).

4 VON WEIZSÄCKER, CARL FRIEDRICH: Voraussetzungen des naturwissenschaftlichen Denkens, Herder Bücherei, Bd. 415 (1972).

5 VON WEIZSÄCKER, CARL FRIEDRICH: Einheit der Natur, Carl Hanser Verlag, München (1971).

6 MÜLLER, A.M. KLAUS: Die reparierte Zeit, Radius Verlag, Stuttgart, 2. Auflage (1973).

7 ROHRBACH, HANS: Naturwissenschaft, Weltbild, Glaube, R. Brockhaus Taschenbücher Bd. 117, Wuppertal, 7. Auflage (1973).

8 AICHELIN, HELMUT; LIEDKE, GERHARD (HRG.): Naturwissenschaften und Theologie, Grenzgespräche Bd. 6, Neukirchener Verlag (1974).

9 DEMARQUE, D.: L`homeopathie-Medicine de l`experience. Maisonneuve, Ste. Ruffine (1981).

10 KÜNZLI, JOST: Grundlagenforschung in der Homöopathie. Medizinische Klinik 79 (1984), 493-495 (Nr. 19).

11 HARISCH, GÜNTHER; KRETSCHMER, MICHAEL: Jenseits vom Milligramm, Springer-Verlag Berlin, Heidelberg (1990).

12 HAHNEMANN, SAMUEL: Reine Arzneimittellehre, Bd. 1, O.-Verlag, Berg (1985).

13 GLADWIN, FREDERICIA EUGENIE: Die Materia-Medica-Familie, Carl F. Haug Verlag, Heidelberg (1979).

14 STAGUHN, GERHARD: Die Chaos-Theorie, Frankfurter Allgemeine Magazin, Heft 587 (31.5.1991).

15 POPPER, KARL RAIMUND, Confectures and refutations, Routledge and Kegan Paul, London, 1963.

Malignome

Embryonales Hoden-Ca und mediastinales Sarkom 1,1

Im November 90 kam ein Polizist zu mir in Behandlung. Schon bei seinem telefonischen Anruf hatte er mir die Diagnose seines Hodenkrebses mitgeteilt.

Mit 22 Jahren hatte er eine richtige Lebenskrise, es war ihm nämlich seine Lebensgefährtin davongelaufen. Zur gleichen Zeit wurde er auch beruflich enttäuscht, weil er seine weitere Ausbildung weit entfernt von seinem Heimatort absolvieren mußte.

Vielleicht in diesem Zusammenhang trat dann im Mai 86 ein embryonales rechtsseitiges Hodencarcinom auf. Der rechte Hoden wurde im Stadium I entfernt, ohne daß Lymphknoten befallen waren.

Aber im August 87 wurde im Bauch ein großer maligner Tumor festgestellt, drei Monate lang zytostatisch behandelt und im November 87 operiert.

Nach dem Bericht der Medizinischen Klinik ergab sich „histologisch ein reifes Teratom mit Anteilen aller drei Keimblätter".

Von Dezember 87 bis Januar 88 folgte wieder Chemotherapie.

Im Oktober 90 wurde eine Metastase im Oberlappen der linken Lunge festgestellt, nach Zytostatika durch Keilresektion entfernt und histologisch als ein pleomorphes Rhabdomyosarkom als Metastase des Primärtumors diagnostiziert. Nach dem Operationsprotokoll vom 23.10.90 der Universität hatte der Tumor im anterioren Oberlappensegment einen Durchmesser von 45 mm und reichte bis an die Pleura visceralis, ohne sie durchwachsen zu haben.

Im Laufe des Dezember 90 vergrößerte sich ein neuer Rundherd im Bereich des linken Hauptbronchus. Nach dem Kontroll-CT vom 28.12.90 „zeigte sich eine extreme Größenzunahme des neuen Rundherds mit nahezu einer Verdopplung des Tumordurchmessers".

Nach Chemotherapie wurde am 28.1.91 die linke Lunge entfernt.

Der Chirurg schrieb in einem späteren Brief: „Da aufgrund des negativen Erfolges der Zytostatika-Therapie keine Behandlungsalternative zur Verfügung stand, habe ich mich zu diesem Radikaleingriff entschlossen. Es fand sich ein tomatengroßes Tumorgebilde, das nur ... radikal zu entfernen war. Ein weiterer Tumorknoten entsprechender Größe saß auf dem Aortenbogen auf und wurde in Kontinuität mit dem Lungenpräparat reseziert. ... Die chirurgischen und onkologischen Behandlungsmaßnahmen dürften ausgeschöpft sein."

Der Pathologe schrieb in seinem Kommentar vom 11.2.91: „Unserer Meinung nach ist der vorliegende Tumor als sarkomatöse Komponente des vordiagnostizierten embryonalen Carcinoms anzusehen."

Am 30. November 90 kam der jetzt 28jährige Patient in meine Behandlung. Seit April dieses Jahres fürchtete er weitere Metastasierung.
Er machte eher den Eindruck eines verschlossenen Menschen.
In den beiden letzten Wochen hatte er verschwommen gesehen.

„Nach Sport fühle ich mich wohl, er gehört zu meinem Leben."
Er hatte kalte Finger und Füße, Absterben des linken Zeigefingers und taube Finger- und Zehenspitzen.
Er vertrug keinen Kragen.
Verlangen auf Nudeln und Salat.

Seit 1977 im Februar und März Heuschnupfen. Unterlid- und Tränensäcke traten immer wieder durch den Genuß von Nüssen auf.
Möchte beim Urinieren allein sein.
Schläft in den Seitenlagen; träumt von Früherem und von Tagesereignissen.

Allein **Conium maculatum** zog sich durch die hierarchisierten Symptome des Drüsen-Carcinoms, des Liebeskummers, der Ca-Lokalisation rechts unten und links oben, der beruflichen Unzufriedenheit und des Heuschnupfens mit 10/5. Der Zähler gibt an, in welcher Wertigkeit das Mittel in den Symptomen vorkommt; der Nenner in wieviel Symptomen es auftritt.

Bei dieser Repertorisation trat Conium mit 10 Wertigkeiten in 5 Symptomen auf.

Der Patient erhielt Con. XM mit 1 Glob. Darüber hinaus riet ich ihm, in einer charismatischen Gruppe um Heilung für sich beten zu lassen.

Bei der telephonischen Beratung am 2. Januar 91 schilderte er mir die Progression des Tumors der linken Lunge trotz Chemotherapie, so daß ich mich zu dem anderen großen Mittel für Drüsen-Carcinom, **Carbo animalis,** als Q6 neben der gleichzeitigen allopathischen Medikation und vorgesehenen Operation entschied.

Am 28. Januar 91 wurde die linksseitige Pneumektomie wegen eines vom linken Hauptbronchus ausgehenden Malignoms durchgeführt.

Bei der Beratung am 18. Februar 91 war der Patient auf der einen Seite verzweifelt über seinen metastasierenden Krankheitszustand und befürchtete neue schlechte Befunde, auf der anderen Seite halfen ihm Trost und Gebet.
Auf Äpfel und Nüsse reagierte er weiterhin allergisch.
Der trockene Husten verschlimmerte sich in Zimmerwärme und beim Übergang ins Kalte.
Beim Schnellaufstehen schwindelte es ihm.
Im Schlaf träumte er von seiner früheren Freundin, was einem Verweilen bei vergangenen unangenehmen Ereignissen entspricht.

Allein **Phosphorus** ging durch die Symptome der Besserung durch Trost, der Furcht vor Krankheit, dem Verweilen bei Unangenehmen, der Verschlechterung durch Äpfel und des Schwindels bei schnellen Bewegungen mit 9/5. Auch die Hustensymptome fielen darunter. Der Patient nahm sofort 2 kleine Glob. von Phos.200 ein und ließ sie vier Monate nachwirken.

Beratung am 8. Juni 91: „Insgesamt geht es mir körperlich wesentlich besser, aber im Seelischen mit meiner Verzweiflung nur wenig", so berichtete er mir.

Dazu kamen Schwindel beim schnellen Kopfdrehen. Husten beim Tiefatmen. „Zweimal in der Woche schlafe ich erst um Mitternacht ein."

Bei der Repertorisation kombinierte ich das Symptom des Drüsen-Ca mit dem der Verzweiflung und erhielt Carb-an.(4), Con.(5), Sul-i.(2), Syph.(2). Durch die weiteren Symptome dieses Schwindels, dieser Schlaflosigkeit und dieses Hustens ging allein **Conium maculatum** mit 14/5. Der Patient nahm am 8. 6. Con. XM und am 26. 8. 91 Con. CM ein.

Bei der Beratung am 18. April 92 nach achtmonatiger Nachwirkung von Con. CM gab er an, „seit vorgestern fürchte ich mich wieder vor der Krankheit".
Schwindel beim Kopfdrehen war geblieben.
Rezidivierend am Wochenende linksseitige Migräne mit linksseitigem Flimmern.
Nasenbluten beim Schneuzen.
Die rechte ulnare Hand war taub.

Für die Repertorisation kombinierte ich das Symptom der Krankheitsfurcht mit dem dieses Schwindels und erhielt Am-c. (2), Bry. (3), Calc. (5), Kali-c. (5), Kreos. (2), Merc. (2), Phos. (5), Staph. (3). Durch das Symptom der tauben rechten Hand blieben Am-c. (3), Merc. (3) und Phos. (6). In den weiteren Symptomen des Herzklopfens beim Erwachen und dieses Nasenblutens fand sich nur Phosphorus mit zusammen 12/5. Auch in den drei Migränesymptomen kam Phos. vor.
Der Patient nahm Phos. XM am 20. April 92 ein.

Bei der Beratung am 20. Juni 92 ergab sich, daß das Allgemeinbefinden durch Schwüle und Schlafmangel schlechter war, aber durch Sport besser wurde. Vor der Migräne flimmerte es ihm vor einem Auge; in den ersten Wochen vor dem linken, in den letzten Wochen vor dem rechten Auge.

Er hatte Herzklopfen beim Erwachen.
Bei der Repertorisation ergab die Kombination der drei Allgemeinsymptome Nat-m. (3) und Sep. (7). Durch das Symptom dieses Flimmerns und dieses Herklopfens blieb Sep. mit 10/5 Sieger vor Nat-m. mit 7/5.
Der Patient nahm am 22. Juni und 31. August 92 je 4 kleine Glob. von **Sepia** XM ein.

Bei der Beratung am 21. November 92 gab der Patient als Beschwerden an: Seit sieben Wochen einseitiges Flimmern vor der Migräne nach Anstrengung und Schlafmangel infolge von Schichtdienst; Schwindel früh beim Aufstehen vom Bett, Rückenlage im Schlaf. Entweder im Nacken oder zwischen Schulterblatt und Brustwirbelsäule oder im Ellbogen hatte er dumpfe Schmerzen, aber nur auf der rechten Seite.

Die Repertorisation in gleicher Reihenfolge ergab die Priorität von **Sulphur lotum** mit 10/5 vor Nat-m. mit 8/5.
Der Patient nahm Sulph. XM am 23. 11. 92 und 16. 1. 93, Sulph. CM am 6. 4. 93.

Aus der Begeisterung, daß es ihm so gut ging, hatte er das Bedürfnis, Gott öffentlich vor der charismatischen Gruppe seinen Dank für die Heilung, wie er es als Laie versteht, zu bekennen, das war am 15. Mai 93. Dabei erwähnte er auch die Behandlungsmethode.

Der Patient spielt Trompete in Gottesdiensten und jeden Samstagmittag zum Lobpreis Gottes vom Turm der Johanneskirche; und das nur mit einer Lunge!

Bei der Beratung am 26. Oktober 93 gab der Patient an, daß er früh beim Aufstehen Schwindel hatte mit der auffallenden Besserung beim Bücken, daß er seit zwei Wochen einen einseitigen Scheiteldruck empfinde bei Streß, beim Bücken und beim Trompetespielen. Weiterhin berichtete er mir von Hautpickeln an Armen und Beinen.

Allein **Carbo animalis** zog sich durch die Symptome des Drüsen-Carcinom, der Besserung des Schwindels beim Bücken, des Schwindels früh, der Migräne und der Hautpickel mit 7/5.

Der Patient nahm am 26. Oktober 93 Carb-an. XM, am 29. Januar und 20. November 94 Carb-an.CM.

Die vier Klinikbefunde vom 22. 7. 92 bis 10. 5. 94 sind klinisch und labormäßig ohne krankhaften Befund außer einer seit Mai 94 festgestellten Mitral- und Trikuspidalinsuffizienz ohne subjektive Beschwerden. BKS zuletzt 3/8. Tumormarker im Normbereich. Wiederum steht auch in der Zusammenfassung des Klinikbefundes vom 10.5.94: „Erfreulicherweise ergab sich weiterhin kein Anhalt für ein Rezidiv des Hodentumors oder des mediastinalen Sarkoms.“ Die klinischen Kontrolluntersuchungen werden wie bei jedem Patienten regelmäßig durchgeführt.

Epikrise: Der Patient litt an einem embryonalen Hoden-Carcinom und einem mediastinalen Sarkom mit trotz Chemotherapie galoppierender Metastasierung, die vier Operationen bis zur Pneumektomie im Januar 91 notwendig machte.

Durch die Behandlung seit November 90 mit fünf homöopathischen Arzneimitteln, besonders Conium und Carbo animalis, bestehen seit Februar 91 Rezidivfreiheit, normale klinische und labormäßige Befunde und ein gutes Allgemeinbefinden.

Mamma-Carcinom 1,2

Nach dem Schock durch die Operation eines rechtsseitigen Mamma-Carcinoms am 21. September 84 kam die damals 71jährige Patientin am 4. Oktober 84 wieder in meine Behandlung. Es war die Diagnose T 2 m (multizentrisch), N + (2 Ca-Lymphknoten von 23), M x gestellt worden.

Histologie: „Es handelt sich um ein ausgedehntes, duktal invasives Mamma-Ca, das sich in Form eines 2,8 cm messenden zentralen Tumorknotens darstellt, der von einigen Tumorsatelliten umgeben ist."

Zytophotometrisches Meßergebnis:

„Aneuploides Mamma-Ca mit einer deutlich überdurchschnittlich hohen Zahl der S-Phasen (6,5%). Die Kombination einer aneuploiden DNS-Verteilung mit einer außergewöhnlich hohen Zahl der S-Phasen läßt zunächst ein schnelles Tumorwachstum und damit verbunden eine relativ ungünstige Prognose befürchten."

Beurteilung: „Aneuploider Tumor mit sehr hoher Zahl der S-Phasen, deutlich über dem Durchschnittswert für Mammakarzinome. Die Kombination einer aneuploiden Tumorstammlinie und einer so hohen DNS-Synthese gilt allgemein als prognostisch ungünstiges Kriterium. Aufgrund des Meßergebnisses ist zu befürchten, daß es sich um einen relativ schnell wachsenden aggressiven Tumor mit hohem Malignitätsgrad handelt."
CEA mit 3,6 ng/ml erhöht.

Es wurde am 21. September 84 eine radikale Mastektomie rechts durchgeführt. Die Patientin lehnte weitere Diagnostik und Chemotherapie ab.

Bei der Beratung am 4. Oktober 84 klagte die Patientin besonders über einen schneidenden Schmerz am rechten Schultergelenk und Deltoid beim Bewegen und über ein Gefühl wie Durchbrechen am rechten Schulterblatt. Es war das Bild einer Neuritis.
„Regnerisches Wetter ist mir sehr angenehm."
Die Menses waren früher zu früh und zu schwach gewesen.
Wundschmerz im rechten Knie beim Sitzen und beim Liegen.
Besenreiservarizen und bläulich verfärbte Unterschenkel.
Arthritische Knötchen am rechten 5. Fingerendgelenk.
Matt, elend durch Bewegen beim Aufsein.
Nachts Bohren unterhalb des linken Schulterblattes, Druck bessert.

Bei der Repertorisation kombinierte ich das Symptom des Drüsen-Ca mit dem der rechten Seite, auf der sich fünfmal Beschwerden lokalisierten, und erhielt Carb-an. (5), Con. (6), Sul-i. (3). Durch die weiteren drei Symptome der Besserung bei feuchtem Wetter, der Mensesstörungen und der blauen Verfärbung ging allein Carb-an. mit zusammen 11/5.

Die Patientin erhielt **Carbo animalis** M am 4. 10. 84 und am 5. 1. 85; Carb-an. XM am 6. 4., 13. 7. und 30. 12. 85; Carb-an. CM am 29. 1., 30. 9. und 15. 11. 86; Carb-an. M am 31. 5. und 6. 9. 87, Carb-an. XM am 2. 11. 87 und 4. 2. 88. Also kam Carb-an. fast $3^1/_2$ Jahre mit steigenden und fallenden Potenzen zur Wirkung und besserte den schweren Krankheitszustand entscheidend!

Die Patientin hatte seit Jahren an rezidivierender rechtsseitiger Plexusneuritis gelitten. Dieses Mal heilte sie schon innerhalb von 10 Tagen ohne zusätzliche Mittel.

Am 3. Tage nach der ersten Gabe von Carb-an. M trat für eine halbe Stunde ein wesentlich verstärktes Bohren unterhalb des linken Schulterblattes als Arzneireaktion auf; dann besserte sich der Schmerz so schnell, daß die Patientin das sichere Gefühl einer guten Arzneiwirkung hatte.

Beratung am 28.2.88: Seit einer Woche verstärkt Stiche unterhalb des linken Schulterblattes, schlechter nachts, besser beim Bewegen und Druck.
Beim Stuhlgang Rektumprolaps und blutende Haemorrhoiden.
Schwindel beim Hochsehen, beim und nach dem Liegen.
Seit drei Jahren, also gleichzeitig mit der Entwicklung des Carcinoms, große braune Warzen.

Für die Repertorisation kombinierte ich das Symptom der braunen Warzen mit dem des Schmerzes unterhalb des linken Schulterblattes und erhielt Sep.(4), Thuj.(3). Allein Sep. ging durch die drei weiteren Symptome des Schwindels früh beim Aufstehen, des Prolapses und der Blutungen beim Stuhlgang mit zusammen 11/5.

Die Patientin erhielt **Sepia** XM am 28.2. und 7.8.88, Sep.CM am 25.10.88 und 5.3.89.

Die pathologischen Laborwerte vom 14.3.89: Ery. 3,7 Mill., gammaGT 57 mU/l, alkalische Phosphatase 280mU/l, LDH 419 mU/l, CEA 7,5 ng/ml.

Bei der Beratung am 17. März 89 hatte sich die Unsicherheit zu einem Drehschwindel beim und nach dem Liegen verstärkt. Schmerz zwischen den Schulterblättern wie Durchbrechen.

Allein **Conium maculatum** ging durch die Symptome des Drüsen-Ca, des Drehschwindels, des Schwindels beim und nach dem Liegen, der Schmerzen zwischen den Schulterblättern mit 12/5.

Darum gab ich der Patientin je 1 Glob. Con.XM am 17.3. und 18.6.89, Con.CM am 25.8.89 und 24.1.90, Con CM am 8.8.90 und 4.3.91.

Laborwerte vom 4.10.91: Ery. 3,8 Mill., gammaGT 62 U/l, alkalische Phosphatase 147 mU/ml, LDH 226 mU/ml, CEA 4,3 ng/ml. Die letzten drei Werte haben sich damit vollständig bzw. fast vollständig normalisiert.

Bei der Beratung am 1. Dezember 91 gab die Patientin durch Schlafmangel einen Wundschmerz am Herzen und unterhalb des linken Schulterblattes an.

Die Haemorrhoiden schmerzten nach dem Stuhlgang wie wund. Eine Warze war entzündet und stach.

Für die Repertorisation kombinierte ich die Symptome der Folgen von Schlafmangel, der Haemorrhoiden, der Warzen und fand die Priorität von **Nitri acidum** mit 10/4 vor Sulph. mit 6/4.

Die Patientin nahm Nit-ac.XM einmalig am 1. Dezember 91 ein.

In der Beratung vom 5. Januar 92 beschrieb die Patientin einen Schwindel morgens beim Gehen. Der Wundschmerz in der linken unteren Brust war gebessert und trat noch bei Linkslage auf. Die Warze war weniger schmerzhaft und nicht mehr entzündet.

Allein **Phosphorus** ging durch die Symptome des linksseitigen Brustschmerzes, des Brustschmerzes bei Linkslage, des Wundschmerzes in der linken Brust, des Schwindels beim Gehen und der schmerzhaften Hautwarze mit 11/5.

Am 5. Januar 92 nahm die Patientin 2 kleine Glob. von Phos. XM ein.

Bei der Beratung am 25. November 92 bestand seit einer Woche eine Sinusitis frontalis mit Stirndruck beim Bücken und Nasenschmerzen beim Einatmen. Die braunen Warzen waren weiterhin vorhanden.

Für die Repertorisation kombinierte ich das Symptom des Mamma-Ca mit dem des Stirnschmerzes durch Sinusitis und erhielt Ars. (4), Sil. (6), Thuj. (3). Das Symptom des Stirndrucks beim Bücken ergab Sil. (7) und Thuj. (4). Allein Thuja occidentalis fand sich in den Symptomen des Nasenschmerzes beim Einatmen und der braunen Warzen.

Die Patientin erhielt Thuj.XM am 25. November 92.

Bei der Beratung am 21. März 93 beklagte die Patientin Schlaflosigkeit vor Mitternacht und ab 5⁰⁰ Uhr, wodurch tagsüber eine überwältigende Müdigkeit auftrat.

Krampfartige Herzschmerzen nach Kaffee besserten sich durch Druck.

Die Hühneraugen stachen.

Bei der Repertorisation nahm ich die beiden Symptome der Schlaflosigkeit und fand Nat-m.(3), Ph-ac.(4), Sulph.(6). Das Symptom der überwältigenden Müdigkeit zeigte Nat-m. (4) und Sulph. (6) an. Allein **Natrum muriaticum** weist die Besserung des Herzschmerzes durch Druck und die Hühneraugenstiche mit zusammen 9/5 auf.

Am 21. März 93 nahm die Patientin Nat-m. XM ein.

Am 30. August 93 beschwerten die Patientin Stiche im rechten Hypochondrium, die sich durch Aufstoßen besserten.
Die Hühneraugen stachen weiterhin.
Allein **Sepia** ging durch die Symptome des Mamma-Ca, der Besserung des hypochondrialen Schmerzes durch Aufstoßen, der Stiche im rechten Hypochondrium und in den Hühneraugen mit zusammen 7/4.

Am 30. August 93 erhielt die Patientin wiederum 2 Glob. Sep. XM.

Pathologische Laborwerte vom 17. 2. 94: BSG 18/46 (Bronchitis); Ery 3,73 Mill. gammaGT 33, LDH 257 mU/ml, CEA 7,1.

Bei der Beratung am 14. 3. 94 gab die Patientin an, daß sie schon länger nicht auf einer geraden Linie gehen kann. Weiterhin lag sie durch Gedankenzudrang wach und hatte einen lockeren Husten.

Für die Repertorisation kombinierte ich das Symptom des Drüsen-Ca mit dem des Schwindels mit Torkeln und erhielt Carb-an.(5), Con.(5). Allein **Conium** wies auf das Symptom dieser Schlaflosigkeit und des lockeren Hustens mit zusammen 8/4.

Die Patientin nahm je zwei Glob. Con. XM am 14. 3. und Con. CM am 17. 6. 94, Con. XM am 14. 3. 95.

Epikrise: Durch fast 10jährige Behandlung einer Patientin mit prognostisch ungünstigem Mamma-Carcinom wurde Rezidivfreiheit und ein ausgezeichnetes Allgemeinbefinden mit guter Leistungsfähigkeit erreicht. Das ist dem Nachwirken um je drei Jahre von Carbo animalis und Conium maculatum zu verdanken. Damit haben sich dieselben Arzneimittel, die bei Drüsen-Ca im 3.Grad angezeigt sind, wie bei dem Patienten mit dem Malignom 1,1 glänzend bestätigt.

Jetzt im Sommer 95 ist die Patientin frei von Metastasen und Schwindel, liegt kürzer wach und ist bei gutem Allgemeinbefinden weiterhin arbeitsfähig.

Metastasierendes Magen-Carcinom 1,3

Wie der unter Malignom 1,1 dargestellte Patient wurde mir diese junge Frau von einer Universitätsklinik überwiesen. Sie war damals 31 Jahre alt und kam wegen Status nach Magen-Ca-Operation in meine Behandlung. Sie war schlank, fast von knabenhafter Gestalt, verheiratet und beruflich als Linguistin tätig. Sie setzte sich in ihrem Beruf sehr ein und sich selbst damit unter Streß. Kinder hatte sie keine.

Der Vater hatte rezidivierende Ulcera v., die Mutter chronische Gastritis. So fielen die Magenbeschwerden der Patientin mit rezidivierenden Ulcera v. seit 85 nicht als bösartiges Geschehen auf. Die Patientin befand sich deshalb wiederholt in stationärer Behandlung der medizinischen Universitätsklinik.

Da ergab im Juli 90 eine auswärts durchgeführte ambulante Gastroskopie den Verdacht auf ein Magencarcinom. Am 27. August 90 erfolgte die totale Gastrektomie in der Universitätsklinik mit dem Ergebnis „eines pT2 N1 R1-Tumor (distale Absetzungsränder – Duodenum – nicht mehr tumorfrei) und eines diffusen Typus nach der Laurén-Klassifikation bei Zellen vom Siegelringtyp."

„Diagnose: Schleimbildendes Adenokarzinom des Magens (Siegelringtyp), diffuser Typ nach Laurén, pT2 N1. Karzinomlokalisation im Magenantrum und im Pylorusbereich, mikrofokale Karzinominfiltrate im Bereich des duodenalen Absetzungsrandes (R1-Tumor) sowie Mikrometastasen in der Lymphknotengruppe paragastrisch im Bereich der kleinen Curvatur."

Jetzt (Bericht vom 19. 11. 90): Zustand nach 2 Chemotherapiezyklen nach dem sog. EAP-Schema (2.Zyklus in reduzierter Dosierung).

„Verdacht auf Pubertas tarda."
Die Gonadotropine zeigten sich wie pubertär.
Das CT-Abdomen nach den Zyklen ergab keine hepatitischen Herdbildungen, das Rö-Thorax keinen Hinweis auf Raumforderungen.
Die Laboruntersuchungen zeigten eine Anämie, BSG 15/46, LDH 224 mU/ml, Tumormarker im Normbereich.

Am 6. Oktober 90 kam die deutlich jünger wirkende Patientin das erste Mal in meine Behandlung und schilderte mir ihre Beschwerden: Bei Erregung war das Schlucken besonders bei festen Speisen im unteren Oesophagus gehemmt.
Ein Dauerlauf von 30 Minuten brachte eine deutliche Besserung ihres Allgemeinbefindens.

Seit September 90 heller, schaumiger, breiiger Stuhl morgens nach dem Aufstehen; schlimmer, wenn sie sich am Vortage satt gegessen hatte, was noch Völle im Unterbauch verursachte.
Sie habe Furcht vor Metastasierung.
Seit der Operation waren Hände und Füße kalt.
Wolle und Kunstfasern verursachten Jucken auf der Haut.

Sie schlief in Rückenlage und träumte von Krankheit und Tagesereignissen.

Ihre Libido war gering und die Vagina trocken ohne weitere Beschwerden. Nach der Operation brachte der durch Ca und Operation geschwächte Organismus keine Regel mehr zustande.

Die Menarche war mit 11 Jahren, also eher zu früh als zu spät eingetreten. Aber bei der Repertorisation konnte ich der Diagnose einer Pubertas tarda nur durch das Symptom einer verzögerten Menarche entsprechen.

So kombinierte ich bei der Repertorisation das Symptom des Magen-Ca mit dem der Besserung durch Anstrengung und erhielt Sep.(5), Sil.(4). Beide Mittel bestätigten das Symptom der verzögerten Menarche. Allein **Sepia** entsprach dem Symptom der Amenorrhoe geschwächter Frauen und dem der trockenen Vagina mit 12/5.

Seit Oktober 90 lief eine Iscador-Kur, die ich vier Wochen nach dem Behandlungsbeginn absetzte. Während der Injektionen von Iscador nahm die Patientin Sep. Q6 ein und am 11. März 91 Sep. XM mit 2 Globuli.

Bei den Untersuchungen in der Universitätsklinik am 21.3.91 ergaben Palpation, Sonographie des Abdomens, Röntgen-Thorax „kein Anhalt für eine Progression der Tumorerkrankung“.

Nach der Beratung und nach der Repertorisation *am 16. Mai 91* ergab sich allein **Natrum muriaticum** durch die Symptome der knabenhaften Gestalt der Patientin, der zwar schon gebesserten Schluckschwierigkeit bei festen Speisen, des Regurgitierens, der Furcht vor drohender Krankheit und des verminderten sexuellen Verlangens mit 9/6.

Die Patientin erhielt Nat-m. XM am 22. Mai und am 9. August 91.

Seit März 91 hatte sie 4 kg zugenommen. Es bestand keine Allergie mehr gegenüber Pfirsichen und Nüssen.

Die Kontrolluntersuchung vom 19. 6. 91 mit Palpation, Sonographie des Abdomen und Röntgen-Thorax ergab „kein Anhalt für eine Progression der Tumorerkrankung.

Gastroskopie: ...enge, auch mit dem Kindergastroskop nicht passierbare Anastomose, die aber insgesamt unauffällig erscheint und sich beim Schluckakt aufweitet. Abführende Schlinge von oben einsehbar und unauffällig. Makroskopisch kein Anhalt für ein Lokalrezidiv.“

Bei der Beratung am 15. Oktober 91 ergab sich, daß Schluckhemmung, trockene Vagina und Allergie gegen Katzenhaare mit Atemnot nicht mehr aufgetreten waren.

Vor einer Woche kam es auf Äpfel zu Augenjucken und Niesanfällen.

Seit einem Jahr trat die erste Mensis wieder auf und die zweite nach 32 Tagen. Beide Regeln verliefen mit drei Tagen Dauer kurz und bluteten schwach.

Druck in der unteren Brustwirbelsäule nach Gehen auf Steinpflaster.

Bei der Repertorisation kombinierte ich das Symptom der Verschlechterung durch Äpfel mit dem der Verschlechterung durch Hartgehen und erhielt Ars. (2), Con. (3), Sep. (2). Allein **Sepia** zog sich durch die Symptome der verminderten Libido, der späten, kurzen und schwachen Menses mit 9/5.

Die Patientin nahm wieder Sep. XM am 15. 10. 91; 7. 1., 29. 5. und 16. 6. 92, Sepia CM am 19. 4. und 18. 6. 93, Sep. XM am 24. 3. 94.

Bei der Wiederholung der Gastroskopie am 29. Januar 92 konnte ein normal großes Endoskop die Anastomose gut passieren. Seitdem zeigten die regelmäßigen Untersuchungen einschließlich der letzten am 30. 11. 94 normale klinische und laborchemische Befunde besonders CEA-Werte einschließlich Gastroskopie, CT-Abdomen, Rö-Thorax.

Bei der Beratung am 9. Juni 94 gab die Patientin an Beschwerden an: Kopfdruck bei Schwüle, Heuschnupfen, am 1. Regeltag krampfartige Uterusschmerzen, Mattigkeit von 10^{00} bis 11^{00} Uhr und Stiche der Handgelenke, die sich durch fortgesetzte Bewegung besserten.

Für die Repertorisation kombinierte ich das Symptom der Verschlechterung durch Schwüle mit dem der Verschlimmerung um 10^{00} Uhr und erhielt Gels. (3), Iod. (4), Nat-m. (4), Phos. (3), Rhus-t. (3), Sep. (4), Sil. (3). Allein **Rhus toxicodendron** ging durch die Symptome der Besserung der Handgelenke durch Bewegung, des Heuschnupfens und der Regelschmerzen mit 9/5.

Am 16. Juni 94 nahm die Patientin Rhus-t.XM ein.

Bei der Beratung am 8. September 94 schilderte mir die Patientin, daß sie vor den Menses bedrückt war, sich von 10^{00}–11^{00} Uhr matt fühlte, sich aber durch einen Dauerlauf von 45 Minuten deutlich besser fühlte, und daß sie während der Menses einen abwärtsdrängenden Schmerz im Uterus spürte.

Ich kombinierte das Symptom dieser Verschlechterungszeit mit dem dieses Bedrücktseins und fand Nat-m. (5), Sep. (4). Beide Mittel wurden durch das Symptom der Besserung durch Anstrengung und das dieser Uterusschmerzen bestätigt. So ergab sich **Sepia succus** als das mit 9/4 stärker angezeigte Mittel.

Die Patientin erhielt Sep. CM am 12. 9. 94 und Sep. XM am 16. 5. 95.

Epikrise:

Trotz der nur unvollständigen Entfernung des Carcinoms und trotz der Lymphdrüsenmetastasen blieb die Patientin bis jetzt über fünf Jahre rezidivfrei. Dieser Erfolg ist den Gaben von Sepia in Hoch- bis Höchstpotenzen innerhalb von drei Jahren zu verdanken. Die Behandlung meiner dargestellten und folgenden Malignome widersprechen der Hypothese, daß bei bösartigen Prozessen keine Hochpotenzen angewendet werden dürfen.

Die Zwischengaben des Komplementärmittels von Sepia, nämlich Natrum muriaticum, haben diese Wirkung ergänzt und gefördert.

Nierenbecken-Carcinom 1,4

Im September 1975 kam der sehr weltgewandte und liebenswürdige Patient in meine Behandlung. Er war als Sprecher eines Konzerns tätig, der einmal durch den Einbruch einer Brückenkonstruktion in Mißkredit zu geraten drohte. Damals wurde er tagsüber und auch nachts von sensationslüsternen Journalisten angerufen, ja man kann sagen, er wurde von ihnen gejagt. Die Gefahr für den Konzern konnte er geschickt abwenden.

Der Patient war 57 Jahre, als er zu mir kam. Familiär war er schon tumorbelastet; so hatten seine Mutter, die Schwester des Vaters und der Großvater mütterlicherseits an Magen-Ca gelitten. Zunächst wirkte sich diese Belastung in einer großen therapieresistenten Warze der linken Fußsohle aus. Sie bestand seit 1959. Zuerst wurde die Warze 1963 ergebnislos Röntgenstrahlen ausgesetzt. Dann wurde sie 1966 mit dem Erfolg operiert, daß an jedem Operationsstich zusätzlich eine neue Warze auftrat. Auch die anschließende Strontiumbestahlung brachte keinen Erfolg.

1970 wurde die Diagnose einer beiderseitigen Zystenniere und eines Prostata-Adenoms mit Makro-Haematurie gestellt. Im März 1973 konnte ein rechtsseitiges Nierenbecken-Carcinom diagnostiziert werden; der weiche Tumor reichte in den oberen Ureter hinein. Am 27. März 73 wurden wegen papillärem Nierenbecken-Ca die rechte Niere und Zweidrittel des rechten Ureters entfernt.

Es folgte eine schwere linksseitige unspezifische ascendierende Pyelonephritis mit Ausbildung einer partiellen Schrumpfniere. Dabei wurden mehrere große embryonale Nierenbeckenzysten festgestellt.

Die Blasenschleimhautpapillome wurden ab Juni 73 innerhalb von zwei Jahren sechsmal elektrisch reseziert.

Der rechte Harnleiterstumpf wurde im November 74 wegen massiven Papillombefalls von einem Unterbauchschnitt aus mit einem das Ostium umgebenden markstückgroßen Blasenrandbezirk exstirpiert. Histologisch kein Malignitätsverdacht.

Die nuklear-medizinische Nierendiagnostik am 24. April 75 zeigte, daß die zystisch veränderte linksseitige Niere eine geringe kompensatorische Mehrleistung erbrachte.

Bei der Erstuntersuchung am 10. September 75 fiel der Befund des Urologen über rezidivierende Blasenpapillome mit gleichzeitig 12 bis 14 Effloreszensen und blutigem Urin auf.

Urinbefund außerhalb der Rezidive: E 1,8 o/oo nach Esbach, massenhaft Leuco, Bakterien +++.

Infolge Prostata-Adenom häufiges Urinieren und Nykturie, schwacher Urinstrahl.

Die Warze der linken Fußsohle war 5 Markstück groß, hatte geschwollene und verhärtete Ränder, näßte, stach und brannte trotz perforierter Einlage mit Gummipolster, so daß der Patient nur auf dem lateralen Fußrand gehen konnte.

Hast, große Eile besonders beim Essen und im Beruf.

Schwindel an hochgelegenen Orten, z. B. beim Blick aus dem Fenster eines hohen Hauses, und beim Herabsehen.

Abneigung gegen fettes Fleisch.

Trotz ärztlicher Warnung konnte er nicht vom Rauchen ablassen.

Er schlief mit einem Arm über dem Kopf.

Zur Repertorisation kombinierte ich das Symptom der Blasenpolypen mit dem der Prostatavergrößerung und fand Calc. (6), Con. (4), Lyc. (7), Merc. (3), Phos. (3), Puls. (4), Sil. (3), Thuj. (3). Durch das Symptom der Sohlenwarzen reduzierte sich die Zahl der Mittel auf Calc. (7), Con. (5), Lyc. (8), Sil. (4), und Thuj. (4). Allein **Thuja occitentalis** ging durch die beiden Warzen-Symptome des Nässens und Stechens mit 9/5.

Der Patient nahm am 10.9.75 3 kleine Glob. von Thuj. XM ein. Am 5.–7. Tag nach der Einnahme reagierte der Organismus mit Blasenstichen zum Anus und neunmaliger Nykturie, am 15.–16.Tag gingen mit dem Urin feste Gewebsteile wie braune Tabakskrümel ab, d. h. die Reste von Papillomen.

Wegen rezidivierender Blasenerkältungen am *26. September 75* Einnahme von **Mercurius solubilis Hahnemanni** C30, am 10. Oktober 75 von Merc.200 und am 11. November 75 von Merc. M. Allein das Komplementärmittel Merc. zu Thuja zog sich durch die Symptome des schneidenden Urethraschmerzes am Beginn des Urinierens, des starken Uringeruches und des salzigen Speichelgeschmackes mit 5/3.

Am 10. November 75 Kauterisation von zwei kleinen Blasenpapillomen.

Der Morgenurin vom 24. Oktober 75 enthielt nur noch 0,4 o/oo Eiweiß (Esbach), massenhaft Leuco, 0-1 Ery, runde Epith.+, Bakterien +.

Im Urin vom 1. November 75 kein Eiweiß bei unverändertem Sediment-Befund.

Ab 1. Dezember 75 blieb der Urin ohne Befund.

Vom gleichen Datum ab fühlte sich der Patient jugendlicher und war zu körperlichen Leistungen fähig.

Bis dahin waren die „Neben"-Warzen verschwunden; die Hauptwarze hatte sich von der 5 Markstück-Größe auf die eines Pfennigs, bis zum 2. Februar 76 auf die eines halben und bis zum 30. August 76 eines Viertelpfennigs verkleinert.

Am 2. Februar 76 Gabe von **Thuja occidentalis** XM und am 12. Juni 76 von Thuj. Q mit je 1 Globulus.

Wegen rezidivierender akuter schneidender Schmerzen in der Urethra am Beginn des Urinierens Gabe von je 1 Glob. **Mercurius solubilis Hahnemanni** M am 27. Oktober 76, am 26. August und am 10. Oktober 77, letztmalig von Merc. XM am 10. Novemer 77.

Die nuklear-medizinische Untersuchung der Niere am 6. 12. 76 ergab keine Änderung des Befundes gegenüber April 75.

Beim Lymphszintigramm vom 14. 12. 76 konnten metastatische Lymphknoten-Infiltrationen nicht ausgeschlossen werden.

Das Knochenszintigramm vom 9. Dezember 76 zeigte pathologische Aktivitäts-Anreicherung im linken Schultergelenk und am Übergang der oberen zur mittleren BWS. Aber die Rö-Untersuchung dieser Teile ergab keinen Anhalt für einen destruierenden Prozeß.

Bei der Beratung am 7. Januar 77 fiel neben den Beschwerden durch die Prostata-Vergrößerung der abwechselnd salzige oder süßliche Geschmack der Speisen auf. Zur Repertorisation kombinierte ich wiederum das Symptom der Blasenpolypen mit dem der Prostatavergrößerung. Von denselben Mitteln wie bei der ersten Repertorisation hatte allein **Thuja occidentalis** die beiden Geschmacksstörungen mit zusammen 5/4. Der Patient erhielt Thuj. Q mit je 1 Glob. am 7. 1., 2. 5., 9. 6. 77 und am 5. 2. 78.

Am 25. August 78 gab der Patient Fallträume an und eine Abneigung gegen rohes Fleisch, das ihn an eine in der Kindheit erlebte Schlachtung erinnerte. Während das spezifische Gewicht des Urins sonst zwischen 1017-1022 lag, betrug es jetzt nur 1011, und der Urin war wasserklar. Deshalb gab ich dem Patienten vom 25. August 78 bis 22. Januar 82 sechsmal Thuj. CM. Es löste die akuten Symptome (spezifisches Gewicht bei den nächsten drei Untersuchungen ansteigend 1018, 1020, 1022) und besserte die chronischen.

Die Kontrolluntersuchungen im Oktober und November 79 ergaben im Thoraxbereich nur das Emphysem; nuklearmedizinisch weiterhin gute Funktion der linken Niere; beim Knochen- und Lymphszintigramm kein Hinweis für Metastasenbildung.

Die Kontrolluntersuchungen zwischen Ende 81 und Anfang 82 zeigten BSG 9/19, Harnstoff 30,2 mg%, Kreatinin 1,4 mg%, Harnsäure 7,6 mg%, RR 170/95-100 mm Hg.

Zystoskopische Untersuchung am 7. 1. 82: Restharn 105 ml konzentrierter Urin. Die Blasenschleimhaut ist reizlos. Die Prostata ist endovesikal vergrößert und zeigt unregelmäßige Oberfläche. Das linke Ostium ist gut einzusehen. Kein Rezidivtumor, keine Steine. Danach war der Patient zu keiner Zystoskopie mehr bereit.

Der Patient mußte beruflich häufig ins Ausland verreisen, erkrankte dort im Frühjahr 82 zweimal an Grippe, nahm dort allopathische Mittel und benötigte hier zum Lösen der Infekte **Sulphur lotum** 200 am 2. April 82 und Sulph. M am 23. Juni 82; Sulph. ist das Komplementärmittel zu Thuja.

Am 30. August 82 wies das Symptom der Schwellung der inneren Wangen und das, nur im Stehen urinieren zu können allein auf **Causticum Hahnemanni** hin, das mit 1 Glob. in der M-Potenz gegeben wurde.

Am 8. November 82 verordnete ich letztmalig **Thuja occidentalis**, jetzt als MM-Potenz, um die streichholzkopfgroße Warze der linken Fußsohle zum Verschwinden zu bringen. Aber sie blieb unbeeinflußt, weil Thuja jetzt nicht mehr indiziert war.

Im Januar 83 trat ein fleckweiser Haarausfall am rechten Hinterkopf auf. Infolge der partiellen Schrumpfniere hatte sich im Vergleich zum September 81 die Blutsenkung von 9/19 auf 16/30 erhöht, die Harnsäure von 7,6 auf 8,09 mg%, der Harnstoff von 30,2 auf 45 mg%; Kreatinin war mit 1,04 mg% gleich geblieben. Ich verordnete **Arsenicum album** XM am 31. Januar und am 20. März 83, nachdem im Ausland ein Antibioticum die Arzneiwirkung unterbrochen hatte.

Lycopodium clavatum XM war am 24. April und 11. Juli 83, als Lyc. CM am 27. März 84 durch folgende Symptome angezeigt:

Zorn durch Widerspruch; fleckweise kahle Haarstellen, Sohlenwarze, Synovitis des rechten Ellbogens. Durch die Symptome dieses Zorns, der kahlen Flecken, der Sohlenwarze und der Synovitis zog sich gleichstark Lyc. und Sep. durch. Erst das Allgemeinsymptom der rechten Seite und besonders die Diagonale rechts oben und links unten (Sohlenwarze) brachte die Entscheidung für Lyc. mit 11/6.

Bericht der Kontroll-Sonographie vom 28. 5. 85:

„Bei Zustand nach Nephrektomie rechts stellte sich die linke Niere mit 15x7 cm deutlich vergrößert dar, das Bild war bestimmt von zahlreichen, bis 5 cm großen reflexfreien Bezirken mit dorsaler Schallverstärkung. Die Oberbauchorgane stellten sich im wesentlichen unauffällig dar.

Die Prostata war mit einem errechneten Gewicht von 43 g deutlich vergrößert, die zunächst deutlich gefüllte Harnblase war nach der Miktion immer noch stark gefüllt, es errechnete sich nach der Volumenformel eine Restharnmenge von etwa 180 ml. Der Blasenboden war nicht ganz gleichmäßig begrenzt und angehoben.

Beurteilung: Es besteht das Bild einer Zystenniere links, erhebliche Restharnmenge bei angehobenem und unregelmäßig begrenzten Blasenboden."

Die nuklear-medizinische Untersuchung der Niere vom 5.6.85 ergab eingeschränkte Gesamtclearance infolge Nephrektomie rechts. Gute Funktion der verbliebenen linken Zystenniere; im Vergleich zur Voruntersuchung von Oktober 79 ist der Befund im wesentlichen unverändert (294 ml/min x 1,73 m^2).

Die nuklear-medizinische Untersuchung der Knochen vom 15. November 85 ergab keinen Anhalt für Knochenmetastasen, aber wahrscheinlich Spondylarthrosis deformans der HWS.

Beim CT vom Abdomen und Becken waren weder Rezidivtumor im rechten Nierenlager noch Knochenmetastasen nachweisbar.

Wegen Zunahme der Beschwerden durch die Prostatahypertrophie wurde am 30. Januar 86 die transurethrale Resektion durchgeführt.

Bericht der Urologischen Universitätsklinik vom 20. 2. 86:

„Die bei der Aufnahme routinemäßig durchgeführten Laborparameter waren im Normbereich. Grenzwertig, bzw. erhöht waren Leukozyten mit 11.800, Kreatinin im Serum mit 1,3 mg/dl, Harnstoff im Serum mit 52 mg/dl.
Urinstix: pH 5, Nitrit positiv, Leukozyten zweifach positiv.
Die bakteriologische Urinuntersuchung war positiv.

Sonographie: Einzelniere links 14,5x7,5 cm im Durchmesser. Multiple Parenchym- sowie parapelvine Zysten bis zu 5 cm Durchmesser, Parenchymdicke max. 1,5 cm. Blase o.B. Prostata ca. 70 g von homogener Struktur.

Intraoperativ fand sich kein Hinweis für ein Rezidiv eines Urethraltumors.

Histologie: Zystadenomyofibromatose der periurethralen Drüsen mit chronischer Begleitentzündung. Kein Malignitätsverdacht."

Am 1. November 84 hatte ich dem Patienten wegen Glaukom und Status bei Cystenbildung **Phosphorus** M als Ergänzungsmittel zu Lyc. gegeben. Seit Januar 86 ist der Augendruck mit 16 und 18 mm Hg normal geblieben; keine Anwendung von Isoglaucon-Augentropfen mehr.

Nach dieser Pause von November 84 an kam der Patient *am 18. März 86* wieder in meine Behandlung. Es bestanden folgende Beschwerden:

Bei Wetterwechsel auseinanderdrückende Kopf- und Ohrenschmerzen mit Besserung durch Anstrengung, wie z. B. angestrengtes Schwimmen.
Durch Husten Auswurf von bitterem Trachealschleim.
Durch die wieder vergrößerte linke Sohlenwarze beim Gehen Stiche im linken Knöchel und in der Warze.
Beim Gehen wurden die rechten Finger taub.
RR 175/105 mm Hg.

Die Repertorisation der ersten drei Symptome der Besserung durch Anstrengung, der Sohlenwarze und der Stiche in der Warze ergab Sep. (5) und Sil. (3). Durch das Symptom des bitteren Auswurfs und der rechten tauben Finger blieb Sep. mit 8/5.

Am 22. März 86 nahm der Patient **Sepia succus** XM mit 2 kleinen Gobuli ein. Als Arzneireaktion trat in der zweiten Woche ab und zu ein Blasenreiz vor dem Beginn des Urinierens auf.

Bei der Beratung am 28. April 86, also 36 Tage nach der Sepia-Einnahme, ergab sich folgender Befund:
Die Blutdruckwerte hatten sich nach zwei Wochen normalisiert, jetzt 150/80 mm Hg. Die Kopfschmerzen waren nicht mehr aufgetreten.
Der Augendruck war mit 15 und 16 mm Hg normal gebieben.
Der helle Rachenschleim hatte keinen Geschmack mehr.

Nach einer Woche der Einnahme stach der Knöchel nicht mehr; nach vier Wochen bildete sich die Warze wieder zurück und drückte nur noch am Schluß nach langem Gehen.
Der Patient erzählte strahlend, daß es ihm sehr wohl ginge.
Auch die Taubheit in den rechten Fingern bestand nicht mehr.
Ich ließ Sepia nachwirken.

Die Behandlung durch mich mußte beendet werden, da der entfernt wohnende Patient 1986 drei Herzinfarkte erlitt, woran auch sein starker Tabakabusus schuld war.
Im August 93 traf den Patienten eine linksseitige Apoplexie und am 3. Mai 94 im 76. Jahr der Tod.

Epikrise:

Dank 11jähriger homöopathischer Behandlung war der Patient in den 21 Jahren seit der Operation ohne Rezidive bis zu seinem Tod geblieben. Dieser Erfolg war besonders der über fünfjährigen Therapie mit Thuja occidentalis zu verdanken.

Die Blasenpapillome traten nur noch in den ersten drei Jahren der Behandlung auf.

Die Sohlenwarze verkleinerte sich von 5 Markstückgröße bis auf Streichholzkopfgröße. Die vorherigen starken Stiche verminderten sich zu einem Druckschmerz nur noch am Ende nach langem Gehen.

Metastasierendes Neuroblastom 1,5

Der 1987 geborene, damals 4jährige Junge kam im März 92 wegen eines metastasierenden Neuroblastoms Stadium IV in meine Behandlung.
Der Junge war im September 90 mit Fieber, Bauch- und rechtsseitigen Beinschmerzen an einem Neuroblastom Stadium IV mit Metastasierung in Becken und beiden Oberschenkeln erkrankt. Am 11. 10. 90 wurde die linke Nebenniere mit dem 13 x 2 cm großen Blastom entfernt. Die Lebenschancen wurden kleiner als 1 % eingeschätzt. Der Junge sprach gut auf die Chemotherapie an; bekam aber im Februar 92 ein Rezidiv, so daß die Prognose als infaust gestellt und auf weitere Chemotherapie verzichtet wurde.

Die Eltern kamen *am 12. März 1992* mit ihrem Kind das erste und einzige Mal zu mir in die Praxis. Da erlebte ich einen weit über sein Alter hinaus ernsten Jungen. Beim Gespräch merkte ich, daß Trost ihm gut tat.
Sein linkes Oberlid hing herab (Metastasierung?).
Seine Mutter berichtete mir von seinen plötzlich auftretenden hämmernden Schmerzen im rechten Becken und Knie; Liegen besserte, besonders auf der rechten Seite. Besser nach dem Stuhlgang.
Am 9. und 10. März hatte er Erbrechen 5–10 Minuten nach dem Trinken.
Morgens hatte er 37,4 bis 37,9°C; mittags 38,0 bis 38,5°C; abends 38,7° bis 39,5° C bei blassem Gesicht.
Er aß gerne Nudeln, Pommes frites und Fleisch, auch rohes; er hatte Durst auf große Mengen.
Die Füße waren feuchtkalt.
Seit einem Monat schlief er auf der rechten Seite; er träumte von Feuer und Feuerwehrautos.
Seit zwei Monaten vergrößerte sich der Naevus am linken Fußrand.
Er hatte viermal Pseudokrupp gehabt.

Bei der Repertorisation zog sich als einziges Mittel **Phosphorus** durch die Symptome der kanzerösen Erkrankung der Knochen, der Besserung durch Trost, der Träume von Feuer, des Erbrechens nach dem Trinken, sobald das Wasser im Magen warm wird. Phos. war auch in den folgenden 6 Symptomen enthalten: Kalter Fußschweiß, Durst auf große Mengen, abends um 2° C höheres Fieber, Naevus, Lähmung des Oberlides, kruppartiger Husten.
So war Phos. mit 22/10 angezeigt.

Die Schmerzschübe wurden zuerst durch Morphium-Injektionen und zuletzt durch Novalgin-Supp. gebremst; sie waren nur im Liegen zu ertragen.

Das Kind nahm ab 14. März wegen der gleichzeitigen Anwendung von Novalgin Phos. Q6 abends vor dem Schlafen 2 Tropfen nach zehnmaligem Schütteln.

Aber zu meiner Überraschung hatte er nur noch am 14. und 15. März je ein Suppositorium gebraucht und keine Schmerzen mehr bis zur letzten Lebensstunde. Sonst erhielt er nur noch eine Bluttransfusion am 24. März.

Das Fieber verschwand. Das Allgemeinbefinden, die Ptose und der Appetit besserten sich wesentlich. Die Eltern berichteten mir, wie ihr Junge am 25. März bei bis zu 40 cm Schnee Schlitten gefahren ist und den Schlitten selbst den Abhang hochgezogen hatte.
Abends in der Wohnung sprang er vor Freude und jubelte: „Ich habe keine Schmerzen mehr!"
Am 26. März schlief er ruhig zu seinem letzten Schlaf ein.

Epikrise:

Der vierjährige Junge war völlig infaust an einem Neuroblastom der linken Nebenniere mit ausgedehnten Knochenmetastasen erkrankt.
Durch die Wirkung von Phosphorus konnten die Schmerzmittel ab dem zweiten Tag der Einnahme abgesetzt werden. Er blieb in den letzten zehn Tagen seines Lebens schmerzfrei und erlebte noch die Freude eine Schlittenfahrt.

Blasen-Carcinom 1,6

Der 53jährige Patient kam am 20. November 79 in meine Behandlung. Er hatte im Frühjahr und dann ab Ende Oktober 1979 blutigen Urin gehabt. Er ging in die Urologische Universitätsklinik und erhielt den folgenden Befund vom 2. November 79:
„Prostata rektal: links vergrößert und druckschmerzhaft, von derber Konsistenz.
Labor: BSG 10/22, alle übrigen Laborwerte lagen im Normbereich, Urinkultur steril.
Röntgenthorax: o.B.
Prostata-Stanz-PE: Kein Anhalt für Malignität.
Urincytologie: Pap. V.
Cystoskopie: nach Aufdehnen einer geringen Meatusstenose flacher tumoröser Bezirk der Blasenhinterwand und der linken Blasenseitenwand sowie am Blasenboden.

Histologie von PEs aus den genannten Bezirken: Carcinoma-in-situ der linken Seitenwand, papilläres Übergangsepithelkarzinom Grad II-III mit Infiltration der Lamina propria am Blasenboden.
DNCB-Test negativ.
Lungenfunktion altersentsprechend normal.
Nach der histopathologischen Klassifizierung wird der Tumoreinbruch in die Lamina propria mit der Abkürzung (P) T 1 bezeichnet.
Aufgrund des multifokalen Wachstums und des dedifferenzierten Grades muß eine Cystektomie und Harnableitungsoperation in Erwägung gezogen werden."

Aber den Patienten empörte es, als der Chirurg ihm die Vorteile eines künstlichen Penis lobte, den er nach allen Seiten drehen und wenden könne. Er lehnte die Operation ab, so daß am 23. Oktober 79 nur eine transurethrale Elektroresektion des Tumors erfolgte. Der Patient nahm seitdem täglich 2x2 Tabletten Bactrim ein.

Am 20. November 79 kam der Patient in meine Behandlung und gab folgende Beschwerden an:
„In der Blase habe ich bei Erregung auf der rechten Seite einen dumpfen Schmerz. Ich muß warten, bis der Urin zu laufen anfängt. Der Urinstrahl ist schwach, geteilt und unterbrochen. Ich muß tagsüber häufig und nachts zweimal Wasser lassen."
Urinbefund: Mäßig zahlreiche Ery, 0-4 Leuco, runde Epithelien, 1025, sauer.
Condylome an der Unterseite des Penis.
Durch Gedanken Einschlafen erst nach zwei Stunden, also um 1^{00} Uhr, und hellwach von 3^{00} bis 4^{00} Uhr.
An den Händen zwei berührungsempfindliche und juckende Warzen.
Bis vor einem Monat rauchte der Patient täglich 30 bis 40 Zigaretten; die seitdem gerauchte einzige „Trost"-Zigarette ließ er auf meinen Rat sofort auch noch weg.

Allein **Thuja occidentalis** zog sich durch die Symptome des geteilten Urinstrahls, der Blasenpolypen, der Peniscondylome, der Schlaflosigkeit bis 1^{00} Uhr und der berührungsempfindlichen Warzen mit 10/5.
Vier Tage nach dem Absetzen von Bactrin nahm der Patient am 24. November 79 Thuj. XM mit 1 Glob. ein.
Bei der Beratung am 18. Dezember, also 23 Tage nach der Einnahme, hatten sich die Condylome um die Hälfte zurückgebildet. Als Arzneireaktion war vor zwei Wochen für eineinhalb Wochen eine eigroße Drüsenschwellung in der linken Achselhöhle aufgetreten; denn es hatte 1977-79 rezidivierende linksseitige Schweißdrüsenabszesse gegeben.

Am 5. Januar 80 bestand seit vier Tagen häufiger Harndrang, Urethra-Brennen beim und besonders am Beginn des Urinierens, verschlechterte Strahlschwäche, Stiche im rechten Samenstrang und saurer Stuhlgeruch.
Urinbefund: E ++, zahlreiche Leuco und Ery, mehrere runde Epithelien, 1024, sauer.
Bei der Repertorisation ging allein Merc. durch die Symptome des Brennens in der Urethra am Beginn des Urinierens, des sauren Stuhlgeruchs, der Stiche im Samenstrang und der Urinstrahlschwäche mit 10/4.

Deshalb Einnahme von **Mercurius solubilis Hahnemanni** 200 mit zwei kleinen Gobuli als Ergänzungsmittel zu Thuj.
Urinbefund vom 11. Februar 80: E Spur, mäßig zahlreiche Leuco, mehrere Ery, Plattenepithelien ++, 1025, sauer. Trotz Besserung des Urinbefundes hatten sich die Urogenitalbeschwerden nicht gebessert; es waren vier neue berührungsempfindliche Warzen in der linken Achselhöhle aufgetreten.

Bei der Repertorisation kombinierte ich das Symptom der Peniscondylome mit dem des Brennens der Urethramündung beim Urinieren und erhielt Calc. (4), Merc. (3), Sulph. (4), Thuj (4). Durch das Symptom der Schwäche des Urinstrahls blieben Merc. (6), Sulph. (7) und Thuj. (5). Die Symptome der Schlaflosigkeit ab 4^{00} Uhr und der Beinvarizen reduzierten die Mittelzahl auf Sulph. (13) und Thuj. (8). Erst das Symptom der berührungsempfindlichen Warzen brachte die Entscheidung für Thuj. mit 10/6.
Deshalb nahm der Patient **Thuja occidentalis** XM am 16. Februar 80, 12 Wochen nach der ersten Gabe von Thuja, 6 Wochen nach Merc. und nach der Extraktion von Zahn 22 wegen apikaler Ostitis.
Am 6. März 80, also 18 Tage nach der zweiten Thuja-Gabe, hatte sich das Allgemeinbefinden gebessert, 2 der 4 Warzen waren verschwunden, und die Varizen schmerzten nicht mehr beim Gehen und Liegen, sondern nur noch beim Überschlagen der Beine.

Die nächste Beratung am 10. April 80, also 8 Wochen nach Thuj.XM ergab eine kürzere Wirkung mit dem Wiederauftreten von Condylomata und mit ziemlich vielen Ery im Urin, während der Urin vom 6. März keine Ery mehr gezeigt hatte. Deshalb erhielt der Patient Thuj. CM; aber es war die letzte Gabe dieses Mittels.

Denn seit Mitte Juni, also schon nach 9 Wochen traten bei jetzt normalem Urinbefund neue Symptome auf, die keine Arzneireaktion darstellten, sondern einen Arzneiwechsel forderten:

Vor dem Urinieren Schmerzen im rechten unteren Ureter. Die rechtsseitige Lokalisation war deshalb auffällig, weil das Tumorzentrum in der linken Blasenseitenwand gelegen hatte. Damit bestätigten sich auch die Aussagen des Patienten, der in den ersten vier Monaten der Behandlung ein Drücken bis Stechen in der rechten Blase angegeben hatte. Weiterhin wiesen die

Reste von je zwei Condylomata und Warzen, Rückenschmerzen durch Heben, Schmerzen im rechten Schultergelenk und beiderseitige Dupuytren-Kontrakturen auf **Lycopodium clavatum.**

Allein Lyc. zog sich durch die Symptome des rechten Ureterschmerzes, dieses Schmerzes vor dem Urinieren, der Peniscondylome, des rechten Schultergelenkschmerzes und der Rückenschmerzen durch Heben mit 12/5. Deshalb erhielt der Patient am 24. Juni 80 Lyc. XM.

Nach vier Monaten der Besserung dieser Beschwerden traten wieder Schmerzen auf am rechten unteren Ureter bei Bauchlage und seine Schlaflosigkeit ab 4^{00} Uhr, so daß am 3. November 80 Lyc. XM zum zweiten Mal gegeben wurde.

Die dritte Wiederholung von Lyc. XM erfolgte am 17. März 81 wegen der Symptome von Träumen von Geschäften, rechtsseitigen Knieschmerzen mit Besserung durch Gehen und wegen der Entzündung, die von der rechten zur linken Achselhöhle wechselte.
Nach über drei Monaten verordnete ich am 25. Juni 81 Lyc. CM wegen Kopfschmerzen nach Coitus oder durch Gefühlserregung, wegen verminderten sexuellen Verlangens, fehlendem Orgasmus und fehlender Ejakulation.

Bericht des Urologen vom 23. 6. 81: „...Die hier heute am 11. 6. 81 durchgeführte Urethrocystoskopie zeigte makroskopisch intakte Verhältnisse, überall zarte spiegelnde Blasenschleimhaut, sicher kein Hinweis für ein makroskopisches Blasentumorrezidiv.

Die vorher durchführte Kontrolle des Mittelstrahlurins war zufriedenstellend, keine Mikrohaematurie, Urincult steril.
Zusammengefaßt möchte ich Ihnen mitteilen, daß aktuell kein Hinweis für Tumorrezidiv innerhalb der Harnblase vorliegt, der bisherige Verlauf ist als erfreulich anzusehen."

Am 26. November 81 erhielt der Patient als Ergänzungsmittel **Lachesis muta** 200 wegen der cyanotischen Verfärbung der Achselhöhlen. Diese Dosis wiederholte ich am 13. April 82, weil der Patient infolge von vorausgegangenem Streß am 7. April gegen Morgen mit einem Kollaps aufwachte, und Tiefatmen besserte. Am 2. Juni 82 folgte Lach.M auf die ziehenden Herzschmerzen bei Erregung und Besserung durch Tiefatmen.

Die erste Gabe von **Lycopodium clavatum** CM am 25. 6. 81 wiederholte ich am 27. Dezember 82, also nach 18 Monaten, wegen Gedächtnisschwäche für Worte und Lumbalschmerzen morgens beim Aufstehen aus dem Bett.

Die am 16. März 83 durchgeführte Urethrocystoskopie war makroskopisch einwandfrei, kein Hinweis für Blasentumorrezidiv. Der Mittelstrahlurin zeigte normalen Befund, Urincult steril.

Die folgenden Symptome bei der *Beratung am 23. März 83* veranlaßten mich, das Ergänzungsmittel **Pulsatilla pratensis** in der M-Potenz zu geben: Bauchlage, schlaflos durch Gedankenzudrang, Träume von Unfällen, Bewegen bessert Lumbalschmerzen, rotfleckige Brust, nach Erregung erstrecken sich Schläfenschmerzen zum Hinterkopf.

Für die Repertorisation kombinierte ich die Symptome der Bauchlage im Schlaf mit denen der Unfallträume und erhielt Ars. (4), Bell. (3), Lyc. (3), Puls. (3). Das Symptom der Schlaflosigkeit durch Gedankenzudrang bestätigte diese vier Mittel. Das Symptom der Kephalgien durch Erregung hat nur noch Bell. (6), Lyc. (7) und Puls. (9). Die Schmerzausstrahlung von den Schläfen zum Hinterkopf ließ mich Puls. mit 10/5 wählen.

Am 27. Mai 83 war es notwendig, mit **Sulphur lotum** XM nochmals ein Ergänzungsmittel zu Lycopodium zu geben, da der Patient jetzt auf der linken Seite schlief, von Unglück träumte, Hitzewallungen mit Schweißen hatte und unter Schweißdrüsenabszessen der Achselhöhlen litt.

Die Repertorisation der Symptome der Schlaflage auf der linken Seite und der Hitzewallungen mit Schweiß ergab Psor. (4), Sulph. (4). Nach dem Symptom der Träume von Unglück und der Schweißdrüsenabszesse blieb allein Sulph. mit 8/4.

Am 11. August 83, also 4 Monate nach Lyc. CM und 11 Wochen nach Sulph. XM, folgte die dritte Gabe von **Lycopodium clavatum** CM.

Nach über 4 Monaten ging ich *am 26. April 84* auf Lyc. MM über.

Die Kontrolluntersuchung am 15. November 84 ergab radiologisch ein beiderseits unauffälliges Nierenbeckenkelchsystem ohne Hinweis auf Raumforderung oder Steinbildung, glatte Abflußverhältnisse in der Harnblase; urethrocystoskopisch intakte Blasenschleimhautverhältnisse, kein Hinweis auf Blasentumorrezidiv, kein Restharn, unauffälliger Mittelstrahlurin.

Am 29. November 84 beschwerte den Patienten seit einem Monat eine Taubheit des linken Gesichtes; deshalb erhielt er ein weiteres Ergänzungsmittel zu Lyc. mit **Graphites naturalis** mit 2 kleinen Globuli in der 200. Potenz, was die Taubheit schnell löste.

Am 9. April 85, damit fast ein Jahr nach der ersten Gabe, folgte die zweite Gabe von **Lycopodium clavatum** MM.

Bei der Beratung am 14. Februar 86 schilderte mir der Patient, daß er infolge von Streß nachts und morgens mit einem Zusammenschnüren der Brust und kaltem Stirnschweiß aufgewacht war. Der Notarzt wollte ihm Nitrolingual verordnen. Als der Patient erfuhr, daß dieses Mittel Nitroglyzerin enthält, „wollte er sich nicht in die Luft sprengen lassen“ und kam schnell zu mir.

Weiterhin schilderte er mir eine zyanotische Verfärbung in den Achselhöhlen, faulig riechenden Achselschweiß mit Jucken, verstärkt nachts beim Aufwachen.

Für die Repertorisation kombinierte ich das Symptom des Zusammenschnürens nachts mit dem des übelriechenden Achselschweißes und erhielt Lach.(4), Sep.(3), Sil.(4). Durch das Symptom des kalten Stirnschweißes entfiel Sil., durch das Symptom der bläulichen Verfärbung auf der Brust entfiel Sep. Das Allgemeinsymptom der Verschlimmerung beim Aufwachen bestätigte wiederum Lach. mit 10/5.

Deshalb erhielt der Patient als Zwischenmittel nochmals **Lachesis muta** 200 mit 2 kleinen Glob.

Am 26. März 86, also ein Jahr der Nachwirkung von Lyc.MM, erhielt der Patient **Lycopodium clavatum** XM wegen Stichen im rechten Zeigefinger und Schlaf in der Bauchlage.

Die Kontrolluntersuchung am 22. April 86 ergab keinen Hinweis für ein Tumorrezidiv und einen normalen Mittelstrahlurin.

Bei der Beratung am 25. Mai 86 bestanden Gedächtnisschwäche für Namen und Worte, Schlaflage auf dem Rücken und arthritische Knoten der Fingergelenke.

Allein **Sulphur lotum** zog sich durch die Symptome der Verschlimmerung des Hautausschlages zwischen Hoden und Oberschenkeln durch Waschen, der Gedächtnisschwäche für Namen und Worte, der Rückenlage im Schlaf und der arthritischen Knoten mit 11/5.

Der Patient nahm ein Sulph.XM am 27. Mai, Sulph.CM am 12. August 86 und am 20. Februar 87.

Bei der Beratung am 5. Mai 87 gab der Patient folgende Beschwerden an: Schwindel beim Schnellbewegen und Fallneigung nach links, Wachliegen durch Gedanken, Blutwallungen nachts und Stiche in den Fingergelenken. Allein **Calcarea carbonica Hahnemanni** hatte diese beiden Symptome des Schwindels, das Symptom der Schlaflosigkeit, dieser Blutwallungen und der Gelenkstiche mit 11/5. Der Patient nahm Calc. XM am 5. Mai 87.

Bei der Beratung am 24. November ergab sich, daß der Patient einerseits eilig im Beruf war, aber anderseits seit 3 Wochen lustlos und matt von 10 bis 12^{00} Uhr.

Der Urinstrahl war schwach. In den Achseln drückte und stach es. Für einen Mann auffällig waren die Varizen besonders am rechten Unterschenkel.

Für die Repertorisation kombinierte ich das Symptom der beruflichen Eile mit dem der Verschlimmerung um 10^{00} Uhr und erhielt Sep.(2), Thuj.(3). Allein **Thuja occidentalis** zog sich durch die Symptome der Achselstiche, der Strahlschwäche und der Varizen mit 7/5. Der Patient nahm Thuj. CM am 24. November 87 ein.

Beratung am 19.2.88: Der berufliche Streß prägte den Patienten, so daß er keinen Widerspruch vertrug, wie ein Diktator handelte, ja andere mit Worten verletzte.

Parallel zur psychischen Veränderung war im Somatischen Diabetes mellitus aufgetreten. Im Magen pulsierte es. Wenn er rechts lag oder zurückgriff, erstreckte sich ein Ziehen vom rechten Schulterblatt bis zum rechten Unterarm.

Für die Repertorisation kombinierte ich das Symptom des diktatorischen Verhaltens mit dem des Schmerzes im rechten Schulterblatt und fand Arn.(2), Lyc.(3). Allein **Lycopodium clavatum** zog sich durch die weiteren Symptome des Diabetes, des Tadelns anderer und des Pulsierens im Magen mit 9/5. So erhielt der Patient wiederum Lyc.XM mit 2 kleinen Glob.

In der Folge „verwies" der mitten im kulturellen Leben seiner Stadt stehende Patient weiterhin Schwerkranke an mich; selbst glaubte er aber nicht, Zeit zu Behandlungen durch den jetzt nach meinen Umzug weit entfernt wohnenden Arzt zu haben.

1989 wurde eine Cholektomie wegen Gallensteinen durchgeführt. Im November 93 erlitt er einen Myokardinfarkt und eine koronare 2-fach-Bypass-Operation. Ein infrarenales Bauchaortenaneurysma AVK II a erlaubte nur eine aktuelle Gehstrecke von 800–1000 m. Dann mußte er stehen bleiben. Am 10. Mai 94 erlitt der Patient eine rechtsseitige cerebrale Ischämie mit einer passageren linksseitigen Hemiplegie.

Da endlich besann er sich und kam wieder in meine Behandlung. *Bei der Beratung vom 18. Juni 94* ergab sich, daß der Patient Euglukon wegen Diabetes mellitus und Ass ratiofarm 300 als Tromboseprophylaxe einnahm. Nach Erregung schlief er erst um 2^{00} Uhr ein und lag von 3^{00}–4^{00} Uhr wach.

Rezidivierend um 23^{00} oder 23^{30} Uhr Gefühl eines Herzstillstandes mit verstärkten Hitzewallungen und Schweißen am Oberkörper.
Verlangen auf Kaffee, Schnaps und Süßes.
Gedächtnisschwäche für Namen.
In der Zwischenzeit hatte der Patient zweimal Enttäuschungen erlebt, die ihm auch jetzt noch Ärger bereiteten.
Um 11^{00} Uhr wurde er gewöhnlich müde. Bei Bauchlage hatte er Alpträume.
Allein **Lachesis muta** ging durch die Symptome der Enttäuschung, des Aneurysmas (nach Hering), der Hitzewallungen mit Schweiß, des Gefühls von Herzstillstand und des Diabetes mit 10/5. Lach. fand sich auch unter den Symptomen der linksseitigen Hemiplegie, der Schlaflosigkeit durch

Erregung, des Verlangens nach Kaffee und Schnaps, der Verschlimmerungszeit um 11⁰⁰ Uhr, der Bauchlage und der Alpträume.
Wegen der gleichzeitigen Medikation von ASS ratioform, das ich bei der nächsten Beratung abzusetzen hoffte, verordnete ich am 18.6.94 Lach.Q I für 2 Wochen mit täglich vor dem Schlaf 2 Tropfen und ab der dritten Woche mit jedem 2. Abend 2 Tropfen nach zehnmal Schütteln.

Beratung am 14. Januar 95:

Den Patienten bedrückte nichts mehr. Er reagierte gelassen. An Namen konnte er sich schwer erinnern. Es bestanden noch Impotenz, die Restsymptome der linksseitigen Apoplexie, rechtsseitige Schulterschmerzen und die Dupuytren-Kontraktur.

Zum Repertorisieren kombinierte ich das Symptom der rechtsseitigen Schulterschmerzen mit dem dieser Gedächtnisschwäche und fand Lyc. (4), Med. (3). Diese Symptome brachten die Entscheidung für **Lycopodium clavatum** (5). Diese Arzneiwahl wurde weiter durch die Symptome der Impotenz und der Sehnenverkürzung mit 10/5 bestätigt.
Ich verordnete dem Patienten Lyc. CM in Globuli, da ASS 100 abgesetzt werden konnte.

Bei der Beratung am 27. April 95 mußte ich sein Konstitutionsmittel Lycopodium nachwirken lassen. Es geht ihm jetzt mit seinen 69 Jahren in seinem Allgemeinbefinden gut.

Epikrise:

Der Patient ist 15 Jahre nach der Elektroresektion des Blasen-Carcinoms frei von Tumorrezidiven geblieben. Dieser Erfolg ist der Wirkung von Thuja über zusammen 10 Monate und besonders Lycopodium über zusammen 3 $^1/_2$ Jahre zu verdanken.
Er fühlt sich wohl und muß in seinen zu großen beruflichen Aktivitäten gebremst werden.

Knie-Sarkom metastasierend in die Lungen 1,7

Im November 76 wurde bei einer jungen Frau von 28 Jahren ein Synovial-Sarkom des rechten Knies festgestellt. Es wurde im Januar 77 zweimalig operiert und anschließend eine Perfusionsbehandlung mit Zytostatika durchgeführt. Nach zunächst halbjährlichen Kontrollen erfolgte die letzte Untersuchung im Dezember 1982.

Etwa Ende Februar 1986 hatte sie atemabhängige linksseitige thorakale Schmerzen, seit Mitte März 86 Fieber und Husten. Jetzt wurde im April 86 in der Klinik für Thoraxchirurgie ein großer linksseitiger Pleuraerguß und ein großer zerfallender Tumor im linken Unterlappen festgestellt. Außerdem fand sich ein kleiner Rundherd rechts paravertebral und im apikalen Unterlappensegment. Es wurde die Diagnose doppelseitiger pulmonaler Metastasen des linken Unterlappens und des apikalen Unterlappensegmentes rechts eines 1977 operierten Synovialsarkoms (Synovialoms) des rechten Knies gestellt.

Am 4.4.86 Thorakotomie links und Pleuropneumonektomie. Die histologische Untersuchung ergab ein ausgedehnt wachsendes, teils spindelzelliges Sarkom mit häufig ausgedehnten Nekrosen.

Am 28.4.86 Thorakotomie rechts und Keilexzision aus dem apikalen Unterlappensegment rechts. Dabei fand sich eine etwa kirschgroße Spätmetastase, die durch Keilexzision in toto exstirpiert werden konnte. Die histologische Untersuchung ergab weitere Anteile des schon vordiagnostizierten, vorwiegend spindelzelligen sarkomatösen Tumors, gelegentlich etwas myxoide Anteile und Strukturen, die an ein Synovialom als Primärtumor denken ließen.

Von dem Zweiteingriff hat sich die Patientin nur sehr schwer erholt. In der Folgezeit wirkte die Patientin längerfristig depressiv und sehr antriebsarm.
Auf Empfehlung einer an Carcinom erkrankten und von mir behandelten Patientin kam sie *am 4. September 86* in meine Behandlung.
Sie war eine sympathische Frau von 38 Jahren, gezeichnet von ihrer Krankheit, außerordentlich schlank und matt wirkend.
Bei unserem Gespräch erfuhr ich, daß sie nur mäßigen Appetit hatte, Atemnot beim Treppensteigen, Mattigkeit nach dem Essen und bei leichten Anstrengungen. Die Brust war ihr „wie von Eisen eingeschnürt", besonders bei Wetterwechsel und bei leichter Anstrengung.
Sie spürte allgemein eine Unruhe, besonders in Gesellschaft. „Ich fürchte mich vor dem Tode", das war ihre zentrale Aussage. Die Patientin bedrückte auch ihr Untergewicht von 40 kg. Denn sie sah in ihrer Magerkeit eine Folge ihrer bösartigen Prozesse. Bei ihrer Körpergröße von 1,61 m wäre ihr Idealgewicht 53,2 kg.
Drei Tage vor den Menses reagierte sie nach ihren Worten deprimiert, hysterisch und egoistisch.
Gelblicher Fluor.
Sie war beim Gehen und in ihren Bewegungen hastig.
Im Herbst fühlte sie sich schlechter.
Im Schlaf lag sie auf der rechten Seite.

Für die Repertorisation nahm ich von dem Riesenkapitel der bösartigen Tumoren und der Symptom-Diagonale links oben und rechts unten nur die Mittel im 2. und 3. Grad und erhielt Carb-an.(5), Thuj.(4). Beide Mittel bestätigten die Symptome des Reaktionsmangels und des Zusammenschnürens der Brust. Erst das Symptom der Todesfurcht brachte die Entscheidung für **Carbo animalis** mit 10/5. Ich verordnete Carb-an.XM mit 2 kleinen Glob. Als Arzneireaktion trat nach zwei Wochen wie vor einem Jahr eine Urtikaria auf, deren Jucken nach Kratzen brannte.

Bei der Beratung am 12. November 86 gab die Patientin an: Depression vor den Menses, Eile bei der Arbeit und beim Gehen, trotz des geschwächten Organismus zu starke Menses schon nach 24 Tagen und Gefühl von Einschnüren der Brust, verstärkt während der Menses.

Für die Repertorisation kombinierte ich das Symptom dieser Depression mit dem der Eile bei der Arbeit oder im Beruf und fand Acon.(2), Aur.(3), Puls.(4), Sep.(3). Das Symptom des eiligen Gehens reduzierte die Mittelzahl auf Acon.(3) und Sep.(4). Allein **Sepia succus** hatte die Symptome des Zusammenschnürens während der Menses, der zu frühen und zu starken Regeln mit 7/5.
Die Patientin nahm Sep.XM mit 2 kleinen Glob. ein.
Sie hatte inzwischen 4 kg zugenommen, befand sich aber mit 44 kg noch deutlich unter ihrem Idealgewicht von 53,2 kg.

Bei der Beratung am 8. Februar 87 waren die Eile und die Hast gelöst, aber die Patientin war vor den Regeln deprimiert und reizbar. Die zweite Regel kam schon nach 21 Tagen; alle Regeln waren weniger reichlich aber immer noch zu stark. Schlaflage rechts.

Für die Repertorisation kombinierte ich das Symptom der Rechtslage im Schlaf mit dem der Depression vor den Menses und erhielt Lyc.(4), Phos.(4). Allein **Lycopodium clavatum** ging durch die Symptome der Reizbarkeit vor den Menses, der reichlichen und zu frühen Regeln mit zusammen 9/5. Die Patientin erhielt Lyc.XM am 4. Februar 87 mit 2 kleinen Glob. Ab Frühjahr 87 war die Patientin imstande, den Schuldienst wieder zu beginnen.

Bei der Beratung am 24. März 87 ergab sich, daß sie wieder unter Todesfurcht litt. Vor den Regeln war sie bedrückt und spürte das Zusammenschnüren der Brust. Die Menses kamen zu früh und zeigten klumpiges Blut.

Allein **Phosphorus** ging durch die Symptome des Zusammenschnürens vor den Regeln, der Todesfurcht, der Depression vor den Menses, der zu frühen und klumpigen Regelblutungen mit zusammen 9/5.
Der Patientin verordnete ich Phos.XM am 24.3. und 22.7.87, Phos.CM am 3.12.87 und 2.9.88.
Die Patientin wog jetzt nach fast 5 Monaten 47 kg und hatte damit weitere 3 kg zugenommen.

In der Beratung am 21. Januar 89 berichtete die Patientin, daß sie seit drei Tagen eine innere Unruhe, „einen Zustand wie eine Prüfungsangst“ spürte.

Die Mensesblutungen waren noch stark, das Zusammenschnüren der Brust war geblieben.

Allein **Silicea terra** ging durch die Symptome der inneren Unruhe, der Prüfungsangst, der starken Mensesblutungen und dieses Zusammenschnürens mit 9/4. Die Patientin nahm Sil.200, das Ergänzungsmittel zu Phos., ein.

Bei der Beratung am 20. Mai 89 fühlte sich die Patientin „wie überdreht", „wie von einer inneren Hast getrieben". Haushaltspflichten mochte sie nicht; geistige Anstrengungen besserten, so daß sie bis in die Nacht geistig aktiv war.
Vor jedem Wetterwechsel drückte die Brust.
Sie hatte Verlangen nach Bier und Kaffee.
Für die Repertorisation kombinierte ich das Symptom der geistigen Aktivität nachts mit dem der Hast und fand Dig.(2), Lach.(4). Allein **Lachesis muta** hatte die Symptome der Wettervorfühligkeit, des Verlangens auf Kaffee und Bier mit zusammen 9/5.

Die Patientin nahm Lach.XM ein am 20.5. und 19.8.89, Lach.CM am 12.1. und 11.6.90. Diese nach fünf Monaten frühe zweite Gabe mußte ich nach dem Tod ihres geistig behinderten zweiten Sohnes am 8. Mai jetzt schon einsetzen. Vor Kummer kamen ihr die Tränen über diesen Verlust. „Aber Weinen erleichtert mich." Diese drei Symptome fielen auch unter Lachesis. Durch den Tod dieses zweiten Sohnes beendete die Patientin im April 90 den Schuldienst.
Der Radiologe beschrieb am 1.3.90 in seinem Bericht an die Schulbehörde die sehr erschwerte Lungenfunktion folgendermaßen:

„Die Verminderung des Lungenvolumens auf weniger als die Hälfte kommt jedoch in den Lungenfunktionsparametern deutlich zum Ausdruck; daher muß die Patientin mehr als das doppelte der Atemleistung eines gesunden Menschen aufbringen, um eine ausreichende Sauerstoffsättigung des Blutes zu erzielen. Dies bedingt eine viel stärkere Beanspruchung der Atemmuskulatur und daher eine schnelle Ermüdbarkeit der Patientin, insbesondere, wenn die Lunge zusätzlich durch lautes Reden beansprucht wird."

Bei der Beratung am 4. Juni 91 stand die zwar gebesserte, aber noch beschwerende „Eisenklammer um die Brust" im Vordergrund; sie trat vor Wetterwechsel und bei feuchtem Wetter verstärkt auf.
Immer noch war die Lokalisation der malignen Prozesse in der Diagonale rechts unten und links oben wichtig.

Die Menses kamen zwischen dem 18.–24. Tage, waren reichlich und klumpig.
Zwischen dem linken 3.–5. Zeh bestand eine Mykose.

Für die Repertorisation kombinierte ich das Symptom der Verschlechterung vor Wetterwechsel mit dem bei feuchtem Wetter und fand Gels.(4), Lach.(4), Lyc.(4), Nat-c.(4), Nat-s.(4), Ran-b.(4), Rhod.(6), Rhus-t.(5), Sep.(4), Tub.(4). Durch das Lokalisationssymptom reduzierte sich die Mittelzahl auf Lach.(5), Nat-m. + Sulph. = Nat-s.(5), Rhod.(7), Rhus-t.(8). Die beiden kombinierten Mensessymptome bestätigten dieselben Mittel. Erst das Symptom der Mykose brachte die Entscheidung für Nat-s.(= Nat-m.+ Sulph.) mit 12/6.
Die Patientin nahm je 2 Glob. von **Natrum sulphuricum** XM am 4.6. und 3.9.91.

Bei der Beratung am 26. November 91 schilderte mir die Patientin ihre Todesfurcht während einer Grippe Ende Oktober bis Anfang November, während der sie mich leider nicht angerufen hatte.
Verlangen auf Kaffee und jetzt auf Wein.
Zum Teil konnte sie erst um 2^{00} oder 3^{00} Uhr einschlafen.
Jetzt zeigte sie mir ein Vitiligo im Bereich des linken Hüftgelenks.

Allein **Calcarea carbonica Hahnemanni** ging durch die Symptome der Todesfurcht, dieser Schlafstörung, des Verlangens nach Kaffee sowie Wein und der Vitiligo mit 9/5.
Am 26. November 91 nahm die Patientin Calc.XM ein.

Brennende Aphthen beschwerten die Patientin seit einem Monat, als sie *am 4. Februar 92* wieder zu mir kam.
Die Menses verliefen weiterhin zu früh, zu stark und klumpig. Gelber Fluor. Weiterhin Vitiligo.

Allein **Sulphur lotum** ging durch die Symptome in dieser Reihenfolge mit 10/5. Die Patientin nahm Sulph.XM mit 2 Glob. am 4. Februar 92 ein.

Bei der Beratung am 19. Mai 92 ergab sich eine Änderung, daß die Mensesblutungen statt klumpig wie „Leberstücke" jetzt membranös wie Schleimhautfetzen erschienen, und daß dieses Zusammenschnüren der Brust wieder wie durch ein Band empfunden wurde. Die Enge trat vor einem Wechsel zu feuchtem Wetter auf.

Für die Repertorisation kombinierte ich das Symptom der zu frühen sowie membranösen Mensesblutungen mit dem des Bandes um die Brust, so daß nur Ars.(4) und Phos.(5) blieben. Allein **Phosphorus** fand sich in den weiteren Symptomen der Wettervorfühligkeit, der zu frühen und starken Menses und der Vitiligo mit 12/5.
Am 19. Mai 92 nahm die Patientin Phos.XM ein.

Bei der Beratung am 1. September 92 ergab sich, daß die vorher gebesserte Hast bei der Arbeit jetzt wieder verstärkt bestand.
Weiterhin Vitiligo und Verlangen jetzt nach Bier.

Die zu frühen und zu starken Mensesblutungen waren jetzt nicht mehr membranös, sondern enthielten Gerinsel.

Die Patientin spürte die Brustbeschwerden vor dem Wetterwechsel.
Für die Repertorisation kombinierte ich das Symptom der Hast bei der Arbeit mit dem der Wettervorfühligkeit und erhielt Calc-f.(2), Sep.(3), Sul-ac.(2). Allein **Sepia** fand sich auch in den weiteren Symptomen des Verlangens nach Bier, dieser Mensesstörungen und der Vitiligo mit zusammen 9/6.
Die Patientin nahm Sep.CM am 5. September 92 ein.

Sie schilderte mir *bei der Beratung am 19. November 92* einen trockenen Husten seit zwei Monaten, der sich genauso bei feuchtem Wetter verschlimmerte wie die Atemnot. Es beschwerte sie auch, durch Unruhe wachzuliegen.

Allein **Natrum sulphuricum** ging durch die beiden Symptome der Verschlimmerung durch feuchtes Wetter und dieser Schlafstörungen mit 5/3.
Als Ergänzungsmittel zu Sepia wurde wieder Nat-s.M am 19.11.92 und 11.2.93 eingenommen.
Bei der Beratung am 13. Mai 93 wurde die Patientin von Hast bei der Arbeit getrieben, klagte über „Weltschmerz" und Todesgedanken.
Die Atemnot spürte sie verstärkt zwei Tage vor Regenwetter.

Allein **Calcarea fluorica naturalis** zog sich durch die Symptome der Hast bei der Arbeit, des Sarkoms, der Wettervorfühligkeit und der Depression mit zusammen 5/4.
Die Patientin nahm Calc-f.M am 13.5. und 26.8.93, Calc- f.XM am 19.2. und 19.5.94.

Bei der Beratung am 16.8.94 nach dreimonatiger Arzneiwirkung ergaben sich allein folgende Beschwerden: Gedächtnisschwäche für Namen und Zutuendes.
Verlangen auf Kaffee und Bier.
Mit 24 und 25 Tagen Abstand kamen die Menses zu früh, die Blutung war noch stark aber nicht mehr klumpig.
Heute beim Treppensteigen Atemnot.
Bei meiner telephonischen Beratung am 1. September 94 schilderte mir die Patientin, daß sie seit dem 26. August 94 durch Infektion einen Husten hatte, der sich bei Rechtslage verstärkte, und Hitzewallungen mit Schweiß.
Auf meine indirekte Frage bestätigte mir die Patientin, daß sie sich schon immer vor Hunden gefürchtet hatte.

Allein **Tuberculinum bovinum Kent** zog sich durch die Symptome der Furcht vor Hunden, der Rekonvaleszenz nach Infektionskrankheiten, der Hitzewallungen mit Schweiß und des Hustens in Rechtslage. Die Patientin nahm Tub.XM mit 2 Globuli am 1.9. und 8.11.94, Tub.CM am 7.2.95 ein.

Epikrise:

Ein 1976 diagnostiziertes Synovial-Sarkom metastasierte 1986 in die linke Lunge und dann in den rechten Unterlappen.

In meiner neunjährigen Behandlung ab April 86 blieb die Patientin rezidivfrei dank neun homöopathischen Einzelmitteln, besonders von Phosphorus in der Wirkungszeit von über zusammen zweieinhalb Jahren.

Wie ich auch bei der letzten Beratung in der Praxis im Mai 95 feststellte, ist die Patientin praktisch beschwerdefrei. Nach dem Schock infolge des Todes ihres mongoloiden Sohnes trat sie 1990 aus dem Schuldienst aus.

Non Hodgkin-Lymphom 1,8

Der 43jährige Patient kam *am 27.12.82* nach der Operation eines Non-Hodgkin-Lymphoms wieder in meine Behandlung. Aus der Familienanamnese ist wichtig, daß zwei Brüder des Vaters Lungen-Tbc. und der Großvater väterlicherseits Magen-Darm-Ca. hatten.

Der Patient litt an rezidivierender Sinusitis frontalis. 1975 Operation der Nasenpolypen.

In der Hals-Nasen-Ohrenklinik der Universität am 3.12.82 Operation eines nach der ersten Diagnose Sarkoms im linken Nacken mit Neckdissection links und Pectoralis-Schwenklappenplastik links und einer Metastase in der linken Fossa supraclavicularis. Der Tumor war bis in die Schultermuskulatur vorgedrungen.

Beurteilung des Hautexcisat in dem Pathologischen Institut der Universität: „Aufgrund des histologischen Untersuchungsbefundes können wir die früher erhobene Diagnose eines spindelzelligen oder polymorphzelligen Sarcomes nicht verifizieren. Nach unserer Ansicht gehört der Tumor vielmehr in die Gruppe der malignen Lymphome. Die Gesamtheit aller Befunde passen zum Tumorstadium einer Mycosis fungoides. Der Tumor hat Satelliten-Metastasen gebildet. Die Absetzungsränder des Hautpräparates I sind tumorfrei. Im Präparat II (Fossa supraclavicularis links) zeigt sich eine weitere Weichteilmetastase. Die Einsendungen III-V sind tumorfrei."

Oberbauchsonographie: Milz mit 12 cm zu groß, aber mit völlig normaler Binnenstruktur.

„*Diagnose:* Non-Hodgkin-Lymphom (Mycosis fungoides). T-Zell-Lymphom unbekannter Ätiologie mit langfristig infauster Prognose."

Auf ausdrücklichen Wunsch des Patienten wurde weder eine Nachbestrahlung noch eine Chemotherapie angeschlossen. Der Patient ließ sich nur mit Mühe dazu bewegen, in Abständen Kontrolluntersuchungen durchführen zu lassen.

Beratung am 27. Dezember 82:

Der Patient ist ein strebsamer, gewissenhafter Mann, der sich vom Drucker zum Oberstudienrat emporgearbeitet und ein Haus gebaut hat. Dort lebt er mit seiner Frau und seinen fünf Kindern in einer guten Ehe.

Unter seinen Symptomen war auffällig, daß er beim Anblick von Blut ohnmächtig wird. Sonst hatte er die für Malignome typische Symptomarmut: Schälen der Haut um das linke Ohr. Ziehen von der linken Schulter nach unten und vorn. Operationsgebiet wärmer als die Umgebung. An den Hautverpflanzungswunden am linken vorderen Oberschenkel dünnflüssiges, blutiges, gelbes Nässen. Auf der Kopfhaut Schuppen und Jucken.
Matt beim Aufsein. Frieren, kalte Füße.
Grüner Rachenschleim.
Durch Unruhe Einschlafen nach 1–2 Stunden.
Gedächtnisschwäche für Worte.
Allein **Alumina** zog sich durch die Symptome der Ohnmacht beim Anblick von Blut, der Kopfschuppen, der blutigen Hautabsonderungen (Repertorium der Charakteristika S.246), der Gedächtnisschwäche für Worte und der Schlaflosigkeit durch Unruhe mit 8/5.

Wegen der Malignität verordnete ich letztmalig in der Behandlung bösartiger Tumoren gleichzeitig Injektionskuren von Iscador P St 4,3,3,2,2,2% bis Sommer 84; deshalb bis dahin die Homöopathie als Q-Potenzen, danach als Centesimalpotenzen in Abständen als Globuli.Seitdem habe ich nicht mehr Iscador verordnet, um das homöopathische Arzneimittel nicht zu stören.
Der Patient nahm Alum.Q6 an jedem zweiten Abend 2 Tropfen ein.

Bei der Beratung am 17.2.83 erfuhr ich folgende pathologische Laborbefunde:
Ery 3,98 Mill., Leuco 3550, Thrombo 181000, alkalische Phosphatase 69; Eisen war von 44 Gamma % nach der Operation auf 70 gestiegen.
Gesellschaft überforderte den Patienten, deshalb lehnte er sie ab.

Er konnte sich schlecht konzentrieren; es fehlten ihm beim Sprechen die passenden Worte. Beim und noch stärker vor dem Regen unkonzentriert, lustlos, benommen, Gefühl von Leere im Kopf, schläfrig.
Auf der Kopfhaut Jucken, Schuppen; die Haare fetteten schnell.
Gelber Nasenschleim, Nase nachts verstopft. Abends und nachts brennender Halsschmerz beim Leerschlucken.
Seit einer Woche um Mitternacht und um 3^{00} Uhr kalte Füße.
Durch Unruhe Einschlafen erst nach einer halben bis einer Stunde.
Lustlos und matt bei und besonders vor Gewitter und Sturm.
Ziehen, Drücken und Taubheit von der linken Schulter in den linken Oberarm. Die Beschwerden verschlechterten sich beim Tragen, abends, bei und

besonders vor dem Regen, bei feuchtkaltem Wetter und besserten sich durch Gymnastik.
Am linken vorderen Oberschenkel, also an der Entnahmestelle für die Hauttransplantationen, große Blasen und Nässen.
Juckender, brennender Ausschlag auf der mittleren Brust.
Der Patient hatte einen süßlich-muffigen Körpergeruch.
Nachts ziehender Schmerz im rechten Arm bei Rechtslage. Narbenstiche.

Zur Repertorisation kombinierte ich das Symptom des linksseitigen Schulterschmerzes – die linke Seite ist wegen der Lokalisation des Tumors wichtig! – mit dem der Besserung durch Anstrengung und erhielt Agar.(3), Alumn.(2), Kali-c.(2), Nat-m.(2), Rhus-t.(5). Die Symptome der Wettervorfühligkeit, der Gedächtnisschwäche für Worte und der Schlaflosigkeit vor Mitternacht reduzierten die Mittel auf Agar.(8), Nat-m.(7) und **Rhus toxicodendron** mit 12/5 als dem am stärksten angezeigten.
Rhus-t.Q 6 wurde dreieinhalb Monate bis Ende Mai 83 eingenommen.

Bei der Beratung am 30. Mai 83 war der Patient weiterhin antriebslos und mißmutig bei Wetterwechsel zu kaltem Wetter und vor jedem Wetterwechsel.
Gefühl eines Brettes vor dem Kopf, Druckschmerz in der Stirn.
Er mußte sich zweimal die Woche die Haare waschen, sonst waren sie fett; die Kopfhaut juckte und war am Hinterkopf rotfleckig.
Beim Singen Gefühl der Enge im Kehlkopf.

Der Patient hatte schon ab Ostern 83 den Schuldienst als Lehrer wieder übernommen. Nach der Schule war er zwischen 15^{00} und 18^{00} Uhr erschöpft.
Links vom Brustbein Gefühl wie gestoßen.
Ziehender Schmerz im linken Nacken. Gefühl von Muskelkater in der linken Schulter bei Anstrengungen und Armheben.
Nachts bei Rechtslage Ziehen im rechten Arm.
Nach dem Abheilen der Transplantationswunden noch eine Druckempfindlichkeit im linken lateralen Oberschenkel.
Jucken der linken Fußwölbung. Mykose an den Zehennägeln.

Zur Repertorisation kombinierte ich das Symptom der Verschlimmerung bei Wetterwechsel zu kalt mit dem der Beschwerden vor Sturm und erhielt Calc.(2), Caust.(2), Dulc.(4), Hep.(2), Nit-ac.(2), Puls.(2), Ran-b.(4), Rhus-t.(4), Sil.(3), Tub.(3). Durch das Symptom der Schwäche nach geistigen Anstrengungen blieben nur noch Calc.(5), Puls.(6) und Sil.(4). Allein **Calcarea carbonica Hahnemanni** mit 8/5 ergab sich aus den Symptomen der Armschmerzen beim Daraufliegen und des Brettes vor dem Kopf.
Der Patient nahm Calc.Q6 vom 30. Mai bis 6. Oktober 83 ein.

Bei der Beratung am 7. Oktober 83 zeigte sich, daß es dem Patienten im Allgemeinbefinden wesentlich besser ging.

Auf der Kopfhaut Schuppen, Krusten, Rötung und Jucken; die Haare fielen noch aus und waren fett.
Salziger Rachenschleim.
Nach Streß Völle im Leib; nach fetten Speisen Durchfall.
Einschlafen nach 1–2 Stunden; hellwach ab 5^{00} Uhr.
Im linken Nacken- Schulterbereich Ziehen, Steifsein, Taubheit nach Anstrengungen und beim Langsitzen. Jucken im linken Oberschenkel an den früheren Transplantationsstellen. Die Mykose war gebessert.
Analjucken beim Stuhlgang.

Zur Repertorisation kombinierte ich das Symptom der Schlaflosigkeit ab 5^{00} Uhr mit dem des linksseitigen Schulterschmerzes und erhielt Nat-m.(2), Ph-ac.(4), Sulph.(6). Durch das Symptom des Analjuckens blieben Nat-m.(3) und Sulph.(8). Auch das Symptom des salzigen Rachenschleims ergab die Überlegenheit von **Sulphur lotum** mit 9/4 gegenüber Nat-m. mit 5/4. Sulph. ist ein Komplementärmittel zu Calc. und hebt damit die im allgemeinen umgekehrte Reihenfolge auf.
Der Patient nahm ab der zweiten Oktoberwoche 83 bis Mitte September 84 Sulph.Q6 ein.

Am 19. Dezember 83 berichtete der Patient folgende akute Beschwerden:

Druck in der Stirnhöhle beim Bücken. Rechte Nase verstopft, grüner Nasenschleim. Husten mit Stichen im Kehlkopf, verstärkte sich beim Liegen; Auswurf grün, süßlich schmeckend. Der Patient machte eine einwöchige Pause in der Sulphur-Medikation und nahm ein Körnchen von Pulsatilla D30 ein.

Die gleiche Erkältung im März 84 machte die Zwischengabe zuerst von Puls D 30 und dann von Puls.200 notwendig. Pulsatilla als Ergänzungsmittel zu Sulphur unterbricht dessen Arzneiwirkung nicht, sondern ergänzt sie.

Im meinem Urlaub Juli 84 erkrankte der Patient an linksseitigen Nierenkoliken. Die stationäre Behandlung in der medizinischen Poliklinik des Klinikums der Universität ergab einen prävesikalen Ureterstein links mit Nierenstau. Die urologische Untersuchung ergab keinen Anhalt für einen Tumor. Der Nierenstein war dann unbemerkt abgegangen.

In diesem Zusammenhang aus dem *Bericht der gleichen Klinik vom 6.8.84:* „Aus internistischer Sicht besteht derzeit kein Anhalt für ein Rezidiv des malignen Lymphoms."
Gleichzeitig erhobene pathologische Laborbefunde:
31.7./1.8.84: Hb 13,9/14,8. Harnstoff 46/62 mg/di.

1.8.84: ALP-Index 190. CK 177 U/l.
Wegen einer Erkältung erhielt der Patient am 26.10.84 von Puls.200 zwei Globuli.

Bei der Beratung am 7. November 84 zeigte sich, daß der Patient sich jetzt verschlossener verhielt und sich im Kummer nicht helfen ließ.
Stechende Kopfschmerzen bei Erschütterungen und beim Husten. Schmerzen in der Nase beim Husten.
Gelber bis grüner Nasenschleim. Nachts verstopfte Nase.
Der Husten löste sich schwer, bis gelber Schleim ausgeworfen wurde. Er wurde durch kalte Luft schlimmer.
Der Fußschweiß machte wund.

Allein **Nitri acidum** zog sich durch die Symptome der Verschlechterung durch Trost, des Nasenschmerzes durch Husten, der Kopfschmerzen durch Erschütterung und Husten, der verstopften Nase nachts mit 9/5.

Der Patient nahm Nit-ac.M mit 1 Glob. ein, da ich jetzt nach dem Absetzen der Iscador-Injektionen Centesimalpotenzen geben konnte.
Aber Nit-ac. besserte die Infektionskrankheit nicht, so daß der Patient darüber mutlos war. Bei Erregung hatte er rote Wangen und Ohren und lag vor Mitternacht wach.
Allein Sulph. zog sich durch die Symptome der Traurigkeit über seine Krankheit, der Rekonvaleszenz durch seine Infektionskrankheit, der roten Wangen und Ohren infolge Erregung und der Schlaflosigkeit vor Mitternacht mit 9/5. Mit **Sulphur lotum** 200 nahm ich die vorletzte Verordnung wieder auf.

Die Beratung am 12. Dezember 84 ergab leider einen unveränderten Zustand. Die Schmerzen in der Stirnhöhle waren durch den chronischen Schnupfen bedingt; sie verschlechterten sich in kalter Luft.
Jetzt gab der Patient Kältegefühl in Nase und Hals beim Einatmen an.
Der Husten wurde in kalter Luft schlechter.
Zur erneuten Repertorisation kombinierte ich das Symptom des Stirnhöhlenschmerzes durch chronischen Schnupfen mit dem der Kälte innen in der Nase beim Einatmen und erhielt Ars.(4), Kali-bi.(3). Allein **Kali bichromicum** hatte die Symptome des Kältegefühls im Hals, des Kopfschmerzes durch kalte Luft und des Hustens durch kalte Luft mit 8/5.

Kali-bi.200 wurde am 12. und in der M-Potenz am 27. Dezember 84 eingenommen.
Beschwerden am 23. Januar 85:

In der Behandlung chronischer und besonders bösartiger Prozesse ist es notwendig, auch die akuten Symptome zu lösen.
Durch die beiden Gaben des letzten Mittels bestanden nicht mehr die Stirnhöhlenschmerzen und die Kältegefühle. Aber die Nase war noch in der Bettwärme verstopft, sonderte gelbgrünen Schleim ab; grüner, salzig schmeckender Rachenschleim wurde herausgeräuspert. Bellender Husten

zwischen 21^{00} und 22^{00} Uhr. Beim Tiefatmen Engegefühl in der Luftröhre und Zusammenschnüren der Brust.
Auf der Kopfhaut Jucken, Brennen und Krusten.

Druck im linken Nacken-Schulterbereich bei Linkslage.
Zur Repertorisation kombinierte ich das Symptom des Zusammenschnürens der Brust beim Tiefatmen mit dem des salzigen Rachenschleims und erhielt Nat-m.(3), Sulph.(3). Die beiden nächsten Symptome der Kopfkrusten und des linken Schulterschmerzes bestätigten die beiden Mittel. Erst das letzte Symptom des bellenden Hustens brachte die Entscheidung für **Sulphur lotum** mit 10/5. Es wurde als Sulph.XM am 23. Januar 85 eingenommen.

Bei der telephonischen Beratung am 16. Februar 85 wurden mir folgende akute Beschwerden geschildert:
Kreuz seit der Erkältung „wie zerbrochen" beim Drehen im Bett, beim Aufstehen vom Bett und Stuhl.
Gelbgrüner Nasen- und Rachenschleim. Kratzen im Kehlkopf.
Ziehen vom linken Hoden zur linken Leiste.
Auf Grund des Symptoms, das Kreuz schmerzt beim Drehen im Bett, gab ich als Zwischenmittel Nux-v.200 mit 2 Glob.

Bei der Beratung am 13. März 85 ergaben sich nach dem schnellen Abklingen der akuten Symptome im Beckenbereich noch folgende Beschwerden:
Nachts verstopfte Nase. Gelbgrüner Nasen- und Rachenschleim.
Beim Leerschlucken und besonders beim Kalttrinken ziehender Schmerz vom Hals zum linken Ohr.
Trockener Husten besonders abends.
Nackenschweiß besonders nachts.
Links supraclavicular Zeichen einer Entzündung mit Hitze, Rötung und Schwellung.

Allein **Sulphur lotum** zog sich durch die Symptome des Nackenschweißes nachts, der Schluckbeschwerden beim Kalttrinken und Leerschlucken, des trockenen Hustens abends und der Adenositis mit 11/5. Deshalb zweite Gabe von Sulph XM.

Bei der Beratung am 17. April 85 waren Nasenverstopfung und grüner Nasenschleim wesentlich gebessert.
Beim trockenen Husten kam es zu einem Engegefühl im Kehlkopf; der Husten trat stärker auf beim Rauchen anderer im gleichen Raum und bei feuchtkalter Luft.
Links supraclavicular hatte sich eine verhärtete Drüse gebildet; sie war rot und heiß. Beim Leerschlucken spürte der Patient dort ziehende Schmerzen.
Wegen des Verdachtes auf Adenositis überwies ich den Patienten zur Poliklinik; dort wurde geraten zuzuwarten.

Für die Repertorisation kombinierte ich das Symptom des primären malignen Lymphoms mit dem der akuten Adenositis und erhielt Arum-m.(4), Carb-an.(5), Con.(5), Sul-i.(2). Durch das Symptom des Hustens infolge feuchtkalter Luft wurde die Zahl der Mittel halbiert auf Carb-an.(7), Con.(7). Durch das Symptom der Verschlechterung des Hustens durch Tabakrauch und durch das Symptom des grünen Nasenschleims ergab sich allein **Carbo animalis** mit 9/5. Der Patient nahm Carb-an.XM am 17. April 85 ein.

Beschwerden am 29. Mai 85:

Ab Ende April entleerte sich aus dem Entzündungsherd links supraclaviculär zuerst grüner, dann gelber Eiter. Es bestand der Verdacht, daß der Körper Operationsmaterial wie Fäden nicht vertrug.
Vor Regen und Sturm Gefühl eines Brettes vor dem Kopf.
Vorgestern links hellrotes Nasenbluten, verminderter Geruchssinn.
Nachts allgemeine Schweiße.
Mykose linksseitig zwischen den Zehen und an dem 1. wie 4. Zehennagel.

Bei der Repertorisation zogen sich Hep. und Sil. durch die vier Symptome der Wunden infolge von Fremdkörpern, der Verschlechterung vor Wetterwechsel, der Fisteln und des gelben Eiters. Erst das Symptom der inzwischen grünen Eiterbildung brachte die Entscheidung für **Silicea terra** mit 10/5. Der Patient nahm am 29. Mai 85 Sil.XM mit 2 Glob. ein.

Bis zur *Beratung am 24. Juli 85* hatte die Fistel gelbes Sekret abgesondert. Seit zwei Wochen litt der Patient unter dem Gefühl von elektrischen Schlägen und Bohren im rechten Oberarm, ausstrahlend in den rechten Unterarm besonders beim Armheben, Rechtsliegen und Tragen.
Dadurch schlief der Patient erst nach 1 bis 2 Stunden ein und lag von 4 bis 5^{00} oder ab 4^{00} Uhr wach.
Für die Repertorisation kombinierte ich das Symptom der Schlaflosigkeit ab 4^{00} Uhr mit dem der rechtsseitigen Armschmerzen und erhielt Caust.(3), Cycl.(3), Lyc.(3), Phos.(2). Die beiden Symptome der Fistel und des gelben Eiters bestätigten Caust.(7), Lyc.(6) und Phos.(6). Erst das frühere Symptom des linksseitigen Nierensteins entschied für **Lycopodium clavatum** mit 8/5. Am 24. Juli 85 nahm der Patient 2 Glob. von Lyc.CM ein.

Bericht derselben Universitätsklinik vom 8. November 85:

„Seit Juni 85 (schon seit März 85, aber die Klinik hatte ihn trotz meiner Überweisung erst jetzt zur Operation aufgenommen) war zuerst ein kleiner Abszeß supraclaviculär links aufgetreten. Nach einiger Zeit war an dieser Stelle eine Fistelbildung entstanden. Darüber hinaus wünschte der Patient in gleicher Sitzung mit der Fistelextirpation eine kosmetische Korrektur des Pectoralis-Schwenklappens (d.h. Entfernung der jetzt auf der linken Schulter sitzenden Brustwarze).

Wir exstirpierten am 20.10.85 diese Fistel im Bereich des Ansatzes des M.sternocleidomastoideus. Sie endete in der Tiefe an einer Mersiline-Ligatur offenbar der V.jugularis. Diese Ligatur wurde vorsichtig entfernt und alle zuvor mit Methylenblau angefärbten Reste der Fistel exstirpiert. Darüber hinaus wurde die linke Mamille an der linken Halsseite und eine große Hautduplikatur der Fossa supraclavicularis links wie auch zwei nuchale Warzen exstirpiert.

Die histologische Aufbereitung der hierbei gewonnenen Präparate ergab einen ausgeprägt entzündlich infiltrierten cutanen Fistelgang, 2 coriale Naevuszellnaevi aus dem Nackenbereich und eine unauffällige linke Mamille. Es fand sich kein Anhalt für ein Rezidiv des bekannten T-Zell-Lymphoms."

Bericht derselben Universitätsklinik vom 5.12.85:
„Der Patient wurde am 24.11.85 erneut aufgenommen, da sich einige Zeit postoperativ eine erneute Fistel etwa 5 cm cranial der im Okt.85 excidierten Fistel gebildet hatte. Wir führten am 25.11.85 eine Excision auch dieser Fistel durch. Es zeigte sich auch hier wieder, daß die Ursache in einem Granulationsherd um einen Mersiline-Faden bei Zustand nach Neckdissection zu finden war. Die histologische Aufarbeitung der Operationspräparate ergab ein vernarbendes Granulationsgewebe (Fremdkörper-Granulom) in der Umgebung einer chronisch fistulierenden Entzündung ohne Anhalt für ein Lymphomrezidiv.

Bei der Beratung am 23. Januar 86 bestanden die Beschwerden von der Plexusneuritis rechts und den Fistelbildungen nicht mehr.
Die Kopfhaut war gerötet, brannte, bildete Krusten und hatte fette Haare.
Der linke Nacken war beim Langsitzen steif; Ziehen bis Stechen bei Wetterwechsel von warm zu kalt in den Narben.
Mykose linksseitig zwischen den Zehen wie am 1. und 4. Zehennagel.

Die Kombination des Symptoms der Verschlechterung durch den Wetterwechsel zu kalt mit dem der Mykose (Herpes circinatus) ergab die beiden Mittel Calc.(3) und Tub.(4). Durch das Symptom der Kopfkrusten blieb allein **Calcarea carbonica Hahnemanni** mit 5/3. Ich wiederholte zum zweiten Mal Calc.XM.

Bericht derselben Universitätsklinik vom 11.3.86:
„Bei der Kontrolluntersuchung am 4.3.86 in unserer Ambulanz ergab sich erfreulicherweise kein Anhalt für ein lokales oder regionäres Rezidiv. Der Patient sollte sich in $^1/_4$jährlichen Abständen in unserer onkologischen Ambulanz zur prophylaktischen Kontrolle einfinden. Dies lehnte der Patient bei der letzten Vorstellung ab. Er wolle sich auf eigenen Wunsch allenfalls in jährlichen Abständen zur Kontrolle vorstellen."

Bei der Beratung am 27. März 86 gab der Patient an: Ein bis zwei Tage vor Wetterwechsel unkonzentriert, unruhig, mürrisch, Ziehen in den Narben, Druck in der linken Schulter.
Die Beschwerden der Kopfhaut waren deutlich besser.
Gelbgrüner Rachenschleim.
Aber seit zwei Wochen führte der berufliche Streß als Lehrer und Ausbilder zum Wachliegen ab 1^{00} oder 2^{00} Uhr.
Die Gegend des Brustbeins war gerötet und juckte morgens im Bett.
Die Beschwerden durch die Mykose waren nach kurzer Arzneireaktion lange gebessert und zeigten sich jetzt seit einer Woche wieder.

Für die Repertorisation kombinierte ich das Symptom der Schlaflosigkeit ab 2^{00} Uhr mit dem der Wettervorfühligkeit und erhielt Calc.(3), Nat-m.(2), Nit-ac.(2), Sep.(4). Durch die Symptome der Mykose und des Wachliegens infolge von Gedankenzudrang wurden die drei Mittel Calc.(8), Nat-m.(7) und Sep.(8) bestätigt. Durch das Symptom des Hautjuckens morgens im Bett erhielt ich allein **Calcarea carbonica Hahnemanni** mit 10/5.
Die Calcarea carbonica-Medikation seit August 85 mußte jetzt am 27.3.86 mit Calc.CM fortgesetzt werden.

Bericht derselben Universitätsklinik vom 4.6.86:
„Seit Ostern 86 war am Hinterrand des Pectoralisschwenklappens zuerst eine Rötung, dann eine Fistelbildung aufgetreten. Die übrigen Untersuchungsbefunde waren regelrecht, ohne Anhalt für ein Lymphomrezidiv. Wir führten am 21.5.86 eine Exstirpation dieser Fistel in Lokalanaesthesie durch. Es konnte hierbei ein Fistelgang unter dem Schwenklappen hindurch bis in den Bereich der V.jugularis oder anderer Venenunterbindungen unterhalb des ehemaligen M.sternocleidomastoideus verfolgt werden. Als Ausgang dieser Fistelung fand sich wieder eine Fremdkörperreaktion um einen Mersilene-Faden.

Bei der histologischen Untersuchung fand sich kein Hinweis für ein Rezidiv des klinisch bekannten malignen Lymphoms."

Am 12. Juni 86 schilderte der Patient, daß er einen Tag vor Wetterwechsel zu Regen lustlos ist, unkonzentriert, matt, müde und sich leicht verspricht.
Sich abwechselnd bessernde und verschlechternde Beschwerden der Kopfhaut.
Seit drei Tagen heller Rachenschleim; im Rachen Trockenheit ohne Durst, Brennen, Engegefühl.
Noch Pilz an den beiden Zehennägeln.
Bei der Repertorisation kombinierte ich das Symptom der Fistelbildung durch Fremdkörper mit dem der Wettervorfühlichkeit und erhielt nur Hep.(3), Sil.(4). Durch die Symptome des Versprechens, der juckenden Kopfausschläge mit Krusten zog sich allein Sil. mit 9/5 durch.

Wie im Mai 85 kam ich jetzt auf Grund der Symptome und besonders der dreimalig rezidivierenden Fistelbildungen, weil der Patient das Nahtmaterial nicht vertrug, auf **Silicea terra** zurück und gab es jetzt als Ergänzungsmittel zu Calcarea carbonica in der 200. Potenz.
Wegen akuter Beschwerden *Beratung am 15. Juli 86:*
Beim Leerschlucken und Kalttrinken Halsstiche ausstrahlend in das rechte Ohr; Warmtrinken bessert.
Nachts rechtsseitig Nase verstopft. Gelber Nasen-Rachenschleim.
Dumpfer Kopfschmerz, Mattigkeit.
Allein **Lycopodium clavatum** zog sich durch die Symptome der rechtsseitigen Hals- bis Ohrenschmerzen beim Leerschlucken und Kalttrinken mit Besserung durch Warmtrinken mit 11/5.
Wie schon im Juli 85 verordnete ich jetzt Lyc.C30 mit 1 Glob., was die akuten Beschwerden löste.

Bei der Beratung am 22. August 86 zeigte sich, daß der Patient seit zwei Wochen entmutigt war.
Im monatlichen Abstand fühlte er sich benommen.
Vor dem Wetterwechsel lustlos und Gedächtnisschwäche für Worte.
Auf der Stirn zeigten sich braune Flecken.
Die Kopfhaut, die Mykose und besonders der Nagelpilz waren gebessert.

Allein **Sepia succus** ging durch die Symptome der monatlichen Periodizität, der Wettervorfühligkeit, der braunen Stirnflecke und der Mykose mit 8/4. Der Patient nahm Sep.XM am 22. August 86 mit 2 Glob. ein.
Akute Beschwerden am 20. September 86 mit brennenden Halsschmerzen beim Leerschlucken und Kalttrinken. Sulph.C30 mit 1 Glob. besserte nicht. Am 21.9. abends stieg das Fieber auf 38,5 °C. Am nächsten Tag bestanden folgende Beschwerden:
Schluckzwang; beim Leerschlucken Brennen und Stechen bis ins linke Ohr. Husten mit Stichen an der Bifurkation, Warmtrinken besserte, Liegen verschlechterte; Auswurf grün und salzig schmeckend,
Der Patient nahm Phos.C30, ein Ergänzungsmittel zu Sepia, ein, was den Infekt schnell löste.

Beratung am 29. Januar 87:
Über 5 Monate nach der ersten Sep.XM-Gabe bestand sonst ein gutes Allgemeinbefinden; aber seit zwei Wochen war der Patient entmutigt. Deshalb erhielt er jetzt die zweite Gabe Sep.XM.

Beratung am 14. April 87:
Bei sonst gutem Allgemeinbefinden gab der Patient nur an, unkonzentriert zu sein und beim Reden nach Worten suchen zu müssen.
Kopfjucken ohne Krusten.

Zur Repertorisation kombinierte ich das Symptom des Drüsen-Carcinom mit dem der Vergeßlichkeit für Worte und fand Carb-an.(4), Con.(4), Syph.(2). Das Symptom der mangelnden Konzentration bestätigte dieselben Mittel. Erst das Symptom des Kopfjuckens gab **Carbo animalis** mit 8/4 mehr Gewicht als Con. mit 7/4.

Vor zwei Jahren mußte ich die Wirkung von Carb-an. wegen der Behandlung der Fisteln unterbrechen. So nahm der Patient jetzt wieder Carb-an.XM mit 1 Glob. ein.

Zehn Wochen später bei der *Beratung am 22.6.87* veranlaßten mich die Symptome der Schmerzen in der linken Schulter vor und beim Regen, noch einmal **Rhus toxicodendron** zu geben, zu dem ich mich schon einmal im Februar 83 entschieden hatte.
Deshalb nahm der Patient jetzt Rhus-t.XM ein.

Am 21. September 87 folgte dann **Carbo animalis** CM mit 1 Glob., um die Tendenz zur Malignität weiter zu behandeln.

Beratung am 2. April 88, 7 Monate nach Carb-an CM:
Vor Wetterwechsel unkonzentriert, Gedächtnisschwäche für Namen und matt.
Kopfhaut juckte und brannte.
Leeregefühl im Kopf,
Druck an der Nasenwurzel, grüner Nasenschleim.
Trockener Husten, besonders morgens beim Aufstehen.
Analjucken morgens und in der Bettwärme abends.
Haut am Brustbein juckte und brannte.
Mykose am 1. und 4. Zehennagel links.

Aus der Kombination des Symptoms der Gedächtnisschwäche für Eigennamen bei den vielen Namen von Schülern mit dem der Wettervorfühligkeit ergaben sich die Mittel Caust.(2), Hep.(2), Lach.(3), Lyc.(4), Med.(3), Nat-m.(2), Rhus-t.(4), Sulph.(3). Das Symptom des Nasenwurzelschmerzes reduzierte die Mittelzahl auf Hep.(5), Nat-m.(4), Sulph.(4). Durch das Symptom des Analjuckens morgens blieben Nat-m.(5) und Sulph.(6). Das Symptom des grünen Nasenschleims brachte die Entscheidung für **Sulphur lotum** mit 7/5.

Der Patient erhielt Sulph.XM am 2,4.88, Sulph.CM am 6.7. und 8.11.88.

Beratung am 5. Januar 89:
Seit zwei Wochen litt der Patient nachts unter Druckschmerz am ganzen Kopf, verstärkt nach geistigen Anstrengungen des Vortages.

Seit drei Wochen beschwerten ihn wieder Ein- und Durchschlafstörungen aus Unruhe, Pflichtgefühl, privaten und besonders beruflichen Sorgen.

Allein **Calcarea carbonica Hahnemanni** ging durch die Symptome der Schlaflosigkeit infolge täglicher und beruflicher Sorgen, der Schlafstörung vor Mitternacht und ab 2^{00} Uhr, der Mykose mit 11/5.
Hier war wieder deutlich Calc.XM angezeigt wie schon im Mai 83, August 85, Januar und März 86. Einnahme am 5.1 und 1.5.89.
Bei der Beratung am 6. Juni 89 bestanden noch Leeregefühl im Kopf, Kopfhautsymptome (rotfleckig, Jucken, Schorf) und linksseitige Zehennagel-Mykose.

Dadurch war die Einnahme von Calc.CM angezeigt.

Laborwerte vom 11.1.89:
BKS 2/7, Hb 14,5 g/dl, Ery 5,34 Mill., Leuco 4 000, BZ nüchtern 92 mg/dl, SGPT 18 U/l, GammaGT 9 U/l, AP 50 U/l, Cholesterin 258 mg/dl, Triglyceride 146 mg/dl, Harnsäure 5,6 mg/gl, Kreatinin 0,85 mg/dl, Eisen 74 Gamma%.
CEA < 1,0 ng/ml.

Bericht der HNO-Klinik der Universität vom 5.7.89:
„Die HNO-ärztliche Spiegeluntersuchung zeigte den Zustand nach Halsrevision und M. pectoralis-Lappen links 1982 ...Bei der Epipharyngoskopie zeigt sich im Bereich der rechten Choane ein hyperplastisches, blumenkohlartiges Gebilde, dessen Dignität makroskopisch nicht eingeschätzt werden konnte. Wir führten daher (am 14.6.89) eine Probeexcision des beschriebenen suspekten Befundes durch. Zur Besprechung des histologischen Befundes hatte sich der Patient dann in der Sprechstunde vorgestellt. Soweit mir bekannt, handelt es sich bei dem Befund nicht um ein malignes Gewebe, sondern um eine chronisch-unspezifische Entzündung mit deutlich ausgeprägter Stromafibrose.
Wir empfehlen regelmäßige Kontrollvorstellungen, zumindest alle Vierteljahre, um eine genügend große statistische Sicherheit zum Ausschluß eines Rezidivs zu haben.“

Bei der Beratung am 10. April 90 Behandlung der Metastasierungstendenz des Drüsencarcinoms.
Bei Streß Scheiteldruck. Die Kopfhaut juckte verstärkt seit fünf Wochen. Die Hämorrhoiden brannten. Die Füße waren abends im Bett kalt.

Allein Carb-an. zog sich durch die Symptome des Drüsencarcinoms, der kalten Füße abends im Bett, des Scheiteldrucks, des Kopfjuckens und des Analbrennens mit 15/5. Der Patient nahm **Carbo animalis** XM am 10.5. und 27.8.90 ein.

Bei der Beratung am 7. Dezember 90 fühlte der Patient von 17^{00}–18^{00} Uhr eine Mattigkeit, war beim Reden als Lehrer heiser, lag ab 5^{00} Uhr wach und hatte bei dem Steigen der vielen Treppen zu seinem Haus Atemnot.

Allein **Natrum muriaticum** zog sich durch die Symptome dieses Wachliegens, dieser Heiserkeit, dieser Atemnot und der Verschlimmerung um 17^{00} Uhr mit 7/4. Ich verordnete ihm Nat-m.XM.

Beratung am 15. Februar 91:

Seit fünf Tagen hatten Jucken und Rötung in der linken Achsel zugenommen.

Der pflichtbewußte Lehrer, der sonst auch bei fieberhafter Erkältung in die Schule ging, zeigte jetzt Arbeitsunlust.

Die Krusten auf der Kopfhaut juckten.

Allein **Sulphur lotum** ergab sich aus den Symptomen der Achsel, der Arbeitsunlust und der Kopfhaut mit 13/5. Er bekam Sulph.XM.

Beratung am 16. Juni 91:

Die Arbeitsunlust hatte sich gelöst, die Kopfhaut trug Schorfe ohne Jucken. Aber die Augenlider schmerzten wie wund, und beide Achseln waren rotfleckig verfärbt.

Für die Repertorisation kombinierte ich das Symptom der Verfärbung der Achseln mit dem des Wundschmerzes und erhielt Bell.(3), Merc.(3), Sil.(2). Durch das Symptom der Kopfkrusten war **Mercurius solubilis Hahnemanni** mit 6/3 stärker angezeigt als Sil. mit 4/3. Der Patient nahm Merc.XM ein.

Beratung am 29. Oktober 91:

Inzwischen hatte sich die Mykose von dem Gebiet zwischen den Zehen und den Zehennägeln auch auf dem Mons pubis angesiedelt. Der Patient hatte sich daraufhin vom Hausarzt ein Antimykotikum als dringend notwendig verordnen lassen und bestand auf der weiteren Anwendung bis Mitte März 92, so daß ich auf Q-Potenzen umsteigen mußte.

Es beschwerten ihn sonst ein Kopfdruck durch körperliche Anstrengung und Wein, Jucken am Hinterkopf und Krusten der Kopfhaut.

Für die Repertorisation kombinierte ich das Symptom der Mykose mit dem des Kopfdruckes durch Anstrengung und erhielt Anac.(2), Calc.(5), Nat-m.(5). Durch das Symptom des Kopfschmerzes infolge von Wein und der Kopfkrusten gingen Calc.(9), Nat-m.(8). Allein das Symptom des Kopfjuckens am Hinterkopf hatte **Calcarea carbonica Hahnemanni** mit 10/5. Der Patient nahm Calc.Q6 bis Mitte März 92.

Beratung am 29. März 92:

Der Patient litt seit einem Monat unter einem Husten mit süßlichem Auswurf, während der Rachenschleim salzig schmeckte. Beim Husten fühlte er ein Zusammenschnüren des Kehlkopfes.

Er schlief auf der linken Seite; das war auffällig, weil es die operierte Seite war.

Zur Repertorisation kombinierte ich das Symptom der Rekonvaleszenz durch Infektionskrankheit mit dem der Linkslage und erhielt Gels.(2), Psor.(2), Sulph.(3). Allein **Sulphur lotum** hatte die Symptome des Zusammenschnürens, des süßlichen Auswurfs und des salzigen Rachenschleims mit 7/5. Der Patient nahm am 31.3. und 12 10.92 Sulph.XM ein.

Bei der Beratung am 15. Februar 93 gab der Patient Bedrücktsein und mangelnde Konzentration bei Regen und Sturm an.
Als Hautausschlag waren die Achseln gerötet.
Zur Repertorisation kombinierte ich die Verschlimmerung durch Regen und durch Sturm und erhielt Aran.(2), Elaps (2), Erig.(2), Glon.(2), Ham.(2), Lach.(2), Mag-c.(2), Phyt.(2), Ran-b.(2), Rhus-t.(3), Sabin.(2), Tub.(2).
Durch das Symptom des Achselhöhlenausschlags blieben nur Elaps mit 3/3 und Rhus-t. mit 5/3.
Deshalb nahm der Patient am 27. Februar 93 **Rhus toxicodendron** XM ein.

Bei der Beratung am 11. April 93 standen die Beschwerden infolge Rekonvaleszenz nach Infektionskrankheit im Vordergrund: Matt und Schweiße bei der geringsten Anstrengung, Rachenschleim, Leerschluckstiche, Husten.

Zur Repertorisation kombinierte ich das Symptom dieser speziellen Rekonvaleszenz mit dem der Mattigkeit und fand Gels.(3), Psor.(3), Sulph.(1), Thuj.(2), Tub.(4). Das Symptom dieser Schweiße bestätigte dieselben fünf Mittel mit **Tuberculinum bovinum Kent** mit 7/3 als dem stärksten.

Bei der Beratung am 23. Oktober 93 wurden angegeben: Schlaflos ab 3^{00} Uhr, Kopfausschlag mit klebrigem Nässen, Kopfschuppen, Nachtröpfeln des Urins, Handekzem.

Durch die Kombination des Symptoms dieser Schlaflosigkeit mit dem des klebrigen Ausschlags fand ich Graph.(4), Nat-m.(4), Sulph.(6). Das Symptom des Nachtröpfelns ließ Sulph. wegfallen. Erst durch das Symptom des Handekzems blieb allein **Graphites naturalis** mit 12/5.
Der Patient erhielt Graph.XM am 25. Oktober 93.

Die Kontrolluntersuchung am 7. Januar 94 ergab kein Rezidiv und im Labor Normalwerte mit BKS 1/4, CEA 0,1 n/ml.
Nur das Cholesterin war mit 282 mg/dl und das Triglycerin mit 214 mg/dl nach umstrittenen Tabellen erhöht.
Nach H.J.Holtmeier halte ich diese Werte nicht für Risikofaktoren. In der Tabelle nach Fredrickson und Mitarbeitern beträgt der Normalwert für unseren 45jährigen Patienten 230 plus/minus 55 Streuwert für Cholesterin. In seinem Buch „Ernährung des alternden Menschen“ (Wissenschaftl. Verlagsgesellschaft mbH, Stuttgart, 6.Aufl.): „...weil kausale Zusammenhänge zwischen der Arteriosklerose und den Blutfetten bis heute nicht schlüssig bewiesen worden sind, sondern nur Korrelationen aufgestellt wurden. Das Korrelationsproblem sei verdeutlicht: Die Zunahme der Störche auf dem

Kirchturm erklärt noch nicht die Zunahme der Babys im Dorf. ...Man sollte überlegen, wer behauptet, daß tödliche Herzinfarkte im unteren Serumcholesterinbereich seltener als in den oberen Normbereichen auftreten, und wir deshalb niedrigere Cholesterinbereiche anstreben müßten, muß eingestehen, daß sich bösartige Krebskrankheiten und Infektionen in niedrigen Bereichen gehäuft finden, und man deshalb besser obere Cholesterinbereiche anstreben sollte."

Bei der Beratung am 6. Januar 94 konnte der Patient bei seiner sehr wesentlichen Besserung des Allgemeinbefindens trotz allem Befragen nur seit drei Tagen Jucken am Hinterkopf besonders früh und Schweiß am Hinterkopf angeben. Auch die Zehennagelmykose war gering.

Allein **Sulphur lotum** ging durch diese drei Symptome mit 6/3. Der Patient erhielt Sulph.CM.

Bei den Beratungen bis zum 6. März 95 ergaben sich allein Beschwerden an der Kopfhaut, die nachgelassen hatten.

Epikrise:
Zur Behandlung des Non-Hodgkin-Lymphoms verordnete ich damals noch Iscador für fünfzehn Monate. Während dieser Zeit wurden die homöopathischen Arzneimittel als Q-Potenzen, danach dann als Centesimalpotenzen gegeben.

In der bisher 13jährigen Behandlung gab ich 15 homöopathische Einzelarzneimittel. Die entscheidende Besserung der Erkrankung mit langfristig infauster Prognose bis zur heutigen Beschwerdefreiheit (Dezember 95) ist im besonderen der Wirkung von Calcarea carbonica Hahnemanni über zusammen vier Jahre und von Sulphur lotum über drei Jahre zu verdanken. Beide Mittel wirkten auf die Ausscheidungsbemühungen der Vitalkräfte über die Haut.

Lymphatische Leukämie 1,9

Der 1948 geborene, damals 40jährige Patient ist wegen chronischer lymphatischer Leukämie seit 20. April 88 in meiner Behandlung.
Aus der Familienanamnese erfuhr ich vom Tod der Mutter durch Lungen-Tbc. Der Bruder der Mutter hatte Lungen-Ca.; der Vater der Mutter Gicht; ein Bruder des Vaters Lungen-Ca., ein andererer Bruder Prostata-Ca.
Der Patient erkrankte 1978 und 88 an einer Pleuropneumonie im rechten Unterfeld.

Im Februar 88 wurde die Diagnose einer chronisch lymphatischen Leukämie gestellt, Hypertonie von 140/120 mm Hg, Hyperurikämie (7,9 mg%), Adipositas von 124 kg bei Normalgewicht von 72,6 für seine Größe.

Bericht der Klinik vom 29.3.88:
„Symmetrische harte, druckindolente Lymphome rechts und links zervikal, axillär beiderseits sowie in der Leiste. Die Lymphome sind kirschgroß, auf der Unterlage verschieblich, supraklavikulär miteinander verbacken."

Aus den Laborbefunden Leucocytose 20.500 Z., Lymphocytose vol 68%.
Ultraschallbefund: Mäßige Hepatomegalie mit diffuser Leberparenchymschädigung, Cholecystolithiasis.

Lymphknotenbiopsie:
„Patho.-histolog. Begutachtung: Niedrig malignes Non-Hodgkin-Lymphom. In erster Linie ist an eine chron. lymphatische Leukämie zu denken."

Erstuntersuchung am 20. April.88:
Bei der Exstirpation eines rechtsseitigen supraclavicularen Drüsenknotens am 12. Februar 88 wurde der re. N.accesorius geschädigt, seitdem bestand eine erhebliche Muskelatrophie des re. Trapecius und ein rechtsseitiges Schultersyndrom mit ziehenden Schmerzen rechts in Schulter und Halsseite beim Armheben.

Der Patient war bedrückt über seine Erkrankung, er weinte und sah im Geist schon seine Beerdigung. Dabei fürchtete er sich vor dem Tode und konzentrierte sich nur auf seine Krankheit. Tröstende Worte bedeuteten ihm viel.
Er vergaß Worte, und was er tun wollte.
Er lag durch Gedanken ab 3^{00} Uhr für eine halbe Stunde wach. Er schlief auf der rechten Seite und griff manchmal im Schlaf nach seiner Frau. Am Abend war er schon ab 19^{00} Uhr müde.
Er charakterisierte sich selbst als egoistisch.
Auf der einen Seite hatte er kalte Füße besonders abends, auf der anderen Seite Hitzewallungen.

Verlangen nach Fleisch, Eisbein, Wurst, gewürzten Speisen und Kaffee.
Durchfall nach fetten Speisen.
Ungenügende Libido und Erektionen.
Jucken am linken Schulterblatt.
Druck in den Lenden beim Stehen.
Für die Repertorisation kombinierte ich das Symptom des Egoismus mit dem der Leukämie und fand Calc.(4), Med.(2), Merc.(2), Nux-v.(2), Sulph.(3), Tub.(2). Das Symptom der Todesfurcht bestätigte Calc. (7), Med.(3), Merc.(4), Nux-v.(4) und Sulph.(4). Durch das Symptom der rechten Seite (Pleuropneumonie, Schulter) blieben Calc.(10), Merc.(6), Nux-v.(7),

Sulph.(6). Das Symptom der Hitzewallungen ergab Calc.(13), Merc.(8), Nux-v.(9), Sulph.(9) und damit Calc. mit 13/5.

Der Patient nahm am 21. April 88 **Calcarea carbonica Hahnemanni** XM ein.

Bei der Beratung am 27.Mai 88 schilderte der Patient, daß er sich seit zwei Wochen wieder vor dem Tode fürchtet.
Seit einer halben Woche bestanden wieder Hitzewallungen.
Das Ziehen in der rechten Schulter war gebessert, der Lendendruck beim Stehen wesentlich gebessert. Der jetzt niedrigere Harnsäurewert von 6,8 mg% war noch erhöht.
Bei der Repertorisation ergaben die ersten drei Symptome der harnsauren Diathese, der Todesfurcht und der Hitzewallungen Lyc.(7) und Sep.(5). Durch die Symptome in Schulter und Lenden blieb allein **Lycopodium clavatum** mit 11/5.

Wegen gleichzeitiger allopathischer Mittel verordnete ich zuerst Lyc.Q6 für drei Wochen und am 20. Juli 88 Lyc.XM.

Zusammenfassende Beurteilung des untersuchenden Chefarztes des Lehrkrankenhauses vom 14.6.88: „Insgesamt hat sich bei unauffälliger Klinik keine Progredienz im Krankheitsverlauf ergeben. ... Eine Behandlungsindikation des niedrig malignen Non-Hodgkin-Lmphoms besteht nicht."

Der Patient berichtete mir bei der *Beratung am 12. September 88,* daß er in der letzten Nacht Todesfurcht erlebte und weinte. Der Trost seiner Frau tat ihm gut.
Er vergaß noch Worte.
Beim Armheben ziehende Schmerzen im rechten Schulter-Nackenbereich.
Abends juckte der Hinterkopf.

Für die Repertorisation kombinierte ich das Symptom des nächtlichen Weinens mit dem Symptom der ziehenden Schulterschmerzen beim Armheben und erhielt Bry.(2), Calc.(2), Cocc.(3), Mag-m.(2), Zinc.(3). Diese Mittel wurden auch durch das Symptom der Todesfurcht bestätigt. Die Mittelzahl reduzierte sich durch das Symptom der Gedächtnisschwäche für Worte auf Calc.(6) und Cocc.(7). Durch das Symptom des Juckens am Hinterkopf blieb allein **Calcarea carbonica Hahnemanni** mit 7/5.

Der Patient nahm Calc. XM ein am 12.9. und 28.11.88.

Bei der Beratung am 13. Februar 89 waren die Gedanken an den Tod nicht mehr zwanghaft.

Seit fünf Wochen hatte der Patient ziehende Schmerzen im linken Hoden und Samenstrang.
Bei Erregung bekam er Hitzewallungen mit Schweiß.

Für die Repertorisation kombinierte ich die Symptome der ziehenden Schmerzen im linken Hoden und im Samenstrang und erhielt Ang.(2), Con.(4), Rhod.(3), Ter.(2), Zinc.(4). Allein **Conium maculatum** ging durch die beiden letzten Symptome der Hitzewallungen mit Schweiß und der Todesfurcht mit 8/4.
Der Patient erhielt Con.XM am 13.2. und 8.5., Con.CM am 17.5.89.

Am 13.5.89 Steißbeinfraktur duch Fall, schnelle Heilung durch das telephonisch verordnete Sil.D 6, ein Komplementärmittel zu Conium.

Der Patient ging regelmäßig alle drei Monate zu den Kontrolluntersuchungen, von denen ich am 9.9. und 30.12.88 und am 14.4.89 positive Berichte erhalten habe. So auch die *zusammenfassende Beurteilung vom 13.7.89:*

„Die absolute Lymphocytenzahl liegt jetzt bei 20.160 und hat gegenüber der Voruntersuchung etwas zugenommen. Von Seiten der Klinik und der Lymphknoten ergibt sich kein Anhalt für eine Progredienz. ... Eine Behandlungsindikation besteht derzeit noch nicht."

Bei der Beratung am 25. September 89 gab der Patient an, daß er seit 10 Wochen Lebenswillen hat und bis 13 Stunden als Lackierer arbeitet. Nach diesen Anstrengungen war seit dem 13.9. der linke Arm taub, er lag häufig ab 1^{00} oder 2^{00} Uhr wach. Ziehen am rechten Hüftgelenk bei Rechtslage, Stiche in der rechten Brust bei Bewegung.

Für die Repertorisation kombinierte ich das Symptom der Gefühllosigkeit des linken Arms nachts mit dem der rechten Hüftgelenksschmerzen und erhielt Kali-c.(3), Phos.(3). Das Symptom der Schlaflosigkeit nach Mitternacht bestätigte beide Mittel. Erst das Symptom der Stiche in der rechten Brustseite bei Bewegung brachte die Entscheidung für **Phosphorus**, eines der drei Ergänzungsmittel zu Conium, mit 5/4. Deshalb verordnete ich es am 25.9.89 nur in der 200.Potenz.

Bericht vom 31.3.89:
„...Insgesamt ist unter der Behandlung durch einen homöopathischen Arzt in München – damals praktizierte ich in Starnberg – das niedrig maligne Non-Hodgkin-Lymphom stationär geblieben, ja gegenüber der letzten Untersuchung hat sich die absolute Lymphomonocytenzahl sogar etwas vermindert. Eine Behandlungsbedürftigkeit besteht weiterhin nicht..."

Bei der Beratung am 11. Dezember 89 nach schlechteren Blutbefunden wieder Todesgedanken und Hypertonie von 160/100 mm Hg.

Seit drei Tagen Jucken unterhalb des linken Schulterblattes besonders morgens.
Zusammenschnüren des Halses nach dem Essen und bei naßkaltem Wetter.

Für die Repertorisation kombinierte ich das Symptom vom Zusammenschnüren des Halses nach dem Essen mit dem Allgemeinsymptom der Verschlimmerung durch naßkaltes Wetter und fand Agar.(3), Sil.(4), Sulph.(3). Allein **Silicea terra** hatte die weiteren Symptome der Steißbeinfraktur und der Hypertonie mit 8/4. Dieses weitere Ergänzungsmittel zu Conium gab ich jetzt deshalb nur in der 200. Potenz.

Beratung am 19.2.90:
Da am 8. Februar 90 eine Leucocytenzahl von 19.200 und eine Thrombocytenzahl von nur 156.000 gefunden wurde, hatte der Patient wieder Furcht vor einer Verschlechterung seiner Krankheit.
Linksseitige eitrige Tonsillitis.

Krampfhaftes Zusammenziehen des Halses bei Ärger und Erregung. Empfindlich gegen Kragendruck.
Bei der Repertorisation ergaben die Symptome der Krankheitsfurcht, der linksseitigen eitrigen Tonsillitis und der Unverträglichkeit von Kleiderdruck am Hals Lach. (6) und Sep. (5). Erst das Symptom des krampfhaften Zusammenziehens am Hals brachte die Entscheidung für **Lachesis muta** mit 8/4.
Ich verordnete dem Patienten mit Erfolg Lach.XM am 19.2. und 30.4.90.

Bericht vom 8.3.90:
„Klinisch und anamnestisch ergeben sich keine Anhaltspunkte für das Vorliegen einer Progression der CLL, die absolute Lymphocytenzahl liegt jetzt bei 17.500."

Bei der Beratung am 30.7.90 hatte der Patient zehn kg abgenommen, und der Blutdruck hatte sich mit 135/80 normalisiert.
„Einstündiger Dauerlauf gibt mir Energie."

Der Patient wachte um 3^{00} Uhr auf und schlief dann wieder ein.
Weiterhin bestanden Eiterpfröpfe an der linken Tonsille.
Den Patienten juckte es am Hinterkopf und unterhalb des linken Schulterblattes.

Bei der Repertorisation kombinierte ich das Symptom der Besserung durch Anstrengung mit dem Symptom des Aufwachens um 3^{00} Uhr und erhielt Ars.(2), Graph.(2), Nat-m.(2), Nit-ac.(2), Sep.(4), Sil.(2). Sep. und Sil. haben die beiden Symptome der eitrigen Tonsillitis und des Juckens am Hinterkopf. Erst das Symptom des Juckens unterhalb der Schulterblätter brachte die Entscheidung für **Silicea terra** mit 9/5. Der Patient nahm Sil.XM ein.

Bei der Beratung am 22. Oktober 90 zeigte sich, daß das früher hilfreiche Silica keine Besserung gebracht hatte. Weiterhin bestanden die Eiterpfröpfe an der linken Tonsille. Weiterhin besserten Laufen und körperliche Anstrengung das Allgemeinbefinden.

Ab Mitternacht schlief er unruhig und wachte öfter auf.
Bei Rechtslage ziehende Schmerzen im rechten Ischias.
Die Erektionen waren nur mangelhaft.
Für die Repertorisation kombinierte ich das Symptom der Besserung durch Laufen und körperliche Anstrengung mit dem des unruhigen Schlafes nach Mitternacht und fand Kali-c.(3), Nit-ac.(3), Rhus-t.(6), Sep.(4), Sil.(2). Durch das Symptom der mangelhaften Erektionen blieben nur Nit- ac.(4) und Sep.(7). Allein **Sepia succus** hatte die Symptome der linksseitigen eitrigen Tonsillitis und des rechtsseitigen Ischias bei der Lage auf der schmerzhaften Seite mit 9/5.

Das am 22.10.90 verordnete Sep.XM brachte dem Patienten deutliche Besserung.

Bei der Beratung am 5. Januar 91 schilderte mir der Patient, daß er am 14. und 15. Dezember zuerst linksseitige, dann am 16.12.90 rechtsseitige Halsstiche beim Speisenschlucken hatte. Seit über einer Woche war der Hals wie zugeschnürt.
Seit 6 Wochen waren die Erektionen ungenügend, und es bestand keine Libido.
Der Schlaf war unruhig; zum Teil lag der Patient nach Mitternacht wach.

Für die Repertorisation kombinierte ich das Symptom der fehlenden Libido mit dem Allgemeinsymptom des Seitenwechsels von links nach rechts und erhielt Aloe (2), Arg-n.(3), Brom.(2), Calc.(2), Ferr.(2), Iod.(4), Lach.(4), Stann.(3). Die Zahl dieser 8 Mittel halbierte sich durch das Symptom des Wachliegens nach Mitternacht auf Calc.(3), Ferr.(3), Iod.(6) und Lach.(5). Allein **Lachesis muta** hat von diesen Mitteln das Symptom der Halsschmerzen beim Schlucken von Speisen und das des Halszusammenschnürens mit 9/5.

Der Patient bekam Lach.CM am 5.1. und 21.9.91 mit Nachwirkung bis Ende April 92.

Ultraschalluntersuchung der Oberbauchorgane vom 13.2.92:
„Hinweise auf diffuse Leberparenchymschädigung bei Hepatomegalie (Fettleber). Cholecystolithiasis."

Zusammenfassende Beurteilung:
„Mit 33.500 Leukocyten (absolute Lymphocytenzahl 30.820) besteht von Seiten des Blutbildes eine geringe Progredienz, die eine medikamentöse Behandlung weiterhin nicht erforderlich macht."

Bei der heutigen Beratung am 25. April 92 ziehender Schmerz im rechten Schulter-Nackenbereich.
Nach Anstrengung war der Patient verkrampft vom Kreuz bis zur rechten Wade besonders bei Rechtslage.

Für die Repertorisation kombinierte ich das Symptom der Fettleber mit dem der Lebervergrößerung und erhielt Chel.(3), Lyc.(5), Merc.(4), Phos.(4). Das Symptom der Gallensteine bestätigte die ersten drei Mittel. Allein **Lycopodium clavatum** kam in dem Symptom des rechtsseitigen Ischias-Schmerzes bei Rechtslage und den ziehenden Schmerzen in der rechten Schulter mit 15/5 vor.
Der Patient nahm Lyc.CM am 25. April 92 ein.

Bei der Beratung am 1. August 92 gab der Patient an, daß abends nach anstrengender Arbeit im rechten Nacken-Schulterbereich ziehende Schmerzen und Schwäche im rechten Arm auftraten.

Seit zwei Wochen zog es vom Kreuz bis in die rechte Wade, wenn er abends nach der Arbeit vom Sitzen aufstand.
Wadenkrämpfe nachts beim Strecken.
Der Patient hatte wieder auf 118 kg zugenommen.
Gesamtleucocytenzahl 32.500, absolute Lymphocytenzahl 24.640.

Zur Repertorisation kombinierte ich das Symptom der Leukämie mit dem Allgemeinsymptom der rechten Seite und erhielt Acon.(3), Ars.(4), Ars-i.(3), Bry.(4), Calc.(5), Calc-p.(4), Carb-v.(2), Chin.(3), Con.(4), Crot-h.(4), Ip.(3), Merc.(3), Nat-ar.(4), Nat-m.(3), Nat-s.(4), Nux-v.(4), Op.(2), Phos.(2), Pic-ac.(3), Sulph.(3), Thuj.(2), Tub.(2).
Das Symptom der Adipositas bestätigte Acon.(5), Ars.(6), Bry.(5), Calc.(8), Carb-v.(3), Chin.(4), Con.(5), Crot-h.(5), Ip.(4), Merc.(4), Nat-ar.(5), Nat-m.(5), Nux-v.(5), Op.(3), Phos.(4), Sulph.(5), Thuj.(3).
Das Symptom des Kreuzschmerzes nach dem Sitzen reduzierte die Mittelzahl auf Calc.(11), Con.(6), Phos.(6), Sulph.(8) und Thuj.(4).

Erst das Symptom der Wadenkrämpfe im Bett beim Strecken brachte die Entscheidung für **Calcium carbonicum Hahnemanni** mit 14/5 vor Sulph. mit 10/5.

Der Patient nahm Calc.200 als hervorgehobenes Komplementärmittel zu Lyc. am 1. August 92 ein.

Diagnose des Orthopäden vom 30.11.92:
„Beginnende mediale Gonarthrose rechts, Lumbalgie bei degenerativen Veränderungen, Coxarthrose II.Grades links, I.Grades rechts."

Bei der Beratung am 7.11.92 ziehende, krampfartige Schmerzen vom rechten Hüftgelenk bis zur Wade beim Gehen auf Steinpflaster. Stiche in der rechten Kniekehle beim Umdrehen, beim Gehen und besonders beim Herabgehen.
Wenn der Patient nach Hause kam, mußte er sofort urinieren, sonst ging der Urin unfreiwillig ab.
Kribbeln in den Fingerspitzen.

Bei der Repertorisation kombinierte ich das Symptom der Verschlimmerung durch Gehen auf Steinpflaster mit dem Symptom der rechtsseitigen Hüftgelenksschmerzen und erhielt Ant-c.(2), Sep.(2). Das Symptom dieses plötzlichen Harndrangs bestätigte beide Mittel. Erst das Symptom des Kribbelns in den Fingerspitzen brachte die Entscheidung für **Sepia succus** mit 6/4. Der Patient nahm am 7. November 92 Sep.XM ein.

Bei der Beratung am 30. Januar 93 ergab der erhaltene Blutbefund eine langsame Progredienz mit 34.900 Gesamtleucocyten, 84% Lymphocyten, 143.000 Thrombocyten. Splenomegalie.

Auf der oberen Brust rote Flecken durch Mykose; das Jucken verstärkte sich beim Schwitzen.

Für die Repertorisation kombinierte ich das Symptom der Leukämie mit dem der Milzvergrößerung und fand Calc.(4), Carb-v.(2), Cean.(3), Chin.(5), Chin-s.(3), Con.(3), Nat-m.(4), Nux-v.(3), Op.(3), Phos.(3), Sulph.(3). Durch das Symptom der Mykose reduzierte sich die Mittelzahl auf Calc.(6), Nat-m.(7), Phos.(4), Sulph.(4). Die beiden Symptome des Juckens beim Schwitzen und der Adipositas ergaben **Calcarea carbonica Hahnemanni** mit 10/5, Sulph. mit 7/5.
Am 2. Februar 93 nahm der Patient Calc.CM ein.

Bei der Beratung am 23. Oktober 93 erfuhr ich, daß es dem Patienten in den ersten acht Monaten besser gegangen war, aber seit einem Monat schlechter. Die Zahl der Gesamtleucocyten war auf 57.200 angestiegen. Es wurde ein Leberschaden und weiterhin eine Milzvergrößerung festgestellt.
Nach Hochhalten der Arme wurden die Hände taub.
Zur Repertorisation kombinierte ich das Symptom der Leukämie mit dem der vergrößerten Milz und erhielt verständlicherweise 14 folgende Mittel: Aran.(4), Ars.(3), Ars-i.(4), Calc.(4), Carb-v.(2), Cean.(4), Chin.(5), Chin-s.(3), Con.(3), Nat-m.(4), Nux-v.(3), Op.(3), Phos.(3), Sulph.(3).

Das Symptom der Lebererkrankung reduzierte die Zahl der Medikamente auf 9 folgende Mittel: Ars.(5), Ars-i.(5), Calc.(6), Carb-v.(7), Chin.(7), Con.(5), Nat-m.(6), Phos.(6), Sulph.(6).

Das Symptom, daß die Taubheit der Hände durch Herunterhängenlassen gebessert wurde, ergab Calc.(7), Chin.(8), Con.(8), Nat-m.(7), Phos.(7), Sulph.(7).
Durch das Symptom der tauben Hände fand ich Calc.(9), Con.(10), Nat-m.(9), Phos.(10), Sulph.(8).
Erst durch das Symptom der Hitzewallungen erwies sich Con. mit 13/6 gegenüber Sulph. mit 11/6 als das angezeigte Arzneimittel.

Der Patient nahm **Conium maculatum** XM am 25. Oktober 93 ein.

Bei der Beratung am 7. April 94 gab der Patient wieder an, daß er auf plötzlichen Harndrang sofort urinieren muß.
Die Hände wurden nicht mehr taub.
Ziehende Schmerzen im rechten Hüftgelenk beim Umdrehen im Bett, beim Aufstehen vom Sitzen, nach Anstrengungen und nach dem Knien.

Für die Repertorisation kombinierte ich das Symptom der Leukämie mit dem der Fettleber und erhielt Merc.(3), Phos.(3). Allein **Phosphorus** hatte die Symptome der rechtsseitigen Hüftgelenksschmerzen und des plötzlichen Harndrangs mit 6/4.
Ich verordnete dem Patienten Phos.XM.

Zusammenfassende Beurteilung des Akademischen Lehrkrankenhauses vom 30.6.94:
„Die von Ihnen gemessenen Zahlen der Gesamtleukozyten lassen sich im wesentlichen bestätigen, wir haben hier einen Wert von 59.500 Z. gefunden mit einer absoluten Lymphozytenzahl von 55.000 Z. Er liegt im Bereich der nunmehr über Jahre festzustellenden langsamen Progression der Erkrankung (absolute Lymphozytenzahl von 6/93: 44.500 Z., von 3/94: 39.000 Z.). Grenzwertige bzw. leicht erniedrigte Thrombozytenzahlen bei unauffälligem roten Blutbild. Eine absolute Therapiebedürftigkeit besteht z.Zt. noch nicht und und sollte dem Pat. erst bei signifikanten Auswirkungen auf die Hämatopoese empfohlen werden. Eine Therapieeinleitung würde sich sicher auch ungünstig auf die Psyche und das tägliche Leben des diesbezüglich sehr sensiblen Patienten auswirken.

Ich habe die Situation diesbezüglich mit seiner Frau eingehend besprochen."
Bei der Beratung am 13. August 94 hatte der Patient wieder Furcht vor der Verschlimmerung seiner Krankheit. Deshalb lag er seit zweieinhalb Wochen nachts wach; er erwachte in der Bauchlage.
Beim Aufstehen nach dem Sitzen schmerzte seine rechte Lende.

Für die Repertorisation kombinierte ich das Symptom der Furcht vor drohender Krankheit mit dem der Leukämie und fand Acon.(2), Ars.(2), Bry.(2), Calc.(4), Merc.(2), Nat-ar.(4), Nat-m.(3), Nux-v.(3), Phos.(3), Sulph.(3).

Allein **Calcarea carbonica Hahnemanni** zog sich durch die Symptome der Schlaflosigkeit infolge von Sorgen, der Bauchlage, der Leber- und Milzvergrößerung mit 11/6.
Der Patient nahm Calc.CM am 15. August 94 ein.

Bei der Beratung am 4. Februar 95 berichtete der Patient, daß ein Prostata-Adenom mit Resturin festgestellt wurde.
Er schlief in der Linkslage; bei Übernachtungen im Hotel während des Außendienstes lag er von 3^{00}–4^{00} Uhr wach.

Seit einer Woche stach es in den Mittelgelenken der linken 2.–5. Finger. Beim Fahren schmerzte das rechte Knie.
Ich kombinierte das Symptom des Wachseins von 3^{00}–4^{00} Uhr mit dem der Linkslage und erhielt Bufo (2), Sulph. (4). Das Symptom der Schmerzdiagonale links oben und rechts unten brachte die Entscheidung für **Sulphur lotum** (5). Das Symptom der Prostatavergrößerung alter Männer bestätigte Sulph. mit 6/4.
Mit Rücksicht auf das wirkende Calc. CM gab ich Sulph. nur in der M-Potenz.

Die Beratung am 6. Mai 95 zeigte, daß der Patient auf der einen Seite leicht entmutigt war, auf der anderen Seite hastig arbeitete, wobei dann rote Flecken am Hals auftraten.
Bei Rechtslage spürte er einen Druck am rechten Hüftgelenk.
Allein **Sepia succus** zog sich durch die Symptome des rotfleckigen Halses, des hastigen Arbeitens, des Entmutigtseins und der rechten Coxa-Schmerzen mit 6/4.
Einnahme von Sep. XM am 10.10.95.

Epikrise:
Der Patient ist an einer langsam progredienten lymphatischen Leukämie erkrankt; in 7 Jahren stieg die Gesamtleukozytenzahl von 20.500 auf 59.500, die der Lymphozyten von 13.740 auf 55.000.

In dieser Zeit wurde der Patient mit sieben homöopathischen Einzelmitteln behandelt. Besonders dank der Wirkung von Calcarea carbonica Hahnemanni über zusammen 19 Monate, von Conium maculatum über 18 Monate und Lachesis muta über zusammen 22 Monate sind die Lymphome nicht gewachsen, und es besteht keine Infektanfälligkeit; seine Arbeitsfähigkeit ist lange erhalten geblieben, bis er jetzt zur Rente vorgeschlagen wurde, und sein Allgemeinbefinden gebessert.

Metastasierendes Mamma-Carcinom 1,10

Die 1946 geborene, damals 39jährige Patientin kam am 12. Februar 1985 wegen Status nach Operation eines metastasierenden linksseitigen Mamma-Carcinoms in meine Behandlung.
Die Familienanamnese ergab eine Krebsbelastung mit dem Hoden-Ca. ihres Bruders, dem Colon-Ca. ihrer Mutter, dem Uterus-Colon-Ca. der Schwester ihres Vaters.
Aus der Anamnese der Patientin ist ihr Heuschnupfen seit 1978 wichtig.

Histogische Untersuchung vom 14.12.84 der Universitätsklinik:
Diagnose: „Mindestens 1,5 cm großes invasiv lobuläres Mammacarcinom li. und multiple Herde eines Carcinoma lobulare in situ und einer atypischen lobulären Hyperplasie des gesamten Umfeldes. Erhöhtes Risiko für ein primär multizentrisches Wachstum im gesamten zurückgelassenen Drüsengewebe."

Diagnose des linksseitigen Mamma-Drüsengewebes nach Operation vom 4.1.85:
„Zustand nach Mamma-PE eines 1,5 cm im Durchmesser großen invasiv lobulären Mammacarcinom. 1,1 cm x 1 cm großer invasiver Bezirk eines hier ductal differenzierten Mammacarcinoms. Regionäre Lymphangiosis carcinomatosa. Mastopathie II.Grades sowie granulomatös entzündliche Veränderungen in der Restbrust. Von 30 entfernten Lymphknoten ist einer metastatisch befallen (1,3 cm Durchmesser!!)."

Bei der Erstuntersuchung am 12. Februar 1985 kam eine sympathische, kontaktfreudige Frau in meine Behandlung. Bis zu ihrer Operation war sie gern als Lehrerin tätig gewesen und ist mit einem Lehrer verheiratet.
Seit ihrer Operation spürte sie Spannen im linken Schulter- und Ellbogengelenk.
Nach ihren Worten war sie durch innere Unruhe ständig in Aktion und reizbar. Sie hatte Gedächtnisschwäche für Zutuendes.
Als somatische Beschwerden hatte sie kalte Füße, feuchtes Wetter verschlechterte, im Schlaf lag sie auf der rechten Seite, nach dem Mittagsschlaf kribbelten die Hände und Füße.
Bei der Repertorisation kombinierte ich das Symptom der inneren Unruhe mit dem des Mamma-Ca. und fand Ars.(5), Carb-an.(3), Lyc.(3), Nit-ac.(3), Phos.(3), Sil.(6), Sulph.(3). Durch das Symptom des Heuschnupfens und durch die Verschlechterung infolge feuchten Wetters blieben Ars.(10), Lyc.(6), Phos.(5), Sil.(10), Sulph.(8). Erst das Symptom des Kribbelns ergab die Priorität von **Arsenicum album** mit 11/5 vor Lyc.(7), Phos.(6) und Sulph.(10).

Die Patientin nahm ein Ars.XM am 12.2. und 24.4.85, Ars.CM am 25.9.85 und 12.8.86, Ars.XM am 4.5.87.
Wegen ihres akuten Heuschnupfens erhielt die Patientin am 5. Februar 87 2 Globuli von All-c.200.

Bericht von der Mammographie am 9.10.85:
„Zustand nach Implantation einer linksseitigen Silikonendoprothese. Die Subkutangewebsschichten zeigen keine tumorösen Veränderungen.

Die rechte Brust zeigt eine weitgehende Involution des Drüsenparenchyms mit vereinzelt fibrösen Verdichtungen. Kein Hinweis auf malignen Tumor."

Berichte derselben Universitätsklinik vom 2.6.86:
„Mammographie bds. in 2 Eb.: Es stellte sich eine unauffällige re. Mamma dar ohne malignomverdächtige Herdbildungen. Li.-seitig findet sich ein Zustand nach subcutaner Mastektomie und plastischem Ersatz. Malignomverdächtige Strukturen sind nicht erkennbar."

Beurteilung der Skelelettszintigraphie vom 28.5.86: „Unauffälliges GK-Skelelettszintigramm. Kein Hinweis auf ossäre Metastasen oder umschrieben entzündliche Veränderungen."

Beurteilung der Thoraxübersicht vom 28.5.86: „An Herz und Lungen kein pathologisch bedeutsamer Befund erkennbar."
Beurteilung der Sonographie der Leber vom 28.5.86: „Unauffälliger Leberbefund".
Bei der Beratung am 31. August 87 zeigte sich eine Woche vor den Menses Spannung in beiden Brüsten, Ziehen des linken Schulterblattes nach Gartenarbeit.

Die Repertorisation ergab durch die Kombination des Symptoms des Mamma-Ca. mit dem Symptom der Mastodynie Calc.(4), Con.(6), Kali-c.(2), Sang.(3), Tub.(4). Allein **Conium maculatum** entsprach dem Symptom des linken Schulterblattes und des Heuschnupfens mit 9/4.

Die Patientin nahm Con.XM ein, das von den 8 Arzneimitteln am längsten in 4 Perioden über insgesamt 2 $^{3}/_{4}$ Jahre zur Wirsamkeit kommen sollte.
Bei der Patientin wurden am 5.11.87 in der Universitätsklinik folgende Untersuchungen durchgeführt:

1. Thoraxaufnahme in 2 Ebenen.
2. Oberbauchsonographie.
3. Mammographie beidseits in 2 Ebenen.

„Zusammenfassend sind die Untersuchungen unauffällig. Kein Hinweis auf Tumorbildung bzw. Metastasen."
Bei der Beratung am 27. November 87 bestanden nur Rückenschmerzen bei Rückenlage und linksseitige Brustschmerzen.

Allein **Carbo animalis** ging durch die Symptome von Drüsen-Ca., Rückenschmerzen bei Rückenlage und der linksseitigen Brustschmerzen mit 5/3.
Die Patientin erhielt Carb-an. XM am 27.11.87 und 8.4.88, Carb-an. CM am 15.10.88.

Bei der Beratung am 13. Dezember 88 ergab sich, daß die Patientin 10 Tage vor den Menses ziehende Schmerzen in den Brüsten hatte, daß gleiche Schmerzen unterhalb des linken Schulterblattes abends beim Sitzen auftraten, und daß dieses Jahr der Heuschnupfen wesentlich leichter verlaufen war.

Für die Repertorisation kombinierte ich die Symptome dieses Mamma- und dieses Rückenschmerzes und erhielt Lac-c.(4), Sang.(2). Erst das Symptom des Heuschnupfens, dessen allergische Ursache ja vorbeugend zu behandeln ist, brachte die Entscheidung für **Sanguinaria canadensis** mit 4/3. Mit Rücksicht auf das Weiterwirken von Carb-an.CM seit 15. Oktober, wurde Sang. nur als 200. Potenz am 13. Dezember 88 gegeben und hatte für diese Beschwerden geholfen.
Als ich die Patientin am *21. Februar 89* wiedersah, hatte Carb-an. über vier Monate gewirkt und die Patientin wesentlich gebessert; deshalb ließ ich das Mittel nachwirken.

Nuklearmedizinische Untersuchung vom 24.4.89:
„Das Knochenszintigramm zeigt eine altersentsprechende, regelrechte, seitengleiche Radioaktivitätsverteilung. Keine Bezirke vermehrter Radioaktivitätsanreicherung nachweisbar.
Diagnostische Beurteilung: Unauffälliges Knochenszintigramm."

Thoraxaufnahmen in 2 Ebenen vom 2.10.89:
„Am überschaubaren Thoraxskelett Nachweis degenerativer BWS-Veränderungen. Keine Knochendestruktionen."

Mammographie beider Mammae in 2 Ebenen vom 2.10.89:
„Mammographisch findet sich wie bei der Voruntersuchung rechtsseitig eine involutierte Mamma mit geringen mastopathischen Veränderungen. Keine auffälligen Mikrokalzifikationen, keine suspekte Stromaverdichtung.

Im Bereich der li. Mamma noch geringes Restdrüsenparenchym unten am Quadrantenübergang, hier jedoch kein Hinweis auf einen malignomsuspekten Befund."

Bei der Beratung am 21. Oktober 89 gab die Patientin an, zehn Tage vor den Menses ein Spannen in der rechten Brustdrüse zu haben und seit drei Monaten Ziehen vom rechten Schultergelenk bis zum rechten Ellbogen.

Bei der Repertorisation kombinierte ich das Symptom des Mamma-Ca. mit dem des Ziehen in der rechten Schulter und erhielt Carb-v.(2), Lyc.(4), Sep.(3), Thuj.(2). Das Allgemeinsymptom der rechten Seite zeigte noch deutlicher die Priorität von **Lycopodium clavatum** mit 7/3 vor Carb-v.(3), Sep.(4), und Thuj.(3).
Die Patientin nahm Lyc.XM am 21. Oktober 89 ein.

Bei der Beratung am 31. März 90 bestand seit einer Woche Heuschnupfen.
Beide Brustdrüsen spannten zehn Tage vor den Menses.
Nach Gartenarbeit ziehende Schmerzen in der linken Schulter und unterhalb des linken Schulterblattes.
Beim Sitzen ziehende Schmerzen von der rechten Wade bis zur rechten Sohle.

Allein **Conium maculatum** zog sich durch die Symptome des Drüsen-Ca., der Mamma-Schmerzen vor den Menses, des Heuschnupfens, der Schmerz-Diagonale links oben und rechts unten, der ziehenden Schmerzen unterhalb des linken Schulterblattes mit 10/5.

Am 31. März 90 und dann erst wieder am 16. März 91 nahm die Patientin Con.XM ein. Denn es war ihr so gut gegangen, daß sie ein Jahr keine Sehnsucht nach mir hatte.

Laborbefunde vom 18. und 20.6.91:
Gamma-GT 8 U/l, alk. Phosph. 76 U/l.
CEA 1,7 ng/ml, CA 15-3 7,7 U/ml. „CEA und CA 15-3 liegen im Normbereich."
Seit drei Wochen bestanden *bei der Beratung am 22. Juni 91* wieder ziehende Schmerzen von der rechten Wade zur Sohle und zum 1. Zeh tagsüber in der Ruhe; sie verschwanden bei und nach dem Sport.

Als Restsymptom des Heuschnupfens noch Niesen.

Für die Repertorisation kombinierte ich die Allgemeinsymptome der Besserung durch Anstrengung und der Verschlechterung in der Ruhe und fand Agar.(3), Alumn.(3), Cycl.(5), Fl-ac.(2), Hep.(3), Ign.(3), Nat-m.(3), Plb.(3), Rhus-t.(6), Sep.(6), Sil.(2), Stann.(2).

Durch das Symptom des Heuschnupfens halbierte sich die Mittelzahl auf Cycl.(6), Hep.(4), Nat-m.(6), Rhus-t.(7), Sep.(7), Sil.(4).

Erst das Symptom des ziehenden Wadenschmerzes brachte die Entscheidung für **Rhus toxicodendron** mit 9/4 vor Sil.(7).
Die Patientin nahm am 25.6. und 21.9.91 Rhus-t.XM ein.

Thoraxaufnahmen vom Institut für Klinische Strahlenkunde des gleichen Klinikum in 2 Ebenen vom 30.3.92:

„Weiterhin normaler Lungen- und Herzbefund ohne Hinweis auf metastasenverdächtige Rundherde oder infrathorakale Lymphknotenvergrößerungen.
Nebenbefund: Spondylose der BWS, vor allem im mittleren Bereich. Hier sind die Zwischenwirbelräume auch leicht eingeengt."

Mammographie beider Mammae in 2 Ebenen vom 30.3.92:
„Gegenüber der Vorkontrolle von 1989 keine Befundänderung. Im Bereich der re. Brust identische Darstellung des teilweise rückgebildeten Parenchyms. Keine tumorverdächtigen Verkalkungen, kein Herdbefund.

Links ist das Gewebe im Bereich der Endoprothese unauffällig. Eine Restdrüse ist nicht mehr zu erkennen. Auch hier kein Hinweis auf Tumor."

Bei der Beratung am 30. Mai 92 bestand das Verlangen nach Kaffee, die rechte Brustdrüse schmerzte zehn Tage vor den Menses, vor fünf Wochen war der Heuschnupfen aufgetreten, die ziehenden Schmerzen der Operationsnarbe beim Liegen besserten sich durch Gehen.

Für die Repertorisation kombinierte ich das Symptom dieser Mammaschmerzen mit dem des Heuschnupfens und fand Calc.(4), Con.(5), Nat-m.(4), Nux-v.(2), Sang.(3), Tub.(6).
Das Symptom des Verlangens nach Kaffee ergab Calc.(5), Con.(7), Nat-m.(5) und Nux-v.(3).
Erst das Symptom der Besserung der Narbenschmerzen durch Gehen brachte die Entscheidung allein für **Natrum muriaticum** mit 6/4.

Die Patientin nahm Nat-m. XM am 2. Juni 92 ein.
Die gleichen Beschwerden bestanden *bei der Beratung am 19. September 92*
Jetzt erst schilderte mir die Patientin, daß bei ihr schon früher ein M. Scheuermann und eine Skoliose der BWS festgestellt wurde. Zusammen mit der oben beschriebenen Spondylose erklärten sich dadurch die Verspannungen im Bereich der BWS, zu denen die Patientin besonders nach Gartenarbeit neigte.

Bei der Repertorisation zog sich allein **Conium maculatum** durch die Symptome des Drüsen-Ca., der Schmerzen in der rechten Mamma, des Heuschnupfens, des Verlangens nach Kaffee und der Skoliose der BWS mit 11/5.

Die Patientin nahm Con.XM am 22.9. und 29.12.92 ein. Gleichzeitig verordnete ich ihr die tägliche Chiro-Gymnastik nach Dr. Laabs.

Bei der Beratung am 27. März 93 hatte die Patientin seit 10 Tagen wieder Heuschnupfen; die Tränen brannten in den Canthi.
Weiterhin bestanden die Druckschmerzhaftigkeit der rechten Mamma, das Verlangen nach Kaffee und die Rückenspannungen.
Für die Repertorisation kombinierte ich das Symptom des Heuschnupfens mit dem der Mammaschmerzen und erhielt Calc.(4), Con.(5), Nat-m.(4), Nux-v.(2), Sang.(3), Tub.(6).
Durch das Symptom des Verlangens nach Kaffee ergab sich Calc.(5), Con.(7), Nat-m.(5) und Nux-v.(3).

Durch das Symptom der Skoliose blieben nur Calc.(7) und Con.(9).
Erst das Symptom der brennenden Tränen brachte die Entscheidung für **Calcarea carbonica Hahnemanni** mit 11/5.
Am 30. März 93 nahm die Patientin Calc.XM ein.

Bei der telephonischen Beratung am 25. April 93 erfuhr ich von der Patientin, daß bei ihr infolge von Rekonvaleszenz nach Infektionskrankheit bis 38,4 °C Fieber bestand. Deshalb verordnete ich ihr **Tuberculinum bovinum**

Kent M als Komplementärmittel zu der weiterwirkenden Hochpotenz Calcarea carbonica Hahnemanni.

Bei der Beratung am 19. Juni 93 gab die Patientin Heuschnupfen, das Verlangen auf Kaffee und Spannen im Rücken an.
Jetzt präzisierte sie die Beschwerden 10 Tage vor den Menses, daß sie bei Druck durch den Sicherheitsgurt und bei Erschütterungen auftraten.
Allein **Conium maculatum** ging durch die Symptome des Drüsen-Ca., des Heuschnupfens, des Verlangens nach Kaffee, der Mammaschwellung und der Skoliose mit 11/5.
Am 22. Juni 93 nahm sie Con.CM ein.

Bei der Beratung am 11. November 93 gab sie als einzige Beschwerde seit Ende Juni einen Druckschmerz zwischen den Schulterblättern beim Sitzen an. Phosphorus, ein Komplementärmittel von Conium maculatum, hat sowohl den Rückenschmerz beim Sitzen als auch den Schmerz zwischen den Schulterblättern mit 4/2.

Deshalb verordnete ich **Phosphorus** 200.
Weil es der Patientin so gut ging, kam sie erst nach einem Dreivierteljahr wieder zu mir. *Bei der Beratung am 11. August 94* ergab sich, daß der Heuschnupfen dieses Jahr leichter und kürzer verlaufen war, und daß die rechte Mamma vor den Menses weniger auf den Druck des Sicherheitsgurtes reagierte.

Auf meine Frage nach ihrem Verhältnis zu Hunden antwortete mir die Patientin, daß sie sich großen Hunden gegenüber sehr vorsichtig verhält, denn als Kind war sie zweimal von Hunden gebissen worden. Für die Repertorisation kombinierte ich das Symptom der Furcht vor Hunden mit der Druckschmerzhaftigkeit der rechten Mamma vor den Menses und erhielt Calc.(4), Tub.(5). Das Symptom des Heuschnupfens brachte noch stärker die Priorität von **Tuberculinum bovinum Kent** mit 8/3 gegenüber Calc. 5/3 heraus. Als vorletztes Mittel nahm die Patientin am 13. August 94 Tub.XM ein.

Bei der Beratung am 22. Oktober 94 gab die Patientin nur eine Verhärtung der rechten Mamma bis Mitte September an, Schwellung der rechten Brustdrüse eine Woche vor den Menses und Druck im linken Schulterblatt beim Schreiben und Sitzen.

Nur **Conium maculatum** ging durch das Symptom des Drüsen-Carcinoms, der Verhärtung der rechten Mamma, der Brustdrüsenschwellung vor den Menses und des linksseitigen Schulterblattschmerzes mit 8/3.

Einnahme von Con. CM am 26.10.94.
Am 22.4.95 mußte ich es wegen Beschwerdefreiheit nachwirken lassen.

Epikrise:
Wahrscheinlich aus kosmetischen Gründen wurde die Patientin sowohl am 14. 12. 84 als auch am 4. 1. 85 nicht radikal linksseitig mastektomiert, obwohl im Bericht der ersten Operation ein „erhöhtes Risiko für ein primär multizentrisches Wachstum im gesamten zurückgelassenen Brustdrüsengewebe" betont wurde, und obwohl bei der zweiten Operation eine Drüsenmetastase von 1,3 cm Durchmesser (!!) gefunden wurde.
Dank über neunjähriger Behandlung mit neun homöopathischen Einzelmitteln, besonders Arsenicum album über zweieinviertel Jahre und Conium maculatum über dreieinviertel Jahre Jahre ist es zu keinem Rezidiv gekommen, und es besteht ein beschwerdefreier Allgemeinzustand.

Melanom Level III 1,11

Der 1934 geborene, damals 52jährige Patient kam 1986 nach der Operation seines Melanoms in meine Behandlung.
Er war 1969 und 70 an einer Steißbeinfistel und 84 an einem Atherom der rechten Schulter operiert worden, das 88 rezidivierte.
1981 war bei ihm ein Ekzem am Kopf unterdrückt worden; es trat aber ab 83 wieder in den Ohren, Leisten und am Anus auf.

Am 31.7. und 15.8.86 wurde ein Melanom Typ SSM (superficial spreading melanoma), Level III, Tumordicke 0,28 mm im Bereich der linken Schulter operiert.

Nach dem Bericht der Universitätshautklinik vom 18.9.86 waren alle Laborwerte außer 7% Eosinophilen und 6% Monozyten normal. BSG 3/11 mm n.W. Alle sonstigen Befunde waren unauffällig. Weder das Knochenszintigramm noch das Schädel-CT zeigten Knochenmetastasen.

Bei der Erstuntersuchung am 29. August 86 sprach mir der Patient als erstes von seiner Furcht vor Metastasenen, so habe er nur eine „gedämpfte Lebensfreude".
Seit zwei bis drei Jahren beschwerte ihn das oben beschriebene Ekzem. Ich gratulierte ihm, daß sein Ekzem wieder auf die Haut herausgetreten war und dort ausgeheilt werden konnte.
Weiterhin bestanden Haarausfall, juckende Kopfschuppen und Mykose an den lateralen Füßen, zwischen den Zehen besonders rechts.
Seine Tätigkeit als Schulleiter ermüdete ihn so, daß er nach dem Dienst gleich schlafen mochte. Er schläft allgemein auf der rechten Seite.
Seine Hände und Füße waren meist kalt.
Er verlangte nach Süßem und hatte Abneigung gegen Muscheltiere sowie gegen Knoblauch.

Bei der Repertorisation kombinierte ich das Symptom des Melanoms mit dem des unterdrückten Ekzems und erhielt Lach.(3), Ph-ac.(4). Das Symptom der Furcht vor drohender Krankheit bestätigte beide Mittel. Erst das Symptom der Rechtslage im Schlaf und des Atheroms brachte die Entscheidung für **Lachesis muta** mit 6/5.
Der Patient erhielt Lach.XM am 29.8.86 und 8.8.87.

Bei der Oberbauchsonographie der gleichen Klinik vom 7.7.87 wurde „ein 11 mm großer, runder, scharf begrenzter echoreicher Bezirk im rechten Leberlappen dorsal, DD in erster Linie Hämangiom" der Leber festgestellt.

Die Röntgenaufnahmen des Thorax in 2 Ebenen vom 7.7.87:
„Im Vergleich zur Voruntersuchung vom 20.11.86 keine Befundänderung. Insbesondere kein Hinweis auf pulmonale Filialisierung."

Computertomographie des Abdomen nach oraler Darmkontrastierung am 22.10.87:
„Keine paraaortalen oder parailiacalen Lymphome."
CT des Lungenhilus sowie orientierende Schnitte der oberen und unteren Thoraxregion:
„Kein Nachweis einer hilären Raumforderung. Keine pulmonalen Metastasen."

Bei der Beratung am 9. November 87 gab der Patient an, daß er nach Kaffee Unruhe am Herzen und Herzklopfen spürte. Von den Ekzemen beschwerte ihn nur noch das Analjucken durch Schwitzen. Die Mykose war gebessert.
Er schlief immer auf der rechten Seite.
Zur Repertorisation kombinierte ich das Symptom des Hämangioms mit dem der Rechtslage im Schlaf und fand Lach.(4), Lyc.(4), Phos.(6). Durch das Symptom der Verschlimmerung infolge von Kaffee und das Symptom des Juckens schwitzender Teile blieb allein **Lycopodium clavatum** mit 8/4.
Der Patient nahm am 9. November 87 Lyc.XM ein.

Bei der Beratung am 3. März 88 gab der Patient eine wesentliche Besserung des Juckens, aber einen unruhigen Schlaf ab 5^{00} Uhr an.
Es war jetzt ein Atherom am rechten Gesäß aufgetreten. Bewußt ließ ich es nicht operieren, wie es leider 1984 und damit zwei Jahre vor der Diagnose des Melanoms geschehen war, sondern ließ das Ventil zur Absonderung eines gelben bis eitrigen Sekretes offen.
Außerdem fielen mir seine braunen Warzen auf.
Zur Repertorisation kombinierte ich das Symptom des Hämangioms mit dem des Atheroms und fand Bell.(3), Calc.(4), Clem.(2), Lach.(4), Lyc.(3), Nit-ac.(4), Rhus-t.(3), Sil.(4), Staph.(2), Sulph.(4), Thuj.(4).

Diese Zahl von 11 Mitteln wurde durch das Symptom der Mykose auf Calc.(6), Sulph.(5) und Thuj.(5) reduziert. Das Symptom der braunen Warzen brachte die Entscheidung für **Thuja occidentalis** mit 7/4.
Der Patient nahm Thuj.XM am 3.3. und 16.5.88, Thuj.CM am 15.10.88.

Bei der Beratung am 21. Oktober 89 waren Kopfschuppen, Hämangiom, Jucken und Atherom gleich geblieben. Aber durch Berufssorgen lag er ab 5^{00} Uhr wach.
Allein **Calcarea carbonica Hahnemanni** zog sich durch die Symptome der Schlaflosigkeit infolge Berufssorgen, des Atheroms, des Hämangioms, des Juckens beim Schwitzen und der Kopfschuppen mit 9/5.
Ich verordnete dem Patienten Calc.XM am 22.10.89.

Bei den Untersuchungen im Klinikum am 13.3.90 ergaben der Ultraschall unverändert ein 1 cm großes Hämangiom im rechten caudalen Leberlappen und keinen Hinweis auf vergößerte Lymphdrüsen; der Ultraschall der linken Achsel keinen Nachweis umschriebener Raumforderungen im Sinne vergrößerter Lymphknoten und die Thoraxaufnahmen keine intrapulmonalen metastasensuspekte Rundherde.

Bei der Beratung am 31. März 90 waren die Schlaflosigkeit und das Atherom gebessert. Hämangiom, Kopfschuppen und die braunen Warzen bestanden unverändert.
Jetzt spannte das rechte Hüftgelenk und war druckschmerzhaft.
Der Blutdruck war mit 150/95 leicht erhöht.
Zur Repertorisation kombinierte ich das Symptom der rechtsseitigen Hüftgelenksschmerzen mit dem des Hämangioms und erhielt Phos.(4), Sep.(2).
Allein **Sepia succus** zog sich durch die Symptome der braunen Warzen, der Hypertonie und der Kopfschuppen mit 7/5.
Der Patient nahm Sep.XM am 31.3.90 und 21.3.91 ein.

Bei der Beratung am 22. Juni 91 war die Schlaflosigkeit durch Berufssorgen wieder aufgetreten. Atherom, Hämangiom, und Jucken am Anus beim Schwitzen bestanden weiterhin.

Trotz dringenden ärztlichen Rates konnte der Patient nicht mit dem Pfeifenrauchen aufhören. Da gibt es sowohl die Rubrik des Verlangens nach Tabak, als auch die Rubrik der Mittel, um Widerwillen gegen Tabak zu erregen; letztere hatte ich zur Repertorisation genommen.
Allein **Calcarea carbonica Hahnemanni** zog sich durch diese Symptome in dieser Reihenfolge mit 8/5.
Der Patient hatte Calc. XM am 25. Juni 91 genommen.

Bei der Beratung am 21. September 91 standen die klinischen Symptome im Vordergrund: Prophylaxe gegen Metastasen des Melanoms, Hämangiom, Atherom, Rauchersucht. Allein **Lachesis muta** ging durch diese

Symptome in dieser Reihenfolge mit 7/4. Lach. gehört zu den Mitteln, um Widerwillen gegen Tabak zu erregen.
Der Patient nahm Lach. XM am 2.10.91, Lach.CM am 2.6.92 und am 1.4.93 ein.
Thorax in 2 Ebenen vom 12.5.92:
„Zur Voruntersuchung vom 13.3.90 unveränderter Herz- und Lungenbefund insbesondere ohne Anhalt für tumorsuspekte Knoten."
Ultraschall des Abdomens vom 12.5.92 ergibt außer dem Hämangiom in der Leber, einer Steatose des Leberparenchyms und einer Pankreaslipomatose normale Befunde und keinen Anhalt für vergrößerte Lymphdrüsen.

Ultraschall Hals vom 12.5.92:
ergibt eine linksseitige Struma und keine pathologisch vergrößerten Lymphknoten.

Ultraschall Axilla beiderseits vom 12.5.92:
„Kein Nachweis pathologischer vergrößerter malignomsuspekter Lymphknoten."
Die Ultraschalluntersuchungen von Hals, Axillae und Abdomen vom 15.12.92 sind bei Adipositas und starkem Meteorismus nur eingeschränkt zu beurteilen; sie ergeben gleiche Befunde wie am 12.5.92.
Bei der Beratung vom 11. November 93 berücksichtigte ich die klinischen Symptome der Fettleber, des Hämangioms, des Atheroms und der Hypertonie von 180/110.
Wie es bei Patienten mit Malignomen typisch ist, bestand auch hier eine Armut an persönlichen Symptomen. Sie zeigten sich nur in dem Jucken des Analekzems durch Schwitzen.
Zur Repertorisation kombinierte ich das Symptom der Fettleber mit dem des Hämangioms und fand Lyc.(4), Merc.(4), Phos.(5). Allein **Lycopodium clavatum** zog sich durch die Symptome des Atheroms, der Hypertonie und dieses Juckens mit 8/5.
Der Patient erhielt Lyc.XM am 14.11.93 und 12.2.94.
Die Ultraschalluntersuchungen von Axillae, Hals und Abdomen vom 14.12.93 ergaben die gleichen Befunde.

Thorax in 2 Ebenen vom 14.12.93:
„Bei einem CT-Quotient von 16,5/34 ist das Herz durch Vergrößerung des li.Ventrikel grenzwertig groß. Eine Lungenstauung besteht nicht. Kein Nachweis von Infiltraten. Metastasenverdächtige Rundherde oder intrathorakale Lymphknotenvergrößerungen sind nicht zu erkennen."

Beurteilung der SD-Sonographie, SD-Szintigraphie und Stoffwechselkontrolle vom 29.12.93:
„Euthyreote Struma I mit kleinen zystischen Veränderungen sowie umschriebener Knotenbildung li. caudal."

Am 13. August 94 konnte der Patient nur Folgendes berichten: Das Analekzem juckte beim Waschen und Schwitzen. Das Ekem am rechten inneren Unterschenkel spannte und war gerötet. Die Warze am rechten lateralen Fußrand war verhornt und stach bei Druck. Deshalb repertorisierte ich die klinischen Symptome.

Allein **Lachesis muta** zog sich durch die Symptome des Melanoms, der linksseitigen Struma, des Hämangioms, des Atheroms, des Verlangens nach Pfeiferauchen (Mittel, um Widerwillen gegen Tabak zu erregen), der Hypertonie und der schmerzhaften Warze mit 11/7. So erhielt der Patient am 16. August 94 als bisher letzte Hochpotenz Lach.MM mit 2 Globuli.

Epikrise:
Das im Juli und August 86 operierte Melanom auf der linken Schulter mit Level III ist durch homöopathische Behandlung ohne Metastasen geblieben. Diese Wirkung ist der achtjährigen Anwendung von fünf homöopathischen Arzneimitteln und besonders von Lachesis muta mit einer zusammen über vierjährigen Wirkungsdauer zu verdanken.

Carcinom der linken Tonsille 1,12

Die 1931 geborene, damals 59jährige Patientin kam im Juni 90 wegen Status nach operiertem linksseitigen Tonsillen-Carcinom in meine Behandlung. Aus der Familienanamnese ist die Erkrankung der Großmutter mütterlicherseits an Uterus-Ca wichtig.
Von der Patientin selbst ist zu berichten, daß die Menses mit 6–8 Wochen Abstand zu spät kamen und mit drei Tagen Dauer schwach verliefen.
1957 erlitt sie einen Abort nach Reitunfall.
Seit 1952 hatte sie eine linksseitige chronische Ovariitis bis zur Ovarioektomie 1969.
Seit Anfang 88 bestand ein Knoten in der linken Halsseite; er vergrößerte sich ab April 89. Die Punktion ergab einen unauffälligen Befund. Nach der Knotenextirpation in der Universitätsklinik am 11.8.89 wurde eine „Lymphknotenmetastase (Makrometastase) eines mittelgradig differenzierten verhornenden Plattenepithelcarcinoms“ diagnostiziert.

„Unter dieser Konstellation bei bis dahin unbekanntem Primärtumor erfolgte am 4.9.89 die Panendoskopie, die Tonsillektomie und die linksseitige Neck-dissection.

Dabei ließ sich im Bereich der linken Tonsille das o.g. Plattenepithelcarcinom nachweisen. In dem Halslymphknotenpräparat zeigten sich gleichfalls Mikrometastasen.“

Diagnose: Tonsillen-Ca. li. Stadium T 1 N2 MO.

Durch 2 Zyklen einer akzelerierten Radiatio mit Carboplatin als Adjuvans im September und Oktober 89 kam es zu einem ausgeprägten, die Patientin belastenden Sicca-Syndrom der Schleimhäute des oberen Aerodigestivtraktes, Ektasien der Schleimhäute in Pharynx und Larynx und Induration der Halsweichteile.
BSG vom 6.1.90: 40/54 mm Hg.
Pathologische Laborbefunde vom 3.6.90: Hb. 12 g%, Leucocyten 3400.

Zur Erstuntersuchung am 11. Juni 90 kam eine charmante Frau zu mir. Sie fuhr immer wieder für Monate als geistige Betreuerin der Gäste einer großen Schiffahrtslinie mit anstrengendem Dienst.
Sie litt unter absolut trockenem Mund, den sie immer wieder durch Trinken befeuchten mußte. Der festgestellte linksseitige Lymphstau verstärkte sich in der Sonne oder nach längerem Reden. Wenn sie trockene Speisen nicht durch Flüssigkeit genügend aufgeweicht hatte, wurde der Oesophagus wund.
Als weitere Beschwerden gab sie an: Atemnot beim Treppensteigen, abends Unruhe in den Unterschenkeln und Angst beim Tiefatmen.
Seit vier Wochen hatte sie eine Cystopyelitis mit häufigem Harndrang und Ziehen in der Nierengegend.
Gelber Nasen- und Rachenschleim, in der Nase Borken. Ein trockener Husten schmerzte in der Trachea wie wund.
Bei Kummer konnte sie nicht weinen und lehnte Trost ab. Seit dem Tod ihrer Schwiegertochter war sie deprimiert und matt schon bei sehr leichten Anstrengungen.
Sie fror leicht und hatte meist kalte Füße.

Sie wachte in der Seitenlage auf; träumte von Pflichtversäumnissen und war bei Vollmond schlaflos.
Besonders bei feuchtkaltem Wetter und bei engem Kragen spannte es in Kopf, Augen und Nacken.
Allein **Conium maculatum** ging durch die Symptome des Drüsen-Ca., der Schwäche bei Anstrengung; der späten, spärlichen und kurzen Menses; der linken Körperseite (linke Tonsille, linkes Ovarium) und der ruhelosen Unterschenkel mit 14/6.

Ich verordnete ihr Con. Q 6 und dann XII für zusammen ein halbes Jahr, während sie weiterhin in dieser Zeit noch Supp. Daktan, Ferro 66, Elastan-Puder, Glandosane-Spray, Iscador-Injektionen und Fresubin-Sondenkost nach der Verordnung der HNO-Klinik anwendete.

Bei der telephonischen Beratung am 27. Juni 90 erfuhr ich von der Patientin, daß schon nach zwei Wochen Einnahme von Con.Q6 mit seiner besonderen Wirkung auf das Malignom die Cystopyelitis abgeklungen und das

Allgemeinbefinden wesentlich gebessert war. Wegen einer Erkältung nach Zug verordnete ich Phos.C30, eines der drei Komplementärmittel von Conium.

Nach vier Wochen Arzneipause und Zahnsanierung nahm sie Con.XM am 17.2. und 13.6.91 ein.
Dazwischen beriet ich die Patientin *am 28. Mai 91* wegen einer akuten Laryngitis und Tracheitis. Seit drei Tagen weinte sie bei Schmerzen unwillkürlich, ihre Stimme war tief und beim Reden schmerzhaft heiser; sie hatte gelbgrünen und blutigen Rachenschleim, der Husten brannte in der Trachea; seit einer Woche trieb sie plötzlicher Urindrang zum Wasserlassen.
Allein **Phosphorus** ging durch die Symptome des unwillkürlichen Weinens, der tiefen und schmerzhaft heiseren Stimme, des Trachealschmerzes beim Husten und des plötzlichen Harndranges mit 11/5.
Phos.200 wurde am 28. Mai 91 eingenommen und half schnell. Die positive Wirkung des akuten Zwischenmittels war auch eine indirekte Bestätigung des laufenden Konstitutionsmittels.

Bei der Beratung am 26. Oktober 91 schilderte mir die Patientin, daß sie sich bei ihren Fahrten auf den Weltmeeren durch Zug erkältet hatte und ein Antibioticum einnehmen mußte. Davon zurückgeblieben war der plötzliche Harndrang, durch den sie sofort urinieren mußte, um den unfreiwilligen Abgang zu vermeiden.
Eine Warze an der Nasenwurzel neigte zum Bluten.

Beim Kopfdrehen nach rechts und Liegen auf der rechten Seite wurden die rechte Schulter und der Oberarm taub.
Nach Kaffee wurde der Anus feucht und wund.
Die Hälfte der Nächte schlief die Patientin durch Gedankenzudrang erst um 1^{00} Uhr ein.
Aus dem Rachen räusperte sie grünen, blutigen Schleim heraus.

Bei der Repertorisation ging ich von der Lokalisation des Tumors aus und fand als die der Tonsille nächste Lokalisation das Symptom des Zungen-Ca. Ich kombinierte dieses Symptom mit dem der blutenden Gesichtswarze, wobei Thuja sowohl das Symptom der Gesichtswarze als auch das der blutenden Hautwarzen hat, und erhielt Caust.(4), Nit-ac.(4), Thuj.(4). Caust. und Thuj. wurden bestätigt durch das Symptom der Schlaflosigkeit bis 1^{00} Uhr infolge Gedankenzudrangs. Allein **Thuja occidentalis** wies auf das Symptom des plötzlichen Harndrangs, des tauben rechten Armes, der Verschlimmerung durch Kaffee und des blutigen Rachenschleims mit 11/7.
Die Patientin nahm Thuj. XM am 28.10.91 und nach dem Abklingen dieser Arzneiwirkung am 18.2.92 während ihrer Berufsreise ein.

Schon 5 Wochen nach dieser Arzneigabe teilte mir am *26. März 92* die Patientin mit, daß einerseits ihre Scheide trocken ist, beim Coitus brennt, und sie häufigen Harndrang hat, daß anderseits auch Augen und nach wie vor der Mund trocken sind, der Magen auf Druck schmerzt, der Anus beim und nach dem Stuhlgang wund ist.

Für die Repertorisation kombinierte ich die beiden Vaginalsymptome und fand Lyc.(4), Nat-m.(4). Das Symptom des häufigen Harndrangs und der Trockenheit gewöhnlich feuchter innerer Teile bestätigte beide Mittel. Erst das Symptom des Magenschmerzes durch Druck brachte die Entscheidung für **Natrum muriaticum** mit 11/5. Sie wurde gesichert durch das Symptom des Wundschmerzes am Anus beim und nach dem Stuhlgang mit 13/6.
Die Patientin nahm Nat-m. XM am 28.3. ein.

Bei der Beratung am 24. April 92 gab die Patientin an, daß sie seit zwei Wochen keine Aufgabe mehr für sich sah, kein Selbstvertrauen zu sich hatte und gegen ihren Willen weinen mußte.

Weißer Zungenbelag. Magendruckschmerz auf Druck und nach Milch.
Unwillkürlicher Urinabgang, wenn er aufgeschoben wurde.
Die Scheide war noch trocken und juckte jetzt; aber sie schmerzte nicht mehr beim Coitus.
In der linken Wade bestand seit über drei Wochen eine Phlebitis.
Zur Repertorisation kombinierte ich das Symptom des unwillkürlichen Weinens mit dem des unwillkürlichen Urinabgangs und fand Lach.(3), Phos.(2), Sep.(5). Allein **Sepia succus** ging durch die Symptome des Vaginaljuckens, des Magenschmerzes durch Druck, der Verschlimmerung durch Milch und der Phlebitis mit 14/6.
Die Patientin nahm am 27.4. und 19.9.92 Sep. XM ein.

Das am 15. Juni 92 der Phlebitis wegen verordnete Ergänzungsmittel Puls.D30 besserte nicht. Deshalb gab ich am 26. Juni 92 als weiteres Komplementärmittel **Tuberculinum bovinum Kent** M. Die Hitze in den Venen, die Druckschmerzhaftigkeit und der Druckschmerz beim Gehen heilten schnell ab.

Die Laboruntersuchungen vom 4.6.92 ergaben als pathologische Werte eine BSG von 41/72 und ein HB-Wert von 11,4 g/dl, der sich bei der Kontrolle am 17.12.92 mit 13,0 normalisiert hatte.

Bei der Beratung am 10. Dezember 92 schilderte mir die Patientin, daß Kleiderdruck bei Leibvölle durch Blähungen unangenehm war, der Stuhlgang wund machte, der Harn unwillkürlich abging, wenn das Urinieren aufgeschoben wurde; daß sie zweimal in der Woche aus Kummer um ihren Sohn erst um drei Uhr einschlief, und daß sie aus Traurigkeit jetzt weinen konnte, was ihr Erleichterung brachte.

Allein **Lachesis muta** zog sich durch die Symptome der Schlaflosigkeit infolge von Kummer, des Weinens nach Gemütsbewegung, des wundma-

chenden Stuhlgangs, des unwillkürlichen Harnabgangs bei aufgeschobenem Urinieren und der Verschlimmerung der Abdominalbeschwerden durch Kleiderdruck mit 10/5.
Lach.XM wurde am 12. Dezember 92 eingenommen.

Bei der Beratung am 4. Februar 93 schilderte mir die Patientin grünen Nasenschleim, seit 6 Wochen Heiserkeit besonders morgens und abends und häufiges Aufwachen nachts.

Nur **Carbo animalis** zog sich durch die Symptome des Drüsen-Ca., der morgens und abends heiseren Stimme, des häufigen Aufwachens und des grünen Nasenschleims mit 10/5.
Die Patientin nahm ein Carb-an.XM am 6.2. und 6.5.93, Carb-an.CM am 1.8.93 und 20.2.94.

Bei der Beratung am 9. April 94 berichtete sie mir, daß nicht nur der Mund sondern auch Augen und Nase trocken sind, die Lippen brennen, daß ein Spannen in Kreuz, Lenden und Nacken besteht, das sich zu den Augen erstreckt.

Allein **Sulphur lotum** ging durch die Trockenheit gewöhnlich feuchter innerer Teile, das Symptom des Spannens vom Nacken zu den Augen, das Spannen in Lenden und Kreuz mit 10/4. Nach der Zahnbehandlung nahm die Patientin Sulph.XM ein.

Laborbefunde vom 20.6. und 4.7.94:
BSG 13/33, HB 12,7, Ery.4,15 Mill., CEA 1,3 ng/ml.

Bericht des HNO-Kollegen, der die Patientin seit der Tumoroperation am 10.8.89 beobachtet hatte, von der Kontrolluntersuchung am 26.8.94:
„Insgesamt kein Anhalt für ein locoregionäres Tumorrezidiv. Angesichts der Tatsache, daß seit Therapiebeginn nunmehr fünf Jahre rezidivfrei vergangen sind, scheint es mir gerechtfertigt, die Nachsorgeintervalle auf ein Jahr zu verlängern. Ich freue mich mit der Patientin über dieses schöne Ergebnis."

Bei der Beratung am 4. September 94 schilderte mir die Patientin als restliche Beschwerden, daß sie mal ein Zusammenschnüren der oberen Brust und angstvolles Herzklopfen verspürt hatte, daß sie ohne Seeluft ein heisere und tiefe Stimme hat.
Trocken waren auch in dieser Zeit Augen, Lippen und Scheide.
Auf Milch bekam sie Magenvölle, stinkenden Flatus und durchfällig-schleimigen Stuhl.
Zur Repertorisation kombinierte ich das Symptom der Besserung durch Seeluft – auch hier sind die Mittel Nat-m. und Sep. austauschbar – mit dem Symptom der Schleimhauttrockenheit und erhielt Lyc.(3), Nat-m.(5), Sep.(5).

Die Symptome der trocknen Lippen, des Zusammenschnürens der Brust und des angstvollen Herzklopfens bestätigten diese drei Mittel. Erst das Symptom des Durchfalls nach Milch brachte die Entscheidung für **Sepia succus** mit 15/6 vor Lyc. mit 12/6.

So erhielt die Patientin zum dritten Mal Sep.XM. Durch Seereisen konnte sie inzwischen nicht zur Beratung kommen.

Epikrise:
Der Patientin wurde 1989 das linksseitige Tonsillen-Carcinom mit Makrometastase und Mikrometastasen operiert und mit 2 Zyklen einer akzelerierten Radiatio bestrahlt.

Dank einer über vierjährigen Behandlung mit 9 homöopathischen Einzelmitteln, besonders mit Conium maculatum und Carbo animalis je weit über ein Jahr, blieb die Patientin bisher fünf Jahre tumorrezidivfrei und arbeitsfähig bei gebessertem Allgemeinzustand.

Metastasierendes Melanom 1,13

Die Patientin, sie war damals 66 Jahre alt, kam im Februar 92 wegen metastasierendem Melanom in meine Behandlung.
Aus der Familienanamnese hörte ich, daß zwei Schwestern ihres Vaters und die Großmutter mütterlicherseits an Magen-Ca gelitten hatten.
Im 48. Jahr, also 1974, wurde die Hysterektomie wegen rechtsseitiger Ovarialcyste durchgeführt. Nach einem Pferdebiß in die linke Mamma hatte sich eine Cyste gebildet, die operativ entfernt wurde.
Im Dezember 1990, April und November 91 wurden Melanommetastasen in der rechten Leiste operiert.

Bericht des Krankenhauses vom 2.1.92: „Diagnose: Recidiv-Metastase einen malignen Melanoms in der rechten Leiste.
Therapie: Operation vom 5.11.91: Exstirpation der Metastase."

„Die histologische Untersuchung zeigte eine ausgedehnte, teils nekrotische Wucherung eines teilweise amelanotischen malignen Melanoms.
Eine CT-Kontrolle des Beckens konnte keinen Nachweis von retroperitonealen Lymphomen erbringen. Zustand nach Hysterektomie. Zustand nach Lymphknotenexstirpation aus der rechten Leiste. Hier zeigen sich jetzt narbige Veränderungen sowie eine Auflockerung des rechten Musculus satorius. Ein Recidiv kann nicht sicher ausgeschlossen werden."
Meine Therapie konnte schon im zweiten Monat nach der dritten Operation beginnen.

Die Patientin konnte bei der eingehenden Erstuntersuchung am 14.2.92 nur folgende für Malignome typischerweise spärliche Beschwerden angeben: Gedächtnisschwäche für frühere und neuere Ereignisse. Schlaflage links.
Knoten in der linken Mamma, der bei Ultraschalluntersuchung unauffällig blieb.
Arthritische Knötchen in Mittel- und Endgelenken der 2. bis 5. Fingergelenke.
Kalte Oberschenkel, besonders rechts.

Für die Repertorisation kombinierte ich das Symptom der linksseitigen Schlaflage mit dem der kalten Oberschenkel und fand Bar-c.(2), Sulph.(4). Allein Sulphur lotum ging durch die Symptome der arthritischen Knötchen der Fingergelenke, der Gedächtnisschwäche für frühere und neuere Ereignisse mit 8/5. Die Patientin nahm Sulph. XM am 156.2. und 10.6.92 ein.
Bei der Beratung am 1.9.92 zog sich allein Lachesis muta durch das Symptom des Melanoms und der Gedächtnisschwäche für Namen mit 3/2. Deshalb nahm die Patientin Lach.XM am 3.9. und 26.11.92 ein.
Bei der Beratung am 9.2.93 bestand seit drei Wochen heftiges Herzklopfen. Weiterhin Schlaflage auf der linken Seite oder auf dem Rücken, Gedächtnisschwäche für Namen und die arthritischen Knötchen.
Für die Repertorisation kombinierte ich das Symptom der Schlaflage auf der linken Seite mit dem des heftigen Herzklopfens und fand Acon.(2), Am-c.(3), Bar-c.(2), Nat-c.(2), Sulph.(4).
Allein Sulphur lotum wurde bestätigt durch das Symptom der arthritischen Knötchen und der Gedächtnisschwäche für Namen mit zusammen 8/4.
Sulph. CM nahm die Patientin am 8.2.93 und 23.1.94 ein, Sulph. XM am 25.1.95.

Bericht desselben Krankenhauses vom 17.6.93. „Diagnose: Status nach Exstirpation einer Lymphknotenmetastase eines malignen Melanoms bei unbekanntem Sitz des Primärtumors."
„Abdomensonographie: Unauffälliger Befund, insbesondere kein Hinweis auf Lebermetastasen oder paraaortale Lymphknotenvergrößerungen.
Labor: BSG 10/15, Hb 15,4 g/dl, Leukos 6.500, Erythrozyten 5,25, Thrombozyten 244.000, AP 1290 U/L, GP 12 U/L, Kreatinin 0,78 U/L.
Die klinische Untersuchung war ebenfalls unauffällig, insbesondere fand sich kein Hinweis auf eine erneute Rezidivbildung im Bereich der re. Leiste. Die Pat. gab Wohlbefinden an, das Gewicht sei konstant.
Zusammenfassung: Es fand sich bei der Pat. kein Hinweis auf ein Rezidiv im Bereich der re. Leiste oder auf neuaufgetretene Metastasen."
Laborbefunden vom 26.4.94 normal einschließlich CEA 4,40 ng/mL.

Bei dem glücklichen Befund der Metastasenfreiheit im Sommer 94 wurde der Patientin erklärt: „Sie sind ein medizinisches Wunder!"

Aus dem Bericht desselben Krankenhauses vom 18.1.95: „Abdomensonographie: unauffälliger Befund, insbesondere kein Hinweis auf Lebermetastasen oder paraaortale Lymphknotenvergrößerungen."
Laborbefunde normal einschließlich CEA 2,70 ng/mL, Ca 19-9 29,62 U/ml.
„Die klinische Untersuchung war ebenso unauffällig. Insbesondere fand sich kein Hinweis auf eine erneute Rezidivbildung im Bereich der re. Leiste. Die Patientin gab Wohlbefinden an.
Zusammenfassung: Bei der Patientin fand sich kein Hinweis auf ein Rezidiv im Bereich der re. Leiste oder auf neu aufgetretene Metastasen."

Am 16.5.95 berichtete mir die Patientin spontan, daß sie seit 2–3 Jahren zufrieden und dauernd am Singen ist. Sie ist unverheiratet und lebt für sich allein. Ich ließ diese knapp 4 Monate laufende Sulph.-Medikation nachwirken.

Am 10.8.95 ergab sich, daß sich die Patientin vor zwei Wochen durch Fall eine Verstauchung des re. Schultergelenkes zugezogen hatte; es spannte. Deshalb setzte ich als Komplementärmittel **Rhus toxicodendron** 200 ein.

Bei der vorläufig letzten Beratung am 29.10.95 hatte sich das Spannen gebessert.
Die Patientin konnte mir sonst schildern: Gedächtnisschwäche für frühere und neue Ereignisse, Schlaflage auf der linken Seite oder auf dem Rücken und die arthritischen Knötchen der Fingergelenke. Wiederum allein **Sulphur lotum** zog sich bei der Repertorisation durch die Symptome der linksseitigen Schlaflage, der Gedächtnisschwäche für frühere und neue Ereignisse und der arthritischen Knötchen mit 6/4. Deshalb erhielt die Patientin nochmals Sulph.XM.

Epikrise:
Zwischen Dezember 90 und November 91 wurde die damals 64jährige Patientin dreimal an Lymphknotenmetastasen eines malignen Melanoms bei unbekanntem Sitz des Primärtumors operiert.
Meine Therapie konnte schon im zweiten Monat nach der dritten Operation beginnen. Dank der homöopathischen Behandlung mit Lachesis muta und besonders über dreieinhalb Jahre mit Sulphur lotum blieb die Patientin frei von Metastasen. Sie wird weiterhin behandelt und klinisch kontrolliert.

Benigne Tumoren

Hypophysen-Adenom 2,1

Der 1928 geborene Patient kam nach Operation und Bestrahlung eines Hypophysenadenoms im Februar 1986 am 3.11.86 wieder in meine Behandlung.
Sein Vater litt an Angina pectoris.
Seine Mutter litt an Ekzem, Diabetes mellitus, Thrombophlebitis und starb an Magen-Darm-Ca.
Der Patient wurde mit 23 Jahren beiderseits an Leistenbrüchen operiert.
Seit seinem 44. Lebensjahr litt er an latentem Diabetes mellitus und an Fettleber.
Acht Jahre später kamen dazu Coronarinsuffizienz, Hämorrhoiden, Vertebralsyndrom und Coxarthrosen.

Mit diesen Beschwerden kam der damals 54jährige Patient erstmalig 1982 in meine Behandlung, und ich konnte seinen Zustand in vielem bessern.
Der Patient klagte seit Sommer 85 über rezidivierendes Verschwommensehen auf beiden Augen, zunehmende Müdigkeit und häufiges Einschlafen.

Das Computertomogramm vom 23.12.85 zeigte:
„Ca. 5 cm große supraselläre und rechtsseitig paraselläre Raumforderung unklarer Genese mit Destruktion des Dorsum sellae, des medialen Anteils des rechten großen Keilbeinflügels und des Sellabodens. Verdacht auf Hypophysenadenom. Das beschriebene Adenom ist teilweise in die Keilbeinhöhle eingewachsen und hat außerdem zu einer Kompression des rechten Vorderhornes und einer geringen Mittellinienverlagerung nach links geführt."

Bericht der Neurochirurgischen Universitätsklinik über die stationäre Behandlung vom 13.2. bis 25.3.86:
„Diagnose: Etwa 5x6 cm großer knollenartiger endosellärer und rechtslastig supra-, para- und retrosellärer Hypophysentumor. Endokrin stummes Adenom. Histologisch: Großzelliges chromophobes Adenom. Nach operativem Eindruck invasive Wachstumstendenz.
Operationen:
1. Bohrlochtrepanation und stereotaktische Biopsie am 3.2.86;
2. Tumorresektion über eine Trepanation am 13.2.86;
3. Anlage eines ventrikulo-aurikulären Shunts am 7.3.86.
... Als Ursache der Gesichtsfeldstörung wird eher eine Tractusläsion als eine Ischämie-Folge im Sehrindenbereich angenommen. ... Hydrocortison sowie L-Thyroxin sollten weiter substituiert werden, und zwar als 25-15-10 mg Hydrocortison und 1 Tabl. L-Thyroxin 100, außerdem empfehlen wir die Einnahme von 3 x 100 mg Maliasin. Angesichts des operativen Eindruckes eines invasiven Wachstums wird außerdem die Einnahme von 2 x 1 Tabl.

Pravidel empfohlen. ... Bei der Entlassung ist der Patient im guten AZ, psychisch findet sich bei voller Orientierung noch eine diskrete Verlangsamung."

Computertomographie des Hirnschädels, nativ und nach KM-Infusion-Kontrolle vom 22.4.87:
„Beurteilung: Bei Zustand nach OP und Radiatio eines Hypophysenadenoms Darstellung eines Tumorrezidivs von fast 4 x 3,6 cm Größe, das vorwiegend nach rechts parasellär und nach frontal ausbricht und weit nach suprasellär reicht. Offenbar liegt eine Kompression des 3.Ventrikels vor, die Seitenventrikel sind jedoch bei liegender Drainage normal weit. Operativ gesetzter Trepanationsdefekt mit darunterliegendem Hirnsubstanzdefekt rechts temporal."

Bericht der Medizinischen Universitätsklinik vom 23.7.86:
„Diagnose: Zustand nach Hypophysenoperation bei großem Hypophysenadenom. Hypophysäre Insuffizienz. Nachbestrahlung. Sudeck`sche Algodystrophie der linken Hand.
... Im Mai 86 wurde eine Hypophysenbestrahlung eingeleitet.
... Präoperativ bestand demnach ein leichter sekundärer Hypogonadismus sowie eine fragliche sekundäre Hypothyreose."

Bericht der Radiologischen Universitätsklinik vom 4.11.86:
„Karnofsky-Index 50%.
Zustand nach Strahlentherapie vom 10.6. bis zum 17.7.86 mit einer Gesamtreferenzdosis von 50 Gy.
... Mäßiger Allgemeinzustand. Leistungsindex nach Karnofsky L 5. ... Psychisch wirkte der Patient verlangsamt, zeitlich und örtlich jedoch orientiert."

Am 3. November 86 kam der jetzt 58jährige Patient wieder in meine Behandlung. Im Gehen und in seinen Antworten zeigte sich die in den Berichten mehrmals betonte psychische Langsamkeit.

Beim Erzählen seiner Beschwerden geriet er in Erregung, weinte, und sein rechter Arm zitterte.
Wenn er die Oberarme hochhob, hatte er reißende Schmerzen.
Nach einer halben bis einer Stunde bei der Beratung konnte er sich nicht mehr konzentrieren. Nachmittags war er müde und morgens deprimiert.
Er hatte nur mit Abführmitteln Stuhlgang.
Das linke laterale Gesichtsfeld war ausgefallen.
Im linken lateralen Bein hatte er ein Gefühl der Spannung.

Die allopathische Medikation mußte zunächst weitergehen: Hydrocortison 10-0-5 mg, L-Thyroxin 100 morgens 1 Tabl., statt bisher Maliasin jetzt Zentropil mit 3x1 Tabl. Deshalb konnte das zu wählende homöopathische Arzneimittel nur in der Q-Potenz verordnet werden.

Durch die Symptome des linksseitigen Gesichtsfeldausfalles, des Hirntumors, des leichten Weinens, der morgendlichen Depression und des Oberarmschmerzes beim Heben zog sich allein **Calcarea carbonica Hahnemanni** mit 7/5 durch.

Der Patient nahm für fast 7 Monate Calc.Q6 mit jedem 2. Abend 2 Tropfen nach 10x Schütteln ein. Danach folgte Calc.Q12 und für einen Monat Calc.Q18 bis März 88.

Bis zur Beratung am 15. März 88 konnte die allopathische Therapie abgesetzt werden. Er hatte weiterhin einen linken lateralen Gesichtsfeldausfall. Das rechtsseitige verschwommene Sehen war gebessert.

Bläuliche Gesichtsfarbe.
Stark gebessert war die Mattigkeit vor dem Wetterwechsel.
Der Patient wachte immer in der Rechtslage auf.
Das frühere Spannen im linken lateralen Bein bestand nur noch im Oberschenkel beim Sitzen.

Zur Repertorisation kombinierte ich das Symptom des Hirntumors mit dem der Wettervorfühligkeit und erhielt Calc.(3), Caust.(2), Lach.(4), Nit-ac.(2), Phos.(5), Sil.(3), Sulph.(2), Thuj.(2). Durch das Symptom der Rechtslage im Schlaf blieben Lach.(5) und Phos.(7). Beide Mittel bestätigte das Symptom der bläulichen Gesichtsfarbe. Durch das Symptom des Oberschenkelschmerzes beim Sitzen fiel die Entscheidung für **Lachesis muta** mit 10/5. Der Patient nahm am 15. März 88 Lach. XM ein.

Bei der Beratung am 2. Mai 88 gab der Patient an, daß er nicht mehr müde war, sondern ab 5^{00} oder 6^{00} Uhr aktiv, daß er keinen Mittagsschlaf brauchte, die wirtschaftlichen Aufgaben der Zeit vor seiner Operation schaffen und wieder Autofahren konnte. Deshalb ließ ich Lachesis nachwirken.
Nach vier Monaten Arzneiwirkung war der Patient seit zwei Wochen wieder müde und erhielt deshalb am 13. Juli 88 die zweite Gabe von Lach. XM.

Bei der Beratung am 20. Juli 88, eine Woche nach der Einnahme, war der Patient im gleichen Maße vormittags müde.
Zusätzlich zum linksseitigen Gesichtsfeldausfall sah er beim Lesen trübe.
Die Beine waren beim Sitzen steif.

Nur **Calcarea carbonica Hahnemanni** ging durch die Symptome des Hirntumors, des linksseitigen Gesichtsfeldausfalles, des Trübsehens beim Lesen, der Müdigkeit vormittags und der steifen Beine beim Sitzen mit 8/5. Calc.200, als Ergänzungsmittel zu Lachesis, wurde eingenommen am 20.7.88 und als Folgemittel in der XM-Potenz am 19.9. und 26.12.88.

Bei der Beratung am 11. Januar 89 hatte in den zwei Wochen der Nachwirkung von Calc.XM die seit einem Monat bestehende geistige Trägheit am

Vormittag zugenommen; es ging dem Patienten erst zwei Stunden nach dem Mittagsschlaf besser.
Sehstörungen idem.
Er hatte meistens ein Hitzegefühl. Nach Warmtrinken traten Hitzewallungen mit Schweiß auf. Durch die Hitze in den Füßen wollte er zu Hause keine Schuhe tragen.
Das Kreuz war beim Gehen wie durchgesägt und nach langem Sitzen steif.
Zur Repertorisation kombinierte ich das Symptom des Hirntumors mit dem der Hitzewallungen mit Schweiß und erhielt Acet-ac.(2), Bell.(2), Lach.(4), Nux-v.(2), Sulph.(3). Allein **Sulphur lotum** zog sich durch die Symptome der linksseitigen Hüftgelenksschmerzen, der Geistesträgheit vormittags, der Fußhitze und des steifen Kreuzes mit 11/6.
Deshalb gab ich ihm Sulph.200 als Komplementärmittel zu Calc.

Bei der Beratung am 10. Februar 89 gab der Patient Gleichgültigkeit vormittags an, eine allgemeine Verschlechterung im Winter und das Durchbrechen seines Kreuzes. Durch diese Symptome ergab sich Alum. (3), Sars. (2) und Sep. (3). Das Kreuzsymptom brachte die Entscheidung für **Alumina** mit 4/3, das mit 1 Globulus in der XM-Potenz eingenommen wurde.
Die Kernspintomogramme vom 15.1.91 und 3.4.92 ergaben ein unverändert großes Rezidiv des Hypophysenadenoms ohne Progredienz.

Durch meinen Wegzug behandelte ihn ein homöopathischer Kollege weiter. Durch heutige telephonische Auskunft weiß ich, daß es dem Patienten gut geht und er oft mit seiner Frau verreist. Außer dem linksseitigen Sehausfall und Steifsein in Kreuz und Coxae ist er beschwerdefrei.

Epikrise:
Der damals 58jährige Patient wurde im Februar 86 an einem 5x6 cm großen Hypophysenadenom operiert und dann bestrahlt. Im April 87, also 14 Monate später wurde ein Tumorrezidiv von 4x3,6 cm Größe diagnostiziert.
Der Patient wurde von mir $2^1/_4$ Jahre von November 86 bis Februar 89 mit 4 homöopathischen Einzelmitteln behandelt. Besonders dank der zusammen fast zweijährigen Wirkung von Calcarea carbonica Hahnemanni wurde die Progredienz des Tumors aufgehalten.
Der Patient erlebt jetzt im Oktober 94 einen beschwerdearmen Lebensabend.

Condylomata 2,2

Der damals 35jährige Patient litt seit Januar 85 an Penis- und besonders Analcondylomata und kam damit in meine Behandlung.

Der Vater litt nach Pericarditis an Arrhythmie. Die Mutter nach Iridocyclitis an Rheuma.
Der Patient selbst hatte 1979 eine Pyelonephritis.
Er war im Lehrberuf tätig.

Bei der Erstuntersuchung am 22. Mai 85 klagte er über Stechen, Schneiden und Wundsein am Anus für Stunden nach jedem Stuhlgang. Die Schmerzen kamen durch die urwald-ähnlichen Condylomata um den Anus. Er konnte die Schmerzen nur durch Liegen, Bettwärme und Warmhalten mit zwei Unterhosen ertragen. Seit 6 Wochen war er dadurch bis 4^{00} oder 6^{00} Uhr hellwach. Der Anus sonderte ein milchiges bis braunes Sekret mit Blut ab.

Seinen extremen Stimmungswechsel beschrieb er mit Goethe: „himmelhoch jauchzend/zu Tode betrübt". Er hatte große Furcht vor Krankheiten und Operationen.
Um die Mittagszeit war er besonders matt.
Regen, Kälte und Winter verschlechterten allgemein.
Er hatte Verlangen auf Süßes, Fettes und Kaffee und rauchte täglich 20 Zigaretten.
Abneigung gegen Tee und Milch.
Er ging gern zum Tanzen.
Pendelhoden rechts. Lipome.
Er hatte übelriechenden Fußschweiß.
Schlaflage rechts.

Zur Repertorisation kombinierte ich das Symptom der Analschmerzen für Stunden nach dem Stuhlgang (Repertorium der Charakteristika S.147) mit dem Symptom der Rectalcondylomata und erhielt Nit-ac.(6), Sulph.(2), Thuj.(4). Den Symptomen des Verlangens nach Fett, der Krankheitsfurcht und der Abneigung gegen Milch entsprach Nit-ac. mit 12/5 vor Sulph. mit 7/5.

Der Patient erhielt **Nitri acidum** XM am 23.5. und 31.7.85, Nit-ac.Q am 16.10.85 und 20.6.86, Nit-ac.M am 22.12.86.

Bei der Beratung am 4. März 87 berichtete mir der Patient freudestrahlend, daß die Peniscondylomata im Dezember 85 verschwanden, und die wesentlich gebesserten Analcondylomata nur noch flach waren und nicht mehr seit November 85 schmerzten.
Seit 6 Wochen war der Patient über Kleinigkeiten reizbar und matt nach dem Mittagessen.
Seit zwei Wochen war der Anus gerötet und juckte besonders abends.
Jetzt bestand wieder ein Verlangen nach Fettem.

Zur Repertorisation kombinierte ich das Symptom der Reizbarkeit über Kleinigkeiten mit dem des geröteten Anus und erhielt Petr.(3), Sulph.(4). Durch die weiteren Symptome des Verlangens auf Fett, der Schwäche nach dem

Mittagessen, des übelriechenden Fußschweißes und des Analjuckens abends zog sich nur **Sulphur lotum** mit 13/6.
Der Patient erhielt am 4. März 87 1 Glob. Sulph.XM.

Bei der Beratung am 30. Mai 87 ergaben sich weiterhin die Symptome des Verlangens nach Fett, der Abneigung gegen Milch, der nicht mehr schmerzenden und nur noch flachen Analcondylomata, des vergeblichen Stuhldranges und des übelriechenden Fußschweißes.

Die Repertorisation in gleicher Reihenfolge ließen mich wiederum **Nitri acidum** mit 13/5 vor Sulph. mit 10/5 wählen. So bekam der Patient Nit-ac.XM am 30.5. und Nit-ac.CM am 28.8.87.

Bei der Beratung am 16. Februar 88 erfuhr ich, daß sich die Condylomata in der fast halbjährigen Wirkung von Nit-ac.CM weiterhin zurückgebildet hatten. Aber da erlitt der Patient am Jahreswechsel das Trauma, daß sich seine Frau nach achtjähriger Ehe von sich aus von ihm trennte. Dieser Kummer hielt ihn bis Mitternacht oder 1^{00} Uhr und wieder ab 5^{00} Uhr wach. Er zog dann zu seinen Eltern.
Seit drei Wochen juckten und näßten die Condylomata wieder. Der Handteller- und der übelriechende Fußschweiß hatten sich verstärkt. Es bestand jetzt ein Verlangen nach Schokolade, und er rauchte noch mehr als früher. Die Abneigung gegen Milch war geblieben.

Zur Repertorisation kombinierte ich das Symptom der Schlaflosigkeit durch Sorgen über die Tagesprobleme mit dem Symptom der Folgen von Kummer und erhielt Ambr.(4), Calc.(4), Graph.(3), Ign.(4), Kali-p.(2). Nur **Calcarea carbonica Hahnemanni** zog sich durch die Symptome des Verlangens nach Schokolade und Tabak (Mittel, um Widerwillen gegen Tabak zu erregen), der Abneigung gegen Milch, des Handteller- und des übelriechenden Fußschweißes sowie der Lipome mit 14/8.

Um die Nachwirkung von Nit-ac. nicht ganz zu blockieren, wurde dessen Komplementärmittel Calc. zuerst in der 200. Potenz und am 2. Mai 88 in der XM-Potenz gegeben.

Bei der Beratung am 2. September 88 hatte sein Kummer wesentlich nachgelassen. Der Patient lenkte sich durch Hektik besonders in seinem Beruf ab.
Neu war jetzt die Abneigung gegen jeden Tee. Das Verlangen auf Tabak bestand nach wie vor. Lipome idem.

Bei der Repertorisation kombinierte ich das Symptom der Hektik im Beruf mit dem der Analcondylomata und fand Aurum (3), Thuj.(5). Durch die Symptome der Abneigung gegen Tee, des Verlangens nach Tabak und der Lipome ging nur **Thuja occidentalis** mit 9/5.
Einmalig nahm der Patient Thuj. XM am 2.9.88 ein.

Bei der Beratung am 4. November 88 zeigte sich, daß der Patient die Folgen seines Kummer doch noch nicht überwunden hatte und dadurch erst um 23^{00} oder 24^{00} Uhr einschlief.
Die Analcondylome juckten nur nach dem Stuhlgang.
Der gebesserte Fußschweiß war noch übelriechend.

Nur **Nitri acidum** zog sich durch die Symptome der Schlaflosigkeit infolge täglicher Sorgen (Materia medica von Kent), der Analcondylomata, der Folgen von Kummer, des Analjuckens nach dem Stuhlgang und des übelriechenden Fußschweißes mit 9/5.
Der Patient erhielt als letztes Mittel von mir am 4.11.89 Nit-ac.CM.

Bei der Beratung am 13. März 89 vor meinem Wegzug gab der Patient eine weitere Besserung seines Allgemeinbefindens und der Analcondylomata an, von denen nach seiner Schätzung noch etwa 5% des Anfangsstatus bestanden. Deshalb ließ ich Nit-ac. CM weiter nachwirken. Sein Wohlbefinden bestätigte er mir auch bei meinem jetzigen Telephonanruf Herbst 94.

Epikrise:
Vor dem Behandlungsbeginn bestanden Penis- und besonders „urwaldähnliche“ Analcondylomata mit Stechen, Brennen und Wundsein für Stunden nach dem Stuhlgang. Nach einem halben Jahr verschwanden die benignen Tumoren am Penis und die Schmerzen der Analcondylomata. Innerhalb einer fast vierjährigen Behandlung bildeten sich letztere auf etwa 5% des Ausgangsstatus zurück.

Dieser Erfolg ist der Wirkung von vier homöopathischen Einzelmitteln, besonders aber Nitri acidum mit einer Wirkungsdauer von über drei Jahren zu verdanken.

Larynxpapillome 2,3

Der damals 35jährige Schreinermeister kam nach der Entfernung von Stimmbandpolypen im Dezember 81 im März 82 wieder in meine Behandlung.
Aus der Familienanamnese berichtete er mir von dem rezidivierenden Nasenbluten bei seinem Großvater mütterlicherseits, seiner Mutter und all ihren Geschwistern.
Sonst kamen familiär häufig Arthrosen und Vertebralsyndrom vor. Unter diesen beiden Belastungen litt auch unser Patient.
1975 war er am Hämangiom der linken Hand operiert worden.
Der Patient hatte an beiden Beinen starke Varizen.

Am 3.12.81 Operation eines haselnußgroßen linksseitigen Polypen des Stimm- und Taschenbandes.

Diagnose des HNO-Kollegen im rückblickenden, zusammenfassenden Bericht vom 26.2.87: „Rezidivierender gutartiger Kehlkopftumor. Im Dezember 1981, im Mai 1982 und zuletzt im Januar 1983 habe ich eine mikrolaryngoskopische Abtragung eines jeweils exophytisch wachsenden Tumors im Bereich des linken Stimm- und Taschenbandes durchgeführt. Dem klinischen Bild nach dürfte es sich am ehesten um ein Papillom gehandelt haben, welches sich jedoch bei den jeweiligen histologischen Untersuchungen nicht nachweisen ließ. Das Ergebnis lautete jeweils ungewöhnlich schwere chronisch und spezifisch granulierende Laryngitis bei Leukoplakie ohne Anhalt für Malignität."

Bei der Beratung am 31. März 82 gab der Patient an, daß er bis zur Operation einen Halskloß verspürt hatte und heiser war, schlimmer morgens und abends.
Seit 5–6 Wochen war er beim Bücken, Schnellbewegen des Kopfes und Aufwärtssehen sowie bei Schwüle schwindelig.

Er hatte ziehende Schmerzen von der rechten Schulter in den Nacken und Oberarm. Druckschmerz in der unteren Brustwirbelsäule besonders beim Sichdrehen und Herabgehen. Die Lenden schmerzten ihn, wenn er sich im Bücken anstrengte, zum Teil danach auch beim Stehen. Diese Schmerzen erstreckten sich bis in die Schultern.
Er hatte das Gefühl, als würde seine Brust zusammengeschnürt.
Am Hals hatte er zwei braune Warzen. Am rechten Unterarm ein Ekzem.
Zur Repertorisation kombinierte ich das Symptom des Stimmbandpolypen mit dem des 75 operierten Hämangiom und erhielt Calc.(3), Nit-ac.(3), Thuj.(5). Durch die weiteren Symptome der braunen Warzen, des rechten Schulterschmerzes, des Schwindels beim Bücken und Aufwärtssehen ging nur **Thuja occidentalis** mit 11/6 durch.
Der Patient nahm Thuj.XM am 31.3.82 ein.
Am 12.5.82 wurde wieder ein, dieses Mal nur noch erbsengroßes Papillom entfernt.

Bei der Beratung am 21. Juni 82 waren der Schwindel und das Zusammenschnüren der Brust gleichgeblieben.
Beim Heben einer Last schmerzten seine Arme.
Hinterkopfschmerzen erstreckten sich zu den Augen.
Die Füße wurden abends beim Sitzen kalt.

Allein **Sepia succus** zog sich durch die Symptome der sich zu den Augen erstreckenden Hinterkopfschmerzen, der kalten Füße beim Sitzen, der Armschmerzen beim Heben eines Gewichtes und des Zusammnenschnürens der Brust mit 7/4.

Der Patient erhielt am 21.6.82 Sep.XM.
Inzwischen stellte der HNO-Kollege wieder drei Polypen am linken Stimmband fest.
Sonst ergab die Beratung am 28. August 82 früh Heiserkeit, die braunen Warzen, Schwindel beim und nach dem Bücken, früh das Nasenbluten als mütterliche Erbanlage und das Gefühl eines Halskloßes.
Bei der Repertorisation in gleicher Reihenfolge ergab sich wieder **Thuja occidentalis** mit 11/6.
Einnahme von Thuj. XM am 28.8.82, Thuj. CM am 6.11.82 und schon wieder am 29.1.83, weil der HNO-Kollege wegen der Polypen Podophyllin verordnet und damit die Arzneiwirkung unterbrochen hatte.

Akute Beschwerden am 23. April 83:
Seit einer Woche gelber Nasenschleim und lockerer Husten. Bei diesem Husten traten Stiche verteilt im Körper auf; Zimmerwärme und Reden verschlechterten den Husten; der Auswurf hatte eine gelbe Farbe und schmeckte faulig. Pulsatilla D30, ein Ergänzungsmittel zu Thuja, hatte das Akute schnell gelöst.

Bei der Beratung am 22. Dezember 83, also 11 Monate nach Thuj. CM waren Schwindel bei schnellen Bewegungen und ausstrahlender Hinterkopfschmerz wieder aufgetreten.
Vor drei Wochen hatte er während einer Woche wieder rechtsseitiges Nasenbluten nachts und früh.

Seit zwei Wochen erstreckten sich ziehende Schmerzen vom rechten Ellbogen noch oben und nach unten zu den Fingern, besonders beim Greifen und Tragen.
Bei der Repertorisation kombinierte ich die Schwindel- und Kopfsymptome und erhielt Atro.(2), Gels.(3), Sang.(5). Durch die beiden weiteren Symptome des rechtsseitigen Armschmerzes und des Nasenblutens blieb nur **Sanguinaria canadensis** mit 10/4.
Der Patient erhielt Sang. M am 22.12.83.

Als ich den Patienten am 24. März 84 wiedersah, hatten sich nur die Kopfschmerzen gelöst, die sonstigen Beschwerden aber eher verstärkt.
Der Schwindel trat besonders bei Wetterwechsel von kalt zu warm auf.
Der rechte Ellbogen stach beim Heben und Armdrehen; die Stiche erstreckten sich in die rechte Schulter.
Auf mein Befragen nach seinem Verhältnis zu Hunden erklärte mir der Patient, daß er sich seit der frühen Kindheit vor Hunden fürchtet. Er hatte sogar einmal einen ihn angreifenden fremden Hund mit einer Latte abgewehrt und aus Furcht und Haß totgeschlagen.

Durch die Symptome der Furcht vor Hunden, der Verschlechterung durch den Wetterwechsel von kalt zu warm, der rechtsseitigen Ellbogenschmerzen (Materia medica Kent) und des Nasenblutens ging nur **Tuberculinum bovinum Kent** mit 9/4.

Der Patient erhielt am 24.3.84 1 Glob. Tub.XM mit einer Nachwirkung von vier Monaten. In dieser Zeit lösten sich Epistaxis und Epicondylitis.

Bericht des HNO-Kollegen vom 26.2.87:
„Die in der Folgezeit durchgeführten regelmäßigen Kontrolluntersuchungen, zuletzt am 25.2.87 ergaben jeweils einen reizlosen Befund im HNO-Bereich, insbesondere kein Anhalt für ein Rezidiv des Kehlkopfbefundes."
Letzte Arzneigabe Calc. CM am 9. Juli 88 hatte ihm wesentlich länger geholfen. Wegen meines Wegzuges wurde er durch einen homöopathischen Kollegen weiter behandelt.

Bericht des HNO-Kollegen vom 28.1.88:
„Diagnose: Zustand nach rezidivierenden Kehlkopfpapillomen.
In Ergänzung meines Berichtes vom 26.2.87 möchte ich Ihnen mitteilen, daß die am 19.1.88 durchgeführte Kontrolluntersuchung unverändert reizlose Verhältnisse im HNO-Bereich, insbesondere keinen pathologischen Kehlkopfbefund ergab."

Epikrise:
Zwischen Dezember 81 und Januar 83 wurde dreimal bei dem Patienten rezidivierende Kehlkopfpapillome operiert. Dank der Einnahme von Thuja occidentalis über zusammen 8 Monate ist bis jetzt Herbst 94 kein Rezidiv aufgetreten.
Bei der starken Varizenbildung, der familiären rheumatischen Anlage und der als Schreinermeister beruflich bedingten Belastung konnten die rheumatischen Beschwerden nur erheblich gebessert werden.
Tub. XM half dem Patienten im Sommer 84 deutlich.

Calcarea carbonica Hahnemanni im besonderen besserte mit einer Wirkungsdauer von zusammen über eindreiviertel Jahren das Allgemeinbefinden wesentlich.

Sarcoidose 2,4

Der damals 37jährige Patient befindet sich wegen Sarkoidose I-II seit September 80 in meiner Behandlung.

Aus der Familienanamnese ist einerseits das Ca.-Vorkommen wichtig (beide Eltern Pankreas-Ca., Schwester des Vaters Magen-Ca.), und anderseits das von Psychosen (zwei Schwestern des Vaters Suicid durch Erhängen, Schwester der Mutter Puerperalpsychose).

Bericht der Thorax-Chirurgischen Spezialklinik vom 24.8.70:
Diagnose: Morbus Boeck.
„Oben genannter Patient befindet sich seit dem 10.2.70 in unserer stationären Behandlung. Auskultatorisch fanden sich feuchte, grobe Bronchialgeräusche in der linken Spitze und im rechten Oberlappenbereich. Der Tuberkulinhauttest war bei 0,1 TE positiv, BSG 1/5 mm n.W. Blutbild und Differentialblutbild o.B., Transaminasen im Normbereich. Weder mikroskopisch noch kulturell waren Tuberkelbakterien nachweisbar.
Röntgenologisch sind beide Hilen betont."

Bericht derselben Klinik vom 7.9.70:
„Röntgenologisch fanden sich in beiden Lungen fibrotische Herde, vom Hilus ausgehend streifenförmige Zeichnung nach dem Ober- und Mittelfeld. ... Wir behandelten mit Corticosteroiden in Verbindung mit Tuberkulostatika in der 3er Kombination, bestehend aus Myambutol 1200 mg, Neoteben 0,6 g und Rifampicin 3 x 1 Kapsel täglich.
Unter dieser Therapie bildeten sich die Rundschatten in beiden Lungen zurück. Wir konnten den Patienten bei Wohlbefinden am 31.8.70 arbeitsfähig nach Hause entlassen. Die Fortsetzung der Chemotherapie mit Urbason ret. 24 mg oral und Tuberkulostatika in der oben beschriebenen Dosierung ist für die nächste Zeit empfehlenswert."

Am 11. September 80 kam der Patient zur Erstuntersuchung zu mir:
Er wirkte zwar ruhig, aber bei dem Gespräch spürte ich seine Hast, die sich nach seinen Worten besonders beim Essen zeigte. Als Kommunalpolitiker reagierte er bei Auftritten mit Lampenfieber und Durchfall, der gelbe Farbe hatte und übel roch. Bei Erregung verkrampfte sich sein Magen, und er schwitzte an den Handtellern.
Er hatte am rechten 5. Finger eine Dupuytren` Kontraktur.

Nur **Argentum nitricum** zog sich durch die Symptome des hastigen Essens, des Lampenfiebers, des Durchfalls nach Erregung mit den beiden Modalitäten.
Der Patient erhielt je 1 Glob. von Arg-n.XM am 11.9.80 und 3.1.81.

Bei der Beratung am 23. März 81 hatte sich die Hast beim Essen gebessert, aber nicht die Unruhe frühmorgens und beim Sitzen.
Weiterhin bestand die Dupuytren` Kontraktur.
Für die Repertorisation kombinierte ich das Symptom der Hast beim Essen mit dem der Unruhe beim Sitzen und erhielt Caust.(5), Lyc.(4), Sulph.(2).
Das Symptom der Unruhe morgens und der Kontraktur bestätigten **Lycopodium clavatum** mit 9/4 vor Sulph. mit 4/4.
Der Patient erhielt am 24. März 81 zwei Glob. von Lyc. XM.
Es kennzeichnete ihn, daß er im Beruf und in der Arbeit für seine Partei überaktiv war. So leitete er auch noch ehrenamtlich einen Kirchenchor.

Bis zur nächsten Beratung am 22. August 81 hatte die unter gleichen Umständen auftretende Unruhe abgenommen.
Jetzt nahm ich seine roten Haare, die auch einige seiner Verwandten hatten, mit zur Arzneiwahl.
Außerdem hatte er ein starkes Verlangen nach Fleisch.
Nachts schwitzte er im Nacken und tagsüber bei Erregung in den Handtellern.
Allein **Sulphur lotum** zog sich durch die Symptome der Unruhe beim Sitzen, des nächtlichen Nackenschweißes, der roten Haare, des Verlangens auf Fleisch und der Handtellerschweiße mit 9/5.
So nahm er am 22.8. und 14.11.81 je 1 Globulus Sulph.XM.

Bei der Beratung am 23. Januar 82 ergab sich, daß der Patient seit dem 28. Dezember nach fetten Speisen – sie hatten zu Weihnachten eine Gans gegessen – unter Gallenschmerzen litt; sie verstärkten sich um 15^{00} und ganz besonders um 21^{00} Uhr; sie besserten sich durch Rechtslage. Er war reizbar; „es läuft mir vor Ärger die Galle über".

Für die Repertorisation kombinierte ich das Symptom der Besserung durch die Lage auf der schmerzhaften Seite mit dem der stärksten Beschwerden um 21^{00} Uhr und fand Bry.(6), Calc.(3), Sulph.(2). Das Symptom der Beschwerden um 15^{00} Uhr ließ Calc. wegfallen. Durch das Symptom der Verschlechterung durch Fettes zeigte sich **Bryonia alba** mit 8/4 deutlich stärker als Sulph. mit 5/4.

Der Patient erhielt Bry.M am 23.1.82. Wegen seiner erneuten Reizbarkeit und Gallenschmerzen ab Ende März brauchte er Bry.XM am 5. April 82.

Am 5. Juli 82 reagierte der Patient auf Fettes dieses Mal mit Schüttelfrost, der um 16^{00} und um 2^{00} Uhr auftrat. Dazu kamen erhöhte Temperaturen bis 37,8 °C., saures Erbrechen, breiiger Stuhlgang und Elendsein.

Nur Pulsatilla zog sich durch diese Symptome der Verschlimmerung durch Fett, des Erbrechens nach Fettem, des sauren Erbrechens und der beiden Stundenzeiten des Schüttelfrostes mit 12/5. **Pulsatilla pratensis** XM half ihm schnell.

Bei der Beratung am 28. August 82 bestand seit drei Wochen ein Ausschlag am rechten Hoden und Oberschenkel. Seit einer Woche erstreckte er sich nach links, näßte und brannte. Das Jucken verstärkte sich durch Schwitzen und Bettwärme.

Zur Repertorisation benutzte ich nicht die lokalen, sondern die Allgemein- und die Hautsymptome. Dazu kombinierte ich dieses Symptom des Seitenwechsels von rechts nach links mit dem des Hautjuckens durch Schwitzen und erhielt Lyc.(5), Sulph.(2). Beide Mittel wurden bestätigt durch die Symptome der Verschlimmerung des Hautjuckens durch Bettwärme, der

Hautausschläge mit Absonderung und mit Brennen, so daß sich Lyc. mit 12/5 ergab vor Sulph. mit 9/5.
Am 28. August 82 nahm der Patient **Lycopodium clavatum** XM ein.

Da sich der Hautausschlag nach einer Woche nicht gebessert hatte, gab ich am 4. September 82 **Sulphur lotum** XM als das Mittel, das am zweitstärksten angezeigt war.

Als wir uns nach zwei Wochen *am 20. September* schon wieder sahen, war das Ekzem deutlich gebessert. Aber da dies die dritte Gabe von Sulph.XM in der gleichen Potenz gewesen war, rechnete ich mit der Möglichkeit einer kürzeren Wirkung und sah Sulph.CM als nächste Gabe vor. In der Nachwirkung besserte Sulphur weiter, bis Mitte Oktober seine Wirkung nachließ. Deshalb nahm der Patient am 22. Oktober 82 Sulph.CM mit 1 Globulus ein. Innerhalb der nächsten 10 Wochen verschwand das Ekzem vollständig.

Bei der Beratung am 26. April 83, also nach einer erst halbjährigen Wirkung der Sulph.CM-Potenz, berichtete der Patient von seiner Hast im Beruf, seinem Zorn auf Widerspruch, der Schwellung der linken Tonsille mit Leerschluckschmerz und dem Hodenschweiß.
Für die Repertorisation kombinierte ich die Symptome der Hast im Beruf mit dem des Zornes auf Widerspruch und erhielt Aur.(4), Sep.(4), Thuj.(4). Das Symptom des Hodenschweißes bestätigte diese drei Mittel. Erst das Symptom der linksseitigen Tonsillen- und der Leerschluckschmerzen brachte die Entscheidung für **Sepia succus**, dem Komplementärmittel zu Sulphur, mit 10/5. So nahm er Sep.M am 26. April 83 ein.

Sulphur und Sepia brachten eine so wesentliche Besserung im Allgemeinbefinden und besonders im Psychischen, daß ich Sulphur ein Jahr und Sepia 5 Monate nachwirken ließ.

Am 1. Oktober 83 nahm ich die **Sulphur lotum**-Wirkung wieder auf. Er erhielt Sulph.CM am 1.10.83 und 1.10.84, Sulph.XM am 4.11.85.

Bei der Beratung am 27. Januar 86 zeigte es sich, daß auf fette Speisen dumpfe Magenschmerzen aufgetreten waren.
Sonst bestanden nur noch die Dupuytren-Kontraktur und seit drei Wochen ein sehr leichter Schlaf.
Durch diese drei Symptome ging bei der Repertorisation in gleicher Reihenfolge nur **Causticum Hahnemanni** mit 5/3. Der Patient erhielt Caust.XM am 27.1. und 21.4.86.
Die Hast beim Essen und eine Ungeduld beim Gehen standen wieder *bei der Beratung am 11. Juli 86* im Vordergrund. Sonst Ziehen im Kreuz beim Sitzen und die Dupuytren-Kontraktur.

Allein **Lycopodium clavatum** zog sich bei der Repertorisation in gleicher Reihenfolge mit 8/4 durch. Der Patient erhielt Lyc.XM am 11.7. und 27.9.86.

Am 20. Dezember 86 schilderte mir der Patient Kreuzschmerzen, die seit vier Wochen wieder aufgetreten waren; er hatte damals im Garten umgegraben und Wasser getragen. Sonst hatte er nur die Dupuytren-Kontraktur.

Nur **Calcarea carbonica Hahnemanni** ging durch die Symptome der Rückenschmerzen infolge von Anstrengung, der Kreuzschmerzen durch Heben und der Sehnenkontraktur mit 6/3. Schließlich ist Calc. ein durch Kursivdruck ausgezeichnetes Komplementärmittel zu Lyc. Am 20. Dezember 86 erhielt der Patient Calc.XM.

Jetzt fiel mir *bei der Beratung am 14. März 87* eine Warze auf dem linken Oberlid auf. Wieder war sein hastiges Essen aufgetreten. Weiterhin bestand die Kontraktur. Daraufhin gab ich ihm **Causticum Hahnemanni XM** am 14.3.87, Caust.CM am 9.6.87 und 8.8.88, Caust.XM am 31.10.88, Caust.CM am 27.2. und 7.10.89, Caust.XM am 14.4.92.

Bericht der Thoraxklinik vom 30.1.89:
„Diagnosen: Zustand nach Sarkoidose I-II 1970 nur röntgenologisch diagnostiziert – Zustand nach Cortisontherapie in wechselnder Dosis, maximal 50 mg von Mai bis Mitte November 1970 ...

Der Patient kommt ohne eigentliche Beschwerden, um sich einmal wieder röntgen zu lassen und eine Lungenfunktion durchzuführen.

Die Röntgenkontrolle ist auch in Kenntnis der Vorgeschichte unauffällig.
Die Lungenfunktion ergibt Werte im oberen Normbereich (der Patient ist Trompeter und sportlich recht aktiv). Die Vitalkapazität liegt bei 5,27 l, FEV1 4,17 l und der Tiffeneau bei 79%. Auch die Atemwegswiderstände, die Blutgase in Ruhe und unter Belastung sind im altersentsprechenden Normbereich. Eine im Abklingen begriffene Bronchitis wirkt sich ebenfalls nicht aus."

Seit der letzten Arzneigabe am 14.4.92 sah ich den Patienten nur noch bei akuten Beschwerden, zuletzt am 10.9.94. Er fühlt sich im allgemeinen wohl, ist beruflich erfolgreich, treibt Sport, tanzt gern und leitet inzwischen drei Chöre.

Epikrise:
Der Patient mit Sarkoidose I-II wurde zuerst 1970 mit Cortisonen therapiert und ab 1980 über acht Jahre mit acht homöopathischen Einzelmitteln behandelt. Besonders dank Causticum Hanemanni mit einer Wirkungsdauer über fast sechs Jahre ist die Sarkoidose ausgeheilt.

Sarcoidose II-III 2,5

Mit 40 Jahren kam die Patientin wegen ihrer Erkrankung an Sarkoidose in meine Behandlung.
In ihrer Familie waren mit dem Colon-Ca. ihrer Schwester und dem Lungen-Ca. ihres Onkels mütterlicherseits zweimal Malignome vorgekommen.

Sie selbst hatte mit 12 Jahren eine Hepatitis durchgemacht.
Mit 35 Jahren wurde sie 1983 am Colon-Polyp operiert.
Mit 38 Jahren erkrankte sie im Juli 86 an einer Sarkoidose II-III; die Diagnose wurde durch eine transbronchiale PE histologisch gesichert. Von Juli 86 bis September 87 erhielt die Patientin 13 Monate Cortison in einer Dosierung, daß ihr im Februar 87 die Gebärmutter wegen persistierender Uterusblutungen entfernt werden und ihr Oestrogene gegen die erzeugte Ovarinsuffizienz gegeben werden mußten. In der dreimonatigen Cortison-Pause kam es zu einem erneuten Schub der Sarkoidose.

Bericht der Thoraxklinik vom 5.1.88:
„Die Rö.-Kontrolle zeigt, abgesehen von bildtechnischen Unterschieden, eine Zunahme der feinfleckigen Zeichnung beidseits. Auch das ACE ist mit 131 U/ml wieder angestiegen.
Blutgasanalyse: PaO_2 91 Torr in Ruhe, bei Belastung 83 Torr. $PaCO_2$ 33 Torr in Ruhe und 37 Torr nach 6 Minuten Belastung mit 60 Watt.
Die Lungenfunktionswerte liegen im Normbereich.

Es zeigt sich auch hier wieder eine Befundverschlechterung, die die Patientin mit Dyspnoe bei leichten Anstrengungen bemerkt.
Es handelt sich somit wiederum um einen Schub, der nun nach dreimonatiger Cortison-Pause wieder beginnt. Trotz der diversen Symptome, die mit der Progression vereinbar sind, und der klinischen Parameter, die sich verschlechtert haben, wollen wir derzeit von der Wiederaufnahme der Cortison-Therapie Abstand nehmen, was auch der Patientin sehr recht ist. Wir halten jedoch kurzfristige Kontrollen für dringend notwendig und würden bei weiterer Verschlechterung um ambulante Wiedervorstellung bitten. Man müßte dann wohl wieder mit der Cortison-Therapie beginnen."

Bericht der gleichen Klinik vom 11.3.88:
„Bei der letzten ambulanten Vorstellung zeigte sich, wie Ihnen mitgeteilt wurde, ein röntgenologisches Rezidiv der bekannten Sarkoidose. Wir entschlossen uns im Einverständnis mit der Patientin, da sie erhebliche Nebenwirkungen unter der Therapie zeigte, auf eine Wiederaufnahme der Cortison-Therapie zu verzichten. ...

Die Rö.-Übersichtsaufnahme zeigt jetzt noch deutlicher als im Dezember 1987 eine Zunahme der feinfleckigen Strukturvermehrung. Zusätzlich hat man den Eindruck einer Zunahme der früheren Lymphome. ...

Laborwerte: BKS 7/18 mm n.W., Hb 12,4 g%, Leukozyten 7.500/cmm, Erythrozyten 4,52 Mio., Thrombozyten 245.000/cmm, Natrium 140,7 mval/l, Kalium 4,79 mval/l, Calcium 2,8 mmol/l, Phosphor 3,0 mg%, Albumin 4,1,g%, ACE 206 U/ml.

Beurteilung: Bei der Patientin liegt ein deutliches Rezidiv der Sarkoidose vor. Unseres Erachtens würde sich jetzt die Indikation zur Wiederaufnahme der Cortison-Therapie ergeben." Aber die Patientin wünschte stattdessen die homöopathische Behandlung.

Bei der Erstuntersuchung am 19. März 88 klagte sie über folgende Beschwerden:

Druck und Enge hinter dem Brustbein abends beim Liegen mit Angst, aufsteigendes Hitzegefühl und mit der Hand fühlbares Herzpochen. Herzklopfen bei Anstrengung und Treppensteigen.
Gallendruck bei Linkslage.
Seit einer Phlebitis im November 87 Ziehen in den linken Varizen beim Hocken und Tanzen.

Die Patientin warf ihrem Mann immer noch den Umzug im Januar 86 aus beruflichen Gründen von Nord- nach Süddeutschland vor. Sie sagte, sie müßte gegen ihren Willen weinen. Im Winter sei sie deprimiert.

Durch Trockenheit der Vagina sei der Coitus schmerzhaft. Seit der Hysterektomie 87 wendete sie zweimal wöchentlich Estraderm TTS als Membranpflaster an. Deshalb konnte ich in den ersten 14 Wochen bis zum Absetzen dieser Hormongaben nur die Q-Potenzen einsetzen.

Zur Repertorisation kombinierte ich das Symptom des Verweilens bei vergangenen unangenehmen Ereignissen mit dem des unwillkürlichen Weinens und fand Nat-m.(6), Phos.(2), Plat.(5), Rhus-t.(4), Sep.(5). Nur **Sepia succus** zog sich durch die Symptome der schmerzlosen Drüsenschwellungen, der Verschlimmerung im Winter, des Pochens mit Herzangst und des Vaginalschmerzes beim Coitus mit 14/6.

Die Patientin nahm am 20.3.88 Sep. Q6 14 Wochen an jedem 2. Abend 2 Tropfen ein und hörte dann mit den Hormongaben auf.

Vorläufiger Arztbericht derselben Klinik vom 16.6.88: „Keine Progression."

Bericht derselben Klinik vom 27.6.88:
„Bei der heutigen ambulanten Vorstellung klagt die Patientin über einen leichten retrosternalen Druck. Ansonsten fühle sie sich jedoch wohl und spüre auch keine Dyspnoe oder respiratorische Einschränkungen.

Die Rö.-Übersichtsaufnahme zeigt im Vergleich zum März dieses Jahres einen unveränderten Befund. Die seit Dezember 1987 zu beobachtenden feinfleckigen Strukturvermehrungen stellen sich unverändert dar, ebenso die prominenten Lymphome. ... Lediglich zeigt sich bei Belastung ein Abfall des $Pa0_2$ auf 60 Torr entsprechend einer Diffusionsstörung. ...

Beurteilung: Die schon einmal diskutierte Frage der Cortison-Therapie wurde heute nochmals angesprochen. Die Patientin lehnt jedoch eine Cortison-Therapie ab. Dies könnte zum jetzigen Zeitpunkt noch toleriert werden. Wir empfehlen allerdings weiterhin kurzfristige Rö.-Kontrollen. Bei einer Progression des Befundes müßte nochmals die Cortison-Therapie angesprochen werden."

Bei der Beratung am 25. Juni 88 ergaben sich die gleichen psychischen Symptome, aber die vorher jeden Samstag, also wöchentlichen Kopfschmerzen traten jetzt nur noch alle 2 oder 3 Wochen auf.
Das Brennen in der Vagina beim Coitus und die Phlebitisfolgen waren gebessert.

Aber die Hitzewallungen mit Schweiß und das sichtbare Herzklopfen hatten sich verstärkt. Auf dieses teils gebesserte, teils verschlechterte Befinden mußte ich mit einer neuen Arzneiwahl antworten.

Deshalb kombinierte ich bei der Repertorisation das Symptom der Hitzewallungen mit Schweiß mit dem der zweiwöchentlichen Kopfschmerzen und fand Chin.(3), Ign.(3), Psor.(4), Sulph.(4), Tub.(5). Nur **Sulphur lotum** bestätigte die Symptome des sichtbaren Herzklopfens, des Vaginalbrennens beim Coitus und der Phlebitis mit 10/5.
Die Patientin nahm Sulph. XM am 25.6. und 3.9.88 ein.

Die Kontrolluntersuchung vom 20.10.88:
„Die aktuellen Rö.-Übersichtsaufnahmen zeigen einen deutlichen Rückgang der interstitiellen Zeichnungsvermehrung.
Lungenfunktion: Vitalkapazität bei einem FEV1 von 2,41 l = FEV1/VK 78,9%. Blutgase in Ruhe und unter Belastung unauffällig.

Bei der heutigen ambulanten Untersuchung zeigt sich ein deutlicher Rückgang der bekannten radiomorphologischen Veränderungen bei histologisch gesicherter Sarkoidose und Rezidiv. Seitens der Lungenfunktionsparameter zeigt sich auch hier eine deutliche Besserung, vergleichend zu den vorangegangenen Lungenfunktionen ist eine deutliche Besserung der Vitalkapazität zu sehen, ebenso zeigen sich die Blutgase weiter im Bereich der Norm. Jedoch auch hier deutlich gebessert.

Bei jetzt sich deutlich zurückgebildetem Befund ist natürlich eine Cortisontherapie nicht indiziert. Neu aufgetreten sind retrosternale Beschwerden. Zusammen mit dem Befund im Bereich der linken Wade wurde eine Lungenperfusions- und -ventilationsszintigraphie veranlaßt. Wir bitten um weitere Abklärung dieses Befundes, z.B. Ausschluß einer älteren tiefen Beckenvenenthrombose."

Bericht über die cardiologische Untersuchung vom 20.10.88:
„Klinische Angaben: Sarkoidose II-III, jetzt neu aufgetretene retrosternale Schmerzen. ...

Beurteilung: Inhomogene Perfusion und Ventilation beider Lungenflügel, wobei die cranialen Abschnitte stärker betroffen sind als die caudalen. Kein Hinweis auf das Vorliegen akuter Lungenembolien."

Bei der Beratung am 3. November 88 berichtete mir die Patientin, daß ihre psychische Lage wesentlich gebessert sei, und daß sie in der Vagina nur eine schmerzlose Trockenheit empfindet. Aber sie trinke gern Kaffee und verspüre dadurch ein Zusammenschnüren von Brust und Hals abends im Bett, beim Treppensteigen und bei körperlichen Anstrengungen.
Ich empfahl ihr natürlich dringend, den Kaffee wegzulassen.

Allein **Arsenicum album** ging durch das Symptom der trockenen Vagina, des Verlangens auf Kaffee und der Hals-Brustbeschwerden in obiger Reihenfolge mit 9/4.

Deshalb bekam sie am 3.11.88 Ars.XM mit 1 Globulus.
Bei der Beratung am 14. Januar 89 zeigte sich, daß nach einer deutlichen Besserung jetzt seit zwei Wochen wieder die Brustbeklemmung abends im Bett empfunden wurde.
Zweiwöchentlich traten Hitzewallungen mit Feuchtwerden am Oberkörper auf.
Der Gallendruck besserte sich durch Rechtslage.
Die Vagina war noch trocken, aber schmerzte nicht mehr beim Coitus. Die Libido war gering.

Durch die Symptome der Hitzewallungen mit Schweiß, der Besserung des Gallendrucks durch Rechtslage, der Brustbeklemmung abends im Bett, der geringen Libido und der trockenen Vagina zog sich nur **Sepia succus** mit 9/5 durch.

Die Patientin erhielt wieder Sepia succus, dieses Mal in der XM-Potenz am 14.1., Sep.CM am 1.4.89 und am 12.5.90.

Bericht der gleichen Klinik vom 6.4.89:
„Die Lungenfunktion ist unauffällig.
Die Blutgasanalyse in Ruhe und unter Belastung liegt im altersentsprechenden Normbereich.
Röntgenologisch zeigt sich im Vergleich zum 16.6.88 eine fast vollständige Rückbildung der feingranulären Zeichnungsvermehrung in allen Lungenabschnitten."

Bericht der gleichen Klinik vom 7.12.89:
„Rö.-Thorax in 2 Ebenen: Die Lunge ist frei von infiltrativen Verschattungen, auch keine Zeichen einer interstitiellen Lungenerkrankung, keine Hiluslymphome. Die Hili sind beiderseits etwas hochgerafft. Li. besteht eine pleurodiaphragmale Adhärenz. ...

Beurteilung: Die radiomorphologischen Veränderungen der Lungensarkoidose haben sich vollständig zurückgebildet (Spontanremission). Die Lungenfunktion ist normal. ...
P.S. Aktuelles Labor normal incl. ACE + Blutbild."

Bericht der gleichen Klinik vom 3.4.91:
„*Jetzt:* Kein Anhalt für Krankheitsaktivität.
Bei der jetzigen Vorstellung gab die Patientin vollständige Beschwerdefreiheit an, gelegentlich bestünde noch ein leichter Druck auf der Brust, eine kardiologische Abklärung sei jedoch erfolgt und ohne pathologischen Befund gewesen. Eine Dyspnoe wurde verneint. ...

Röntgen Thorax in 2 Ebenen: Altersentsprechender unauffälliger Herz/Lungenbefund (kleine pleurodiaphragmale Adhärenz links). ...

Beurteilung der Lungenfunktion: Kein Anhalt für obstruktive oder restriktive Ventilationsstörung (grenzwertige Resistance), Blutgase in Ruhe und unter Belastung in altersentsprechendem Normbereich ...

Bei vollständiger Beschwerdefreiheit besteht zum gegenwärtigen Zeitpunkt kein Anhalt für eine Krankheitsaktivität."

Epikrise:
Bei der Patientin mit einer histologisch gesicherten Sarkoidose II-III kam es im Dezember 87 nach einer dreimonatigen Cortisonpause zu einem Rezidiv.

Die Patientin lehnte im Januar, März und Juni 88 die ihr wieder vorgeschlagene Cortisontherapie wegen der erlebten Nebenwirkungen ab. Deshalb war sie von März 88 bis Oktober 90 in meiner Behandlung. Dank dreier homöopathischer Einzelmittel und unter diesen besonders Sepia succus über zusammen zwei Jahre wurde die Erkrankung bis 1991 vollständig geheilt. Es besteht jetzt eine zweieinhalbjährige Nachbeobachtungszeit.
Die Patientin war bei dem Telephongespräch im Herbst 94 glücklich und dankbar über den schnellen und anhaltenden Behandlungserfolg.

Sarcoidose 2,6

Arzt: Hans Baitinger

Am 18.9.86 kam der 1961 geborene, jetzt 25jährige Patient in meine Behandlung.

Familienanamnese:
Vater: Hypertonie, Hypercholesterinämie.
Mutter: Nierenleiden, Gelenkerkrankung, Apoplexie.

Eigenanamnese:
Als Kind Furunkulose am Hinterkopf. Kopfrollen im Liegen.
Seit der Kindheit bis 1983 rezidivierende Bronchitis; hatte lange Intal genommen.

Im 7. und 12. Jahr Operation des Kryptorchismus.
Bis zum 12. Jahr Meteorismus, Flatulenz.
Vom 12. bis 16. Jahr rezidivierende Bläschen in der Mundschleimhaut.

Im 14. Jahr Fibulafraktur.
Seit fieberhafter Erkrankung im Dezember 83 anhaltende Rekonvaleszenz. Ab Februar 84 kam es zu asthmatischen Beschwerden. Im Februar 84 Diagnose einer Sarkoidose nach positivem Kweim-Mickerson-Hauttest mit einem positiven Hilusbefund beim Röntgen des Thorax.

Computertomogramm der Thoraxorgane und des Abdomen vom 27.4.84:
Beiderseits hilär multiple Lymphome erheblicher Größe, kleinnoduläre Zeichnungsvermehrung beider Lungen, Abdomen frei von Lymphomen.
Es wurden folgende Medikamente verabreicht: Berotec Aerosol, Sultanol, Bepanthen, Atrovent, Zaditen, Bricanyl, Euphyllin, Phylotemp, zuletzt Intal resp. Allergospasmin nach Anwendung EAV-getesteter Komplexmittel.

Es wurde eine Allergie gegen Katzen und Hunde, Pferdehaare und Hausstaub angegeben. Er brauchte Allergospasmin 3- bis 4mal am Tage, es wirkte ca. eine halbe Stunde.

Kontroll-CT vom 1.9.86: Prätracheal und retrocaval kleine noduläre Strukturen, die eine Größe von 10 mm nicht überschreiten, und eine kleinfleckige Zeichnungsvermehrung der Lunge.

Beschwerden am 18.9.86:
Meistens tritt die Atemnot morgens um 6^{00} Uhr auf.
Er raucht noch abends Zigaretten; das macht weniger Beschwerden, als wenn er mit einer Katze in Kontakt kommt.
Er hat Rückenschmerzen vom falschen Heben.

Im Sommer war er gegen Mitte August recht schlapp geworden, war drei Tage im Bett geblieben mit Anzeichen von Fieber; diesmal hatte er es richtig auskuriert. Im letzten Jahr ist das Kranksein eskaliert, so daß er im Frühjahr richtig zu Hause bleiben mußte.

Vorher waren die Weisheitszähne wegen Beschwerden extrahiert worden. In der Regel bekommt er schwerer Luft, wenn er in Räumen ist, in denen sich ein Tier aufhält; dann nimmt er Allergospasmin, danach fängt die Nase an zu laufen. Nach Verlassen des Raumes werden Lunge und Nase in der Regel besser. Manchmal bleibt die Lunge noch 1–2 Stunden schlecht.

Früh wacht er um 5^{00}–6^{00} Uhr auf, weil er keine Luft bekommt. Dann steht er auf und versucht, sich durch Tiefdurchatmen oder Abhusten Besserung zu verschaffen. Wenn er wach bliebe, würde er im Sitzen oder Stehen abwarten, bis sich der Zustand bis 8^{00} oder 9^{00} Uhr gebessert hat.

Wenn aber in der Werkstadt Polstermöbel sind, die verstaubt oder verschmutzt sind, dann bessert es sich nicht. Es sei eigentlich immer ein Stück von Lunge zu. Wenn er im Urlaub in der freien Natur ist, ist es besser. Er merkt jedoch, daß er dann keinen Kontakt hat mit Tieren oder Möbeln, mit denen Tiere in Kontakt kamen. Wenn er am Wochenende in die frische Luft geht, hält er auch mal eine Katze länger aus. Wenn es ihm schlecht geht mit der Lunge, dann bekommt er gleich keine Luft mehr, wenn er mit einer Katze in Berührung kommt. Er konnte aber keinen Zusammenhang mit Streß feststellen.

Seine Atemnot ist nicht davon abhängig, wie er sich insgesamt fühlt.
Er steht z. B. zur Zeit unter Spannung wegen Wohnungssuche, und da geht es ihm körperlich mit der Lunge gut. Wenn es ihm ingesamt gut geht, kann er trotzdem Atemnot haben.

Seine Eltern haben einen Hund. Bei manchen Besuchen merkt er es sofort, bei manchen Besuchen kann er länger bleiben. Da dachte er, daß es an der Unterhaltung liegt. Aber er hat sich bei angenehmer Unterhaltung nicht wohl gefühlt, Atemnot gehabt, die Nase ist gelaufen, die Augen waren zu.

Er kann es nicht genau festlegen, welche Tiere es sind, weder bestimmte Katzensorten, noch bei den Hunden. Er ist jetzt von der Beobachtung äußerer Zusammenhänge abgekommen, hat jedoch auch nicht mit anderen Leuten gesprochen, ob denen etwas auffällt.

In letzter Zeit ist es ihm aufgefallen, daß er relativ viel ißt. Er ißt das Doppelte bis Zweieinhalbfache einer normalen Gasthausportion. Vor einem Jahr wog er 75 kg, jetzt hat er 80 kg Körpergewicht bei einer Körpergröße von 195 cm. Die Arbeit ist gleichbleibend seit drei Jahren. Er versucht, recht ausgewogen zu essen. Er kann wegen der Arbeit als Raumausstatter mittags nur Brote und Ungekochtes essen. Abends ißt er dann warm. In der Früh Kaffee zum Brot, tagsüber Wasser. Abends hat er ein vollständiges Essen mit Fleisch oder Käse. Das Essen ist ihm schon ein Problem, weil er es nicht schafft, ausgewogen zu essen. Wenn er sich früh Brote schmiert, merkt er, daß er eigentlich gar keinen Appetit hat, bloß Hunger; dasselbe ist abends, daß er eigentlich keinen Appetit hat. Manchmal ärgert er sich, daß er es so handhabt, dann läuft es so wieder weiter.

Die Tendenz ist mehr zu Gebratenem oder Gebackenem. Er hat gern Fleisch dabei. Tagsüber keine Wurstbrote, weil er kein Schweinefleisch ißt; abends aber schon Fleisch. Süßspeisen versucht er, recht gering zu halten, um möglichst wenig Zucker zu essen. Heißhunger hat er eigentlich nicht; wenn es ihm schmeckt, ißt er halt drauf los. Das ist unterschiedlich; er hat z.B. drei türkische Pizza gegessen, obwohl er schon nach der zweiten hätte aufhören können. Einmal hat er zwischendrein eine ganze Tafel Schokolade gegessen. Außerhalb der Mahlzeiten ißt er so gut wie nichts. Abneigung oder Ekel hat er eigentlich nicht, höchstens gegen gelbe Rüben; er ißt eigentlich recht vielerlei.

Eigentlich hat er im Moment keine Probleme; er ist seit einem Jahr mit der Lehre fertig. Aber er merkt, daß das auf die Dauer nichts ist, daß die intellektuellen Fähigkeiten zu kurz kommen. Er setzt sich dann abends vor den Fernseher, anstatt Leute zu treffen. Er will jetzt studieren, nachdem seine Eltern ihm ein Studium bezahlen wollen. Er kennt viele Leute, die sind eigentlich aktiver, haben mehr Zeit, etwas zu machen, sind nicht so abhängig vom Beruf. Er hat immer mit Neid auf sie geschaut. Die Aussicht, daß er noch studieren kann, ist eine Erleichterung für ihn. Er hat die ganze Zeit nach Auswegen verzweifelt gesucht; es war ihm klar, daß er diesen Beruf nicht auf die Dauer machen würde, entweder eine Meisterprüfung oder studieren.

Auf die Fragen: Sicherlich alle paar Jahre eine Mandelentzündung. Er weiß eigentlich nicht mehr, warum sie herausgekommen sind.

Er hat eher eine fettige Haut, auch öfters Unreinheiten. Wöchentlich reinigt er die Ohren von gelblichem Schmalz.

Bei Belastungen bemerkt er Herzklopfen.

Schon im 10. Jahr hatte er unter Blähungen gelitten, seit Symbioflor hat er weniger Flatulenz. Zwiebeln, frische grüne Paprika, Knoblauch, Bohnen und Bier verstärken die Blähungen.

Er versucht, bis eineinhalb Liter Wasser täglich zu trinken.

Er hat kleine Hoden, besonders rechts. Das Spermiogramm ergibt niedrige, aber noch normale Werte.

Schlaflage rechts; schläft gut ein, tiefer Schlaf, braucht im Schnitt 8 Stunden Schlaf. Nach dem Erwachen ist er bis zum Frühstück mürrisch, danach könnte er Bäume ausreißen. Er nimmt sich Sachen für den Abend vor, zu denen er dann aber zu müde ist. Er hat immer kalte Hände und Füße; streckt aber die Füße aus dem Bett. Im Moment hat er kalte Füße, obwohl sie naß sind, also von Schweiß.

Vom Wetter her ist ihm der Herbst recht angenehm; er geht gern heraus, wenn es frisch, windig und recht feucht ist.

Vor dem Gewitter ist er gereizter und erschöpft. Im vorigen Jahr bei 40 °C in der Türkei und im hiesigen Winter geht er gern heraus; er glaubt, beides besser aushalten zu können als andere. Stickig heiße Zimmer mag er weniger, auch keine engen Räume. Früh beim Erwachen sind öfter die Glieder schwer wie kurz vor einem Krampf, und er wagt nicht, sich zu bewegen. Dabei hat er das Gefühl von innerlich etwas Hartem, das durch die Bewegung langsam abfällt.

Er hat häufig schmerzhaft kalte Knie. Abends im Bett werden ihm die Füße zu warm.

Nasenbluten mit Grind und Schleim vermischt.

Im Gesicht Mitesser und zwei Warzen auf der rechten Wange.

Atemnot schlechter durch Tierhaare, feuchte Räume (Schimmel?) und Hausstaub, besser durch frische feuchte Luft (Meer). Fühlt sich an der Meeresküste besser. Dauernd Pfeifen im Brustkorb, Neigung zum Herzklopfen.
Lendenschmerzen früh beim Aufstehen.
Der After wird durch Schwitzen wund.
Nachts braucht er für die Atmung auf alle Fälle frische Luft.
Gegen Zugluft ist er am Hals und Rücken empfindlich.
Schlechter Schlaf bei Vollmond.
Nach Schwitzen bilden sich Pickel. Handtellerschweiß.
Er raucht höchstens eine Zigarette pro Tag und trinkt dreimal wöchentlich Bier.

Allein **Conium maculatum** zog sich durch das Symptom der Pickel auf schwitzenden Teilen, der Atemnot morgens, des Sich-Verhebens, der Handtellerschweiße und des vermehrten Ohrenschmalzes mit 10/5.

Verlauf:
Am 26.9.86 nahm der Patient 1 Globulus **Conium maculatum** XM. Seit Oktober keine Atemnot mehr, obwohl er sich bei einem Umzug Anfang Oktober sehr angestrengt hatte.

Nachdem er in der Woche in einer Wohnung mit Tieren beruflich gearbeitet hatte, trat am 16.10. abends, besonders zwischen 21^{00} und 22^{00} Uhr Atemnot auf. Diese zwang ihn, sich in den nächsten drei Nächten leicht nach vorn gebeugt aufzusetzen. Liegen auf der rechten Seite besserte.
In den nächsten Tagen sei es aber schnell besser geworden.

Am 12.11.86 zog er sich bei der Arbeit eine Rippenfraktur zu.
Am 13. und 17. November hatte er nach staubiger Arbeit in einem Rohbau nächtliche Atemnot und Schleimhusten, Flimmern und Zucken im rechten Auge. Da die Atemnot bis zum 15.12. noch in leichter Form anhielt, nahm er dann das zweite Mal Con.XM. Ab 17.12. ging es ihm gut.

Er hatte in dieser Zeit nur am 20.1.87 nach Katzenkontakt abends drei Stunden leichte Atemnot.
Ohne schwere Arbeit hatte er beim Heben, Sitzen und besonders beim Krummsitzen Rückenschmerzen. Nachts mußte er den Rücken durchdrücken.
In der zweiten Hälfte des Januar 87 hatte er Atembeschwerden in schlechter Luft.

Ab Mitte Februar trat nach Schwitzen Jucken auf wie früher bei seinen Allergien. Am stärksten schwitzt er in den Achselhöhlen.
Seit der letzten Februarwoche bestanden nach Katzen- und Hundekontakt Atembeschwerden.

Zum Repertorisieren kombiniere ich das Symptom des Neides auf die Eigenschaften anderer mit dem des Verlangens nach geistiger Arbeit und erhielt Lach. (2), Sulph. (2). Durch das Symptom des Abdeckens der heißen Füße fiel die Entscheidung für **Sulphur lotum** (5). Die Symptome der Atemnot abends und des Juckens schwitzender Teile bestätigten die Arzneiwahl mit 9/5.
Am 12.3.87 Einnahme von Sulphur lotum XM.

Danach taubes Gefühl in den rechten Zehen und Schmerzen in dem vor Jahren verletzten rechten Ellenbogen und Handgelenk.
Die Atemnot hielt noch bis zum 21.4. morgens ab 5^{00} Uhr an. Seine Freundin hatte seit einer Woche eine Bronchitis; aber er hat sich nicht angesteckt.
Bei der Arbeit keine Rückenschmerzen mehr.
Er schläft halb auf dem Rücken, seltener rechts. Er streckt die Füße nicht mehr aus dem Bett, sie sind nachts eher kalt.

Im Mai viel staubige Arbeit ohne Atemnot. Die Füße sind nachts nicht mehr so kalt.
Vom vielen Waschen hat er Einrisse am Nagelbett.
Ab und zu Rückenschmerzen durch schweres Heben.
In der letzten Juniwoche nach Katzenkontakt ab 4^{00} Uhr unruhiger Schlaf mit leichter Atemnot und Besserung in der Rechtslage. Danach konnte er monatelang ohne wesentliche Beschwerden mit Katzen und Staub in Kontakt kommen.
Beginn des Studiums ab Oktober 87.
Ab 4.10. hatte er stundenweise tagsüber oder nachts Atemnot, die durch Katzenkontakt oder Arbeiten mit Baumwollstoff verstärkt wurde. Deshalb am 24.10.87 die zweite Gabe von Sulph.XM.
Schon ab dem nächsten Tag ging es ihm auch den November über gut.

Am 6. und 25. Dezember hatte er starke Atemnot nach Kontakt mit Tieren und nach Überredung durch seine Mutter Spray angewandt, um mich nicht zu stören. In den folgenden Wochen hatte er eine krampfartige innerliche Enge, die in der Brust vom Bauch her die Luftröhre hochwandert mit Hitze, Herzklopfen, leichtem Stechen, Reißen und einem Gefühl, als ob ein Lungenbläschen kratzt.
Knickt beim Sport leicht in den Knöcheln um.

Seit November 87 raucht er nicht mehr, trinkt aber jeden zweiten Tag eine Tasse Kaffee. In der Bettwärme Jucken am linken Unterarm bis zum Wundkratzen.

Laborparameter vom 22.1.88: TPA 36 U/l, ACE 53 U/l.
Kontroll-CT vom 2.2.88: Im oberen Mediastinum narbig-bindegewebige Verdichtungen, keine Lymphome, regelrechte Lungenzeichnung.

Wegen der Atemnot dritte Gabe von Sulph.XM am 10. Februar 88. Daraufhin wurde die Atemnot immer besser. Er konnte sogar am 13. März eine Katze ohne Beschwerden ertragen.

Als Anfang April die Atemnot wieder auftrat, erste Gabe von Sulph.CM am 12.4.88.
Darauf habe ich lange nichts mehr von ihm gehört.

Am 21.12.88 berichtet er mir von einer Erkältung mit Schnupfen und Husten seit einer Woche, jedoch ohne Atemnot. Er habe viel für das Studium gearbeitet, dabei viel geraucht und Alkohol getrunken; er sei im Sport und bei körperlicher Arbeit gut belastbar, habe 3 kg in der Prüfungszeit zugenommen, wiege jetzt 86–87 kg. Die Atmung sei nur zweimal nach Pferde-, bzw. Hundekontakt ganz kurz schlechter geworden; dabei sei ihm ein Hitzegefühl und Herzklopfen aufgefallen.

Am meisten mache ihm jetzt seine Haut zu schaffen. Er bekomme an den Armen juckende Pickel, die er manchmal aufkratzt. Manchmal seien es kleine Bläschen mit weißlicher Flüssigkeit. Beim Schwitzen durch Sport treten nicht-juckende Pickel auf; sie haben einen Durchmesser von 3-5 mm, sind rot mit einer Aufhellung in der Mitte.

Es sei ihm aufgefallen, daß er nach dem Katzenkontakt zuerst eine Reizung in der Nase und den Augen verspüre, dann erst in den Lungen. Bei Hundekontakt sei zuerst die Verkrampfung in der Lunge da, bevor die Nase und die Augen Beschwerden machen.

Am 10.9.89 rufe ich ihn an, um mich nach seinem Befinden zu erkundigen: Es gehe ihm blendend.
Bei seinem Italienbesuch Weihnachten 88 hatte er gegen mein Verbot Schwefelbäder genommen, aber ohne Badereaktion.

Er hat die zweite Gabe Sulph. CM am 6.1.89 von sich aus in der Annahme eingenommen, gegen die vielen Tierkontakte bei den bevorstehenden Familienbesuchen wirken zu müssen. Danach hat er die Besuche gut überstanden und seither keine Beschwerden mehr gehabt. Die Haut ist gut.

Epikrise:
Bei dem jetzt 28jährigen war im Februar 84 klinisch eine Sarkoidose diagnostiziert worden. Die Diagnose konnte laborchemisch und radiologisch eindeutig gesichert werden. Eine Mykose und eine Tuberkulose konnten zweifelsfrei ausgeschlossen werden.
Aufgrund seiner Vorgeschichte war der Patient prädestiniert für Lungenerkrankungen. Er war über zwei Jahre lang radiologisch positiv an einer Sarkoidose erkrankt. Da diese in der Mehrzahl der Fälle nach zwei Jahren spontan ausheilt, mußte im vorliegenden Fall als Prognose von einer weiteren Progredienz der Erkrankung ausgegangen werden.

Er lehnte es ab, pulmologisch betreut und mit Cortison behandelt zu werden.
Im Behandlungsverlauf besserte sich die Symptomatik zunehmend, vor allem haben sich auch die radiologisch nachweisbaren Veränderungen bis auf narbige Strukturen vollständig zurückgebildet.
Durch Conium und besonders durch Sulphur lotum konnte der Patient erfolgreich behandelt werden.

Ovarialcysten mit Sterilität 2,7

Arzt: Frau Dr. med. Erika Anzensbacher

Die '52 geborene, jetzt 33jährige Patientin kam am 16.12.85 in meine Behandlung.
Eigen-Anamnese:
Meningitis mit 8 Jahren.
Rezidivierende Anginen, 1973 Tonsillektomie.
1973 Operation eines Adenoms der linken Thyreoidea.
Verheiratet seit 1975 mit Kinderwunsch, aber Sterilität.
1978 Hysterosalpingographie ergab normal durchgängige Tuben.
1978 ergab das Spermiogramm des Ehemannes eine schwere Beeinträchtigung der Spermiogenese (infolge Überdosis von Antibiotika bei der Behandlung seiner Meningitis im Kindesalter?).

Wegen Unwahrscheinlichkeit einer Erfüllung des Kinderwunsches Adoption eines Säuglings im September 79.
Am 31.12.79 akutes Abdominalsyndrom durch Adnexitis sin. und gänseeigroße Ovarialzyste links. Unter der Therapie von Clamoxyl 750 und Supp.Tanderil weitgehende Besserung der Lokalsymptome. Anschließend rezidivierende Schmerzen im linken Unterbauch.

Deshalb Krankenhausaufnahme am *29.5.80* zur Pelviskopie: Linkes Ovar pflaumengroß. Die Chromopertubation zeigt links eine verzögerte Durchgängigkeit. Chemotherapie mit Lidaprim.

August 81 Verschorfung einer Portioerosion. Wenige Tage später heftiger Schmerz nachts im Unterbauch mit Erbrechen – notfallmäßige Spitaleinlieferung. Sofortige Operation wegen Verdacht einer Appendicitis perforata. Es fand sich jedoch eine mandarinengroße, stielgedrehte, hämorrhagisch infarzierte Ovarialzyste links mit Perforation vor, basierend auf einer Endometriose. Entfernung der linken Adnexe. Anschließend sehr schleppende Rekonvaleszenz.

Juli 83: Bei der gynäkologischen Untersuchung wegen neuerlicher Unterbauchbeschwerden wird eine gut hühnereigroße Zyste des rechten Ovars festgestellt. Der Ultraschallbefund ergab ein 70 x 48 mm messendes zystisches Gebilde im Bereich der rechten Adnexe. Bei konservativer Therapie langsame Rükbildung binnen eines Monats.

Im *März 85* erneut stechende Schmerzen im rechten Unterbauch. Rechtes Ovar wieder hühnereigroß, mit der Umgebung verwachsen. Sonographisch ist das Ovar von der Umgebung sehr schlecht abgrenzbar. Am unteren Pol findet sich eine 50 x 35 mm messende Zyste. Unter konservativer Therapie keine anhaltende Besserung.
Deshalb am *24.4.85* neuerliche Laparotomie, Zystenausschälung des rechten Ovar und Appendektomie.
Am *1.8.85* Inzision eines Bartholinischen Abszesses, am *28.10.85* Ausschälung der Bartholinischen Zyste.
Die Patientin meinte, daß das Auftreten der Ovarialzysten immer im Zusammenhang mit den Geburten von Babies bei Geschwistern und Bekannten auftraten.

Beschwerden am 16.12.85:
Nach dem, was die Patientin in den letzten Jahren durchgemacht habe, wolle sie sich entweder „einen Reißverschluß in den Bauch einnähen lassen, oder es einmal mit einem homöopathischen Arzt versuchen".

Allein **Lachesis muta** zog sich durch die Symptome des Fleisses vor den Menses (Putzwut), der Furcht vor Schlangen, der fröhlichen Geschwätzigkeit, der Bauchlage und der linksseitigen Struma mit 10/5.

Die Wahl von Lachesis wurde noch bestätigt durch die 10 weiteren Symptome: Folgen von Enttäuschung und Kummer, genau in Kleinigkeiten, linksseitiger Ovarialtumor, Symptome erstrecken sich von links nach rechts (erst linker, dann rechter Ovarialtumor), Heißbaden verschlechtert, Mensesbeginn schmerzhaft, Sterilität, Fasten verschlechtert, Naevi.
Nach einer Reise nimmt die Patientin am 17.1.86 drei Glob. **Lachesis muta** XM ein.
18.2.86 tel. Bericht: „Fühle mich viel besser." Weiter wirken lassen.
18.3.86: „Fühle mich herrlich. Alle in der Familie hatten Grippe, nur ich blieb verschont." Weiter wirken lassen.
21.3.86: Letzte Regel am 15. März 86 war nun wieder sehr stark gewesen. Seit dem 19. März (Ende der Regel) wieder Stiche im rechten Unterbauch. Gynäkologisch o.B. **Apis meliffica** M 3 Glob. wegen Verdacht auf re. Ovarialtumor.

2.4.86: Stechen war nach vier bis fünf Tagen weg gewesen. Fühlt sich aber nicht mehr so frisch wie unter Lachesis. Wieder auffallende Putzwut vor den Menses. Beengung im warmen Zimmer, verträgt nur lockere Kleidung. Zittern der Zunge beim Vorzeigen. Einige Male Epistaxis links. **Lachesis muta** XM 3 Glob.

18.6.86: Es geht wieder sehr gut. Kein Globusgefühl mehr, kein Lufthunger. Beim Anblick von Schlangen sind nie mehr Aphthen aufgetreten. Weiter wirken lassen.

17.7.86: Kann nicht mehr in Bauchlage schlafen. Atypisches Erwachen 5^{00} Uhr morgens, leichte Übelkeit (mir wird ganz warm ums Herz, und ich frage sofort nach der letzten Regel). Letzte Mensis am 11.6.86! Der sofort durchgeführte Schwangerschaftstest ist positiv!

Eine in den nächsten Tagen auftretende Hyperemesis gravidarum war binnen zwei Tagen unter **Sepia succus** XM behoben. Weiterer Schwangerschaftsverlauf hervorragend. Rasche und auffallend leichte Geburt (drei Preßwehen) bei 34jähriger Primapara unter homöopathischer Geburtsvorbereitung (Caulophyllum thalictroides C30 wöchentlich 2 Glob. in den letzten drei Wochen, Cimicifuga racemosa200 bei Wehenbeginn).
Geburt am Termin. Gesunder, kräftiger Junge.

Epikrise:
In der Anamnese linksseitige Ovarialzysten bis zur operativen Entfernung der linksseitigen Adnexe und zweimalige rechtsseitige Ovarialzysten bis zur operativen Ausschälung der Zyste.

Trotz dieser fünfmalig rezidivierenden Ovarialzysten mit operativen Folgen und trotz der beeinträchtigten Spermiogenese hat die Patientin dank Lachesis muta nach 11jähriger Ehe empfangen und einen gesunden Jungen zur Welt gebracht.

Psychosen

Endogene Depression 3,1

Der 1957 geborene Patient kam mit 23 Jahren im Januar 1980 in meine Behandlung.
Die Psychiatrische Universitätsklinik schrieb in ihrem *Brief vom 9.7.79,* daß der Patient „in kontinuierlicher psychiatrischer Behandlung sein müßte, denn neben der überwertigen Idee der ‚Primär-Therapie' besteht ja doch eine schwere depressive Verstimmung, die den Charakter einer endogenen Depression hat, und mit den derzeitigen Selbstvernichtungstendenzen ist der Patient ein unverändert behandlungswürdiger und behandlungsbedürftiger Patient."

Am 12. Januar 1972 war der damals 15jährige am Tiefpunkt seines Lebens angelangt, als er das Luftgewehr unter dem Kinn ansetzte und sich in den Kopf schoß. Das Geschoß hatte das Siebbein durchschlagen und war unter dem Sinus saggitalis steckengeblieben. Wie konnte es bei dem überdurchschnittlich intelligenten Jugendlichen dazu kommen?

Sein Vater, sein Onkel und sein Großvater väterlicherseits sind, bzw. waren durchgehende Alkoholiker.

Um eine weitere Ursache seines Krankseins zu erkennen, müssen wir zum ersten psychischen Trauma seines Lebens zurückgehen. Seine Mutter berichtete, daß er im zweiten Jahr, als er zum ersten Mal eine Treppe allein heruntergehen wollte, dies ängstlich rückwärts versuchte. Da packte seinen Vater der Zorn, er haute ihn durch und zwang seinen Sohn, die Treppe vorwärts zu gehen. Durch das Strafen im Zorn, das Kinder stets als Unrecht empfinden, wog das Trauma doppelt schwer. Dadurch verlor unser Patient das Vertrauen zu seinem Vater und zu sich.

Seit seiner frühen Kindheit ist es für den Patienten durch die Trunksucht seines Vaters immer wieder zu Enttäuschungen, zu Kränkungen und Demütigungen gekommen.

Aus dem Abschlußbericht der obigen Klinik vom 24.3.72 über die stationäre Beobachtung und Behandlung vom 28.1.– 8.3.72:

„Schon als kleiner Junge sei er immer sehr kontaktarm, schüchtern und zurückhaltend gewesen. Auf Grund seines ängstlichen Verhaltens konnte er sich auch gegenüber Gleichaltrigen nicht zur Wehr setzen. Auch im Elternhaus habe er nur selten eine andere Meinung vertreten oder gegen Anweisungen opponiert. ... Für die Eltern kam der Suicidversuch sehr überraschend, da sie bei dem Jungen keine depressive Struktur vermuteten, und er auch früher nie androhte, einen Suicid zu begehen. ... Eine Trotzphase wurde bei dem Kind nicht registriert. Er sah immer mehr wie ein Mädchen aus, verhielt sich ruhig, still überangepaßt und war nie trotzig-aggressiv. Bis in die Gymnasialzeit spielte er mit Puppen. Zwischen dem 11. und 12. Lebensjahr band er den Puppen Bücher vor die Augen und versteckte sie auf dem Dachboden. Auf Grund seines ängstlich-schüchternen Verhaltens weigerte er sich, einen Kindergarten zu besuchen. Die Einschulung verlief jedoch ohne Schwierigkeiten. Er lernte überaus gut, war immer unter den Klassenbesten ... Im Gymnasium besuchte er zuletzt die Untersecunda und stand vor der mittleren Reife. ...

EEG vom 3.2.72:

EEG mit mäßig ausgeprägtem unregelmäßigem 10/sec-Alpharhythmus. Allenfalls stellenweise leichte Allgemeinveränderung, jedoch kein sicherer Herdbefund. Die diskrete Beta-Wellenvermehrung ist wohl medikamentös bedingt. ... Die leichte Dysrhythmie und Zwischenwellenvermehrung stellen keinen obligat pathologischen Befund dar und lassen keinen sicheren Schluß auf eine diffuse oder umschriebene Funktionsstörung im Bereich der Großhirnhemisphären zu.

Verhalten auf der Station:

Er wirkte zunächst sehr gehemmt, zurückhaltend und ernst . . . In einem zwanglosen Gespräch führte er immer wieder psychologische Begriffe ein, um auf dieser intellektuellen Ebene seine Gefühle nicht preisgeben zu müssen. Er fand deshalb auch schlecht Kontakt zu der Jugendgruppe, zog sich meist mit einem Buch in ein Zimmer zurück, las beispielsweise ‚Die Deutschstunde' von Siegfried Lenz und wissenschaftliche Bücher über Atomphysik. ...

Der Patient bestätigte, daß er sich seit mehreren Monaten mit Suicidabsichten herumtrug und auch den Suicidversuch bewußt und überlegt durchgeführt habe. Begründend gab er an, daß er trotz starker Kontaktwünsche nie einen Freund gefunden habe. Auch die Schule würde ihm zur Last, da er in der Aneignung von Wissen keinen Sinn erkennen konnte. Er habe sein ganzes Leben nur für sich, nie für andere gearbeitet, wolle deshalb jetzt einen praktischen Beruf erlernen . . .

Seit den Weihnachtsferien 71/72 weigerte er sich nach den Angaben der Eltern, weiter die Schule zu besuchen, klagte über Müdigkeit, Schwindelgefühl und lag mehrere Tage im Bett. Er begründete sein Verhalten damit, daß er jetzt einen praktischen Beruf erlernen wolle: „Das Leben ist nur dann sinnvoll, wenn man schöpferisch tätig ist.“ Er lehnte jeglichen Kontakt ab und beschäftigte sich ausschließlich mit wissenschaftlichen Büchern, zeigte vor allem Interesse für Mathematik, Physik und Psychologie. ...

Eine jugendpsychiatrische Einzelbetreuung wird in Form einer einmal wöchentlich stattfindenden Gesprächstherapie von uns übernommen. ...

Eine medikamentöse Therapie von zweimal 5 mg, abends 10 mg Aponal soll über längere Zeit beibehalten werden."
Der Patient wünschte sich 1979, daß die originale Primärtherapie nach Janov in Los Angeles durchgeführt werde; sie wurde aber von dort aus abgelehnt.

Bei meiner eingehenden Erstuntersuchung am 22. Januar 80 gab der Patient folgende Beschwerden an:
Spannen, Druck wie von einem Stein erstrecke sich vom Nacken in den Kopf und die Brustwirbelsäule; Liegen erleichtere. „Der Druck macht mich wahnsinnig, ich habe die Angst, verrückt zu werden."
Die Mattigkeit sei nach geistiger Anstrengung, Kälte, nach Masturbation und abends stärker. Masturbation befriedige ihn nicht. Er fühle sich bei Zwang wie verlassen und elend.
Er werde plötzlich blaß, vertrage Sonnenlicht nicht.
Im Schlaf rede er und decke sich ab. Vor zwei Jahren habe er geträumt, daß ihm ein Pfeil durchs Herz geschossen wird.
Beim Schachspiel sei er unkonzentriert; er ist Mitglied eines Schachklubs.
Er habe nur mäßigen Appetit; aber Verlangen nach Obst und Rohkost.
Bei Erregung bildeten sich stinkende Blähungen.

Bei der Repertorisation gingen durch die Symptome der Selbstmordneigung mittels Erschießen, des Nichtertragenkönnens von Ungerechtigkeit (ab dem zweiten Lebensjahr), der Beschwerden infolge von Kränkung, der Furcht vor Geisteskrankheit und der Ablehnung von Gesellschaft Nux-v. mit 9/5 und Staph. mit 14/5.
Am 22. Januar 80 erhielt der Patient **Staphysagria** XM mit 1 Glob.

Als er nach fünf Wochen *am 26. Februar 80* zur zweiten Beratung bestellt war, überfiel er mich im Wartezimmer im Beisein anderer Patienten mit den Worten: „Ich lasse mich nicht ein zweites Mal in den Tod treiben!" Dann lief er weg. Seitdem beriet ich ihn über seine intelligente Mutter, die ihm jedes Mal das in einem Getränk aufgelöste Arzneimittel heimlich gab.
Am Schluß des § 228 des Organon schreibt Hahnemann, daß Arzneigaben „... dem Kranken ganz unbewußt in seine Getränke gegeben werden können ..." Gallavardin wandte diese Methode bei seinen psychisch Kranken an.
Diese Aussage des Patienten hielt ich zwar für eine Arzneireaktion, sah mich aber durch den Verdacht eines drohenden Selbstmordversuches gezwungen, neu zu wählen.
Von seiner Mutter erfuhr ich, daß er häufig mit „Nein" antwortet, sich „starrköpfig" verhält und sich vor Hunden fürchtet, wenn er im Rahmen des Beerdigungsinstitutes der Familie Kunden in Häusern mit Hunden besuchen muß.

Sonst sei er überempfindlich gegen Geräusche; aber es ginge ihm beim Hören von Musik besser.
Der Nackendruck sei gebessert. Vor einem Sturm fühle er sich schlechter.

Nur **Tuberculinum bovinum Kent** ging durch die Symptome der Nein-Antworten, der Furcht vor Hunden, des starrköpfigen Verhaltens, der Besserung durch Musik und der Verschlechterung vor Sturm mit 8/5.

Fünfmal bekam der Patient Tub.M bewußt in der gleichen Potenz aus Vorsicht vor gefährlich sich auswirkenden Arzneireaktionen zwischen Februar 80 und November 82. Im Dezember 82 und Juli 83 folgte die Einnahme von Tub.XM, im September 83 von Tub.CM. So stand er bis Dezember 83 fast drei Jahre unter der bisher positiven Wirkung von Tuberculinum bovinum Kent. Aber im Herbst 83 kam es zu einer Krise nach der Kränkung durch seinen Vater.

Bei der Beratung am 20. Dezember 83 erfuhr ich von einem Streit mit dem Vater um den Kauf eines größeren Autos für ihr Beerdigungsinstitut, das der Sohn vorgeschlagen hatte. Seitdem arbeitete der Sohn nicht mehr, war schweigsam, appetitlos, unordentlich und schwankte zwischen Geiz und Verschwendung in Form einer Kaufwut.

Bei der Repertorisation kombinierte ich das Symptom der Beschwerden infolge von Kränkung mit dem der Gleichgültigkeit gegen Pflichten und erhielt Ars.(2), Calc.(4), Lach.(3), Merc.(2), Nat-m.(4), Sulph.(3). Das Symptom des Wechsels zwischen Geiz und Verschwendung reduzierte die Mittelzahl auf Calc.(5), Lach.(4), Merc.(3), Sulph.(4). Erst das Symptom der Unordentlichkeit und der Schweigsamkeit brachte die Entscheidung für **Sulphur lotum** mit 9/5.

Der Patient nahm zwischen Dezember 83 und September 87 je zweimal Sulph.XM und CM ein, eine fast vierjährige Wirkungsdauer.

Im Oktober 87 kam es wieder zu einer Auseinandersetzung mit seinem Vater; es packte den sonst eher schüchternen Patienten dabei der Zorn nach dem Bericht seiner Mutter mit blassem Gesicht.

Allein **Staphysagria** zog sich bei der *Beratung im November 87* durch die Symptome des Zorns mit blassem Gesicht, der Schüchternheit, seiner Abneigung gegen Käse und seines Verlangens nach Obst.

Auf die einmalige Gabe von 1 Glob.Staph.XM im November 87 gutes Befinden bis Herbst 88.
Im September 88 kam es wieder zu einer Krise. Jetzt war der Auslöser das Nichteintreffen einer sicher erwarteten Baugenehmigung für den Erweiterungsbau des Geschäftes seiner Eltern mit dem Bau einer eigenen Wohnung für den Patienten. Die Pläne hatte er selbst entworfen. Diese Enttäuschung vereitelte seine Absicht, die Bauausgaben aus steuerlichen Grün-

den noch 1988 absetzen zu können. Eine erneute Gabe von Staphysagria besserte gar nichts, und Tuberculinum löste nur seinen Trieb, zu laufen oder mit dem Auto ziellos herumzufahren. Noch im Januar 89 lehnte der Patient nach wie vor alle Arbeit ab, zeigte jetzt Hochmut und eine hochgradige Eifersucht gegenüber seiner Schwester, die er „wie Luft behandelte". Der Rückblick auf die vergangenen Jahre zeigte, daß der Patient wiederholt im Herbst für Depressionen anfällig war.

Für die Repertorisation bei der *Beratung im Januar 89* kombinierte ich das Symptom des mangelnden Pflichtgefühls mit dem des Hochmuts und fand die acht Mittel Alum.(2), Anac.(2), Calc.(4), Lach.(3), Merc.(2), Nat-m.(2), Sil.(2), Sulph.(4). Das Symptom der Eifersucht reduzierte ihre große Zahl auf Anac.(3) und Lach.(7). Beide Mittel bestätigten das Symptom seiner Schweigsamkeit. Erst das Symptom der Verschlechterung im Herbst brachte die Entscheidung für das schon stärker angezeigte **Lachesis muta** mit 11/5.

Der Patient nahm im Januar 89 als vorletztes Arzneimittel Lach.XM ein. Ab Februar 89 arbeitete er teilweise, ab Ende März 89 wieder voll im Familienbetrieb mit.

Nach 20 Monaten trat am 13. September 90 wieder Unruhe, Kauflust und Schweigsamkeit auf. Deshalb die zweite Gabe von Lach.XM. Nach 7 Wochen besteht bis jetzt Herbst 94 ein durchgehendes Wohlbefinden. Über vier Jahre wirkt jetzt Lach.XM nach.

Epikrise:
Der damals 15jährige Junge unternahm im Januar 72 einen Selbstmordversuch aus endogener Depression und wurde danach mit Aponal über Jahre therapiert.
Ab Januar 80 befindet in meiner 15jährigen Behandlung mit vier homöopathischen Einzelmitteln. Jedes dieser Arzneimittel trug zur Besserung bei: Staphysagria verursachte im Februar 80 eine fragliche Arzneireaktion mit Suicidgefahr, aber es löste die Krise Oktober 87.
Tuberculinum bovinum Kent brachte mit acht Arzneigaben von Januar 80 bis September 83 die erste wesentliche Besserung.
Sulphur lotum, das Komplementärmittel zu Tuberculinum, stabilisierte den Patienten mit vier Arzneigaben von Dezember 83 bis September 87.
Sein Konstitutionsmittel Lachesis muta führte mit den beiden Arzneigaben im Januar 89 und September 90 zur Heilung.

Nach telfonischer Auskunft der Mutter im Januar 96 geht es ihrem Sohn gut, er ist froh, er arbeitet viel im Familienbetrieb und spiele Schach in seinem Schachclub.

Akute Psychose 3,2

Ausgehend von dem Konstitutionsmittel des vorigen Patienten möchte ich jetzt nach dessen 10jähriger Behandlung über einen Patienten mit einer akuten Psychose berichten.

Der 1904 geborene, damals 54jährige Patient kam am 19. Juni 1959 mit einer akuten Psychose wieder in meine Behandlung.
In seinem Beruf war er Bauunternehmer; aber mit seinem Herzen war er Musiker und gab zweimal im Jahr ein Klavierkonzert mit einem Orchester aus vorwiegend Laienspielern auf hohem Niveau. Er nahm alle Freizeit, um sich auf diese Konzerte vorzubereiten.
Er hatte im Dezember 58 auf eine Erregung reagiert mit Unruhe, Schwäche, Druck in den Ohren nach außen, Kloßgefühl hinter dem Sternum, abwechselnd Kribbeln und Stechen in den Unterarmen und Händen.

Nun hatte der Patient am 18. und 19. Juni 1959, für ihn völlig ungewohnt, je zwei Stunden mit einem Preßlufthammer Fels abgesprengt, um ein ebenes Fundament zum Bau seines Wochenendhauses herzustellen. Nach diesen Erschütterungen trat am 19. ein akuter Verwirrungszustand auf. Da dieser Zustand mechanisch bedingt war, behandelte ich seine Halswirbelsäule nach der osteopathischen Methode. Aber leider blieb die beängstigende Psychose innerhalb der nächsten drei Stunden unverändert. Deshalb nahm ich die Symptome zur Arzneiwahl auf:

Der Patient sprach nichts, sondern bat immer wieder alle 5–10 Minuten seine Frau, ihm zu erzählen, was sich gestern und heute ereignet hätte, und welche genaue Uhrzeit jetzt sei.

Der Patient sah angespannt auf seine Armbanduhr, schien die Worte zu verstehen und darüber nachzudenken. Aber nach Minuten hatte er alle Ausführungen über die zeitlichen Zusammenhänge und die Uhrzeit vergessen und war über den zeitlichen Ablauf der letzten beiden Tage verwirrt.

Der Patient war verzweifelt darüber, daß er sich nie mehr zurechtfinden könnte. Diese Verzweiflung trieb ihn, begleitet von seiner Frau, unruhig in der Gegend herum.

Akut trieben Hitzewallungen den Schweiß auf die Stirn; Kaffeegeruch war dem Patienten unangenehm, der getrunkene schwarze Tee verschlechterte seinen Zustand.

Das Schlüsselsymptom der Verwirrung über die Zeit öffnete wie ein Schlüssel die Tür zur Mitte dieses Krankseins, zum Treffen der „12" in der Zielscheibe. Nur **Lachesis muta** ging durch die Symptome der Verwirrung in der Zeit, der Verzweiflung über die Genesung, der herumtreibenden Unruhe, der quälenden und schwindenden Gedanken mit 10/5. Lachesis hatte auch die drei somatischen Symptome der Hitzewallungen mit Schweiß, der Abneigung gegen Kaffee und der Verschlimmerung durch Tee.

Damals gab ich noch 5 (heute nur noch 1–3) sehr kleine Globuli von Lach. 200 auf den Handteller zum Zergehenlassen auf der Zunge. Nach 35 Minuten begann die Besserung und setzte sich so schnell fort, daß der Patient zwei Stunden später die einstündige Heimfahrt als Fahrer antreten und ab dem nächsten Tage wieder voll arbeiten konnte.

Als Arzneireaktion wachte der Patient in der dritten Woche für mehrere Nächte mit Beklemmung auf. Die Atemnot verschlechterte sich beim Kopf-Tiefliegen und besserte sich beim Aufrechtsitzen; Liegen schien unmöglich. Diese Reaktion klang ohne jede weitere Gabe ab und war von einer anhaltenden Besserung gefolgt.
Durch Behandlung konnte ich den Patienten bis in sein hohes Alter begleiten, ohne daß er ein Rezidiv dieser Art erlitt, und ihm auch bei seinem Lampenfieber vor Konzerten helfen. Ein halbes Jahr vor seinem Tod konnte er noch mit seinem letzten Klavierkonzert auftreten.

Psychose 3,3

Der 1956 geborene, damals 27jährige Patient kam im Januar 1983 in meine Behandlung.
Eine Schwester der Mutter hatte Selbstmord verübt. Die Großmutter väterlicherseits hatte an Cerebralsklerose gelitten.
Bei dem Patienten selbst war seit der frühen Kindheit Heuschnupfen aufgetreten.
Seine Acne vulgaris generalisierte sich mit 14 Jahren.
Seit der Pubertät bestanden psychische Probleme; seit seinem 25. Jahr wurde Psychotherapie durchgeführt.
Bei der Erstuntersuchung am 22. Januar 83 berichtete er über ein Spannen im ganzen Kopf an drei Tagen der Woche von 10^{00} bis 13^{00} Uhr; es kam wellenartig langsam beginnend und endend oder schnell zurückgehend; Eisbeutel besserten.
Der Kopf juckte, am linken Hinterkopf bildeten sich weiße Schuppen, die Haare fetteten schnell.
Er hatte Verlangen auf Eis und Süßes.
Der Stuhlgang kam nur jeden zweiten oder dritten Tag.
Zum Teil trat beim Coitus anstelle des Orgasmus ein Penisschmerz auf.

Beim Fahren konnte ihn die Wut über falsches Fahren anderer packen. Im Beginn des Fahrens hatte er schmerzhafte Stiche in der linken Bauchseite.

„Ohne Programm komme ich in eine Verwirrung oder werde vom Über-Ich bestraft. Trost kann ich schlecht vertragen; ich werde dann traurig und muß weinen.“
„Ab 19^{00} Uhr bin ich angespannt.“
Einschlafen erst nach 45 Minuten durch Gedanken; unruhiger Schlaf; aufwachen wie gerädert; Rückenlage, Zähneknirschen; mal Somnambulismus. Einerseits kalte Hände, aber anderseits verträgt er die Sonne schlecht.

Für die Repertorisation kombinierte ich die Symptome der Verschlechterung durch Trost mit dem Verlangen nach Süßem und fand Ars.(5), Calc.(3), Chin.(4), Kali-c.(3), Kali-p.(2), Kali-s.(3), Lil-t.(3), Lyc.(4), Merc.(3), Nat-m.(5), Nux-v.(2), Sabad.(3), Sep.(6), Sil.(4), Sulph.(4). Durch das Symptom des Heuschnupfens reduzierte sich diese Zahl auf 12 Mittel: Ars.(7), Calc.(4), Kali-p.(4), Kali-s.(4), Lyc.(5), Merc.(4), Nat-m.(7), Nux-v.(3), Sabad.(6), Sep.(7), Sil.(6), Sulph.(5). Das Symptom der Besserung der Kopfschmerzen durch kalte Umschläge ließ Ars.(9), Calc.(6), Nat-m.(9) und Sulph.(7) übrig. Das Symptom des Kopfschmerzbeginns um 10^{00} Uhr brachte die Entscheidung für **Natrum muriaticum** mit 12/5 vor Arsenicum album mit 10/5.

Der Patient nahm 1 Glob. Nat-m.XM am 22.1.83 ein. Das Mittel brachte für 9 Wochen eine wesentliche Besserung; aber in den letzten vier Wochen begannen wieder die Kopfschmerzen. Deshalb erhielt er am 23. April wieder Nat-m.XM.

Bei der Beratung am 11. Juni 83 beklagte der Patient den Wechsel zwischen Depressionen und Kopfspannen oder Heuasthma. Das Spannen war stärker vormittags, begann langsam und endete schnell.
Das Heuasthma beschwerte ihn besonders zwischen 2^{00} und 5^{00} Uhr und hielt ihn wach.
Durch Unruhe und Jucken konnte er erst nach zwei Stunden einschlafen.

Für die Repertorisation hatte ich leider die asthmatische Komponente seines Heuschnupfens nicht berücksichtigt. Sondern ich kombinierte die Schlaflosigkeit von 2^{00} bis 5^{00} Uhr mit der Verschlimmerung des Allgemeinbefindens um die gleiche Zeit und erhielt Bell.(3), Sulph.(2). Beide Mittel wurden bestätigt durch die Symptome der Schlaflosigkeit durch Jucken und Unruhe. Das Symptom des Heuschnupfens ließ mich **Sulphur lotum** mit 6/5 wählen.

Zuerst nahm der Patient für 5 Wochen Sulph.Q6 ein, dann Sulph. XM am 17.7. und 24.9.83.
Erst bei der Beratung am 7. Januar 84 erfuhr ich persönlichere Symptome: Der Patient war in Gesellschaft stärker deprimiert und bekam dann Kopfspannen; er fürchtete sich, öffentlich einen Vortrag zu halten, wurde dann nach dem Beginn aber sicher.

Er erwachte mit schmerzhaften Erektionen, seine Libido war gering.
Er hatte ein Verlangen auf Süßes und Kaffee.

Nur **Lycopodium clavatum** zog sich durch die Depression in Gesellschaft; die Furcht, öffentlich zu sprechen; seine anfängliche Scheu aber spätere Sicherheit während seines Vortrages, das verminderte sexuelle Verlangen und das Verlangen auf Süßes mit 11/5.
Lyc.XM wurde am 7.1. und 26.3.84 eingenommen.

Bei der Beratung am 30. Mai 84 hatte er weder Heuschnupfen noch Asthma; es trat erst wieder April 1986 auf.
Seit einer Woche spürte der Patient Pulsieren im Hinterkopf, das sich nach dem Coitus verstärkte.
Unruhe wechselte mit Apathie.
„Durch Musik fühle ich mich besser."
Die Akne bestand weiterhin.

Natrum muriaticum ging als einziges Mittel durch die Symptome des Wechsels zwischen Unruhe und Apathie, der Besserung durch Musik, des Pulsierens im Hinterkopf, der Kopfschmerzen nach dem Coitus und der Akne mit 7/5.
So erhielt der Patient nochmal wie bei der ersten Beratung Nat-m.XM am 30.5.84.
Durch die Behandlung mit diesem Mittel und mit Phosphorus, Pulsatilla, Lachesis, Nux-vomica und Sepia innerhalb der nächsten zwei Jahre trat zwar das Heuasthma nicht mehr auf, aber die psychischen und vegetativen Symptome wechselten nur.

Aus dieser Zeit sind allein seine wörtlichen Angaben bei der *Beratung am 20.4.85* wichtig: „Ich bin selbstzerstörerisch; ich mache bewußt Fehler, um mir zu schaden, auch aus der Furcht vor dem Neid anderer; manchmal erlaube ich mir nicht zu essen." Dieses Symptom des Selbstquälerischen, das auf Arsenicum album weist, habe ich damals leider nicht zur Arzneiwahl genommen.

Erst bei der Beratung am 9. August 86 schilderte mir der Patient folgende Beschwerden, zum Teil wörtlich wiedergegeben: „Böses ist in mir, beherrscht mich. Alles reizt mich, hetzt mich, kann keine Hilfe annehmen. Erhebe den Anspruch an mich, alles zu können, alles zu machen. Aus Wut könnte ich töten. Ich bin wie vom Teufel besessen. Ich habe Furcht, geisteskrank zu werden."
In der vorletzten Woche hatte er leichte Symptome von Heuschnupfen.
Gebessert war der Wundschmerz im Penis beim Orgasmus.
Vor 10 Nächten hatte er einmalig zwischen Mitternacht und 3^{00} Uhr Todesangst.

Bei der Repertorisation zog sich allein **Arsenicum album** durch die Symptome dieser Furcht, der Boshaftigkeit, des Verlangens zu töten, der Furcht vor Geisteskrankheit und des Heuschnupfens mit 9/5.
Der Patient nahm je zweimal Ars. XM und CM, am 23. 4. 88 Ars. XM mit je 1 Globulus ein.

Als Arzneireaktion traten auf diese Gaben zwischen Frühjahr und August 87 auf: „Neid auf die Eigenschaften anderer, Sadismus gegen das eigene Kind, will das schreiende Kind umbringen.“ So ein dramatischer Kampf hatte in der Seele des Patienten stattgefunden.
Als einzige Beschwerden wurden *am 13. Juli 88* geschildert: „Deutlich gebessert sind Reizbarkeit, Kopfdruck und Kopfschuppen. Noch stärker erleichtert ist die Empfindlichkeit im Penis beim Orgasmus.“
Das frühere Heuasthma war zuletzt als geringer Heuschnupfen für eine Woche Ende Juni 86 aufgetreten.
Bei einem Telephongespräch in diesem Jahr 94 ergab sich sein anhaltendes Wohlbefinden.

Als eine Art Manöverkritik muß ich rückblickend feststellen, daß ich auf das Symptom des Heuasthmas am 11.6.83 und auf das Symptom des Selbstquälerischen am 20.4.85 besser schon damals Arsenicum album hätte geben und dem Patienten dadurch Umwege ersparen sollen.

Epikrise:
Die Psychose des Patienten seit seiner Pubertät wurde von 1983 bis 88 mit acht homöopathischen Einzelmitteln behandelt. Erst das Simillimum Arsenicum album hat ihn geheilt.

Anorexia mentalis 3,4

Die 1975 geborene, damals 16jährige Patientin kam im Mai 91 wegen Anorexia mentalis in meine Behandlung.
Ihr Bruder hatte Bronchialasthma gehabt.

Die Großmutter väterlicherseits hatte einen Suicidversuch unternommen.
Die Patientin hatte in der dritten Lebenswoche Atemnot gehabt.
Ab dem dritten Jahr eigensinnig, fühlte sich ungeliebt „ich bin ein Nichts“, warf mit Gegenständen, Zorn mit blassem Gesicht, krallte sich dann an dem anderen mit Fingern fest.
In der Schule ehrgeizig, sie wollte die Klassenbeste sein; übermäßig gewissenhaft in ihren Arbeiten.

Nach der Enttäuschung in der Freundschaft zu einer Freundin trat ab dem 12. Jahr die Anorexie auf.
Nach den Angaben der Eltern führte sie zwei Leben: Zu Hause war sie verschlossen und bei Liebkosungen verkrampft, „verkrampft wie ein Teufel" – draußen war sie offen und tanzte gern.
Bericht der Universitätsklinik für Psychosomatik und Psychotherapie vom 5.8.87:
„Es handelt sich bei der Patientin um eine pubertäre Magersucht. ... Die Familie hat inzwischen ... eine Familientherapie in unserem Zentrum für Psychosomatische Medizin aufgenommen."
Die Mensis war nur einmal im November 90 erschienen.
Bei der eingehenden Erstuntersuchung am 16. Mai 91 wirkte sie depressiv und verschlossen, so daß ich vieles erst durch ihre Eltern erfuhr.

Sie war mager und besonders morgens appetitlos. Sie aß nicht zusammen mit der Familie, sondern allein nach eigenem Gutdünken und brachte oft das Gegessene durch Erbrechen wieder heraus. Gegen Fleisch hatte sie stets eine Abneigung.

Sie fror leicht und hatte kalte Hände. Nachts aber streckte sie einen Fuß heraus. Sie schlief auf der linken Seite.
In der Brustmitte war ihre Haut trocken und rotfleckig.
Trost lehnte sie heftig ab.

Zur Repertorisation kombinierte ich das Symptom der Beschwerden infolge von Enttäuschung mit dem des Zorns bei blassem Gesicht und erhielt Nat-m.(7), Plat.(2), Staph.(8). Diese drei Mittel wurden durch die Symptome der Verschlechterung durch Trost und der Boshaftigkeit („wie ein Teufel") bestätigt. Das Symptom der verzögerten Menses betonte noch stärker die Priorität von **Natrum muriaticum** mit 17/5 vor Staph. mit 12/5.

Die Patientin nahm am 25. Mai Nat-m. XM ein, das ihr nach dem telephonischen Zwischenbericht der Eltern gut drei Wochen später am 18. Juni 91 schon eine wesentliche Besserung ihres psychosomatischen Zustandes gebracht hatte. Aber bis heute lehnt sie es analog der Verschlechterung durch Trost ab, selbst zur Behandlung zu kommen und läßt sich mit ihrem Wissen über ihre Eltern beraten. Denn sie hatte die Hilfe nicht nur für ihre chronischen Störungen erfahren, sondern auch bei akuten Erkältungen.

Bei der Beratung am 10. August 91 berichteten die Eltern von sich aus und dem älteren Bruder, daß sich die seelische Lage wesentlich gebessert habe, daß sie aufgeschlossener sei und heimlich ißt. Deshalb ließ ich nachwirken.

Gut drei Wochen später, *am 3. September,* hatte der Appetit in den letzten Tagen nachgelassen, und sie verhielt sich wieder zurückhaltender. Deshalb verordnete ich ihr die zweite Gabe von Nat-m.XM.
Ab Oktober brachte der Organismus die Mensis mit 4–5 Tagen Dauer und normaler Stärke zustande.
Bei der telephonischen Beratung am 2. Dezember 91 war sie seit einer Woche lustlos, matt, müde und spürte eine Brustbeklemmung. Deshalb bekam sie Nat-m.CM.

Bei der Beratung am 18. Januar 92 berichteten mir die Eltern, daß sie nicht mehr der Zorn packt, und die Anorexie sich weiter gebessert habe. Sie sei weniger unordentlich in ihrem Zimmer, und schlechte Noten in der Schule stellten keine Tragödie mehr dar. Sie sei fröhlich, gelassen, gesellig, würde der Mutter helfen und zeige weibliche Züge. Sie gebe ihren Eltern sogar eine Kuß auf die Wange und sei herzlich zu ihrem älteren Bruder. Eigentlich merke man ihr nur eine Furcht vor Krankheiten an.
Die Mutter hatte bei der Tochter Chloasmen auf Brust und Bauch festgestellt.
Die letzten beiden Menses waren mit 38 und 53 Tagen Abstand zu spät gekommen.
Sie hatte weiterhin eine Abneigung gegen Fleisch und jetzt ein Verlangen auf Süßes.

Bei der Repertorisation kombinierte ich das Symptom der Krankheitsfurcht mit dem der Chloasmen und fand Lyc.(2), Nux-v.(3), Sep.(3). Die beiden Speisensymptome und die späten Menses bestätigten diese Mittel, zeigten aber die Priorität von **Sepia succus** mit 10/5.

Als Komplementärmittel zu Nat-m. nahm die Patientin am 23. Januar 92 Sep.200 ein, um das Nachwirken der CM-Potenz nur zu ergänzen.

Bei der Beratung am 20. Juni 92, also fast sieben Monate nach Nat-m.CM, zeigten sich wiederspruchsvolle Symptome sowohl in dem „Himmelhoch-jauchzend – Zutodebetrübtsein“ als auch in den Mensesabständen von 32/27/23 Tagen.
In der Schule war sie weiterhin ehrgeizig und gewissenhaft.

Für die Repertorisation kombinierte ich die widerspruchsvollen Symptome mit dem Zeichen des Ehrgeizes und erhielt Plat.(3), Puls.(4), Staph.(3). Das Symptom der Gewissenhaftigkeit bestätigte diese drei Mittel. Das Symptom der Abneigung gegen Fleisch und das der Rückenlage im Schlaf ergaben die Priorität von **Pulsatilla pratensis** mit 12/5 vor Plat. mit 8/5.
Die Patientin nahm Puls.XM am 24. Juni 92 ein, wodurch nach einer Woche die Chloasmen verschwanden.

Bei der Beratung am 5. September 92 über die Eltern ergab sich, daß die Patientin mit eigensinniger Bestimmtheit weiterhin die direkte Behandlung

verweigerte, ehrgeizig und bis in die Nacht hinein aktiv war. Gegenüber dem älteren Bruder bestand jetzt Eifersucht.
Die letzte Mensis war schon nach 21 Tagen gekommen.
Für die Repertorisation kombinierte ich das Symptom der eigensinnigen Bestimmtheit mit dem des Ehrgeizes und erhielt Lach.(3), Nux-v. nach Gallavardin (3). Das Symptom der Eifersucht bestätigte beide Mittel. Erst das Symptom der nächtliche Aktivität brachte die Entscheidung für **Lachesis muta.** Die zu frühe Mensis hatte auch Lach.mit zusammen 11/5.

Die Patientin nahm am 15. September 92 Lach XM ein. Nach den Angaben der Eltern war seit Oktober 92 „der Panzer aufgebrochen". Es ist, als ob die Familie das verordnete Arzneimittel gewußt und sein Leitsymptom des Zusammenschnürens gekannt hätte, so genau wurde der vorige Zustand beschrieben.

Bei der Beratung am 20. Februar 93 erfuhr ich, daß Ehrgeiz und Gewissenhaftigkeit nicht mehr so dominieren. Die Unordentlichkeit in ihrem Zimmer und die Abneigung gegen Fleisch bestanden weiterhin.
Neu wurde mir Vitiligo und Handtellerschweiß bei Erregung geschildert.

Zur Repertorisation kombinierte ich die Komplementärmittel von Lachesis, um seine Arzneiwirkung nicht zu unterbrechen, sondern nur durch eine C200 zu ergänzen, mit dem Symptom der Vitiligo und fand Ars.(4), Calc.(3), Nit-ac.(2), Phos.(3). Durch die Symptome der Gewissenhaftigkeit und der Abneigung gegen Fleisch blieben nur Ars.(10), Calc.(7). Das Symptom des Handtellerschweißes brachte die Entscheidung für **Calcarea carbonica Hahnemanni** mit 9/5.

Die Patientin nahm am 5. März Calc.200 ein, wodurch nicht nur die Vitiligo heilte, sondern auch eine am 22. April 93 aufgetretene Urtikaria.

Erst nach fast einem Jahr der Nachwirkung von Lach.XM ergab *die Beratung vom 7. August 93* mit dem Symptom der ausgeprägten nächtlichen Aktivität, des Ehrgeizes, des morgendlichen mürrischen Verhaltens und der zu frühen Regel, daß **Lachesis muta** mit 7/4 wieder angezeigt war. Sie nahm Lach.CM am 31.8.93 ein.

Bei der Beratung am 11. Juni 94 erfuhr ich einerseits von der weiteren Besserung ihres Allgemeinbefindens und anderseits von der Einnahme der Antibabypille. Deshalb verordnete ich Lachesis Q I an jedem 2. Morgen 2 Tropfen nach zehnmaligem Schütteln.

Bei der vorläufig letzten Beratung am 12. November 94 konnten die Eltern als einzige Symptome die Aktivität bis Mitternacht, die gebesserte Unordnung in dem Zimmer der Tochter und das Verlangen auf Süßes berichten. Sie sei vernünftig wie ein „Erwachsener, häuslich, umgänglich, offen und gesprächig". Trost würde ihr guttun.

Nach einem guten Abitur studiere sie jetzt Germanistik und Romanistik. Ich ließ Lachesis weiternehmen.

Epikrise:
Die Patientin litt seit ihrem 12. Jahr an einer Anorexia mentalis.
Sie wurde ab Mai 91, also ab ihrem 16. Jahr, von mir behandelt. Dank fünf homöopathischen Einzelmitteln und besonders Lachesis muta wurde sie geheilt und befindet sich nach den Worten ihrer Eltern in einer „Anlaufphase zu einer jungen Frau“.

Retardierte Entwicklung

Wahrnehmungsstörungen mit Suicidversuch 4,1

Der 1982 geborene, damals 9jährige Junge kam im September 91 wegen schwerer Wahrnehmungsstörung, Wahrnehmungsintegrationsstörung und Teilleistungsstörung in meine Behandlung.

Der Vater hatte an offener Lungen-Tbc, Neurodermitis und Depressionen gelitten und war durch Unfall umgekommen, als sein Sohn ein Jahr alt war.

Die Mutter hatte Gallensteine und eine linksseitige Struma.
Der Bruder des Vaters hatte Neurodermitis.
Die Schwester der Mutter ist geistig behindert.
Die Mutter des Vaters litt an Depressionen und Leber-Ca.
Die Großmutter mütterlicherseits litt an Pankreas-Ca.
Die Schwangerschaft mit diesem einzigen Kind war durch die Furcht kompliziert, daß es krank sein würde.

Der Junge war von Anfang an sehr unruhig, hat viel geschrien, hatte Neurodermitis und häufige Infekte mit Hörstörungen.
Der Kindergartenbesuch war durch seine Ängste und Handlungsschwierigkeiten, die er stark verbalisierte, problematisch.

Der neurologisch-motoskopische Untersuchungsbefund vom 4.7.89 ergab „eine taktil-kinästhetisch-vestibuläre Wahrnehmungsstörung deutlichen Ausmaßes (Dyspraxie). ... Für die Einschulung ist eine Schwerbehindertenschule vorgesehen ..."

Kontrolluntersuchung und Testauswertung vom 26.1.90:
„... Dabei ergeben die Werte ein überraschendes Leistungsprofil, wobei er im HABIK-R im Verbalteil deutlich über der Norm liegt und im Handlungsteil im extremen unteren Bereich. Auch im PET zeigen sich diese sehr starken Schwankungen, die schon für seine Situation typisch sind. Es zeigt sich auch in der Untersuchungssituation sein enorm verbales Vermögen bei einem Handlungsteil, der noch im Kleinkindalter angesiedelt ist."

Untersuchungsbericht aus dem gleichen Zentrum für Kindesentwicklung vom 19.3.91:
„... In Überforderungssituationen reagiert der Junge vorwiegend gesteigert verbal. In der Untersuchungssituation kann er sich wenig organisieren und auf die Augabenstellung konzentrieren. Er hat große Probleme, seine Bewegungen zu planen. Die motorischen Abläufe sind unkoordiniert, überschießend und eckig. Die vestibuläre Schwäche ist erheblich. Er ist massiv dyspraktisch. Er nimmt sich bereits in der Untersuchungssituation tiefensensible Reize. Sichtbar ist auch eine Haltungsschwäche mit einem geringen Schulterschiefstand nach re. unten, das Becken sowie die Wirbelsäule sind

gerade. Die Wirbelsäule zeigt eine Hyperlordose im LWS-Bereich. Deutlich wird auch eine Schwäche der langen Rückenstrecker. Aus vorliegender Zeichnung wird sichtbar, daß der Junge keinerlei Körperschema hat."

Am 7. September 91 kam der neunjährige, rothaarige Junge in meine Behandlung. Offen berichtete er im Beisein seiner Mutter selbst seine Beschwerden. Morgens sei er mürrisch und bedrückt, aber Trost durch die Mutter helfe ihm. „Ich kann meine Gedanken nicht ertragen, ich könnte mich blamieren." Deshalb machte er vor zwei Wochen einen Suicidversuch durch Erhängen. Auf der anderen Seite sagte er, daß er viel betet. Er fällt durch seine Unruhe auf.
Durch Gleichgewichtstörungen könne er nicht lesen oder schreiben. Es sei schwer, Gedanken zu sortieren oder zu unterscheiden. „Ich möchte leicht sein und fliegen."
Verlangen auf Fleisch, Fisch und Süßes. Abneigung gegen Käse, Butter, zum Teil gegen Milch. Durstlos.
Möchte nur allein urinieren.

In seinen Träumen werde er zermahlen oder von Haien gefressen; Skelette bekämpfen sich. Er schreit im Schlaf. Er liegt entweder auf dem Bauch oder auf dem Rücken. Zweimal in der Woche kommt er ins Bett der Mutter.
Nase und Füße seien kalt. Teile im Rücken seien gefühllos.
Er will nicht, daß seine Nägel geschnitten werden.
Alle Kleidung muß locker sein.
Aus Zorn bekommt er ein rotes Gesicht und schreit. Sein Selbstvertrauen ist gering.
An der rechten Hand hat er Warzen.

Selbstverständlich ging ich bei der Repertorisation von den beiden Symptomen aus, die seine Existenz betreffen. Deshalb kombinierte ich das Symptom des Suicidversuches durch Erhängen mit dem seiner für Kinder auffälligen Religiosität. Hier und durch die weiteren Symptome, Pavor nocturnus, mit 9 Jahren unfähig zu schreiben, seine Unruhe, die Abneigung gegen Butter ging allein **Arsenicum album** mit 11/6.
Der Junge nahm Ars.XM am 9.9. und 16.12.91 und Ars.CM am 1.4.92 ein.

In ihrer Not rief mich die weit entfernt wohnende Mutter *am 11.9.92 telephonisch an* und berichtete mir, daß ihr Sohn vor fünf Wochen die Enttäuschung erlebt habe, daß seine Klasse aufgelöst, und er in den Lernbehindertenbereich zurückversetzt wurde. Seine Worte waren: „Ich will nicht mehr leben, im Himmel ist es doch viel besser." Er habe die Gedanken an Selbstmord durch Springen aus dem Fenster und ließ sich nicht direkt trösten. Er gehe ohne Strümpfe, um den Boden zu spüren. Er könne sich räumlich schlecht orientieren.

Für die Repertorisation kombinierte ich das Symptom der Suicidneigung aus Schwermut mit dem der Irrtümer in der räumlichen Orientierung und erhielt Nat-m.(3), Psor.(3), Sulph.(2). Nur **Sulphur lotum** hat die Symptome der Selbstmordgedanken durch Springen aus dem Fenster, der Verschlimmerung durch Trost und des Entblößens der Füße mit 8/5.
Er nahm als Komplementärmittel zu Arsen jetzt Sulph.200 ein.

Aus dem Bericht des gleichen Zentrums vom 3.11.92:
„Er besucht die Körperbehinderten-Schule und hat vor einiger Zeit den Wechsel in den Lernbehindertenbereich im Rahmen der gleichen Einrichtung erfahren. Das Hauptproblem zu dieser Entscheidung bestand darin, daß eine erhebliche Diskrepanz zwischen den Fähigkeiten im mathematischen Bereich und denen im Fach Deutsch besteht. So beginnt er jetzt mit den ersten Ansätzen zur Schreibschrift und erlernt allmählich das Lesen, während er hinsichtlich der Mathematik eine extrem gute Ausstattung zeigt. ... Die Tendenz, auch zu signalisieren, daß dieses Leben für ihn nicht so anzunehmen sei, hat er nochmals der Mutter präsentiert, wobei ihre klare Reaktion dazu beitrug, daß die Problematik nicht eskalierte. ... In der Untersuchungssituation sehen wir heute ein Kind, das sehr viel strukturierter erscheint, räumliche Orientierungsschwierigkeiten hat, jedoch eher alle motoskopischen Anforderungen übernimmt und nach verbaler Vorgabe präsentiert. Das Springen auf einem Bein gelingt linkspräferent relativ sicher mit etwas vermehrter Beugung im Hüftbereich. Dabei springt er sehr kräftig, so daß er sich dabei tiefensensible Informationen holt. Der Liniengang wird unter verstärkter visueller Kontrolle sowohl vorwärts als auch rückwärts möglich. Des weiteren sehen wir die Präsentation des Windmühlenversuchs, woraus wir eine Ambidextrie erkennen können. Feinmotorisch-manuell ist die Dyspraxie noch sehr deutlich, und bei ungewohnten Handlungsabläufen finden sich immer Einstiegsschwierigkeiten in das zu wählende Bewegungsprogramm. Die Tonusdysregulation ist noch sehr auffällig. Die Okulomotorik wirkt rigide.

Wir meinen, daß die globale Dyspraxie zwar noch sichtbar ist, aber doch reduziert erscheint. ... Es ist notwendig, daß er jetzt erkennt, wie er ist, und womit er umgeht, und welche Stärken er auch hat, um im Selbstwertgefühl voranzukommen. Dieser Ansatzpunkt muß einfach deshalb gewählt werden, weil eine extreme Diskrepanz zwischen mentaler Ausstattung und körperlich-funktioneller Grundlage besteht."

Bei der telephonischen Beratung am 14. März 93 schilderte mir die Mutter die Erkältungsanfälligkeit ihres Jungen mit einem lockeren Husten und besonders seine Unruhe, aus der er hin und her laufe.
Weiterhin bestand noch ein Verlangen auf Fleisch und Süßes.

Nur **Tuberculinum bovinum Kent** zog sich durch die Symptome der Unruhe bei Kindern, des Lauftriebes, der Erkältungsneigung und des Verlangens nach beiden Speisen mit 12/5.

Deshalb nahm unser Patient am 16.3.93 Tub. XM ein.

Aus dem Bericht desselben Zentrums vom 25. 5. 93:
„Er besucht die Körperbehindertenschule, ist auch hier im lernbehinderten Bereich sehr individuell betreut und gut aufgehoben. Für die üblichen Anforderungsbereiche, in denen er unterfordert ist, sorgt seine Mutter für reichlich Bücher, die das Interesse des Kindes abdecken (z. B. historische Bezüge). Inzwischen beginnt er auch zu lesen und macht hier kleine Fortschritte und erhält 5x pro Woche einen Förderunterricht. In der Körperbehinderten-Schule ist er ausgesprochen gut aufgehoben und hat deshalb auch gute Entwicklungsfortschritte gemacht.

In der Zwischenzeit war kein suicidales Bestreben mehr zu bemerken, auffällig ist jedoch, daß der Junge in der Beziehung zur Mutter auch eigenständige Verantwortung in äußerst reifer Art und Weise übernehmen kann. Problematisch ist sicherlich der Verarbeitungsbedarf, der aus früheren Schulerlebnissen noch existiert, so die Erlebnisse, daß – wie wir erst heute erfahren konnten – auch die Lehrerin sich auf ihn draufgesetzt hat, um ihn zu bändigen, schließlich auch dieses ständige Festhalten und körperliche Grenzen, was auch von den übrigen Kindern kam und die Kennzeichnung des Kindes, daß es „ein Tier sei“. Auch das kommt heute immer noch zum Tragen, indem er sagt: „Ich bin doch kein Tier!“. . . . Es scheint schon so, daß die Dyspraxie nicht mehr so ganz dominant erscheint. Das Springen auf einem Bein gelingt linkspräferent. Die Entscheidung auch für den Wechsel zum rechten Bein ist heute sehr viel leichter möglich, nur mit einer kurzen Bedenkpause versehen. Der Liniengang wird ebenfalls möglich mit deutlicher Eigentonisierung. Der Grundtonus der Muskulatur ist unverändert vermindert. Auffällig ist weiterhin ein diskreter Beckenschiefstand und eine veränderte Wirbelsäulenstatik. . . In der Seitigkeitsentwicklung zeigt sich das Kind im Sinne der Ambidextrie rechts. Die feinmotorisch-manuellen Fähigkeiten erscheinen auch etwas verbessert.

Beim Imitieren von Bewegungen fällt auf, daß er sehr bewußt die Bewegungen umsetzt, dabei äußerst zackig sie vollführt. Grundsätzlich ist die globale Dyspraxie noch nachweisbar, aber graduell reduziert.
Der vestibuläre Reifebedarf ist noch erheblich. In diesem Bereich scheint er deutlich unterinformiert, da er sich ständig überdimensionale Reize diesbezüglich holt. Die Mutter beschreibt die Vergnügungen im Hansapark mit heftigsten vestibulären Reizen, auf die er in keiner Weise nachhaltig negativ reagiert.“

Bei der Beratung am 2.6.93 ergab sich, daß er ruhiger und bei Schularbeiten konzentrierter ist.
Die Augen sind morgens verklebt. Er hat kalten Hand- und übelriechenden Fußschweiß.

Für die Repertorisation kombinierte ich das Symptom der Religiosität bei Kindern mit dem der Unruhe bei Kindern und fand Ars. (3), Sulph. (3). Die Symptome des kalten Hand- und übelriechenden Fußschweißes bestätigten beide Arzneimittel. Erst das Symptom der verklebten Augen brachte die Entscheidung für **Sulphur lotum** mit 9/5.
Diese zweite Gabe von Sulphur konnte glücklicherweise für 6 Monate nachwirken.

Die Beratung am 4. Dezember 93 ergab noch seine Unruhe und einen Eigensinn, mit dem er ungehemmt seinen Impulsen folgte.
Es bestand weiterhin sein Verlangen auf Fleisch und Süßes.
Er hatte am linken 1. und 3. Zehennagel eine Mykose.
Bei der Repertorisation kombinierte ich die Symptome der Unruhe und des Eigensinns bei Kindern, wodurch sich Ars. (2), Cham. (4) und Tub. (5) ergaben. Die Symptome des beiderseitigen Verlangens und der Mykose hatten nur **Tuberculinum bovinum Kent** mit 11/5.

Zum zweiten Male mußte am 4. 12. 93 Tub. XM nach Sulphur eingesetzt werden. Aus Vorsicht gab ich dann am 19. März 94 zum dritten Male Tub. XM und erst am 16. Juni 94 Tub. CM.

Bei der Beratung am 17. September 94 schilderte mir der Junge, daß er manchmal traurig sei; dann helfe ihm Ablenkung, Trost oder Massage durch die Mutter. Er besucht jetzt die 7. Klasse für Lernbehinderte, was dem Niveau der vierten Grundschulklasse entspricht. Er strenge sich an, im Herbst 95 in die 5. Klasse der Grundschule zu wechseln. Sein Lehrer lobe ihn, daß er durch seine Aktivität zum Fortgang und zur Bereicherung des Unterrichts beitrage. Mit seiner Mutter nehme er an dem Treffen einer charismatischen Gebetsgruppe teil. Vor einem Jahr hatte er mich gebeten, mit ihm und seiner Mutter zu beten. Seitdem beten wir am Schluß der Beratung zusammen das Vaterunser.
Tub. CM ließ ich nachwirken.

Epikrise:
Im September 91 kam der damals neunjährige Junge wegen Status nach Suicidversuch vor zwei Wochen und wegen Dyspraxie im Sinne schwerer Wahrnehmungsstörung, Wahrnehmungsintegrationstörung und Teilleistungsstörung in meine Behandlung. Zwischendurch bestand sowohl der Zustand nach psychisch traumatisierenden Erfahrungen in der Schulsituation als auch eine Suicidtendenz.

Durch die Behandlung mit drei homöopathischen Einzelmitteln, darunter besonders die Nachwirkung von Tuberculinum bovinum Kent bis jetzt Sommer 95 über zusammen fast zwei Jahre ist der entscheidende Entwicklungsschub bei dem Jungen eingetreten.

Verdacht auf Cerebralschaden 4,2

Der 1984 geborene, damals achtjährige Junge kam im März 92 wegen Wahrnehmungsstörungen, sensorischen Integrationsstörungen und Verdacht auf Cerebralschaden in meine Behandlung.

Der Vater leidet an Heuschnupfen und divergierendem Strabismus.
Vom Großvater väterlicherseits wurden mir „Neurosen“ angegeben.
Die schwierige Geburt unseres Patienten gelang nur mit Vakuumextraktion.
Der Junge war anfällig für Erkältungen und besonders für rezidivierende Bronchitiden.
Er war ungeschickt wie sein Großvater mütterlicherseits, aber baute mit seinem technischen Interesse mit Legobaukästen für Zwölfjährige.

Seit dem Schulbeginn zeigte sich seine Unruhe beim Sitzen und seine Unfähigkeit, sich zu konzentrieren. Deshalb mußte er die erste Klasse der Grundschule wiederholen. Der Junge arbeitete in der Schule nicht mit und weigerte sich, Hausaufgaben zu machen.

Eine Neurologin stellte 1991 sensorische Wahrnehmungsstörungen des Jungen fest und äußerte den Verdacht einer minimalen cerebralen Dysfunktion. Deshalb wurde eine psychomotorische Therapie verordnet.

Wach-EEG vom 30. 9. 91:
„In unipolarer und bipolarer Schaltung im bds. Occipital- und Occipitoparietalbereich mittelamplitudige frequenzlabile, intermittierend auch dysrhythmische Theta- und Alphaaktivität mit langsamen Thetagruppen. Es finden sich höher amplitudige, steile Thetatransienten.
Im rechten Occipitalbereich wechselnd lebhafter sharp waves-Fokus. Auch in bipolarer Schaltung kommmt es sehr vereinzelt zu einer paroxysmalen Generalisierung unregelmäßiger sharp waves. Unter dem Mehratmungsversuch allgemeine Verlangsamung, auch hier sharp waves-Fokus rechts occipital.
Fotostimulation: ohne positive Fotosensibilität.
Urteil:
Es handelt sich um ein pathologisch verändertes Hirnstrombild mit einer frequenzlabilen, auch dysrhythmischen Hirnstromaktivität mit vermehrter Thetawelleneinlagerung und einem sharp waves-Fokus rechts occipital.
Es ist dies ein Hirnstrombild, wie wir es bei Kindern mit zentralen Teilleistungsstörungen antreffen können.
Die Auffälligkeiten des Jungen, die mir von den Eltern geschildert wurden, sprechen für Störungen im Wahrnehmungsbereich.“

Bei der eingehenden Erstuntersuchung am 19. März 92 wurde mir geschildert, daß er sich beim Schreiben sehr ungeschickt anstellt und einzelne

Buchstaben spiegelverkehrt schreibt. Er sei verträumt und unordentlich. Beim Spielen und auch beim Schreiben mache er sich immer schmutzig.

Am stärksten fiel mir seine Unruhe auf. Beim Sitzen hampelte er immer hin und her.
Rechnen könne er nur langsam.
Seit drei Jahren zuckte das linke Oberlid.
In den Schulpausen würde er herumalbern.
Er spiele nur mit jüngeren Kindern.

Die Mutter erzählte mir, daß er sich schon mit zwei Jahren selbst ein Spiegelei gebraten habe; darin zeigte sich auch seine Vorliebe für Eier. Außerdem aß er gern Kartoffeln, Gemüse, Schokolade, Eis und trank gern Milch. Er habe eine Abneigung gegen Brot, Sauerkraut und wie sein Vater gegen Heringe.
Im Schlaf liege er auf dem Rücken und schwitze leicht am ganzen Körper.
Nachts brauche er immer Licht im Zimmer.
Er sei gleichgültig gegen Pünktlichkeit, Ordnung und Kleidung.

Die Mutter sagte, er gehe und bewege sich wie sein Vater. Als dieser mit seinem divergierenden Strabismus zur Beratung dazukam, wußte ich, was ich bei der Arzneiwahl mit zu berücksichtigen hatte.

Zur Repertorisation kombinierte ich das Symptom der Unruhe beim Sitzen mit dem des mangelnden Selbstvertrauens (spielt nur mit Jüngeren) und erhielt die neun Mittel Alum. (2), Caust. (3), Iod. (3), Lyc. (5), Merc. (2), Nat-m. (3), Sil. (5), Staph. (2), Sulph. (2). Das Symptom der Furcht vor Dunkelheit halbierte die Mittelzahl auf Caust. (5), Lyc. (7), Nat-m. (4), Sil. (6). Durch das Symptom der Schwierigkeit beim Rechnen blieben Caust. (6), Lyc. (8), Nat-m. (5). Auf das Symptom der Abneigung gegen Brot ergaben sich nur noch Lyc. (10) und Nat-m. (8). Das Symptom des Verlangens auf Milch brachte die Entscheidung für **Natrum muriaticum** mit 10/6, das als stärkstes Mittel beim divergierenden Strabismus des Vaters angezeigt ist.

Der Junge nahm Nat-m. XM am 21.3. und 2.6.92, Nat-m. CM am 15. 8. 92 und 28. 7.93, Nat-m. XM am 5.2.94.

Die Mutter schilderte mir *bei der Beratung am 30. Oktober 93,* daß ihr Sohn im 3. Schuljahr nur Einser erhalten habe. Die Schulpsychologin fand ihn wie ausgewechselt, er sei verständiger geworden.
Die Mutter sagte weiterhin: „Er macht sich nicht mehr so schmutzig und hält nach Aufforderung sein Zimmer in Ordnung."
Geärgert von Klassenkameraden, schlägt er aber nicht zurück; wohl weil er eher nachgiebig ist.
Bei dieser Besserung ließ ich das vor einem Vierteljahr gegebene Nat-m. CM weiter nachwirken.

Bei der telefonischen Beratung am 7. März 94 berichtete die Mutter, daß seine Unruhe beim Sitzen seit drei Monaten wieder besteht. Außerdem sei er eigensinnig.

Für die Repertorisation kombinierte ich die Komplementärmittel von Nat-m. mit dem Symptom der Unruhe beim Sitzen und erhielt Kali-c. (2), Tub. (3). Das Symptom des Eigensinns brachte die Entscheidung für **Tuberculinum bovinum Kent.** Das Symptom des Verlangens auf Eis bestätigte Tub. mit 7/4.

Unser Patient nahm Tub. M am 10.3.94 ein. Obwohl Tub. bei einer früheren Behandlung durch einen Kollegen weder eine Reaktion noch eine positve Wirkung gebracht hatte, waren die Vitalkräfte jetzt so sensibilisiert, daß eine sehr starke Reaktion auftrat: In der ersten Woche Mattigkeit und Übelkeit, in den ersten beiden Wochen an 6 Tagen Atemnot, am 23. März um 21^{00} Uhr Verwirrungszustand, für sechs Wochen Unruhe und Müdigkeit.

Bei der Beratung am 30. April 94, also 7 Wochen nach Tub. M, waren alle Reaktionen abgeklungen. Er hatte nur hellen Nasenschleim, schluckte den Rachenschleim und kaute an den Nägeln. Deshalb ließ ich Tub. M. nachwirken.

Die Beratung vom 20. August 94 ergab, daß sich nach dem Abklingen der Arzneireaktion auf Tub. M. die Unruhe beim Sitzen deutlich gebessert hatte. Er verlangte noch nach Teigwaren, kaute weiterhin an den Nägeln, aber Brot mochte er nicht.

Beim Repertorisieren zog sich allein **Natrum muriaticum** durch die Symptome der Unruhe beim Sitzen, des Verlangens auf Teigwaren, der Abneigung gegen Brot und des Nägelkauens mit 8/4.

Der Junge nahm Nat-m. XM am 24.8.94 mit 2 Globuli ein.

In der Folgezeit ging es in der Schule besser. Er erhielt die Note „3" für Lesen, Schrift und mündliche Beteiligung.

Aber *bei der Beratung am 29. Oktober 94* kam ich durch die wieder verstärkte Unruhe zur Arzneiwahl von **Tuberculinum bovinum Kent** wie am 7.3.93. Da die Mutter die Einnahme wegen der erlebten starken Reaktion ablehnte, entschied ich mich für das milder wirkende **Bacillinum Burnett M**, das nach Julian auch bei dem Symptom der Unruhe von Kindern angezeigt ist. Der Junge hatte es am 3.11.94 eingenommen und ohne Reaktion vertragen; es besserte sich dadurch deutlich die Unruhe, sein Leitsymptom.

Aus dem *Bericht des HNO-Kollegen vom 22.12.94:*
„Vorstellungsgrund: Beurteilung der Hör-, Sprach- und Wahrnehmungsleistungen.
Diagnose: altersgemäße Sprachleistungen, altersgemäße auditive und visuelle Wahrnehmungsleistungen, Normalhörigkeit bds.

Anamnese: Unauffällige Schwangerschaft, Geburt per Vacuumextraktion bei Geburtsstillstand, Apgar 9/10/10, gekrabbelt, freies Laufen mit 13 Monaten, frühe Sprachentwicklung, zappelig, immer ungern gemalt, jetzt 4. Klasse, hat 1. Klasse wiederholt, sofort Schulprobleme; laut Untersuchung durch den Neurologen auffälliges EEG, MCD und Teilleistungsschwäche; laut schulpsychologischer Untersuchung 6/91 normaler IQ, ein Jahr Ergotherapie und Psychomotorik im Verein zur Förderung von Bewegung und Spiel."

Bei der Beratung am 14. Januar 95 berichtete mir die Mutter, daß ihr Junge seine Unruhe verloren hat. Die Mutter hatte damals wegen der Schulprobleme ihres Sohnes ihre Berufstätigkeit aufgegeben, um dem Sohn bei seiner retardierten Entwicklung größtmöglich zu helfen.

Seit November 94 hatte er wieder Lidzucken, besonders der Oberlider.

Bevor der Junge selbst ins Sprechzimmer kam, gab die Mutter an, daß er in der Schule jetzt wieder nicht mitarbeitet und besonders im Rechnen langsam ist. Dennoch hatte er in Mathematik und Rechtschreiben die Noten „3", im Aufsatz „2".

Nägelkauen und Verlangen auf Pizza waren gleich geblieben. Zusätzlich aß er noch gern Eier.

Diese Angaben veranlaßten mich, die Arzneiwahl neu zu überdenken. Allein **Calcaria carbonica Hahnemanni** zogen sich durch die Symptome der Langsamkeit im Rechnen, des Nägelkauens; des Verlangens nach Eiern, Mehlspeisen und Süßem sowie des Oberlidzuckens mit 10/6.
Der Junge erhielt Calc. XM mit 2 Globuli am 18.1.95.

Bei der letzten Beratung am 1. April 95 hörte ich von der Mutter, daß er überwiegend fröhlich ist, im Rechtschreiben eine „2" hat und sich in Mathematik von der „5" im Januar jetzt auf „3" verbessert hat.
Das Oberlidzucken hörte am 10. Februar 95 auf.
Wegen seines gebesserten Gesamtstatus mußte ich Calc. XM nachwirken lassen.

Epikrise:

Bis zum Behandlungsbeginn im März 92 waren bei dem achtjährigen Jungen sensorische Wahrnehmungs- und Integrationsstörungen diagnostiziert sowie der Verdacht auf einen minimalen Cerebralschaden geäußert worden.
Während der dreijährigen Behandlung mit Natrum muriaticum und Tuberculinum bovinum Kent ist der entscheidende Entwicklungsschub eingetreten.
Bewußt wird über diese Behandlung schon früher als im allgemeinen üblich berichtet, um dadurch auf die Hilfe zur Arzneiwahl über in der Familie vorkommende Symptome hinzuweisen.

Verdacht auf Cerebralschaden 4,3

Das 1975 geborene, damals 5jährige Mädchen kam im Mai 80 wegen psychomotorischer Retardierung mit minimalem Hirnschaden in meine Behandlung.
Sie hatte einen schweren Icterus neonatorum, der mit Infusionen und Bluttransfusionen behandelt wurde.

Die Eltern, der Vater ist Sonderschullehrer für geistig Behinderte und die Mutter ist Psychotherapeutin, befürchteten, daß ihr Kind wegen jenes Schadens die Aufnahme in die Grundschule nicht erreichen würde, und baten mich, die Entwicklung ihres Kindes zu fördern. Ich sagte ihnen voraus, daß dieses Ziel eine geduldige Behandlung über Jahre erfordern könnte. Tatsächlich habe ich sie bis Februar 94 bei 28 Arzneiwahlen mit 10 verschiedenen homöopathischen Einzelmitteln über 14 Jahre behandelt.

Bei der eingehenden Erstuntersuchung am 27. Mai 80 wurden mir zunächst allein von der Mutter folgende psychische Symptome des Kindes geschildert: Sie war geistig langsam, hatte Hemmungen gegenüber anderen im Sinne von Schüchternheit. Wenn sie weinte, wurde ihr Kummer durch Trost eher schlimmer.
Ihre Ungeschicklichkeit, die sie auch in den Händen hatte, zeigte sich mir in ihrem Stolpern beim Hereinkommen.
Auffallend war ihr rechtsseitig divergierender Strabismus und ihre tiefe Stimme. Diese wies mich zusammen mit dem starken Haarwuchs an den Beinen auf das Symptom „vermännlichte Mädchen" hin.
Sie hatte Warzen an der Unterlippe und der linken Hand.
Sie hatte Verlangen auf Hähnchen und Nudeln und Abneigung gegen Honig.
Im Schlaf lag sie auf dem Bauch.

Allein **Natrum muriaticum** zog sich durch das Symptom des divergierenden Strabismus, der vermännlichten Mädchen, der Verschlimmerung des Weinens durch Trost, des Verlangens nach Teigwaren und der Ungeschicklichkeit mit 12/5.
Das Kind nahm Nat-m. XM mit je 1 Glob. am 27.5. und 26.7.80 ein.
Am 30. August 80 wurde mir geschildert, daß sie bewegungsfreudiger ist und weniger stolpert.

Wie oft bei Retardierten war sie anderen Kindern gegenüber hilfsbereit. Weiterhin bestanden geistige Langsamkeit, Strabismus, Bauchlage im Schlaf und die Ungeschicklichkeit besonders der Hände.
Durch die Symptome der retardierten Entwicklung, des Mitgefühls, der geistigen Langsamkeit, des divergierenden Strabismus, der Bauchlage im Schlaf und der Ungeschicklichkeit ging nur **Phosphorus** mit 12/6.
Das Kind nahm Phos. M am 30.8. und 26.11.80.

Als ich sie am 31. Januar 81 wiedersah, war sie mit 24 kg Gewicht gegenüber dem Durchschnittsgewicht Gleichaltriger zu dick. Sie hatte ja auch Verlangen auf Süßes, Mehlspeisen und Fleisch. Der Stuhlgang war träge und setzte einmal wöchentlich aus.
Weiterhin war sie noch geistig langsam und schüchtern.

Für die Repertorisation kombinierte ich das Symptom der Fettsucht bei Kindern mit dem der geistigen Langsamkeit und erhielt Bar-c. (4), Calc. (5), Kali-bi. (3). Das Symptom der Schüchternheit bestätigte diese Mittel. Durch das Verlangen nach jenen drei Speisen blieb allein **Calcarea carbonica Hahnemanni** mit 14/6.
Sie nahm Calc. M am 31. Januar und 6. April 81 ein.

Als das Kind am 22. Juni 81 wieder zu mir kam, hörte ich von der Mutter, daß sie immer noch weinerlich war, aber daß Trost ihr jetzt half. Beim Sitzen rutschte sie hin und her.
Sie war weiterhin ungeschickt, hatte den divergierenden Strabismus und schlief jetzt auf der rechten Seite.
Nur **Phosphorus** zog sich durch die Symptome der Besserung durch Trost, der Unruhe beim Sitzen (Repertorium der Charakteristika S. 55), des divergierenden Strabismus, der Schlaflage rechts und der Ungeschicklichkeit mit 9/5.
Wegen der bevorstehenden Operation des Strabismus erhielt sie Ende Juni 81 Phosphorus als Q6 für vier Wochen.

Bei der nächsten Beratung am 5. September 81 sah ich, daß die Operation leider nicht gelungen war. Das rechte Auge war nach oben gedreht, das rechte Oberlid hing herab. Allgemein hatte sie schlaffe Muskeln.
Stets hatte sie Heißhunger bald nach dem Essen.
Nach wie vor war sie ungeschickt.
Ich kombinierte die neuen Symptome der Ptosis mit dem des Heißhungers bald nach dem Essen und fand Acon. (2), Kali-p. (2), Lyc. (5), Merc. (3), Sulph. (3), Zinc. (2). Den Symptomen der Ungeschicklichkeit und der Muskelerschlaffung entsprach nur **Sulphur lotum** mit 6/4. Sie erhielt Sulph. M.am 5.9.81.

Bei der Beratung am 28. Januar 82 hatte sich das Verdrehen des Auges und die Ptosis gelöst; aber es bestand wieder der rechtsdivergierende Strabismus wie vor der Operation.
Die rechte Brustwarze war stark gerötet.
Sie wachte weiterhin in der Rechtslage auf.
Es bestanden auch noch die schlaffen Muskeln und ihre Ungeschicklichkeit.

Nur **Phosphorus** ging durch die Symptome der Rechtslage, der schlaffen Muskeln, des divergierenden Strabismus und der Ungeschicklichkeit mit 10/5.

Sie erhielt Phos. XM am 28. 1. 82.
Am 13. März 82 erfuhr ich, daß sich die Brustwarzenentzündung schnell und der Strabismus gering gebessert hatte.
Sie hatte verstärktes Verlangen nach Nudeln und Süßem.
So kombinierte ich das Symptom der geistigen Langsamkeit mit dem des Verlangens nach Nudeln und erhielt Lach. (2), Nat-m. (3). Das Verlangen nach Süßem und die Ungeschicklichkeit zeigten allein **Natrum muriaticum** mit 7/4 an.
Das Mädchen erhielt Nat-m. XM am 13. 3. und Nat-m. CM am 5. 8. 82.

Im Herbst 82 konnte sie statt in eine Sonderschule in eine normale Grundschule aufgenommen werden.
Am 15. Januar 83 ergab sich, daß sie nicht nur geistig langsam war, sondern auch durch ihre ungeschickten Hände nur langsam schreiben lernte.
Nach einer ohne mein Wissen durch den Hausarzt mit Antibiotika behandelten Streptococcen-Angina jetzt noch grüner Nasenschleim.
Die rechtsseitige Ptosis war wieder aufgetreten und als neues Symptom beginnende Psoriasis am rechten Unterschenkel.
Ich kombinierte das Symptom der geistigen Langsamkeit mit dem der ungeschickten Hände und erhielt Con.(5), Graph.(3), Lach.(3), Phos.(5), Sep.(3). Die Mittelzahl reduzierte sich durch das Symptom der Ptosis auf Con.(6), Graph.(4), Sep.(4). Durch das Symptom des grünen Nasenschleims und der Psoriasis ergaben sich Graph.(6) und als stärkstes Mittel Sep. mit 10/5.
Sie nahm am 15. 1. 83 **Sepia succus** M ein.
Bei der Beratung am 21. Mai 83 ergab sich die für ein achtjähriges Mädchen zu frühe Schambehaarung zusätzlich zu einer starken Gliederbehaarung und zu ihrer tiefen Stimme.
Weiterhin noch der rechts divergierende Strabismus. Beim Lesen verspürte sie einen Druck in beiden Augen.
Bei Erkältungen war sie stets heiser.

Nur **Natrum muriaticum** lief durch die Symptome des vermännlichten Mädchens, des divergierenden Strabismus, des Augendruckes beim Lesen und der Heiserkeit beim Schnupfen mit 8/4.
Sie bekam Nat-m. CM am 21.5.83 und 21.1.84 je 1 Globulus.
Am 5. Oktober 84 hatte sie seit Tagen einen Blasendruck beim Urinieren. Sie hatte Kopfschmerzen in der Schule und ein Verlangen nach Obst. Sie weinte leicht, aber ließ sich gern trösten.
Hier war allein **Pulsatilla pratensis** als Komplementärmittel zu Nat-m. angezeigt. Sie nahm Puls. XM am 5.10.84 ein.

Die akuten Beschwerden waren schnell abgeklungen. Als neues Symptom waren Warzen an der linken Sohle aufgetreten. Sonst bestanden *am 5. April 85* weiterhin das leichte Weinen, der Strabismus sowie das Verlangen nach

Nudeln, Süßem und Fleisch. So mußte ich wieder **Natrum muriaticum** XM mit 10/6 wählen.

Beratung am 6. Dezember 85: Das inzwischen zehnjährige Mädchen bestand von sich aus darauf, gegen den Rat des Lehrers als weiterführende Schule unbedingt das Gymnasium zu besuchen, obwohl sie nach dem Urteil der Mutter noch geistig langsam war. Aber im Blick auf dieses Ziel hatte sie vor und bei jeder Klassenarbeit Prüfungsangst.

Sie spielte gern mit ihren Geschwistern, aber traf sich nicht mit anderen Kindern.
Nach der dieses Mal erfolgreichen Strabismusoperation war wieder eine rechtsseitige Ptosis aufgetreten.
Seit Sommer 85 waren die Warzen der linken Fußsohle verschwunden.

Ich kombinierte das Symptom der Prüfungsangst mit dem der geistigen Langsamkeit und erhielt Anac.(3), Gels.(3). Das Symptom der Abneigung gegen Gesellschaft bestätigte beide Mittel. Die beiden Symptome des Stolperns und der Ptose brachten die Entscheidung für **Gelsemium sempervirens** mit 10/5. Sie nahm einmalig Gels. XM am 6. 12. 85 ein.

Die Mutter berichtete mir *am 26. April 86,* daß ihre Tochter darunter litt, von Schulkameraden ausgelacht zu werden, wie sie meinte; sie zöge sich deshalb von ihnen zurück. So zeige sie jetzt eine Neigung zum Religiösen und erfahre eine Hilfe im Gebet.
Die rechtsseitige Ptose bestand weiterhin.
Durch die Symptome der Wahnidee, ausgelacht zu werden, der für Kinder auffälligen Neigung zum Beten, der Abneigung gegen Gesellschaft und der Ptose zog sich nur **Sepia succus** mit 7/4.
Deshalb erhielt sie am 26.4.86 Sep. XM.

Am 28. Juli 86 schilderte mir das Kind weiterhin ihr Verlangen auf Nudeln, Fleisch und Süßes, daß sie nach geringer Anstrengung schon matt sei und unter ihrer Akne leide.

Zum Repertorisieren kombinierte ich das Symptom des Verlangens nach Nudeln und Fleisch, wodurch ich Calc-p.(3), Nat-m.(3), Sabad.(2) fand. Dem Symptom des Verlangens nach Süßem entsprach Nat-m.(4) und Sabad.(4). Durch das Symptom dieser Mattigkeit und der Akne blieb nur **Natrum muriaticum** mit 8/5.
Deshalb bekam sie am 28.7.86 mit Nat-m. CM das Ergänzungsmittel zu Sepia.

Am 7. Februar 87 standen nach Erkältungen mit dem Weinen, Beleidigtsein, Trostbedürfnis, Schüchternheit und Ablehnen von Gesellschaft mehr die psychischen Symptome im Vordergrund.
Außerdem litt sie unter ihrer Akne.

Phos. mit 13/6 und Puls. mit 15/6 gingen durch ihre geistige Langsamkeit und diese geschilderten Symptome. **Pulsatilla pratensis** war nicht nur stärker vertreten, sondern Phos. schied aus, da es in dem Symptom des Verlangens nach Gesellschaft mit dem 4. Grad nach Pierre Schmidt ausgezeichnet ist.
Deshalb erhielt sie Puls. XM am 7.2.87.

Vor der Beratung am 9. Mai 87 hatte mir die Mutter den Hinweis gegeben, daß ihre Tochter seit März masturbiert.

So kombinierte ich das Symptom der Masturbation mit dem des Mitgefühls und fand Carc.(3), Caust.(3), Lach.(3), Nat-m.(4), Nux-v.(4), Phos.(5), Puls.(2), Tarent.(2). Durch das Symptom ihrer gebeugten Haltung, das Verträumte und die geistige Langsamkeit reduzierte sich die Zahl dieser acht Mittel auf Nux-v. mit 7/5 und Phos. mit 13/5.
So bekam sie **Phosphorus** XM am 9.5.87.

Am 31. August 87 ergab der Rückblick auf das abgelaufene erste Schuljahr im Gymnasium, daß sie das Klassenziel entgegen der Voraussage ihres Grundschullehrers in den meisten Fächern gut erreicht hatte. Nur in Mathematik war sie schwach.
Wie mir die Mutter erzählte, war sie noch verträumt.

Zum Repertoriseren kombinierte ich das Symptom der Schwäche in der Mathematik mit dem des Verträumtseins und fand Alum.(2), Bell.(3), Calc.(3), Merc.(2), Nat-m.(3), Ph-ac.(3). Von diesen sechs Mitteln ging allein **Calcarea carbonica Hahnemanni** durch die Symptome der gebeugten Haltung, der schlaffen Muskeln und des Gehens mit auswärts gedrehten Fußspitzen mit 9/5 (Gallavardin: Psyche und Homöopathie S. 281).

Deshalb erhielt sie für die nächsten drei Jahre je zweimal Calc. XM und Calc. CM. In dieser Zeit lösten sich dank Calcarea die Muskelerschlaffung, die gebeugte Haltung und das Gehen mit den Fußspitzen nach außen.

Am 21. Mai 88 mußte ich ihr wegen Prüfungsangst bis zum Erbrechen und den zu späten, zu langen sowie zu starken Menses **Silicea terra** 200 als Komplementärmittel geben.

Bei der Beratung am 7. August 90 zeigte der Rückblick, daß das inzwischen 15jährige Mädchen die vier Jahre auf dem Gymnasium ohne Nachhilfeunterricht geschafft hatte. Dieser Erfolg hob ihr Selbstvertrauen und minderte ihre Angst vor den Klassenarbeiten erheblich. Nur Mathematik blieb ihre schwache Seite. Sie war mitfühlend und in der Klasse beliebt.

Als ein erstaunliches Zeichen für ein junges Mädchen hörte ich, daß sie etwas Zutuendes vergessen konnte.
Weiterhin hatte sie noch das Verlangen nach Süßem.
Ihre Menses kamen zu spät und zu reichlich.

Für die Repertorisation kombinierte ich das Symptom der Schwäche in Mathematik mit dem des Mitgefühls und erhielt Bell.(2), Caust.(3), Graph.(2), Lyc.(2), Nat-c.(3), Nat-m.(3). Durch das Symptom der Gedächtnisschwäche für Zutuendes reduzierte sich die Mittelzahl auf Bell.(2) und Nat-m.(4). Nur **Natrum muriaticum** hat von diesen beiden Mitteln die Symptome des Verlangens auf Süßes und nach der Menses-Tabelle das kombinierte Symptom der zu späten und reichlichen Menses.
Dementsprechend bekam sie Nat-m. XM am 7. August 90 und am 4. April 91.
Am 24. Oktober 91 hörte ich, daß sie einerseits mit anderen mitfühlen, andererseits aber auch andere heftig kritisieren konnte. Sie hatte einen Ehrgeiz entwickelt, der sie zu guten Leistungen anspornte.

Im Körperlichen bestanden Verlangen auf Eis, unregelmäßige und zu starke Menses.

Ich kombinierte das Symptom des Ehrgeizes, das ich durch Mittel nach Jahr ergänzt hatte, mit dem des Mitgefühls und fand Caust.(3), Graph.(2), Lach.(2), Lyc.(2), Nux-v.(3), Phos.(4), Puls.(2). Diese Mittel wurden durch das Symptom des Tadelsüchtigen bestätigt. Erst die Symptome des Verlangens nach Eis und dieser Mensesstörungen reduzierten die Mittelzahl auf Phos. mit 11/5 und Puls. mit 5/5.
Deshalb nahm sie **Phosphorus** CM im Oktober 91 ein.

Am 7. Januar 92 befand sie sich durch ihren Ehrgeiz in der besseren Hälfte der 10. Klasse des Gymnasiums, früher Untersekunda. Aber die Schwäche in der Mathematik konnte sie durch Fleiß nicht ausgleichen. Von diesem Symptom ging ich trotz der Potenzhöhe der letzten Gabe von Phosphorus für die neue Arzneiwahl aus.
Nach den Worten ihrer Mutter hatte sie Hemmungen, in die Tanzstunde zu gehen; auch störte sie ihr „Damenbart".
Ihr Verlangen auf Süßes, Schokolade und Eis bremste sie, um das nach dem Schuß ins Längenwachstum erreichte Normalgewicht zu halten.

Für die Repertorisation kombinierte ich das Symptom der Mathematikschwäche mit dem durch Jahr ergänzten Symptom des Ehrgeizes und erhielt Alum.(2), Calc.(2), Caust.(2), Graph.(2), Lyc.(2), Nat-m.(2). Durch das Symptom des Mitgefühls reduzierte sich die Mittelzahl auf Caust.(4), Graph.(3), Lyc.(3), Nat-m.(4). Das Symptom der Schüchternheit bestätigte diese Mittel. Nur noch Lyc.(6) und Nat-m.(7) blieben nach dem Symptom des Verlangens auf Süßes. Erst das Symptom des Damenbartes brachte die Entscheidung für **Natrum muriaticum** mit 8/6.
Deshalb gab ich am 7. Januar 92 Nat-m. CM.

Aus der Schilderung der Patientin *am 26. September 92* hörte ich heraus, daß sie bei Kummer jetzt ausgesprochen Trost sucht.

Aus dem früheren Verlangen nach bestimmten Speisen stach jetzt das nach Eis hervor.
Sie schlief wieder in Bauchlage und wachte auch darin auf.
Der Abstand der Menses schwankte zwischen 21 und 49 Tagen.
Durch die Symptome der Besserung durch Trost, des Mitgefühls, der Bauchlage und der unregelmäßigen Menses ging Phos. mit 11/5 und Puls. mit 8/5.
So bekam sie im September 92 **Phosphorus** CM.

Am 20. Februar 93 erzählte sie mir, daß sie seit einiger Zeit von 2^{00} bis 4^{00} Uhr wach liegt. Auch noch unter Berücksichtigung, daß sie braune Warzen und Handtellerschweiß hat, sowie jetzt Schokolade vorzieht, gab ich ihr **Sepia succus,** ein Ergänzungsmittel zu Phosphorus, in der 200.Potenz.
Die Schlafstörung hatte sich schnell gelöst.
Bei der Beratung am 22. Mai 93 stand wieder die Prüfungsangst im Vordergrund. Nach dem Bericht ihrer Mutter war sie in ihrem Zimmer unordentlich. An körperlichen Beschwerden hatte sie noch das Verlangen auf Eis und die unregelmäßigen Menses.

Allein **Silicea terra** zog sich durch die Symptome in dieser Reihenfolge mit 6/5. Sie nahm Sil. XM ein.

Am 28. August 93 erfuhr ich, daß sie wohl durch die zweimalige Operation des Strabismus beim Lesen Kopf- und brennende Augenschmerzen spürte. Sonst hatte sie seit drei Wochen Kopfschuppen und grünen Rachenschleim.

Zum Repertorisieren kombinierte ich die Kopf- und Augenschmerzen beim Lesen, wodurch ich Calc.(4), Nat-m.(6), Olnd.(3), Ruta(3), Sep.(3), Sulph(3) fand. Das Symptom der Kopfschuppen ließ nur Ruta wegfallen. Erst das Symptom des grünen Rachenschleims brachte die Entscheidung für **Natrum muriaticum** mit 10/5.
Sie nahm Nat-m. CM ein.

Bei der Beratung am 19. Februar 94 zeigte es sich, daß unsere Patientin infolge ihrer Retardierung erst jetzt voll in der Problematik der Pubertät war. Statt ihres bisherigen Ehrgeizes in ihren schulischen Leistungen verhielt sie sich jetzt eher faul und hatte auch wenig Lust, ihrer Mutter im Haushalt zu helfen. Die Pubertät kam auch in der verstärkten Akne zum Ausdruck, was ihr Selbstvertrauen drückte. Die Menses kamen mit 24 Tagen zu früh.

Für die Repertorisation kombinierte ich das Symptom der Faulheit bei Kindern mit dem des mangelnden Selbstvertrauens und erhielt Bar-c. (3), Lach. (2). Diese beiden Mittel wurden bestätigt durch die Symptome der frühen Menses und der Akne. Erst das Symptom der retardierten Entwicklung brachte die Entscheidung für **Baryta carbonica** mit 7/5. Sie nahm Bar-c. XM im Februar 94 einmalig ein.

In der Folgezeit war die Mutter durch eigene Probleme mit der Umstellung ihrer Praxis so beansprucht, daß sie sich weniger um ihre Tochter kümmern konnte. Diesen Freiraum nützte die Tochter, die inzwischen 19 Jahre geworden war, zu eigenen Entscheidungen aus. Wohl auch aus der Angst vor den Klassenarbeiten und dem Wunsch, den weniger anstrengenden Ausbildungsweg zu gehen, meldete sie sich im Sommer 94 selbständig nach der 12. Klasse aus dem Gymnasium ab, um dann die Schule für Hauswirtschaft und soziale Berufe zu besuchen.

Inzwischen aber bereute sie diese Entscheidung als einen Fehler, da sie sich auf dieser Schule unterfordert fühlte. Weil sie aber das in diesem halben Jahr Versäumte nicht mehr nachholen kann, will sie jetzt die zweijährige Ausbildung in der höheren Berufsschule für Hauswirtschaft zu Ende führen. Danach möchte sie das 13. Schuljahr auf dem früheren Gymnasium nachholen und nach dem Abitur das Studium für den Beruf der Sonderschullehrerin aufnehmen.

Auf eigenen Wunsch bestand die Patientin nach eineinhalb Jahren Pause darauf, wieder zur Behandlung zu kommen. Sie schilderte mir am 21.10.95 folgende Beschwerden:
Die Prüfungsangst führt zu Erbrechen. Sie ist noch unordentlich.
Der Kopf schuppt und juckt.
Ptose des rechten Oberlides.
Akne mit Pusteln.

Die Mensesblutungen sind noch stark.
Juckende Warzen an Händen, Knien und Unterschenkeln.
Morgens müde und unkonzentriert.
Verlangen auf Süßes, Eis und Nudeln. Abneigung gegen Fisch.
Psoriasis am linken Ellbogen.
Friert leicht und erkältet sich leicht.
Die Patientin bezeichnet sich als eigensinnig, faul, verschlossen, unordentlich, träge, als „Versager“. Sie hat Abneigung gegen Gesellschaft.
Bei der Repertorisation zog sich allein **Silicea terra** durch die Symptome der Prüfungsangst, des mangelnden Selbstvertrauens, des Eigensinns, des Verlangens auf Eis und der Handtellerschweiße mit 11/5.
Wie schon im Mai 93 verordnete ich am 21.10.95 wieder Sil.XM.
Von der Mutter erfuhr ich im Januar 96, daß dieses letzte Arzneimittel der Tochter sehr geholfen habe.

Epikrise:
Das fünfjährige Mädchen kam im Mai 1980 wegen minimalen Hirnschadens mit psychomotorischer Retardierung in meine Behandlung. Dank homöopathischer Therapie konnte sie statt der Sonderschule die Grundschule besuchen, dann das Gymnasium bis einschließlich der 12. Klasse. Im Februar 94

wurde die Behandlung abgebrochen. Da die Patientin im Sommer 94 vor der Anstrengung des Abiturs scheute, meldete sie sich im Sommer 94 aus dem Gymnasium ab und ging in eine höhere Berufsschule für Hauswirtschaft. Aus der Einsicht in ihren Fehler hat sie sich jetzt das Ziel gesetzt, nach dem Abschluß der zweijährigen Berufsschule das 13. Schuljahr auf dem früheren Gymnasium nachzuholen und dann das Studium für den Beruf der Sonderschullehrerin aufzunehmen.
Die Patientin wurde fast 14 Jahre mit zehn homöopathischen Einzelmitteln behandelt. Die längste und größte Wirkung konnte immer wieder Natrum muriaticum über zusammen fast neuneinhalb Jahre ausüben.

Erkrankung des Zentralnervensystems

Multiple Sklerose 5,1

Im Februar 1977 kam die 1940 geborene, damals 37jährige Patientin wegen ihrer Erkrankung an Multipler Sklerose in meine Behandlung.

Ihre Schwester litt an Lungen-Tbc, ihr Vater an Malaria, ihre Mutter an Nervenlähmung des rechten Beines und ihre Großmutter väterlicherseits an Altersdiabetes.
1954 wurde bei der Patientin eine Appendektomie durchgeführt. Später hatte sie eine Gastritis und Cholecystitis.
1970 erlitt sie eine Totgeburt im 8. Monat.
Am 27.8.76 traf sie ein HWS-Schleudersyndrom durch einen Auffahrunfall.

Bericht des Neurologen vom 2. 11. 76:
„Am 22.10.76 hatte die Patientin auf dem linken Auge plötzlich alles matter gesehen; in der folgenden Woche hat sie häufiges Erbrechen und Kopfschmerzen gehabt. Einen Schleier vor den Augen habe sie noch gehabt, jedoch sei dieses zurückgetreten. Ein taubes Gefühl sei auf der linken Seite in Erscheinung getreten. Außerdem habe sie einen stärkeren Schwindel gehabt.
Neurologischerseits fand ich bei der Patientin an den Hirnnerven – bis auf die retrobulbäre Neuritis li. – keinen pathologischen Befund. Die Bauchdeckenreflexe fehlten. PSR li. etwas lebhafter als re. Finger-Nasen-Versuch li. unsicher, leichte Dysdiadochokinese li.
Psychisch: Keine Auffälligkeiten.
EEG: regelmäßiges EEG vom Alphatyp. Kein sicher verwertbarer pathol. Befund.
Zusammenfassend läßt sich sagen, daß es sich bei der Pat. um den Verdacht auf eine Encephalomyelitis disseminata handelt."

Bericht der psychiatrisch-neurologischen Klinik nach dreiwöchigem Aufenthalt vom 8.12.76:
„. . . Bei der Untersuchung der Augen wurde ein um 20 % geminderter Visus links und ein relatives Zentralskotom für Farben und Weiß gefunden.

Bei der Aufnahme fand sich neurologischerseits im Bereich der Hirnnerven eine Druckschmerzhaftigkeit des ersten Trigeminusastes links, eine Abschwächung des Corneareflexes und aller Armeigenreflexe links. Die Bauchdeckenreflexe waren in allen drei Etagen links nicht auslösbar, ebenso wie der ASR links. Bei der sensiblen Prüfung fand sich eine Hypästhesie und Hypalgesie sowie eine Herabsetzung der Temperaturempfindung und Pallästhesie auf der ganzen linken Körperhälfte sowie der gesamten linken Gesichtsseite. Der Finger-Nasen-Versuch und der Knie-Hacken-Versuch waren links zielunsicher, leichte Dysdiadochokinese links. Es fand sich keine Druck- und Klopfempfindlichkeit des Schädels, kein Meningismus, die grobe Kraft war in allen Extremitäten beiderseits gut erhalten. Der Lasègue war rechts endgradig und links bei 80° positiv. Keine Fallneigung, keine Gangunsicherheit, der Armhalte-Versuch und Fußhalte-Versuch waren beiderseits gut durchführbar.

Internistisch fand sich die Patientin in gutem AZ und EZ, der Blutdruck war normoton, alle Laborwerte lagen im Normalbereich.

Die Lumbalpunktion erbrachte eine Zellzahl von 0/3-Zellen sowie ein Gesamteiweiß von 30,7 mg %. Die Liquorelektrophorese erbrachte eine Albuminvermehrung sowie eine Gammaverminderung.

Die Schädelaufnahme in 2 Ebenen zeigte keinen sicheren Anhalt für osteolytische Destruktionen, kalkeinlagernden Hirntumor oder Hirndrucksymptomatik. Die durchgeführte Hirnszintigraphie erbrachte eine seitengleiche und zeitgerechte Hirndurchblutung, insgesamt ein unauffälliges Hirnszintigramm.
Im EEG fand sich ein normales Alpha-EEG.

Von der in der Augenklinik durchgeführten Untersuchung wurde uns folgende Beurteilung zugesandt: „Rechtes/linkes Auge: Unauffälliger Augenbefund. Obwohl die geschilderten Beschwerden typisch für eine Retrobulär-Neuritis sind, sind objektiv keine pathologischen Veränderungen festzustellen (Gesichtsfeld unauffällig, kein zentrales Farbskotom, Papille o. B.).“
Trotz allem dürfte es sich hier wohl – gestützt auf die Anamnese – um eine retrobulbäre Optico-Neuritis bei Encephalomyelitis disseminata handeln.
Die hier durchgeführte Therapie von täglich einer Infusion mit 500 ml Laevulose + 60 IE ACTH über 10 Tage brachte nur eine leichte Besserung der Beschwerden. Anschließend wurde auf eine Ampulle Synacthen Depot täglich und dreimal 2 Drag. Neurotrat übergegangen.

Weiter haben wir empfohlen, mindestens über einen Monat lang wöchentlich eine Ampulle Synacthen Depot i.m. zu spritzen; langfristig sollten dreimal zwei Drag. Neurotrat sowie bei Bedarf Novalgin Tropfen verordnet werden. Indiziert sind ferner Bettruhe sowie strenges Alkoholverbot.“

Axiale Computer-Tomographie des Gehirnschädels mit spezieller Einstellung der Orbita zur Darstellung der Nervi optici vom 28.1.77:
„Es werden zunächst Schichten in normaler Gehirnschädeleinstellung mit zusätzlichen Spezialeinstellungen der Orbitae gefahren, die Nervi optici sind bds. noch nicht wesentlich verbreitert, jedoch findet sich auf der li. Seite eine auf der moderaten Vergrößerung schon deutlich erkennbare, auf der stärkeren Vergrößerung noch deutlich sichtbare unterbrochene Kontinuität des Nerven mit möglichen kleinzystischen, degenerativen Veränderungen.

Die Orbita selbst ist nicht durch Tumore aufgefüllt, auch die re. Seite ist hier völlig unauffällig.

Die Gehirnschichten lassen die weiße von der grauen Substanz durch densitometrische Messungen ohne weiteres abgrenzen. KM-Ansammlungen oder Densitätssprünge sind nicht nachweisbar, die basalen Zisternen, das Ventrikelsystem, sowie die intergyralen Sulci normal breit. Das verkalkte Corpus pineale in der Mittellinie, die Glomus choriodei symmetrisch angeordnet.
Beurteilung: Die im Bericht der Psychiatrisch-Neurologischen Klinik diskutierte retrobulbäre Opticus-Neuritis findet eine Unterstützung durch das Bild einer durch kräftrige Densitätssprünge gezeichneten Darstellung des Nervus opticus mit möglich entzündlichen oder degenerativen Veränderungen. Gehirnveränderungen i. S. eines Tumors, einer Blutung oder eines Ödems sind nicht nachweisbar."

Bei der eingehenden Erstuntersuchung am 3.2.1977 schilderte mir die Patientin die folgenden Beschwerden:
Druckschmerzen vom linken Auge nach hinten in den Kopf.
Tagelang vor dem Wetterwechsel kraftlos, müde, verstärkte Augen- und Kopfschmerzen, undeutliches Sehen.
Brennen und Ziehen in den Gliedern, verschlechtert bei Kälte, Luftzug; stärker im linken Arm.
Linksseitige Handschwäche, sie läßt Gegenstände fallen.
Zittern der Hände bei Erregung.
Schwere und Schwäche in den Beinen, besonders links.
Depressionen besonders vor der Regel.
Verweilen bei Unangenehmem.
Unkonzentriert. Gedächtnisschwäche für Gelerntes, für Worte.
Müde ab 20^{00} Uhr.
Leichtes Frieren.
Besserung am Meer.
Kleiderdruck verschlechtert und führt zum Halskloß.
Unregelmäßiges Herzklopfen. Atemnot.
Verlangen auf Kaffee.
Menses im Abstand von 28 Tagen, 5 Tage Dauer, normal stark; Blut fadenziehend, klumpig.
Fluor hell, wundmachend.
Häufiges Urinieren. Brennen in der Harnröhre nach dem Urinieren.
Weißer Nasenschleim.
Gesichtspickel. Trockene Haut, besonders im Gesicht. Haarausfall, fettes Haar.
Zur Repertorisation kombinierte ich das Symptom des Verweilens bei Unangenehmem mit dem der Traurigkeit vor den Menses und erhielt Am-c.(2),

Calc.(4), Con.(4), Lyc.(4), Nat-m.(6), Nit-ac.(3), Phos.(2), Sep.(4), Verat.(3). Durch das Symptom der Besserung am Meer blieben nur Lyc.(5) und Nat-m.(8). Das Symptom der Verschlechterung vor dem Wetterwechsel bestätigte beide Mittel. Durch das Symptom des unregelmäßigen Herzklopfens fiel die Entscheidung für **Natrum muriaticum** mit 10/5.
Es wurde nach der Pause zur vorhergehenden allopathischen Medikation am 9.2.77 mit 1 Glob. in der XM-Potenz eingenommen.

Beratung am 1.4.77 bei gebessertem Status:
Die Patientin berichtete jetzt von Atemnot im Bett; sie hatte dadurch Furcht zu ersticken und schrie im Schlaf.
Taube Hände, Unterschenkel und Füße.
Schmerzhafte Fußsohlen.
Zur Repertorisation kombinierte ich das Symptom der Furcht vor dem Ersticken mit dem der Schreie im Schlaf und fand Apis(3), Bry.(4), Carb-an.(2), Dig.(3), Phos.(3), Spong.(3), Stram.(3), Sulph.(3). Durch das Symptom der MS blieben nur Phos.(5) und Sulph.(4). Die beiden Symptome der zähen und geronnenen Menses-Blutungen ergaben die Wahl von **Phosphorus** mit 7/5.

Die Patientin nahm Phos. XM am 1.4.77 ein.
Bei der nächsten Beratung am 27. Juni 77 berichtete sie mir von ihrer Gedächtnisschwäche für Worte, ihrer Müdigkeit nach dem Mittagessen, einem Kältegefühl, das sich den Rücken herunter erstreckt, und ihrer Beinschwere beim Gehen.
Allein **Pulsatilla pratensis** zog sich durch diese Symptome mit 11/4.
Sie nahm Puls. XM am 27.6.77 ein.

Am 25. Juli 77 schilderte mir die Patientin ihren Migräneanfall, der typischerweise vor Wetterwechsel oder Gewitter nach einem vorausgehenden Trübsehen auftrat.
Ihre Menses verliefen jetzt verlängert und schwach.

Die vorige Müdigkeit und Beinschwere waren nur gebessert.
Nur **Sepia succus** ging durch die Symptome des Trübsehens vor den Kopfschmerzen, der Kopfschmerzen vor Gewitter, der verlängerten und spärlichen Menses (Menses-Tabelle), der Wettervorfühlichkeit und der linksseitigen Migräne mit 11/5.
Am 25.7.77 nahm sie Sep. XM ein.

Bei der Beratung am 3. Oktober 77 ergab sich, daß Sepia zwar eine Besserung der Müdigkeit und Beinschwere, nicht aber der linksseitigen Migräne gebracht hatte. Die Augen- und Kopfschmerzen traten weiterhin vor Wetterwechsel auf und erstreckten sich nach hinten.
Ihre Menses verliefen jetzt zu früh und zu schwach.
Tiefatmen besserte allgemein.

Vor Wetterwechsel erstreckten sich Schmerzen von den Unterarmen und Unterschenkeln aus nach oben.
Bei der Repertorisation kombinierte ich das Symptom der Besserung durch Tiefatmen mit dem der Verschlechterung vor Wetterwechsel und erhielt Agar.(3), Lach.(4), Nat-m.(2), Puls.(2), Sep.(3), Sulph.(2). Durch das Symptom der aufwärts sich erstreckenden Schmerzen entfiel nur Agar. Die Symptome der Linksseitigkeit und der Mensesstörungen bestätigten diese 5 Mittel. Nur **Lachesis muta** hatte das Symptom des vom Auge nach hinten sich erstreckenden Schmerzes mit 14/6.

Die Patientin erhielt je 2 Glob. Lach. XM am 3.10., 12.12.77 und 20.2.78; Lach.Q am 26.4.78. Während dieser über 10monatigen Wirkung von Lachesis ging es ihr besser.
Bei der Beratung am 5. August 78 konnte sie mir durch genaue Beobachtung schildern, daß die Gliederschmerzen plötzlich beginnen und langsam enden.
Durch ihre Erkrankung war ihr Selbstvertrauen eingeschränkt. Oft fielen ihr die passenden Worte nicht ein.
Bei Linkslage trat Atemnot auf.

Für die Repertorisation kombinierte ich das Symptom des mangelnden Selbstvertrauens mit dem des Verlaufscharakters der Gliederschmerzen und erhielt Bell.(3), Calc.(3), Ign.(2), Lach.(3), Puls.(4), Sul-ac.(2). Das Symptom der Gedächtnisschwäche für Worte reduzierte die Zahl der Mittel mit Calc.(4), Lach.(5), Puls.(7) auf die Hälfte. Durch das Symptom der Atemnot in der Linkslage blieb nur **Pulsatilla pratensis** mit 9/4.
Deshalb kam ich wieder auf Puls. XM zurück, das sie am 9.8.78 nach ihrer Mensis mit 2 Glob. einnahm.

Bei der Beratung am 6. September 78 berichtete mir die Patientin, daß sie vor vier Tagen pektanginöse Beschwerden hatte mit Druck hinter dem Sternum, Ziehen im linken Arm und Angst.
In der Brustwirbelsäule und im Kreuz brennende Schmerzen.
Oft Durst auf kleine Mengen.
Zusätzliche Angaben des Ehemannes: Mangelndes Selbstvertrauen; starkes sexuelles Verlangen, besonders vor den Menses.

Bei der Repertorisation kombinierte ich das Symptom des vermehrten sexuellen Verlangens vor den Menses mit dem des mangelnden Selbstvertrauens und erhielt Bell.(2), Kali-c.(3), Nux-v.(2), Phos.(3), Stram.(2). Durch das Symptom der MS reduzierte sich die Mittelzahl auf Bell.(3), Nux-v.(3) und Phos.(5). Auf das Symptom des Durstes nach kleinen Mengen blieben nur Bell.(4) und Phos.(6). Die Symptome der Angina pektoris und der brennenden Rückenschmerzen brachten die Entscheidung für **Phosphorus** mit 12/6.

Wie schon im April 77 rezeptierte ich am 6.9. und 22.12.78 Phos. XM.
Am 26. Februar 79 war die Patientin im 2. Schwangerschaftsmonat, hatte Übelkeit, Abneigung gegen und Verschlimmerung durch Fleisch.
Akut trockner Husten durch Kitzeln in der Kehle.

Wie die Migräne so verstärkten sich auch wandernde Gliederschmerzen ein bis zwei Tage vor Wetterwechsel.

Für die Repertorisation kombinierte ich das Symptom der Schwangerschaftsübelkeit mit dem der Verschlimmerung durch Fleisch und fand Ars.(3), Bry.(4), Carb-an.(3), Colch.(4), Ferr.(3), Ferr-ar.(2), Kali-c.(4), Kreos.(4), Lyc.(3), Mag-c.(3), Mag-m.(3), Nat-m.(3), Nux-v.(4), Puls.(4), Sep.(4), Sil.(3), Staph.(2), Sulph.(2), Verat.(2). Durch das Symptom der Wettervorfühligkeit reduzierte sich die Mittelzahl auf Bry.(5), Lyc.(5), Nat-m.(4), Puls.(8) und Sep.(7). Von diesen blieben durch das Symptom des trockenen Hustens infolge von Kitzeln im Larynx Bry.(10), Puls.(11) und Sep.(10). Das schon im Juni 77 und August 78 gewählte **Pulsatilla pratensis** war jetzt gegenüber den beiden Konkurrenten mit 11/5 stärker angezeigt. Deshalb erhielt die Patientin 2 Glob. von Puls. XM am 26.2.79.

Aber sie erlitt im 3. Schwangerschaftsmonat einen Abort. Sie berichtete mir davon unter Tränen, als sie *am 6. April 79* zur Beratung kam.
Bei Wetterwechsel oder bei Erkältungen traten drückende bis brennende Kopfschmerzen auf.
Pulsatilla hatte leider den Husten nicht gebessert. Er verstärkte sich in kalter Luft und beim Reden; der Auswurf war gelb und schmeckte salzig.
In den Gliedern empfand die Patientin die Schmerzen jetzt wie elektrische Stöße.
Für die Repertorisation kombinierte ich das Symptom des unwillkürlichen Weinens mit dem der Kopfschmerzen bei Wetterwechsel und erhielt Lach.(2), Phos.(3), Rhus-t.(6). Die drei Mittel wurden bestätigt durch das Symptom der Kopfschmerzen bei Erkältungen, durch das des salzigen Sputums und durch das Symptom der Verschlimmerung des Hustens in kalter Luft. Erst das Symptom der Schmerzen wie elektrische Schläge brachte die Entscheidung allein für **Phosphorus** mit 13/6.
Wie im April 77, im September und Dezember 78 erhielt die Patientin am 6.4. und 25.6.79 Phos.XM.

Die Beratung am 13. August 79 ergab, daß sich die psychische Lage in den sieben Wochen nach der letzten Phosphorusgabe deutlich enspannt hatte; aber sie litt unter dem Kummer, mit dem Abort ein zweites Mal ein Kind verloren zu haben. So war bei dem dringenden Kinderwunsch die Neigung zu Aborten zu behandeln, um ein drittes Mißgeschick zu vermeiden.
Es bestand auch ein übelriechender Fluor.

Der Unterleib und die Lenden schmerzten beim Gehen, Stehen und besonders beim Stuhlgang.
Allein **Sulphur lotum** zog sich durch die Symptome der Beschwerden durch den Tod eines Kindes, der Lendenschmerzen beim Stuhlgang, des übelriechenden und wundmachenden Fluors und der Neigung zu Aborten mit 8/5.
Sulph. XM wurde am 17.8. und 22.10.79 verordnet.

Bei der Beratung am 7. Januar 80 bestanden seit zwei Wochen sowohl Kopfschmerzen als auch Husten:
Brennen vom linken Auge durch die linke Kopfseite, verschlechtert bei Wetterwechsel.
Trockener Husten mit Reißen in der Bifurkation durch Kaltwerden und in kalter Luft.
Winter verschlechterte allgemein.

Für die Repertorisation kombinierte ich das Symptom der Verschlechterung im Winter mit dem der Kopfschmerzen durch Wetterwechsel und fand Ars.(5), Bry.(5), Calc.(4), Calc-p.(4), Carb-v.(4), Mez.(3), Nux-m.(5), Ph-ac.(3), Phos.(4), Psor.(5), Rhod.(4), Rhus-t.(6), Sil.(4). Durch das Symptom des Bifurkationsschmerzes (Rep.Charakteristika) reduzierte sich die Mittelzahl auf Bry.(6), Carb-v.(5), Ph-ac.(6), Phos.(5). Das Symptom der Verschlechterung des Hustens bei Kaltwerden ergab Bry.(8), Carb-v.(7) und Phos.(8). Das Symptom der Verschlechterung des Hustens in kalter Luft ergab die Priorität von **Phosphorus** mit 11/5 vor Bry.(9) und Carb-v.(9).

Nachdem ich in jedem der drei letzten Jahre Phosphorus als XM-Potenz aus der Vorsicht vor starken Reaktionen verordnet hatte, gab ich am 7. Januar 80 Phos.CM.

Bei der Beratung am 14. Juli 80 hörte ich zu meiner Freude, daß sich in den 6 Monaten der Wirkung von Phos.CM das Allgemeinbefinden und besonders das vom linken Auge ausgehende Brennen – das Leitsymptom ihrer MS – wesentlich gebessert hatten. Aber vor Wetterwechsel trat das Brennen, wenn auch stark gemindert, noch auf; ebenso ein unscharfes Sehen. Vor Gewitter spürte sie einen allgemeinen Kopfdruck nach vorherigem Trübsehen.

Nach den Angaben ihres Mannes stöhnte sie im Schlaf.
Seit drei Wochen beschwerten sie unregelmäßiges Herzklopfen, ein Symptom für das Sepia verwandte Arzneimittel Natrum muriaticum, und dadurch Brustbeklemmung sowie die Angst, nicht tief atmen zu können.

Allein **Sepia succus** ging durch die Symptome der Kopfschmerzen vor Gewitter, des Trübsehens vor Kopfschmerzen, des Stöhnens im Schlaf und der Wettervorfühigkeit mit 7/4.
Wie am 25.7.77 nahm die Patientin am 14. Juli 80 Sep.XM ein.

Bei der Beratung am 6. Oktober 80 befand sich die Patientin im 5. Schwangerschaftsmonat.
Jetzt kam es bei Wetterwechsel von kalt zu warm zu linksseitiger Migräne. Durch das Brennen im rechten Oberschenkel ergab sich so eine Schmerz-Diagonale von links oben und rechts unten.
Das unregelmäßige Herzklopfen mit Atemnot war gebessert.
Nabelkrämpfe erstreckten sich zum Anus.

Zur Repertorisation kombinierte ich das Symptom der Verschlechterung bei Wetterwechsel von kalt zu warm mit dem der Schmerzdiagonale und erhielt Brom.(2), Chel.(3), Lach.(3), Nat-m.(3), Nux-v.(2), Puls.(4), Sulph.(4). Durch das Symptom des unregelmäßigen Herzklopfens blieben nur Chel.(5) und Nat-m.(4). Das Symptom des Nabelkrampfes zum Anus brachte die Entscheidung allein für **Natrum muriaticum** mit 5/4.

Wie bei der ersten Arzneiwahl 1977 erhielt die Patientin Nat-m. XM am 6.10.80.

Bei der Beratung am 20. Dezember 80 berichtete sie mir, daß vor rechtsseitigen Kopfschmerzen das rechte Gesichtsfeld ausfällt; sie traten vor Wetterwechsel oder vor dem Wechsel von warm zu kalt auf.
Jetzt im 8. Schwangerschaftsmonat hatte sie nachts Krämpfe im Magen und Leib.
Sie empfand nachts Hitze in den Fußsohlen, die sie entblößte.
Nur **Calcarea carbonica Hahnemanni** hatte die Symptome des rechtsseitigen Gesichtsfeldausfalles, der beiderseitigen Wetterfühligkeit, der nächtlichen Leibkrämpfe und der Sohlenhitze mit Entblößen mit 9/5.
Sie erhielt am 20.12.80 Calc.XM.

Am 20. Februar 81 wurde sie von einem gesunden Jungen entbunden.

Bei der Beratung am 25. März 81 erfuhr ich, daß sich seit der Entbindung die linksseitigen Augen- und Kopfschmerzen verstärkt hatten; sie verschlimmerten sich vor einem Wetterwechsel besonders bei dem von kalt zu warm.
Beim Liegen hatte sie stärkeres Herzklopfen.
Bei der Repertorisation kombinierte ich das Symptom des Wechsels zu warm mit dem der Wettervorfühligkeit und fand Bry.(4), Gels.(3), Lach.(4), Lyc.(4), Nat-c.(3), Nat-m.(3), Psor.(6), Puls.(3), Sep.(3), Sulph.(4), Tub.(5). Durch das Symptom sowohl der linksseitigen Augen- als auch Kopfschmerzen blieben Lach.(8), Lyc.(6) und Sulph.(8). Durch das Symptom des Herzklopfens beim Liegen ergab sich die Priorität von **Sulphur lotum** mit 11/5 vor Lach.(10) und Lyc.(7).
Wie schon 79 zweimal verordnete ich jetzt am 25.3.81 Sulph.XM.

Beratung am 1. Juni 81: Bei der vegetativen Labilität und Wetterfühligkeit traten bei Gewitter, vor Wetterwechsel und beim Wechsel von kalt zu warm

rechts- oder linksseitige Kopfschmerzen auf. Trübsehen vor den Kopfschmerzen.
Im Vordergrund standen jetzt Schmerzen im rechten Hüftgelenk, als ob es verrenkt sei.

Bei der Repertorisation kombinierte ich das Symptom des Trübsehens vor Kopfschmerzen mit der Empfindlichkeit gegen Wechsel zu warm und erhielt Gels.(3), Nat-m.(4), Psor.(5), Sep.(3). Das Symptom der Wettervorfühligkeit bestätigte diese Mittel. Die Symptome des Kopfschmerzes bei Gewitter und der rechtsseitigen Hüftgelenksschmerzen ergaben nur **Sepia succus** mit 8/5.
Wie schon 77 und 80 bekam sie am 1. Juni 81 Sep. XM.

Seit einer Woche vor der nächsten *Beratung am 17. August 81* traten wieder seitenwechselnd Schmerzen in Augen und Kopf besonders links auf; sie zeigten sich vor Wetterwechsel und nach Erregung.
Beim Kaltwerden eines Körperteils ziehende Schmerzen in den Gliedern.
Warzen im rechten Gesicht und am linken Oberschenkel, also diagonal rechts oben und links unten.

Kribbeln in der linken Großzehe.
Für die Repertorisation kombinierte ich das Symptom des Kaltwerdens eines Körperteils mit dem der Warzendiagonale und fand Agar.(3), Am-c.(2), Calc.(3), Hell.(3), Ip.(2), Nux-v.(3), Phos.(5), Rhus-t.(4), Sil.(5). Diese Mittelzahl reduzierte sich durch das Symptom der Wettervorfühligkeit auf Agar.(5), Calc.(4), Phos.(7), Rhus-t.(6), Sil.(6). Das Symptom des Seitenwechsels bei den Kopfschmerzen ergab Agar.(6), Calc.(5), Phos.(8), Sil.(7). Durch das Symptom des Kribbelns in der Großzehe fiel die Entscheidung allein auf **Phosphorus** mit 9/5.
Wie Phosphorus in jedem Behandlungsjahr notwendig war, so wählte ich jetzt Phos.CM am 17.8.81.

Bei der Beratung am 8. Februar 82 hörte ich, daß es der Patientin in diesen 6 Monaten der Phosphoruswirkung besser ging; auch war die Warze am linken Oberschenkel abgefallen.
Seit zwei Wochen traten bei Sturm oder vor Wetterwechsel wieder schneidende Schmerzen im linken Auge auf; ebenso hatte sie Herzklopfen vor Wetterwechsel.
Dazu kamen bohrende Schmerzen und Taubsein in den Großzehen sowie ziehende Schmerzen in den Gliedern bei kaltem Wind.

Für die Repertorisation kombinierte ich das Symptom des Bohrens in den Großzehen mit dem der Wettervorfühligkeit und bekam Agar.(3), Sil.(3). Das Symptom der Verschlimmerung durch Sturm bestätigte beide Mittel; das der Verschlechterung durch kalten Wind allein **Silicea terra,** das Komplementärmittel zu Phosphorus mit 7/4.

Deshalb gab ich der Patientin erstmalig und einmalig Sil.XM am 8.2.82.

Bei der Beratung am 3. Mai 82 schilderte sie mir Trübsehen vor der rechtsseitigen Migräne, die vor Wetterwechsel, bei Nebel oder Wolken ausgelöst wurde. Vor Wetterwechsel trat auch das unregelmäßige Herzklopfen auf.

Nur **Natrum muriaticum** zog sich durch die Symptome des Trübsehens vor Wetterwechsel, des unregelmäßigen Herzklopfens, der rechtsseitigen Migräne, der Verschlimmerung durch Wolken, Nebel und vor Wetterwechsel mit 8/6.
Wie 1977 und 80 bekam sie Nat-m.XM am 3.5. und Nat-m.CM am 12.7.82.

Erst *bei der Beratung am 16. Oktober 82* berichtete die Patientin, daß seit der Episiotomie am 20.2.81 Wundgranulationen am Damm bestanden. Diese waren gerötet, rissig und führten beim Coitus zu Wundschmerzen.
Ihre vegetative Labilität zeigte sich immer wieder in der Wettervorfühligkeit, die sich auf Migräne oder Kreislaufbeschwerden auswirkte.
Zusätzlich zu der Gesichtswarze waren Condylomata an der Vulva aufgetreten.

Allein **Thuja occidentalis** ging durch die Symptome der Vulva-Condylomata, des Wundsein beim Coitus, der Wundgranulationen, der Wettervorfühligkeit und der Gesichtswarze mit 9/5.
Die Patientin nahm Thuj.XM am 16.10.82 ein, wodurch die Wundgranulationen ohne Operation abheilten.

Beratung am 3. Januar 83:
Nachdem die Granulationen abgeheilt waren, schilderte mir jetzt die Patientin, daß sie sich ebenso auf die seit dem Abstillen 81 weiter bestehende rechtsseitige Milchsekretion als unabänderlich eingestellt und diese auch nicht als Beschwerde geschildert hatte.

Vor Wetterwechsel von kalt zu warm war sie reizbar, spürte unregelmäßiges Herzklopfen, ziehende Schmerzen vom rechten Oberkiefer zum Hinterkopf, brennende Schmerzen von der linken Brust zum Hals und bohrende Schmerzen in den Großzehenspitzen.
Jetzt brannte die Warze im rechten Gesicht.
Die Condylomata bestanden weiterhin. Durch die trockene Vagina brannte es beim Coitus.
Bei der Repertorisation kombinierte ich das Symptom der fünfmal vorkommenden Empfindlichkeit auf Wetterwechsel zu warm mit dem der Milchsekretion Nichtschwangerer und erhielt Lyc.(3), Puls.(5), Tub.(5). Nur **Lycopodium clavatum** zog sich durch die weiteren Symptome des Brennens beim Coitus, der Condylomata und der Gesichtswarze mit 8/5.
Lyc. XM wurde am 3.1.83 und 19.4.84 und als Lyc. CM am 8.8.84 eingenommen.

Wie nur bei wenigen Arzneimitteln so ist auch für Lycopodium der chronische Krankheitsverlauf und die Wirkung auf chronische, tiefsitzende, progressive Erkrankungen kennzeichnend. So konnte erst durch die dritte Gabe und erst in der CM-Potenz die Milchsekretion im November 84, die Warze und die Condylomata Anfang Januar 85 geheilt werden.

Bei der Beratung am 5. April 83 bestand noch die Milchsekretion.
Vor Wetterwechsel und bei Wechsel von warm zu kalt traten auf linksseitige Migräne, krampfartige Schmerzen unterhalb des linken Schulterblattes und Gliederziehen, besonders im rechten Bein.
Die Großzehenspitzen waren taub.

Für die Repertorisation kombinierte ich das Symptom der Milchsekretion Nichtschwangerer mit dem der Empfindlichkeit bei Wetterwechsel zu kalt und erhielt Ars.(3), Merc.(5), Puls.(4), Rhus-t.(3), Tub.(3). Durch das Symptom der Wettervorfühligkeit reduzierte sich die Mittelzahl auf Puls.(5), Rhus-t.(5), Tub.(5). Durch das Symptom der Schmerzdiagonale links oben und rechts unten blieben Puls.(7) und Rhus-t.(8).Das Symptom der gefühllosen Zehen brachte die Entscheidung für **Pulsatilla pratensis** mit 9/5.
Die Patientin nahm Puls.XM am 5.4.83 ein.

Bei der Beratung am 13. Juni 83 schilderte sie mir, daß weiterhin die Milchsekretion und das Taubsein jetzt aber nur noch der Großzehenspitzen bestand.
Vor einem Wetterwechsel traten die linksseitige Migräne und ein Bohren in den großen Zehen auf.
Für die Repertorisation kombinierte ich das Symptom der Milchsekretion Nichtschwangerer mit dem der Wettervorfühligkeit und erhielt Lyc.(3), Phos.(3), Puls.(4), Rhus-t.(3), Tub.(4). Das Symptom der linksseitigen Migräne reduzierte die Mittelzahl auf Lyc.(4), Phos.(5) und Rhus-t.(5). Das Symptom der tauben Zehen ergab die Priorität von **Phosphorus** mit 7/4 vor Lyc.(5).
Die Patientin nahm Phos.XM am 13.6. und 27.8.83, Phos.CM am 5.11.83 ein.

Bei der Beratung am 29. Januar 84 stand wieder das unregelmäßige Herzklopfen im Vordergrund. Eine weitere Beschwerde war die Verschlimmerung des Gliederziehens durch Kälte und besonders durch den Wetterwechsel von warm zu kalt.
Dann bestand noch die linksseitige Migräne, die Milchsekretion und das Verlangen auf Kaffee.

Nur **Arsenicum album** zog sich durch die Symptome des unregelmäßigen Herzklopfens, der Milchsekretion Nichtschwangerer, der Verschlimmerung durch Wetterwechsel zu kalt, des Verlangens auf Kaffee und der linksseitigen Migräne mit 10/5.
Die Patientin erhielt Ars.XM mit 1 Glob. am 29.1.84.

Bei der Beratung am 19. April 84 sprach sie von ihrer Furcht, ihre Arbeit nicht zu schaffen; neben ihrem Haushalt mit dem dreijährigen Kind pflegte sie noch ihre alte Schwiegermutter.
Nach einer Besserung hatte sich die rechtsseitige Milchsekretion wieder verstärkt.
Die rechtsseitige Gesichtswarze brannte.
Das Taubsein war nur noch in der rechten Großzehenspitze und hatte sich wesentlich gebessert.
Zur Repertorisation kombinierte ich das Symptom des mangelnden Selbstvertrauens mit dem der Milchsekretion und erhielt Bell.(2), Lyc.(3), Merc.(3), Phos.(2), Puls.(5), Rhus-t.(2). Die Symptome der brennenden Warze und des tauben Zehes reduzierten die Mittelzahl auf Lyc.(5) und Phos.(5). Erst das Symptom der Gesichtswarze ergab die Entscheidung für **Lycopodium clavatum** mit 6/5.
Deshalb erhielt die Patientin Lyc.XM am 19.4. und Lyc.CM am 8.8.84. Wie schon ausgeführt, konnte die Milchsekretion im November 84 und die Gesichtswarze Anfang Januar 85 erst durch Lyc.CM geheilt werden.

Bei der Beratung am 18. März 85 schilderte sie mir, in welchem Maße sie vom Wetter abhängig war: Vor Wetterwechsel unkonzentriert, linksseitige Migräne, bohrende Schmerzen in den linken Zehenspitzen.
Rechtsseitige Migräne und Bohren in den rechten Zehenspitzen bei Wetterwechsel von kalt zu warm.
Linksseitige Migräne und rhythmische Ohrengeräusche bei feuchtem Wetter.
Beim Entkleiden trat Hautjucken auf.
Die großen Zehenspitzen waren taub.
Für die Repertorisation kombinierte ich das Symptom der Empfindlichkeit bei Wettterwechsel zu warm mit dem des Hautjuckens beim Entkleiden und fand Nat-m.(3), Nat-s.(4), Nux-v.(2), Psor.(5), Tub.(5). Durch das Symptom der Wettervorfühligkeit entfiel Nux-v. Durch das Symptom der Verschlimmerung bei feuchtem Wetter blieb nur Nat-s.(9) und Tub.(9). Das Symptom der tauben Großzehen brachte die Entscheidung allein für **Natrum sulphuricum** mit 10/5.
Nat-s.M wurde einmalig am 18.3.85 eingenommen.

Bei der Beratung am 13. Mai 85 standen die folgenden Kreislaufsymptome im Vordergrund: Atemnot beim Einschlafen; Schwindel bei Linkslage, Schnellbewegen und Bücken.

Die Wettervorfühligkeit war geblieben.
Zur Repertorisation kombinierte ich das Symptom der Wettervorfühligkeit mit dem des Schwindels bei Linkslage und erhielt Phos.(4), Sil.(2). Allein **Phosphorus** fand sich bei den Symptomen des Schwindels beim Schnell-

bewegen und Bücken, sowie bei der Atemnot vor dem Schlaf und dem Symptom der tauben Zehen mit 10/6.
Die Patientin nahm am 13.5.85 Phos.CM ein wie im Januar 80, August 81 und November 83.

Fünf Monate nach der Phos.CM-Einnahme standen bei der *Beratung am 14. Oktober 85* das unregelmäßige Herzklopfen, das Reißen im linken Arm beim Daraufliegen und die Linksmigräne im Vordergrund.
Allein **Arsenicum album** zog sich durch diese drei Symptome mit 7/3.

Als Ergänzungsmittel zu Phos. verordnete ich der Patientin Ars.200 bewußt als mittelhohe Potenz, um die Wirkung von Phosphorus nicht zu stören.
Acht Monate nach der Phos. CM-Einnahme beschwerten die Patientin *bei der Beratung am 6. Januar 86* , wenn auch gebessert, das linke Schultergelenk, die Empfindlichkeit gegen Wetterwechsel zu warm (Linksmigräne, unregelmäßiges Herzklopfen), die Wettervorfühligkeit und der Schwindel beim Bücken.

Durch diese Symptome gingen Nat-m.(5) und **Sulphur lotum** mit 11/5.

Als Ergänzungsmittel zu Phos.CM gab ich Sulph.200 am 6.1.86.
Bei der Beratung am 1. April 86 bestand seit einer Woche ein Husten mit Wundsein an der Bifurkation, gelbem und salzigem Auswurf, so wie die Linksmigräne.

Zum Repertorisieren kombinierte ich das Symptom des Bifurkationsreizes (Charakteristika S. 186) mit dem des salzigen Auswurfs und erhielt Carb-v.(3), Con.(2), Kali-bi.(3), Ph-ac.(5), Phos.(4), Spong.(3). Dieselben Mittel bestätigte das Symptom des gelben Sputums. Durch das Symptom der Linksmigräne ergab sich die Priorität von **Phosphorus** mit 9/4 vor Carb-v.(6) und Con.(4).
Die Patientin erhielt am 1.4.86 Phos.XM.

Bei der Beratung am 28. Juni 86 schilderte sie mir, daß sie einmalig eine linksseitige Migräne vor Gewitter hatte, daß der Rachenschleim salzig schmeckte, daß sie Reißen im linken Hüftgelenk hatte und ziehende, brennende Schmerzen in den hinteren Oberschenkeln beim Sitzen und vor Wetterwechsel.

Zum Repertorisieren kombinierte ich das Symptom der linksseitigen Hüftgelenksschmerzen mit dem der Wettervorfühligkeit und fand Caust.(3), Lyc.(3), Nat-s.(3), Sulph.(2), Zinc.(2). Durch das Symptom des salzigen Rachenschleims blieb nur Nat-s.(5) und Sulph.(3). Allein **Sulphur lotum** hat die Schmerzen im hinteren Oberschenkel und beim Sitzen mit 7/5.
Deshalb bekam sie am 28.6.86 Sulph.XM.

Bei der letzten Beratung am 13. September 86 vor der Schlußuntersuchung berichtete mir die Patientin von ihrer einmaligen linksseitigen Migräne vor

Wetterwechsel und den unregelmäßigen, zu langen und zu starken Menses.
Beim Ausstrecken der Hände stellte ich Handtremor fest, sowie beim Streichversuch roten Dermographismus.
Für die Repertorisation kombinierte ich das Symptom der Wettervorfühligkeit mit dem des roten Dermographismus und fand Calc.(2), Phos.(4). Nur **Phosphorus** ging durch die Symptome des Handtremors und der Mensesstörungen (Menses-Tabelle) mit 9/5.
Sie nahm am 13.9.86 Phos.XM ein.
Aus dem Anlaß, daß der Erstuntersucher in Pension gehen wollte, ging die Patientin zur Schlußuntersuchung zu ihm.

Bericht des Leiters der Psychiatrisch-Neurologischen Klinik vom 21.1.87:
„Die jetzige Untersuchung erfolge nicht aus besonderem Anlaß. Die Patientin erklärte: „Ich bin gesund; wenn ich nicht von den früheren Beschwerden wüßte, wäre alles gut."

Die neurologische Untersuchung der in einem guten Allgemeinzustand stehenden Patientin ergab intakte Hirnnerven, schwache, jedoch seitengleich auslösbare Arm- und Beinreflexe, leicht erschöpfbare, nur schwache, seitengleiche BDR und normale Motilitäts- und Muskeltonusverhältnisse. Die Zeigeversuche wurden noch sicher ausgeführt.

Bei der Sensibilitätsprüfung gab die Patientin eine linksseitige unscharf begrenzte fragliche Hypästhesie im linken Hals-, Schulter- und Oberarmbereich an, an den Beinen waren die Angaben nicht sicher verwertbar. Die Pallästhesie im linken Bein und am linken Darmbeinkamm ist eindeutig herabgesetzt.
Vegetatives Nervensystem sehr labil mit lebhaftem Dermographismus und deutlichem Fingerspreiztremor.
Psychisch bot die Patientin keine besonderen Auffälligkeiten.
Verlauf und jetziger Befund sind sehr beruhigend, was ich auch der Patientin offen dargelegt habe. Mit Sicherheit liegt kein Prozeß vor – die jetzt noch nachweisbaren geringen neurologischen Normabweichungen können als Residuen der 1976 mit hoher Wahrscheinlichkeit abgelaufenen Encephalomyelitis gedeutet werden. Wenn unsere damalige Diagnose, die wir mit gutem Grund vermuteten, jedoch nicht mit absoluter Sicherheit stellen konnten, wirklich zutrifft, so müßte es sich nach dem bisherigen Verlauf um eine der seltenen statischen Formen handeln, die nach ihrer Manifestation keinen chronisch progredienten oder schubförmigen Verlauf zeigen.

Die Patientin war durch meine Feststellungen sehr beruhigt. Eine besondere Therapieempfehlung erübrigt sich zur Zeit."
Wegen ihrer vegetativen Labilität ist die Patientin bis jetzt (Januar 95) mit vierteljährlichem Abstand in meiner Behandlung gewesen. Trotz ihrer

geschiedenen Ehe lebt sie in relativ gutem und beschwerdearmen Befinden.

Epikrise:

Die homöopathische Behandlung der Multiplen Sklerose begann vier Monate nach der Diagnosestellung. Es wurden während der zehn Jahre 15 homöopathische Einzelmittel gegeben, darunter über die Hälfte der Zeit Phophorus.
Die linksseitige retrobulbäre Optico-Neuritis, das Leitsymptom ihrer MS, war bis Juli 80 und nach der Geburt von März 81 bis Februar 82 aufgetreten.
Daß die Krankheit statisch verlaufen ist, kann m.E. nur auf die homöopathische Behandlung und besonders auf die Wirkung von Phosphorus zurückgeführt werden.
Bis auf die vegetative Labilität ist die Patientin gesund und glückliche Mutter eines jetzt 14jährigen gesunden Jungen.
Die Patientin hat auch den Kummer der Trennuung bis Scheidung von ihrem Mann und das Alleinerziehen des Sohnes getragen.

Multiple Sklerose 5,2

Der 1935 geborene, damals 45jährige Patient kam im September 80 wegen Multipler Sklerose in meine Behandlung.
Sein Vater starb an Prostata-Ca. Seiner Mutter wurden wegen Diabetes mellitus beide Beine amputiert.
1940 Operation seiner linken Leistenhernie.
1945 nach Kriegsende hatte der Junge mit gefundenen Granaten gespielt, so daß nach Splitterverletzung sein linker Arm amputiert werden mußte.
1952 erkrankte er nach einer linksseitigen Pneumonie an linksseitiger Lungen-Tbc.
1971 Hepatitis.
1973 wurde die Diagnose der Encephalomyelitis disseminata gestellt.
1975 operative Blasenausgangserweiterung.
1976 führte der Bandscheibenvorfall C 6-7 zur Halsmarkschädigung und Operation, 1977 und 78 der Vorfall L 4-5 zur Wurzelschädigung L 4-5 links.
1979 hatte er einen Herzinfarkt und erlitt nach hochdosierter Corticoid-Therapie zur Behandlung der MS ein kleineres und ein zweimarkstückgroßes Ulcus ventriculi.

Bericht der Neurologischen Universitätsklinik vom 26.3.79:

„Diagnose: Encephalomyelitis disseminata.
Zustand nach ventraler Fusion C5/6 1976. Zustand nach zweimaliger Operation eines lumbalen Bandscheibenvorfalles L4/5 links 1977 und 1978. ...

In der Univ.-Nervenklinik war der Patient zuletzt 1973 wegen einer Encephalomyelitis stationär behandelt worden. ...
Bei der Aufnahme klagte der Pat. jetzt über Gehbeschwerden, vor allem des linken Beines. Häufig verspürte er Kribbeln in allen Fingern der re. Hand, und feinmotorische Abläufe (z. B. Jacke zuknöpfen) seien gestört.

Auf Nachfragen war ein imperativer Harndrang zu erfahren.
Die Beschwerden im rechten Arm gingen seit 1965. 1967 hätten die Beschwerden im linken Bein begonnen und seit dieser Zeit habe er Kraft und Beweglichkeit eingebüßt. ...

Bei der neurologischen Untersuchung findet sich am re. Augenhintergrund eine abgeblaßte Papille. Außerdem besteht ein horizontaler Endstellungsnystagmus. Im Reflexverhalten fällt eine Reflexdifferenz der unteren Extremitäten auf, hier sind die MER re. spastisch gesteigert gegenüber links. Das Zeichen nach Babinski ist li. positiv, es finden sich bds. erschöpfbare Kloni beim Auslösen des Achillessehnenreflexes. Bei erhaltener Oberflächensensibilität zeigt sich ein an beiden Beinen herabgesetztes Vibrationsempfinden. Störungen der Koordination finden sich nicht. Der Gang ist linksbetont und spastisch-ataktisch. ...

Im lumbal entnommenen Liquor fand sich eine normale Zellzahl, bei der Kontrollpunktion nach 8 Tagen war eine Erhöhung auf 20/3 Zellen festzustellen, was jedoch durch eine Reizbleozytose zu erklären ist. In der Liquorelektrophorese fanden sich keine sicheren Hinweise auf eine Immunreaktion. Bei einem Ges.-Eiweiß von 58 mg finden sich in der Gammaglobulinfraktion 1,7 rel.% Es findet sich jedoch liquor-elektrophoretisch eine deutliche Störung der Blut-Liquorschranke, die möglicherweise Folge der Myelographie sein kann. ...

Trotz der fehlenden pathologischen Liquorbefunde ist aufgrund der Anamnese und des Befundes eine Encephalomyelitis disseminate anzunehmen. Aus diesem Grund applizierten wir auch bei den Lumbalpunktionen jeweils 1 Ampulle Volon A intrathekal, außerdem gaben wir hochdosierte Corticoide parenteral."

Bericht der 1. Med. Abteilung eines Krankenhauses vom 9.5.79:
„Diagnosen: 1) In Abheilung begriffene Ulcera ventriculi. Zustand nach Ulcusblutung.
2) Encephalomyelitis disseminata.
Zustand nach ventraler Fusion C5/6. Zustand nach zweimaliger Operation eines lumbalen Bandscheibenvorfalls L4/5 links 1977 und 1978. ...
Beide Beine spastisch, links mehr als rechts mit gesteigerten Muskeleigenreflexen. Oberfläschensensibilität am re. Arm und an beiden Beinen gestört. Ataktische Gangstörung. ...

Laborwerte: Beschleunigung der BSG auf 77/139 mm n.W. HB 8,7 g%, Ery 2,88 Mill., Leuco 10.200 ...
Bei der Entlassung noch mittelgradige Beschleunigung der BSG auf 30/67 mm n.W., HB 13,6 g%, Ery 4,78 Mill., Leuco. 8.600 mit unauffälligem Differentialblutbild. ...

Ophthalmolog. Konsiliaruntersuchung: Im Augenfundus bds. mäßige temporale Abblassung der Papille. Nach Ansicht der Ophthalmologen könnte diese Veränderung Folge einer Encephalomyelitis disseminata sein, es könnte sich aber auch um Folge des akuten Blutverlustes handeln. ...
Gastroskopisch ließen sich dann Ulcera ventriculi nachweisen, aetiolog. wohl Zusammenhang mit der hochdosierten, vorausgegangenen Corticoid-Therapie."

Bericht der Neurologischen Universitätsklinik vom 18.9.79:
„Im Vordergrund stehen nach wie vor die linksbetonte paraspastische Gangstörung, die Hypaesthesie distal betont im linken Bein und Klagen über Lumbalgien. Letztere haben sich vor allem nach einem Aufenthalt in Bad Füssing im März d.J. verstärkt. Schlecht vertragen wurden damals die sogenannten Überwärmungsbäder. ...

Der übrige neurologische Befund war bis auf einen Blickrichtungsnystagmus nach rechts regelrecht.
Die Behandlung mit Lioresal kann auf dreimal $^1/_2$ Tablette täglich reduziert werden."
Der Patient kam am *1. September 80 zur Erstuntersuchung* in meine Behandlung und beklagte folgende Beschwerden:
In der rechten Hand Kälte und Kribbeln, in rechter Hand und Unterarm dumpfe Schmerzen – im linken Bein Schwäche, Schwere, ziehende Schmerzen verstärkt bei feuchtkaltem Wetter, Zucken beim Sitzen.

Heftiger Urindrang, häufiges Urinieren, vollständige Entleerung der Blase nur durch Druck auf die Blasengegend, Pause vor und beim Urinieren, schwacher Urinstrahl.
Ungenügende und kurze Erektionen.
Schnell satt. Abneigung gegen Fettes. Träger Stuhlgang.
Kälte in rechter Hand und beiden Füßen.
Schweiße am Oberkörper beim Aufwachen nachts und früh.
Steif morgens und nach langem Sitzen.
Rechter Handteller feucht beim Aufwachen und bei Erregung.
Zum Repertorisieren kombinierte ich das Symptom der MS mit dem der spastischen Spinalparalyse und erhielt Nux-v.(3), Phos.(3). Die folgenden drei Symptome der Beschwerdediagonale rechts oben und links unten, der Ataxie und der mangelhaften Reaktion bestätigten beide Mittel mit Nux-v.(6) und Phos.(10). Erst das Symptom der Rekonvaleszenz nach Pneumonie,

die 1952 zur Lungentuberkulose geführt hatte, brachte die Entscheidung für **Phosphorus** mit 11/6.
Der Patient nahm Phos.XM am 1.9.80, 18.11.80 und 9.3.81.

Bei der Beratung am 2. Juni 81 gab er eine wesentliche Besserung der Schweiße an, brennende Schmerzen der linken Fußsohle abends beim Sitzen und Kreuzschmerzen beim Aufstehen vom Sitzen, die durch Auflage von Eisbeuteln gebessert wurden.
Allein **Lycopodium clavatum** zog sich durch die Symptome der Besserung durch feuchtkalte Umschläge (Eisbeutel), der brennenden Fußsohlen abends und beim Sitzen und der Kreuzschmerzen nach dem Sitzen mit 5/4. Ich verordnete dem Patienten am 2.6.81 Lyc.XM.

Bei der Beratung am 19. August 81 berichtete mir der Patient von mangelhaften Erektionen, linksseitigem Ischias, Beinzucken nachts im Bett und Handtellerschweiß.
Durch diese Symptome einschließlich dem der MS zog sich in dieser Reihenfolge allein **Phosphorus** mit 9/5.
Deshalb gab ich dem Patienten am 19.8.91 Phos.CM und ließ es sieben Monate nachwirken.

Bei der Beratung am 11. März 82 standen die Lendenschmerzen im Vordergrund; sie traten beim Aufstehen vom Sitzen und längerem Gehen auf und erstreckten sich bis in die Knie.

Beim Repertorisieren kombinierte ich das Symptom der MS mit dem der Schmerzerstreckung und fand Plb.(3), Sulph.(2). Nur **Sulphur lotum** wies die beiden Modalitäten mit 7/4 auf, bei denen er die Schmerzen hatte.
So bekam er jetzt Sulph.XM einmalig als drittes Arzneimittel.

Als er *am 27. Mai 82* zur Beratung kam, hatte sich das Lumbalsyndrom in der 11wöchigen Sulphurwirkung bis auf leichtes Ziehen in den Gesäßen nach dem Sitzen reduziert. Aber seit vier Wochen empfand der Patient Schwere in den Beinen, Brennen in den Sohlen abends und beim Sitzen.

Zum Repertorisieren nahm ich die Symptome des Sohlenbrennens abends und beim Sitzen, der MS und der Beinschwere. Nur **Lycopodium clavatum** ging durch diese Symptome mit 5/4.
Wie im Juni 81 verordnete ich am 27.5.82 Lyc.XM.

In den vergangenen 11 Wochen der Lycopodium-Wirkung war der krampfartige Schmerz in der rechten Hand beim Greifen erleichtert.

Der sonst nur wenig gebesserte Zustand *bei der Beratung am 12. August 82* zeigte einen Reaktionsmangel an. Auf meine indirekte Frage nach seinem Verhältnis zu Tieren gab der Patient eine ausgeprägte Furcht vor Hunden seit der Kindheit an, die er auch bis heute noch nicht verloren hat.

Zum Repertorisieren kombinierte ich das Symptom der Furcht vor Hunden mit dem der Lungen-Tbc 1952 und fand Calc.(4), Tub.(5). Das Symptom des Reaktionsmangels bestätigte die Priorität von **Tuberculinum bovinum Kent** mit 8/3 vor Calc.(7).
Der Patient nahm am 12.8. und 21.10.82 Tub.XM ein.

Bei der Beratung am 20. Januar 83 zeigte sich, daß die zweimalige Tuberculinum-Gabe leider nicht die Aufschlüsselung gebracht hatte.

Zu den gleichen Beschwerden war noch ein Sakralschmerz beim Aufstehen vom Sitzen gekommen; er besserte sich durch Liegen auf Eisbeutel, was der Besserung durch kalte Umschläge entspricht. Überwärmungsbäder hatte er ja 1979 schlecht vertragen.

Die Kombination des Symptoms der MS mit dem der Besserung durch naßkalte Umschläge ergab beim Repertorisieren Alum.(2), Arg-n.(2), Aur.(3), Bell.(2), Lyc.(2), Phos.(3) und Pic-ac.(2). Durch das Symptom der Kreuzschmerzen nach dem Sitzen blieben nur Lyc.(5) und Phos.(5). Allein **Phosphorus** hat die Symptome der spastischen Spinalparalyse und der Ataxie mit 8/5.
Wie im 1980 und 81 erhielt der Patient am 20.1.83 wiederum Phosphorus, jetzt zum zweiten Mal Phos.CM.

Am 2.7.83 erlitt der Patient einen Verkehrsunfall durch Frontalzusammenstoß mit einem entgegenkommenden Pkw mit Fraktur der 5. und 7. Rippe links. Bei der telephonischen *Beratung am 21. Juli 83* berichtete er von Stichen auf der linken Brust beim Husten und Tiefatmen mit Besserung durch Gegendruck. Deshalb bekam er Bry.200.

Im Zusammenhang mit der stationären Behandlung des Unfalles wurden folgende pathologische Laborwerte erhoben:

BSG 22/34 mm n.W., LDH 269 U/l, CPK 153 U/l.

Bericht der Neurologischen Universitätsklinik vom 25.8.83:
„Seit der letzten Vorstellung sind 4 Jahre vergangen, in denen Beschwerdebild und Befund doch offenbar eine erfreulich positive Entwicklung genommen haben. Sowohl im Hinblick auf die cervikale Myelopathie als auch im Hinblick auf die Encephalomyelitis disseminata hat sich keine Progredienz ergeben. Unverändert nachweisbar ist die linksbetonte Paraspastik mit Tonuserhöhung links und beiderseitigem Babinskiphänomen. Gebessert hat sich wohl die Sensibilität. Zur Zeit ist nur noch eine Herabsetzung des Vibrationsempfindens distal nachweisbar. Die Bauchhautreflexe sind in den oberen Segmenten und rechts deutlicher als links auslösbar, fehlen aber weiterhin in den unteren Segmenten. Unverändert ist auch ein rasch erschöpfbarer Blickrichtungsnystagmus, sonst finden sich im Bereich der Hirnnerven keine Störungen . . .

Die gelegentlich verstärkt auftretenden spastischen Verspannungen, auch der Rumpfmuskulatur, kann der Patient seit langem mit der von ihm selbst beibehaltenen Eisbehandlung beherrschen. Nach Befund und bisherigem Verlauf ergeben sich zur Zeit keine zusätzlich erforderlichen Maßnahmen.“

Beratung am 22. September 83:
Der rechtsseitige Handtellerschweiß war wieder aufgetreten, und der gebesserte ataktische Gang hatte sich verschlechtert.
Weiterhin wurden von ihm geschildert mangelhafte Erektionen und Abneigung gegen fette Speisen.

Deshalb kombinierte ich bei der Repertorisation das Symptom der Furcht vor Hunden mit dem der MS und erhielt Bell.(5), Calc.(2), Caust.(3). Die Symptome der Ataxie, des Handtellerschweißes und der mangelhaften Erektion wiesen auf Calc.(8) und Caust.(7). Erst das Symptom der Abneigung gegen Fettes brachte die Entscheidung für **Calcarea carbonica Hahnemanni,** als das einzig durchgehende Mittel mit 9/6.
So erhielt der Patient Calc.XM am 22.9.83.

Aber *bei der Beratung am 20. Dezember 83* war der Gesamtzustand nicht gebessert. Er klagte über Beinschwere beim Gehen, und ich sah seinen ataktischen Gang
Als er mir die Hand gab, spürte ich seinen Handtellerschweiß.

Zum Repertorisieren kombinierte ich das Symptom der MS mit dem des Handtellerschweißes und bekam Bar-c.(2), Calc.(3), Cann-i.(2), Caust.(2), Con.(4), Lyc.(2), Nux-v.(4), Sil.(4), Sulph.(4), Tarent.(2), Tub.(3). Durch das Symptom der Lungentuberkulose, als die den Patienten kennzeichnende Abwehrschwäche, halbierte sich die Mittelzahl auf Calc.(6), Con.(6), Lyc.(5), Sil.(7), Sulph.(7) und Tub.(6). Durch das Symptom der Beinschwere beim Gehen blieben nur Con.(9) und Sulph.(9). Das Symptom der Incoordination zeigte **Conium maculatum** mit 12/5 stärker an als Sulph.(11).
Con.XM wurde am 24.12.83 mit 1 Glob. eingenommen.

Bei der Beratung am 15. März 84 hatten sich das Allgemeinbefinden und das Gefühl der Beinschwere gebessert, aber nicht der krampfartige Schmerz in der rechten Hand und der linksseitige Ischiasschmerz.

Die Symptome der MS mit der spastischen Spinalparalyse und der Ataxie zog ich auch jetzt zur Arzneiwahl heran. Zum Repertorisieren kombinierte ich das Symptom der MS mit dem der Spastik und erhielt Gels.(2), Lath.(3), Nux-v,(3), Phos.(3). Die Mittelzahl wurde durch das Symptom der Diagonale rechts oben und links unten auf Nux-v.(4) und Phos.(6) halbiert. Beide Mittel wurden durch das Symptom der Ataxie bestätigt. Erst das Symptom des linksseitigen Ischias brachte die Entscheidung für **Phosphorus** mit 9/5. Ich verordnete zum dritten Mal Phos.CM. Es besserte in den nächsten fünf

Monaten deutlich die Beschwerden in der rechten Hand, der Lumbal-Sakral-Region und im linken Ischias.

Bei der Beratung am 18. August 84 bestanden seit fünf Tagen ziehende Schmerzen vom Kreuz in beide Füße, verschlechtert beim Stehen und Gehen, gebessert durch Auflagen von Eisbeuteln, und brennende Schmerzen in beiden Fußsohlen, die sich durch Gehen besserten.

Zum Repertorisieren kombinierte ich das Symptom der Besserung durch kalte Umschläge mit dem der Kreuzschmerzen beim Stehen und erhielt Led.(3), Merc.(2), Puls.(3). Durch das Symptom des Sohlenbrennens zeigte sich **Pulsatilla pratensis** mit 5/3 stärker an als Merc.(3).
Beide Schmerzen wurden deutlich durch Puls.M erleichtert.

Bei der Beratung am 6. November 84 erstreckte sich der Sakralschmerz immer noch bis zu den Füßen.
Die rechte Hand war taub und kraftlos.
Bei Kaltwerden zuckte das linke Knie.
Die Beinschwere beim Stehen bestand gleichermaßen.
Nur **Lycopodium clavatum** ging durch die Symptome der Kreuzschmerzen, die sich in die Füße erstreckten, der gefühllosen rechten Hand (nur beim Arm gibt es diese Seitenbeziehung), Schwäche in den Händen, Beinschwere beim Gehen und Sohlenbrennen mit 8/5.
Wie 81 und 82 wiederholte ich nochmals Lyc.XM am 6.11.84.

Bis zur Beratung am 15. Januar 85 hatten sich zwar Kreuz und rechte Hand gebessert, aber sonst war der Zustand gleich geblieben.
Deshalb kombinierte ich wieder das Symptom der MS mit dem der spastischen Spinalparalyse und fand Gels.(2), Lath.(3), Nux-v.(3), Phos.(3). Durch das Symptom der Ataxie blieben Gels.(5), Nux-v.(5), Phos.(5). Das Symptom des Sohlenbrennens reduzierte die Mittelzahl auf Nux-v.(6) und Phos.(7). Durch das Symptom der Beinschwere beim Gehen fiel die Entscheidung für **Phosphorus** mit 8/5.
Nach der vorherigen dreimaligen Gabe in der CM-Potenz verordnete ich jetzt Phos.XM.
Der im Wesentlichen unveränderte Zustand *bei der Beratung am 4. April 85* zeigte, daß Phosphorus dieses Mal noch nicht angezeigt war.

So kombinierte ich bei der Repertorisation das Symptom der Furcht vor Hunden mit dem der MS und fand Bell.(5), Calc.(2), Caust.(3). Das Symptom der Ataxie und des Handtellerschweißes ließen Calc.(6) und Caust.(6) übrig. Das Symptom der Abneigung gegen Fettes führten mich zu **Calcarea carbonica Hahnemanni** mit 7/5.
Wie am 22.9.83 gab ich Calc.XM am 4.4.85.
Auch der Rückgriff auf Calcarea brachte keine Besserung seiner Beschwerden.

Beim Erzählen und anschließenden Ausfragen des Patienten *am 20. Juni 85* konnte ich nur eine Besserung des Sakralsyndroms festellen. Der Patient aber war glücklich darüber, daß sein Zustand in den fünf Jahren der Behandlung gehalten werden konnte. Ebenso hatte ja der Bericht vom 23.8.83 von der I. Med.Abteilung des Krankenhauses die fehlende Progredienz als eine erfreulich positve Entwicklung festgestellt. Deshalb ging ich mit Mut zur weiteren Behandlung und neuen Repertorisation.

Dazu kombinierte ich das Symptom der Furcht vor Hunden mit dem Symptom der Diagonale rechts oben (rechte Hand taub und kraftlos) und links unten (Zucken des linken Knies) und erhielt Calc.(3), Caust.(4), Hyos.(3). Die Symptome des Brennens der Sohlen und des Zuckens im Knie bestätigten Calc.(7) und Caust.(7). Erst das Symptom der Kreuzschmerzen beim und nach dem Sitzen brachten die Entscheidung für **Causticum Hahnemanni** mit 9/5.
Der Patient nahm Caust.XM am 20.6. und 29.8.85 ein.

Beratung am 9. November 85:
Die fast fünfmonatige Wirkung dieser beiden Gaben erbrachten eine Besserung des Zuckens im linken Knie und des Brennens in den Fußsohlen.

Ich kombinierte die Symptome der MS und der spastischen Spinalparalyse und fand Gels.(2), Lath.(3), Nux-v.(3), Phos.(3). Das Symptom der Ataxie bestätigte Gels.(5), Nux-v.(5), Phos.(5). Durch das Symptom des Sohlenbrennens blieben nur Nux-v.(6) und Phos.(7). Die Entscheidung für **Phosphorus** brachte das Symptom der Beinschwere beim Gehen mit 8/5.
Der Patient nahm am 9.11.85 Phos.XM ein.

Bei der Beratung am 18. Januar 86 wählte ich **Lycopodium clavatum** XM wie am 6.11.84.
Bei der Beratung am 29. März 86 begründete ich die Arzneiwahl von **Conium maculatum** XM wie am 24.12.83.
Bei der Beratung am 14.6.86 wählte ich wieder **Lycopodium clavatum** wie am 6.11.84 und am 18.1.86, aber jetzt in der CM-Potenz.
Ein halbes Jahr nach der Einnahme von Lyc.CM bestanden *bei der Beratung am 16. Dezember 86* noch die zwar gebesserten, aber sich durchziehenden Beschwerden der MS sowie des Vertebralsyndroms mit Cervical- und Lumbalmarkschäden.
Folgende neue Symptome wiesen auf Phosphorus, das Komplementärmittel zu Lyopodium:
Abneigung gegen fettes Fleisch.
Unterbrochener und schwacher Urinstrahl.
Vermindertes sexuelles Verlangen, fehlende Erektionen.
Kälte und Ziehen im linken Knie, die sich beide durch Massagen besserten.

Zum Repertorisieren kombinierte ich das Symptom der Abneigung gegen fettes Fleisch mit dem des verminderten sexuellen Verlangens und fand Carb-v.(3), Hell.(2), Phos.(3). Diese Mittel wurden durch das Symptom der fehlenden Erektionen bestätigt. Die Symptome des unterbrochenen Urinstrahls und der Kälte im Knie brachten die Entscheidung allein für **Phosphorus** mit 10/5.

Deshalb Einnahme von Phos.CM am 16.12.86 und schon wieder am 15.3.87, da der Patient ungefragt ab 9.2.87 Lioresal eingenommen und jetzt abgesetzt hatte. Weitere Einnahme nach 8 $^{1}/_{2}$ Monaten Nachwirkung jetzt von Phos.XM am 21.11.87 und 20.2.88.

Bericht der Universitätsnervenklinik vom 6.1.87:
„Zusammenfassend ist zu sagen, daß der Patient sich 1966 einer ventralen Fusion C5/C6 unterzog, 1977/78 an einem lumbalen Bandscheibenvorfall L4/L5 operiert wurde und seit 1973 eine Encephalomyelitis disseminata angenommen wurde. Seit 4 Jahren hat der Patient eine langsame Verschlechterung des Gehens bemerkt, so daß er jetzt nach einer Gehstrecke von 50 Metern wegen der Beinparese stehenbleiben muß. Ferner besteht eine Miktionsstörung in Form eines imperativen Harndrangs, den er jedoch durch Blasentraining unter Kontrolle hat, und wo keine Progredienz aufgefallen ist. Sehr langsam über Jahre hat ferner eine Schwäche in der rechten Hand und Kribbelparaesthesien zugenommen. Sehstörungen hat der Patient nicht durchgemacht und seine geistige Leistungsfähigkeit ist nicht eingeschränkt. Er ist weiter als Verwaltungsleiter tätig.

Die neurologische Untersuchung ergab außer einer rechts blasseren Papille als links einen unauffälligen Befund, das Gesichtsfeld war fingerperimetrisch nicht eingeengt, normales Pupillenspiel, kein Nystagmus, keine sensiblen und motorischen Ausfälle. Die Untersuchung der Kraft, Motilität und Koordianation ergab eine linksbetonte Tetraspastik mit deutlicher Tonuserhöhung beinbetont, spontan Babinski li, aber auch auslösbarer Babinski re., mit ausgeprägtem linksbetontem spastischem Gangbild. Die BHR fehlten links, rechts waren sie schwach auslösbar. Zerebelläre Störungen bestanden nicht."

Zusammenfassende Beurteilung der Kernspintomographie vom 12.1.87:
„Nachweis einer zentralbetonten und hier eindeutig alters-übernormalen Atrophie, daneben Nachweis oligofokaler jedoch eindeutiger Herde gesteigerter Signalgebung wie oben beschrieben.

Dieser Befund zusammen mit der im Rahmen des sagittalen Scans imponierenden hochgradigen Reduktion des Corpus callosum lassen sich der klinischen Diagnose einer Encephalomyelitis disseminate gut zuordnen. Hinweise auf eine infra- oder supratentorielle Raumforderung ergeben sich nicht."

Bericht der Neurologischen Universitätsklinik vom 20.2.87:
„... Zur Bestätigung der Verlaufsdiagnose einer Encephalomyelitis disseminata, die sich auch diskret im Kernspintomogramm darstellte, führten wir erneut eine Untersuchung des Liquor cerebrospinalis durch.
Dabei fanden wir 6/3 Zellen bei 32 mg/dl Eiweiß. Das Verhältnis Glucose Liquor Blut lag im Normbereich. Das Differentialzellbild zeigte Lymphozyten, Monozyten und war als entzündlich pathologisch einzuordnen.

Die Untersuchung der Einzelproteine nach dem Reiber-Schema ergab einen grenzwertigen Befund.
Die Liquorelektrophorese ergab 5,3 % Präalbumin, bei 45 % Albumin und 0,5 % alpha-1- sowie 10 % gamma-Globulin und damit eine zweifelhafte Immunreaktion. Der Nachweis von Oligoclonoalen IgG-Antikörpern mittels isoelektrischer Fokussierung war aber positiv. Diese Befundkonstellation bestätigt auch die im Kernspin vermutete Encephalomyelitis disseminata.

Zur weiteren Beurteilung des Krankheitsbildes führten wir eine Untersuchung nach der P100-Welle mit VEP-Schachbrettmuster durch. Dabei ergab sich kein Hinweis auf Demyelinisierung im visuellen System. Die SSEP (somatosensorisch evozierte Potentiale) waren vom Nervus tibialis beidseits nicht evozierbar und sind damit Hinweis auf eine Hinterstrangläsion. ...
Zusammenfassend besteht bei dem Patienten der dringliche Verdacht einer Encephalomyelitis disseminata und einer bekannten zervikalen Myelopathie.

Beide Krankheitsbilder bedingen sich sicherlich, so daß das klinische Bild trotz schwacher Ausprägung der Entmarkungsherde im Sinne einer beinbetonten und linksbetonten tetraspastischen Parese doch ausgeprägt erscheint. ...
Da wir zum jetzigen Zeitpunkt und bei dem doch schubweisen Verlauf mit einer seltenen Schubfrequenz keine Indikation zu einer eingreifenderen medikamentösen Behandlung sahen, haben wir den Patienten zu Ihrer weiteren ambulanten Betreuung entlassen."

Bericht der Bundesversicherungsanstalt für Angestellte über die Reha-Kur vom 14.10.87:
„Der Patient ist trotz seiner körperlichen Behinderung mit spastisch paretischem Gang in seinem Beruf als Verwaltungsleiter voll einsatzfähig. ...
Aufnahmebefund, neurologisch:

Horizontalnystagmus beim Blick nach rechts, temporale Papillenabblassung beiderseits sowie geringe Einschränkung des temporalen Gesichtsfeldes. Muskeltonus: die Muskeleigenreflexe waren am rechten Arm normal mit leichter Reduktion der groben Kraft. Fehlende Bauchhautreflexe, an den Beinen linksbetonte leichte Spastik. Fußheberschwäche linksbetont, Beinheben links bis 30 Grad, rechts bis 50 Grad möglich, die Kraft ist am linken Bein, insbesondere Strecker und Abduktoren reduziert. Muskeleigenreflexe links betont erhältlich, Babinski linksbetont deutlich positiv, bei Berührung Bewegungsautomatismen, keine Kloni. Im Romberg`schen Versuch ungerichtetes Schwanken, der Gang war linksbetont spastisch paretisch mit Gangataxie. Spitzen-/Hackengang nicht möglich, Seiltänzergang äußerst unsicher, auch Blindgang und Einbeinstand unmöglich. Im Finger-Nasenversuch geringer Intentionstremor des rechten Armes, beim Knie-Hackenversuch linksbetonter Intentionstremor. Eudiadochokinese, Vibrationsempfinden fehlt unterhalb von Thorakale 11, Spitzstumpf und Zahlen erkennen etwas unsicher, Lagesinn an Armen und Beinen unsicher."

Bei der Beratung am 21. Mai 88 hatte die 17monatige Phosphor-Wirkung das Allgemeinbefinden gebessert, versprach aber keine Weiterführung des Falles. Deshalb wählte ich entsprechend der Repertorisation vom 20.6.85 jetzt **Causticum Hahnemanni** in der CM-Potenz.

Telephonische Beratung am 26.7.88:
Causticum hatte in den 9 Wochen noch besser als Phosphorus geholfen. Aber infolge von beruflichem Streß bestanden jetzt Hypertonie von 170/120 mm Hg, allgemeiner und besonders Gesichtsschweiß, Herz-Unruhe und -Beklemmung.

Zum Repertorisieren kombinierte ich die Komplementärmittel von Causticum mit dem Symptom der Herzbeklemmung und erhielt Carb-v.(4), Graph.(2), Lach.(4), Merc-c.(3). Das Symptom des Gesichtsschweißes halbierte die Mittelzahl auf Carb-v.(7) und Lach.(6).

Durch das Symptom der Hypertonie fiel die Entscheidung für **Lachesis muta** mit 7/4.
Lach.200 löste dieses akute Problem schnell. Insgesamt wirkte Causticum mit Erfolg weiter.
Der Patient hatte infolge meines Umzuges den Kontakt mit mir verloren und war dem Rat einer Operation seiner akuten Haemorrhoiden im Mai 89 gefolgt. Wie er mir nachträglich berichtet hatte, war es ihm seitdem durch die Unterbrechung der Arzneiwirkung etwas schlechter gegangen.

Nach fast 7jähriger Unterbrechung kam der Patient *am 2. März 95* wieder in meine Behandlung. Seine MS hatte sich in der Zwischenzeit wesentlich verschlechtert. Er konnte nicht mehr gehen, sondern brauchte stets einen Rollstuhl. Seit 89 war er Frührentner.

Als ständige Medikamente nahm er täglich ein: Acinathin für die Blase, Bayotensin und Beloc mite als Betarezeptorenblocker, Spasmex als Spasmolyticum.
Ihn beschwerten die Schwäche in den Beinen besonders links, Schlagen und Zittern der Beine bei Kälte; Neigung beim Stehen, nach links zu fallen.

Er vergaß, was er tun wollte, und war abends müde.
Er hatte ein Verlangen auf Süßes.

Urinieren konnte er nur durch starkes Drücken oder Klopfen auf die Blasengegend.
Er wachte in der Rückenlage auf und schnarchte nachts.
Trotz seiner MS und der anderen Erkrankungen, trotz seines Status nach linksseitiger Armamputation ist er ein froher, optimistischer Mensch geblieben.
Beim Repertorisieren zog sich durch die Symptome des Zitterns bei Kälte, seiner Frohnatur, der Schläfrigkeit abends, der Harnverhaltung und der Beinschwäche nur **Borax veneta** mit 6/5.

Deshalb verordnete ich dem Patienten neben den zunächst weiterlaufenden allopathischen Medikamenten Bor Q I an jedem 2. Abend 2 Tropfen nach 10 x Schütteln.

Epikrise:
Der damals 38jährige Patient erkrankte 1973 an einer Multiplen Sklerose. Er war von Mai 80 bis Februar 88 in meiner Behandlung. Dank der Anwendung von acht homöopathischen Einzelmitteln, besonders von Phosphorus über vier Jahre, kam es in den acht Jahren nur zu einer geringeren Zunahme der Beschwerden.

In der durch meinem Umzug bedingten siebenjährigen Behandlungspause kam es zu einer wesentlichen Verschlimmerung seiner Multiplen Sklerose, so daß er einen Rollstuhl brauchte, ihn immer benutzte und Frührentner wurde.
Im März 95 konnte die Behandlung fortgesetzt werden.

Myasthenia gravis pseudoparalytica 5,3

Der 1948 geborene, damals 36jährige Patient kam im Februar 84 wegen Myasthenia gravis in meine Behandlung.
Aus seiner Anamnese berichtete er mir von einem Hämangiom an der linken Wange.
1978 trat nach einer Sinusitis frontalis eine Penicillinallergie auf.

Bericht der Neurologischen Universitäts-Klinik vom 24.8.82:
„Diagnose: Myastenia gravis, Zustand nach Thymusexstirpation, Penicillin-Allergie.
Bei dem Patienten war während des stationären Aufenthaltes vom 2.–5.8.1982 eine okulär betonte generalisierte Myasthenie diagnostiziert worden. Der Patient befand sich vom 5.–19.8.82 zur Thymektomie in der

thoraxchirurgischen Abteilung der Universitätsklinik. Das Thymus war hyperplastisch mit einigen wenigen Keimzentren.

Die Mestinon-retard-Dosis war von 3x $^1/_2$ auf 3x $^1/_4$ reduziert. Der Patient gab an, daß das Schwächegefühl in Armen und Beinen wesentlich gebessert sei, aber Doppelbilder noch aufträten. Der internistische Befund war regelrecht, die Thymektomienarbe reizlos verheilt. Der Patient bot eine leichte Ptose links, eine Schwäche des M. rectus medialis links und ein Abweichen des rechten Bulbus nach temporal beim Blick nach oben. Die Untersuchung der groben Kraft war wegen Schmerzen im Bereich der Narbe nicht aussagefähig, allenfalls bestand eine leichte Seitendifferenz in Mm.biceps, triceps und Fußhebern zu Ungunsten links.
Die BKS war noch auf 20/52 mm n.W. erhöht, das Gesamteiweiß im Normbereich.

Mestinon retard wurde schrittweise reduziert und seit 23.8. abgesetzt. Der Patient gab an, daß er am 23.8. beim Bergaufgehen eine Schwäche in den Beinen verspürt habe, auch die Arme beim Kämmen und Rasieren schwer geworden wären. Die okuläre Symptomatik hat sich im Laufe der letzten Woche nicht geändert."

Bericht derselben Neurologischen Universitäts-Klinik vom 3.2.83:
„... Ab Oktober 82 verspürte der Patient eine deutliche Verschlechterung mit allgemeiner Schwäche, Doppelbildern und Ptose rechts. Nach Erhöhung des Mestinons auf 3x1 Tbl. Besserung der Beschwerden. Seit Dezember ist jedoch eine erneute Verschlechterung, jetzt auch mit Schluckbeschwerden aufgetreten.

Untersuchungsbefund:
Internistisch unauffälliger Patient im guten AZ und EZ.

Neurologisch:
Hirnnerven: Rechtes Auge bleibt überwiegend in Mittelstellung, Pupillen mittelweit und isokor. Kein Nystagmus. Schluckschwäche bei erhaltenem Würgereflex. Grobe Kraft deutlich eingeschränkt am ganzen Körper. Kniebeugen, Zehen- und Hackengang, monopedales Hüpfen und Stufensteigen sind nicht möglich, Hochkommen vom Sitz gelingt ebensowenig wie das Aufsetzen ohne Armhilfe. Der Patient kann die Arme nicht über den Kopf halten. Adiadochokinese. MER: Mitttellebhaft und seitengleich, keine Pyramidenbahnzeichen. Sensibilität und Vibrationsempfinden sind unauffällig.
Labor: Blutbild unauffällig, BSG 3/9 n.W. ... Acetylcholinrezeptorenantikörper deutlich erhöht.
Verlauf:
Unter der Therapie mit Mestinon retard 5x1, Decortin 50 mg und Imurek 3x1 trat zunächst eine leichte Verschlechterung der Symptomatik ein, die sich

bei Erhöhung der Cortison-Dosis nochmals akzentuierte. Die Decortin-Dosis wurde bis 100 mg gesteigert und 11 Tage beibehalten. Eine allmähliche Kraftzunahme erlaubte die Reduktion von Mestinon auf 1x1, sowie 4x3/4Tbl./die. Der Patient konnte nach deutlicher Besserung aller Kraftleistungen nach Hause entlassen werden.

Therapie bei Entlassung:
Mestinon retard 1x1 sowie 4x 3/4.Tbl.
Decortin 75 mg
Imurek 3x1
Solu-Gastril Beutel 4x1. ...

Wir empfahlen dem Patienten zur Wiedereingliederung in den Arbeitsprozeß zunächst eine Halbtags-Tätigkeit anzustreben."

Bericht derselben Neurologischen Universitäts-Klinik vom 2.12.83:
„... Nach Absetzen des Decortins im April 1983 und der weiteren Einnahme von Imurek 3x1 Tablette geht es dem Patienten gut, manchmal merke er jetzt noch nachmittags vorüber auftretende Doppelbilder. Im Moment nehme er Imurek 3x1 Tablette, sowie Mestinon 4x $^1/_4$.Tablette/die.

Die heutige Untersuchung erfolgte gegen 10^{30} Uhr, wobei der Patient zuletzt um 7^{00} Uhr $^1/_4$ Tablette Mestinon eingenommen hatte. Der Myastheniescor erbrachte lediglich eine Auffälligkeit im Simpsonrest, dieser war nach 12 Sekunden positiv. ...

Insgesamt kann seit der letzten Vorstellung davon ausgegangenwerden, daß sich der Zustand des Patienten unter der immunsuppressiven Therapie erheblich gebessert hat. Wir besprachen mit ihm, die nachmittägliche Dosis um 14^{00} Uhr eventuell um $^1/_4$. Tablette Mestinon ret. versuchsweise zu erhöhen. Ansonsten sollte die immunsuppressive Therapie mit Imurek 3 x 1 so fortgesetzt werden."

Bei der eingehenden Erstuntersuchung am 3. Februar 84 hörte ich von dem Patienten, einem schlanken, großgewachsenen Mann, daß er als Oberinspektor sein Arbeitszimmer mit einer Mitarbeiterin teilen mußte. Deren Telephonieren und Sprechen mit Besuchern verhinderten, daß er sich konzentrieren konnte. Besonders ihr Rauchen ärgerte diesen cholerischen Patienten; dieser Ärger drückte ihm auf den Magen. „Bei einem Gläschen Bier am Abend spüle ich mir den Ärger herunter."

Die Myasthenie zeigte sich in der Ptose des linken Oberlides, Doppelbildern und Wadenschwäche beim Gehen.

Im Bereich der rechten Stirnhöhle war er empfindlich gegen kalte Luft; aus der Nase kam gelber Schleim.

In verärgertem Zustand lehnte er jeden Trost ab. In seinem Arbeiten war er peinlich genau.

Fette Speisen vertrug er schlecht. Er hatte Verlangen nach Bier.
Nach den Angaben seiner Frau redete er im Schlaf und knirschte mit den Zähnen. Schlaflage auf der rechten Seite.

Zum Repertorisieren kombinierte ich das Symptom der Verschlechterung durch Trost mit dem des Magenschmerzes durch Ärger und erhielt Ars.(3), Cham.(2), Ign.(4), Staph.(4).

Durch das Symptom der Gewissenhaftigkeit bestätigten sich diese Mittel. Erst das Symptom der Lähmung der Oberlider brachte die Entscheidung für **Arsenicum album.** Ars. hat auch die Symptome des Knirschens im Schlaf und der Verschlimmerung durch Fettes, so daß Ars. mit 14/6 angezeigt war. Wegen der gleichzeitigen Einnahme von Imurek verordnete ich am 3.2.84 Ars.Q6 an, jedem 2. Abend 2 Tropfen für 13 Wochen.

Bei der Beratung am 5. Mai 84 waren die Doppelbilder wesentlich gebessert; sie traten nur auf, wenn der Patient in die Sonne geblickt hatte.

Zum Repertorisieren kombinierte ich das Symptom des Magenschmerzes durch Ärger mit dem der progressiven spinalen Muskelatrophie und fand Ars.(2), Phos.(4). Das Symptom des Verlangens nach Bier bestätigte beide Mittel. Das Symptom der Rechtslage im Schlaf ermöglichte die Wahl von **Phosphorus** mit 8/4.

Ich verordnete dem Patienten am 5.5.84 Phos.Q6 für 14 Wochen und Q12 für weitere 10 Wochen. Diese Wirkung von Phosphorus über ein halbes Jahr besserte nicht nur den Zustand des Patienten, sondern ließ auch die Thrombozytenzahl von 168.000 im Januar 84 auf 284.000 im September 84 ansteigen.

Ab der Beratung am 20. Oktober 84 konnte die allopathische Therapie auf Imurek mit morgens 1 Tablette reduziert werden.
Da sich die Lumbalschmerzen beim Bücken auf Phosphorus nicht gebessert hatten, mußte ich neu wählen.

Zum Repertorisieren kombinierte ich das Symptom der Verschlechterung durch Trost mit dem des Magenschmerzes durch Ärger und fand Ars.(3), Cham.(2), Ign.(4), Staph.(4). Das Symptom der Gewissenhaftigkeit bestätigte diese Mittel. Das Symptom des Verlangens nach Bier halbierte die Mittelzahl auf Ars.(8), und Staph.(8). Das Symptom des Zähneknirschens im Schlaf brachte die Entscheidung wieder für **Arsenicum album.** Arsen hatte auch den Lumbalschmerz beim Bücken mit 12/6.

Der Patient nahm Ars. Q12 für fast drei Monate. Dadurch war es ihm möglich, 10 km Langlauf zu schaffen und Schnee zu schippen. Da es jetzt endlich möglich war, Imurek abzusetzen, gab ich ihm am 30.3. und 27.7.85 jedesmal Ars. XM mit 1 Glob.

Am 3. September 85 rief mich der Patient wegen Doppelbildern beim Sehen nach rechts an. Als ich das hörte, dachte ich sofort an diese seltene Modalität des Doppelsehens, die nur Causticum und Digitalis hat. Dann sah ich beim Repertorisieren, daß Causticum auch den weiteren Symptomen entsprach. Ich kombinierte das Symptom der Doppelbilder beim Sehen nach rechts mit dem Verlangen nach Bier und fand Caust.(4), Dig.(3). Allein **Causticum Hahnemanni** hat auch die Symptome des Zähneknirschens und Redens im Schlaf, sowie die Geräuschempfindlichkeit mit 8/5.
Der Patient bekam Caust.XM am 6.9.85 und nach über einem Jahr am 22.11.86, Caust.CM am 14.2.87, worauf in der 5. und 6. Woche als Arzneireaktion wieder Doppelbilder erschienen.

Aus dem Bericht derselben Klinik vom 16.1.87:
„Der Patient berichtete, daß er die Medikamente im Jahre 1984 abgesetzt hätte. Dies gilt sowohl für Imurek als auch für Mestinon. In der Folge hätte er nur noch homöopathische Substanzen zu sich genommen, die teilweise Arsen enthalten haben sollen. Nach Absetzen der immunsupressiven Behandlung sei es zu keiner Verschlechterung der Myasthenie gekommen, bis auf das einmalige Auftreten von Doppelbildern im Jahre 1986 nach einer anstrengenden Autofahrt. Auch fühle er sich ansonsten relativ fit, er würde auch wieder Sport betreiben.
Der Myasthenie-Score war bei der heutigen Untersuchung unauffällig.
Bei der am gleichen Tage durchgeführten Serienreizung am M. deltoideus rechts ergab sich kein pathologisches Dekrement.
Wir besprachen mit dem Pat. ausführlich die Problematik der Behandlung und informierten ihn darüber, daß langfristig mit einer 50%igen Wahrscheinlichkeit damit zu rechnen sei, daß ein Rezidiv auftreten wird. Dies sei jedoch ebenso gut behandelbar wie die seinerzeit aufgetretene Primärerkrankung.
Die Ergebnisse der zahlreichen abgenommenen Laborparameter liegen zum Zeitpunkt des Diktates noch nicht vor. Sollten sich hierbei Pathologika ergeben, werden wir Sie mit gesonderter Post hiervon informieren."
Ich erhielt keine pathologischen Laborwerte.

Aus dem Bericht derselben Klinik vom 9.3.89:
„Der Patient berichtete, daß er von Seiten der Myasthenie im wesentlichen keine Symptome mehr verspüren würde. Im Januar 1989 hätte er jedoch im Anschluß an einen grippalen Infekt für ca. 2 Wochen Doppelbilder bemerkt, die sich jedoch spontan zurückbildeten. Ansonsten würde er nur beim Aufwachen und Blick zur Seite kurzzeitig Doppelbilder wahrnehmen. Stärkere körperliche Belastungen würden ihn jedoch deutlich ermüden. Weitere wesentliche Erkrankungen verneinte der Patient.

... Beurteilung: Vor Arbeitsbelastung unauffälliger Befund, nach Arbeitsbelastung deutliches myasthenisches Defizit."

Bei der telephonischen Beratung am 28. November 89 berichtete er mir, daß er seit drei Tagen wieder Doppelbilder hatte. Er konnte sofort 1 Glob. des vorsorglich verordneten Caust.CM einnehmen und hatte ab dem nächsten Tag keine Doppelbilder mehr.

Bei der Beratung am 10. November 90 hatte der Patient in der Zwischenzeit weder Doppelbilder noch andere Myasthenie-Beschwerden gehabt, sondern litt weiter unter der vegetativen Labilität bei seinem cholerischem Temperament.

So kombinierte ich beim Repertorisieren das Symptom der Magenschmerzen nach Ärger mit dem der Furcht vor drohender Krankheit und fand Acon.(2), Ars.(2), Ign.(2), Phos.(6), Staph.(4). Das Symptom des Verlangens nach Bier ergab Acon.(5), Ars.(3), Phos.(7), Staph.(5). Erst das neu aufgetretene Symptom eines linksseitigen zischenden Ohrgeräusches brachte die Entscheidung für **Staphysagria** mit 6/4.

Der Patient nahm Staph.XM am 10.11.90 und nach einem Jahr am 27.11.91 ein.

Bei der telephonischen Beratung am 21. Januar 92 schilderte er mir, daß er nach einer deutlichen Besserung jetzt seit 10 Tagen ein Summen im linken Ohr hörte. Diesem Symptom entsprechen nur Berberis und Coffea. Da erinnerte ich mich, daß der Patient sehr leicht erregt ist, empfindlich gegen Geräusche ist und nachts mit den Zähnen knirscht.

Nur **Coffea cruda** zog sich durch die Symptome des linksseitigen Summens, der Beschwerden infolge von Erregung, der Empfindlichkeit gegen Geräusche und des Zähneknirschens nachts mit 10/4.
Am 23.1.92 nahm der Patient Coff. XM.ein.

Bei der Beratung am 1. August 92 zeigte es sich, daß statt des ganztägigen Summens jetzt nur noch abends im Bett ein leichtes linksseitiges Zischen bestand.

Weiterhin bestand das Verlangen auf Bier und der Magenschmerz nach Ärger.
Vor zweieinhalb Monaten war ein rechtsseitiger Ischiasschmerz aufgetreten, der sich durch Massagen und Schwimmen besserte.

Zum Repertorisieren kombinierte ich das Symptom der Magenschmerzen durch Ärger mit dem des Verlangens auf Bier und erhielt Acon.(4), Ars.(2), Phos.(2), Staph.(4). Allein **Staphysagria** hat die Symptome des linksseitigen Ohrengeräusches und des Ischiasschmerzes mit 6/4.
Ich verordnete dem Patienten Staph.CM am 1.8.92.

Da es ihm gut gegangen war, und er weit entfernt wohnte, rief er erst *am 5. Januar 94* an, weil er seit zwei Tagen wieder Doppelbilder beim Blicken nach rechts sah. Außerdem hatte er einen Druck in der linken Stirn und einen Schmerz im linken Auge.

Nur **Causticum Hahnemanni** hat die Symptome der Doppelbilder beim Sehen nach rechts, des linksseitigen Augenschmerzes und des linksseitigen Stirndrucks mit 4/3.
Wiederum und zum letzten Mal verordnete ich dem Patienten Causticum, das Heilmittel seiner Myasthenie, in der XM-Potenz am 7.1.94.

Epikrise:
Bei dem Patienten war im August 82 eine okular betonte generalisierte Myasthenia gravis festgestellt worden.
Nach einem Vierteljahr waren während der über 11jährigen Behandlung zwischen langen Pausen nur bei Infekten oder extremer Überanstrengung für bis zu zwei Tagen anhaltende Doppelbilder, das Leitsymptom seiner Myasthenie, aufgetreten. Zuletzt kam es nach einem Infekt im Januar 94 zu Doppelbildern, die sich auf Caust.XM schnell lösten.

Der therapeutische Erfolg ist fünf homöopathischen Einzelmitteln zu verdanken, besonders Causticum Hahnemanni mit einer Gesamtwirkungszeit von über drei Jahren.

Polyradiculitis Guillain-Barré 5,4

Der 1956 geborene, damals 35jährige Patient kam im Dezember 91 wegen Polyradiculitis in meine Behandlung.

Aus der Anamnese ergab sich eine zweifache Belastung des Patienten: einerseits erkrankte sein Zwillingsbruder an rechtsseitiger Struma, und seine Mutter war an rechtsseitiger Struma operiert worden. Anderseits erkrankte seine Mutter in der Schwangerschaft mit ihm an einer Thrombophlebitis wie früher auch ihre Mutter, die dadurch an Hirnembolie verstarb.

Bericht der Neurologischen Universitätsklinik vom 10.7.89:
„Der Patient kommt am 25.3.89 mit zunehmenden Paresen zur stationären Aufnahme. Er berichtet über rezidivierende Fieberschübe, grippeähnliche Symptomatik, Müdigkeit, Erschöpfungsgefühl und Gliederschmerzzen erstmals im Dezember 1988. Die Symptomatik wiederholte sich in den Monaten Februar und März 89 (letztmalig 14.–19.3.), wobei jeweils eine antibiotische Therapie erfolgte. Am 23.3. bemerkte der Pat. zunächst Parästhesien in den Füßen und zunehmendes Erschöpfungsgefühl. Bald darauf machte sich eine Schwäche in den Beinen bemerkbar, zwei Tage später konnte der

Patient nur noch mit Unterstützung einige Schritte laufen. Er wurde stationär eingewiesen, zunächst war eine Betreuung auf Normalstation möglich. Bis zum 27.3. kam es zu einer weiter fortschreitenden Tetraparese, die Vitalkapazität von anamnestisch 7,8 l, über 4,5 l bei der Aufnahme reduzierte sich auf 1,5 l, so daß der Pat. auf unsere Wachstation übernommen wurde. Dort entwickelte sich innerhalb weniger Stunden eine zunehmende Ateminsuffizienz mit einer VK von 0,5 l, der Pat. mußte intubiert werden. Trotz Intubation von 100%igem Sauerstoff mit einer Beatmung von 20 l pro Min. gelang in den ersten Stunden keine ausreichende Oxygenierung des Blutes.

Der Patient ist von Beruf Polizeiobermeister im Streifendienst. Frühere Scheuermann`sche Erkrankung bekannt. 1984 Diagnose einer Herzrhythmusstörung, mit Sotalex 1x1 Tabl. behandelt. Sonst keine wesentlichen Vorerkrankungen. Er ist Nichtraucher, gelegentlich Alkoholkonsum (3–4 Flaschen Bier). Anfangs 89 erstmals Auftreten einer Urticaria factitia oder Leistendermographismus, eine häufig ätiologisch unklare vorübergehende Erkrankung ohne Zusammenhang mit nachweisbaren Allergenen oder Assoziation mit einer Systemerkrankung (konnte jedoch nicht diagnostisch gesichert werden).

Klinischer Aufnahmebefund (27.3.):
Tetraparetischer Pat., Beine nur im Hüftgelenk beweglich, Arme bds. Kraftgrad 1–2. Hypästhesie beider Füße, jedoch Schmerzempfindlichkeit. Wacher, kooperativer Pat., der zunächst noch ohne größere Atemnot zu bekommen, in längeren Sätzen sprechen kann. Innerhalb kurzer Zeit dann so starke Verschlechterung, daß der Hustenreflex nicht mehr ausreicht und ein Reden wegen Dyspnoe nicht möglich ist. Hirnnervenbefunde regelrecht, Muskeleigenreflexe negativ, keine Pyramidenbahnzeichen.

Klinischer Untersuchungsbefund (26.6):
Wacher, voll orientierter Pat., Hirnnerven unauffällig. In beiden unteren Extremitäten Kraftgrad 1–2. Die Beine können nicht von der Unterlage gehoben werden. In den oberen Extremitäten rechts mehr als links etwa KG 4. BSR und PSR bds. schwach auslösbar, ansonsten keine Reflexe auslösbar, keine Pyramidenbahnzeichen. Der Pat. gibt eine Dysästhesie handschuhförmig an beiden Händen an sowie eine Hyperpathie im Bereich beider Beine. FNV bds. unsicher, rechts besser als links, KHV nicht durchführbar. Bradydiadochokinese bds., links mehr als rechts. Stand- und Gangversuche können nicht durchgeführt werden. Blasen- und Mastdarmfunktion o.B. Mobilisation bis zum Sessel möglich.
Laborchemische Parameter (4.7.):
TZ 24,5 Sek., Kalium 3,4 mmol/l, Harnsäure 7,9 mg/dl, Glukose 110 mg/dl, GPT 23 U/l, Gamma-GT 66 U/l, Hb 12,1 g/dl, HK 38%, Leukozyten 4600 pro ml, ansonsten unauffällig.

Serologische Untersuchung (28.3.):
Rheumafaktor-Latex-Test, HBSAG, LE-Fluoreszenz-Test negativ. Immunglobuline quantitativ: IgG 15,1 mg/ml, IgA 2,7 mg/ml, IgM 3,5 mg/ml (Norm bis 2,8).
Serum Immun-Elektrophorese: Kein Anhalt für Immunglobulinvermehrung von Typ IgG, IgA oder IgM.

Schilddrüsen-Labor (10.4.): Leicht erniedrigte T3-Konzentration (T3 104 ng/dl, Norm ab 135), am ehesten Ausdruck eines Low T3-Syndroms bei nicht thyreoidaler Erkrankung.

Liquorprogramm (28.4.89):
5/3 Zellen, Gesamtprotein 3356 mg/l, Albuminquotient 59,9, IgG-Quotient 55,5, IgA-Quotient 36,1, IgM-Quotient 21,2. Oligoclonales IgG negativ, damit als Schrankenstörung beurteilbar.
HIV (ELISA) negativ.
Antikörper gegen Polio I, II und III vorhanden.
Hepatitis-Serologie: Kein Hinweis auf aktive bzw. früher durchgemachte Hepatitis bzw. Hepatitis A.
Serologisch kein Hinweis auf Legionellose.

Kein Hinweis auf floride tiefe Candidamykose (23.4.).

Antikörpernachweis bei Verdacht auf Infektion mit Viren im Liquor:
Kein Hinweis auf frische oder frühere Infektion mit Cytomegalie, Herpes simplex, Varicellen, Adenoviren, FSME und lymphozytäre Koriomeningitis (30.3.).

Serologischer Untersuchungsbefund Epstein-Barr-Virus (Material Liquor): IgG-Anti-VCA positiv, Anti-EBNA grenzwertig positiv, Beurteilt als Schrankenstörung.

Serologischer Untersuchungsbefund Epstein-Barr-Virus (Serum): Frühere EBV-Infektion nachgewiesen. Die Seren sind nochmals in einem Parallelansatz angesetzt worden, die Beurteilung über eine Aktivität der Epstein-Barr-Virus-Infektion folgt dann (ggfl.wird berichtet).

Röntgen-Thorax (28.6.):
Plattenatelektase im linken Unterlappen. Kein Nachweis einer Ergußbildung oder frischer Infiltrate.

HNO-konsiliarischer Untersuchungsbefund (7.7.):
Das Tracheostoma wird sich spontan verschließen, insgesamt ist der Situs reizlos.
EMG (31.3.):
NLG sensibel und motorisch nicht meßbar (N.medianus, N. ulnaris, N. peroneus und N. tibialis). EMG wegen 50 Herzartefakten nicht durchführbar.

Echokardiogramm (30.3.):
Bei erheblicher Adipositas und Beatmung nicht darstellbar, keine Beurteilung möglich.

EKG:
Linkstyp, Sinusrhythmus, 70 pro Min., negatives T in Ableitung III, AVR und V1.

Beurteilung:
Innerhalb weniger Tage entwickelte sich bei dem Patienten eine zunehmende schlaffe Tetraparese mit Areflexie. Am 27.3. mußte der Pat. intubiert und künstlich beatmet werden. Ebenfalls typisch für ein Guillain-Barre waren die Liquorveränderungen. Bei initial unauffälligem Liquorbefund, konnte bei Nachpunktion eine deutliche Eiweißvermehrung gefunden werden.

Im weiteren Krankheitsverlauf waren die wesentlichen Probleme durch die Langzeitbeatmung, der Pat. war insgesamt 10 Wochen beatmungspflichtig, gegeben. Insbesondere rezidivierende Infekte, die entsprechend Antibiogramm behandelt wurden. In den letzten Wochen trat allmählich eine Erhöhung der Paresen in umgekehrter Reihenfolge ihres Auftretens ein, der Pat. konnte bis im Sessel sitzend mobilisiert werden, seine letzte Vitalkapazität betrug ca. 5 l. Für den weiteren Krankheitsverlauf stehen mobilisierende Maßnahmen, unter Kontrolle von Vitalkapazität und Kreislaufparametern, im Vordergrund.

Letzte Medikation:
Tinormin 50 mg 2 x 1 Tabl. morgens,
3 x 8000 Einheiten Liquemin subkutan (sollte unter TZ-Kontrolle bei Immobilität weiter geführt werden)."

Bericht des Krankenhauses vom 22.8.89:
„Diagnose: Polyneuoradiculitis Guillain-Barré 3/89. Jetzt multiple Lungenembolien bds. ...
Jetzige Anamnese: Im Rahmen der krankengymnastischen Behandlung war der Pat. am 8.8.89 erstmals im Schwimmbecken gewesen; er berichtet, daß es sehr anstrengend für ihn war. Am 9.8.89 erneut 2malige Behandlung im Schwimmbecken, einige Stunden später habe er dann über starke re.-thoracale atemabhängige Schmerzen geklagt. Sie hatten den Patienten dann in unsere nuklearmedizinische Abteilung überwiesen zur Lungenszintigraphie. Hier hatten sich dann multiple teils keilförmige Perfusionsausfälle in beiden Lungen re. stärker als li. gezeigt, im Sinne von multiplen Lungenembolien. ...

Unter voller Antikoagulation mit intravenösen Heparingaben war der Pat. zunächst 3 Tage auf unserer Intensivstation versorgt worden. Anschließend Verlegung auf die periphere Station. Hier setzten wir anfänglich die intravenöse Heparintherapie fort und begannen am 7. Tag überlappend mit einer Marcumartherapie.

Aus anamnestischen Angaben meinen wir, daß es sich evtl. bei dem Krankheitsbild um rezidivierende Embolien aus einer vorbestehenden re.-seitigen tiefen Beinvenenthrombose handeln dürfte.

Aufgrund von mangelnden therapeutischen Konsequenzen haben wir auf eine Phlebographie des re. Beines verzichtet. Wir meinen, daß der Patient, solange er noch immobil ist, unbedingt weiter voll antikoaguliert werden sollte. Nach erfolgter Mobilisation dann weitere Marcumarisierung für ein halbes Jahr, danach ggf. Aussetzung der Marcumartherapie.

Während des Aufenthaltes bei uns wurde der Pat. weiterhin krankengymnastisch betreut. Es wurden täglich Reizstromanwendungen durchgeführt. ...
Therapie bei Verlegung: Marcumar nach Quick.

Im täglichen Wechsel zwischen einer halben und einer ganzen Tbl. Marcumar lagen die Quickwerte in den letzten 8 Tagen zwischen 24 und 21 %."

Bericht der vorletzten Klinik vom 24.10.89:
„Diagnose: Polyneuroradikulitis Guillain-Barré 3/89. Multiple Lungenembolien 8.8.89.
... Der Hirnnervenbefund ist unauffällig, insbesondere keine Zeichen einer Facialisparese.
Ein Tracheostoma ist noch wenig geöffnet, reizlos, keine infizierte Haut um das Tracheostoma herum.
Die Muskulatur an den Extremitäten generell atrophisch, besonders deutlich an Händen und Füßen.
Der Muskeltonus schlaff. Muskeleigenreflexe an den Armen und Beinen bis auf den Radiusperiostreflex nicht auslösbar. Babinski negativ.

Graphästhesie und Vibrationsempfinden besonders an den Beinen distal betont ab Kniehöhe stark herabgesetzt. Vibrationsschwelle 0/8 am Malleolus medialis. Vibrationsschwelle 5/8 an den Zeigefingerkuppen. Überempfindlichkeit der Handflächen im Sinne einer Dysästhesie. Ansonsten keine Störungen des Berührungsempfindens, Temperaturempfindens oder epikritischen Hautsinns.

Kräftegrad 4 der Armmuskulatur li., KG 3-4 der Armmuskulatur rechts. Händedruckkraft li. 0,2 bar auf dem Vigorimeter (Ballongröße 1/2), re. 0,3 bar. KG 3 und 2-3 der proximalen Beinmuskulatur, KG 0 der kleinen Fußmuskulatur und Unterschenkelmuskulatur re., KG 1-2 der Fuß- und Unterschenkelmuskulatur li.

Der Pat. kann sich aus der Rückenlage nicht allein an den Bettrand aufsetzen. Einmal am Bettrand sitzend, kann er frei sitzen, die Arme seitlich und nach vorne bis zur Horizontalen anheben.

Im Sitzen ist eine Vollstreckung der Unterschenkel im Kniegelenk re. möglich, li. fast möglich. Nur mit dem li. Vorfuß können leichte Beuge- und Streckbewegungen ausgeführt werden, im OSG bds. keine aktive Beweglichkeit. Ausgleichbarer Spitzfuß bds.
Die Hände können aktiv geschlossen und geöffnet werden. Fingerspreizen nur unvollständig möglich.
Keine Geh- und Stehfähigkeit.
Schmerzhafte passive Bewegungseinschränkung der Sprunggelenke und beider Hüftgelenke, ansonsten keine Hinweise auf Kontrakturen. ...

Therapie und Verlauf:
...Der Patient war bei der Entlassung in der Lage, ca. 100 bis 200 m mit orthopädischen Schuhen und Einpunktstock zu gehen, die Gehstrecke ist begrenzt durch stärkere Fußschmerzen, die durch eine Inaktivitätsatrophie des Fußskelettes und das große Körpergewicht des Patienten wahrscheinlich bedingt sind. ...

Es bestehen noch eine strumpfförmige Hypästhesie an den Beinen und ein Taubheitsgefühl an allen Fingerkuppen.

Bedauerlicherweise ist es nach vorübergehendem Schluß des Tracheostomas zuletzt wieder zu einer reizlosen Fistel an der Tracheotomienarbe gekommen.

Die Quickwerte waren unter der Behandlung mit 1 Tbl. Marcumar täglich zuletzt stabil im therapeutischen Bereich."
Leider erlitt der Patient am 1.12.89 durch Sturz eine Schrägfraktur im distalen Drittel der rechten Tibia, die konservativ behandelt wurde.

Bericht der Neurologischen Universitätsklinik vom 9.4.90:
„Derzeit fühlt sich der Patient recht wohl, er müsse aber noch Spezialschuhe tragen, weil die Fußheberfunktion eingeschränkt ist. ...
An jetzigen Problemen gab er an, daß noch immer Schmerzen in den Füßen bestünden, insbesondere bei längerem Gehen, aber auch bei Ruhe kommt es zu Stichen in den Füßen."

Aus dem Bericht des Neurologen vom 11.3.91:
„Trotz umfangreicher Rehabilitationen ist es bis jetzt doch noch immer bei den Zehenheber- und Fußheberlähmungen rechts betont (schwächer auch Fußsenkerparesen) geblieben. ...

An den unteren Extremitäten sind Paresen nachweisbar rechtsseitig: M. peronaeus longus Grad 2-3, M. tibialis anterior Grad 0, M. gastrocnemius Grad 4, M. extensor hallucis longus Grad 1, M. extensor digitorum brevis Grad 0, M. flexor und abductor hallucis Grad 0. Am linken Unterschenkel ist der Schweregrad der Paresen folgendermaßen zu bezeichnen: M. tibialis anterior Grad 3, M. peronaeus longus Grad 3-4, M. extensor hallucis longus Grad 3, M extensor digitorum brevis Grad 2-3, M. gastrocnemius Grad 4.

... Sensibel bestehen ab Knie abwärts Hypästhesien, Hypalgesien einschließlich einer Pallhypästhesie mit deutlicher Rechtsbetonung."

Aus dem Bericht über elektroneuro- und elektromyographische Befunde desselben Neurologen vom 14.11.91:

„Beurteilung: Unveränderter Befund bei Zustand nach Guillain-Barré-Polyradikulitis mit Hautbefall der Beinnerven. Obwohl die Suralis-NLG im Vergleich zur Voruntersuchung heute nicht meßbar war, spricht die identische Reizschwelle von 200 V dafür, daß hier kein Hinweis für ein Rezidiv vorliegt, zumal die EMG-Kontrolle identische Befunde ergeben hat."

Eingehende Erstuntersuchung am 10.12.91:

Es kam zu mir ein großer, freundlicher Mann, von Beruf Polizist. Er verkörperte für mich spontan das Motto: „die Polizei – dein Helfer". Er war übergewichtig; bei 2,01 m Größe wog er 130 kg statt des Normalgewichtes bei seiner Größe von 92,5 kg.

Er klagte über aufsteigende Stromstöße im rechten Bein in der Ruhe mit Angst.

Er hatte Stirndruck und Schwindel wie ein Fallen.

Bei Anstrengungen verkrampfte sich die linke Brust; diese Verkrampfung erstreckte sich in das linke Gesicht und Auge sowie in den linken Zeigefinger.

Ein Spezialschuh erlaubte ihm die rechtsseitige Peronäusparese auszugleichen. Ab den Knien waren beide Unterschenkel und Füße taub, besonders rechts.

Im rechten Fuß spürte er ein Brennen und Stromschläge wie Stiche, besonders im großen Zeh, nachts und beim Sitzen. Nachts streckte er diesen Fuß heraus.

Offen erzählte er mir, daß er seit der Kindheit religiös motiviert war. Aber dennoch hatte er seit seiner Erkrankung Furcht um seine Gesundheit. Allgemeines Kaltwerden verschlechterte.

Er wollte der dringenden Verordnung von ASS-ratiopharm 100 mit morgens einer Tablette folgen. So mußte ich zunächst das zu wählende homöopathische Mittel in der Q-Potenz geben.

Zur Repertorisation kombinierte ich das Symptom der religiösen Gemütsbewegung bei Kindern mit dem der Krankheitsfurcht und erhielt Ars.(3), Calc.(4), Lach.(3), Sulph.(3). Diese Mittel bestätigte das Symptom einer gewissen Redefreudigkeit und der Phlebitis. Erst das Symptom der Schmerzdiagonale von links oben und rechts unten erbrachte die Priorität von Lach. mit 11/5 vor Ars. und Sulph. mit je 7/5.

Der Patient nahm **Lachesis muta** Q6 drei Monate lang ein; die ersten zwei Wochen täglich, ab der dritten Woche an jedem 2. Abend 2 Tropfen nach 10 x Schütteln. Ab der dritten Woche spürte er keine Stromstöße mehr; der Schwindel und auch die Fußschmerzen hatten sich wesentlich gebessert.

In der zweiten bis fünften Woche der Lachesis-Einnahme traten als Arzneireaktion Pickel auf Brust und rechter Schulter auf.
Nach dem Absetzen von ASS-ratiopharm 100 nahm er am 10.3.92 Lach. XM ein.

Wie ich bei der Beratung am 20. Juni 92 erfuhr, waren bei Anstrengung vor vier Wochen die ausstrahlenden Herzschmerzen und eine Hypertonie von 160/100 mm Hg wieder aufgetreten.

Die Taubheit in den Unterschenkeln, die rechtsseitige Peronäusparese und die Stiche im rechten großen Zeh in der Ruhe bestanden weiterhin.

Zur Repertorisation kombinierte ich das Symptom der Schmerzdiagonale links oben und rechts unten mit dem des in die linke Hand ausstrahlenden Herzschmerzes und erhielt Nux-v.(3), Rhus-t.(5). Diese beiden Mittel wurden durch die Symptome der Hypertonie und der Taubheit der Unterschenkel bestätigt. Stärker als Nux-v. mit 7/4 erwies sich **Rhus toxicodendron** mit 9/4.

Ich verordnete dem Patienten Rhus-t.XM am 22.6. und 31.8.92, Rhus-t.CM am 23.11.92.

Aus dem Bericht über elektroneuro- und elektromyographische Befunde des Neurologen vom 10.8.92:
„Beurteilung: Bei Zustand nach Guillain-Barré-Polyradikulitis 1989 Reinnervation jetzt erstmals auch im M. tibialis anterior (N. peronaeus profundus) rechts nachweisbar. NLG für den N. tibialis jetzt bestimmbar im Unterschenkelbereich mit einer deutlich verzögerten Latenz von 13,6 msec auf 31,0 cm.

Damit ist nachgewiesen, daß die Reinnervation noch nicht abgeschlossen ist, woraus die Notwendigkeit einer Nachuntersuchung in spätestens einem Jahr resultiert."

Neurologischer Untersuchungsbefund vom 11.8.92:
„Diagnose: Zustand nach Guillain-Barré-Polyneuritis.

Erfreulicherweise ließ sich heute erstmals Willküraktivität im M. tibialis anterior rechts nachweisen, in dem klinisch eine Plegie besteht. Bei der letzten Untersuchung im Jahre 1991 war im M. peronaeus longus, der ja vom N. peronaeus superficialis innerviert wird, ebenfalls Willküraktivität feststellbar. Mit anderen Worten: Die Wiedereinsprossung von Nervenfasern läuft noch immer fort (nach der Wallerschen Regel hätte 3 Jahre nach Ende des

Krankheitsprozesses – Juli 1989 – die Reinnervation schon abgeschlossen sein müssen).

Dieses Ergebnis ist für den Patienten erfreulich, wenngleich man noch nicht so optimistisch sein sollte, daß daraus vielleicht auch irgendwann ein Bewegungseffekt bezüglich aktiver Fuß- oder Zehenhebung resultieren wird. Auf jeden Fall ist dies von sozialmedizinischem Belang, weil eine endgültige Einschätzung des GdB so noch nicht geleistet werden kann.

Ebenso erfreulich ist, daß er seine pseudoradikulären Brustschmerzen infolge der Muskelverspannung mit BWK-Blockierung endlich auch los ist."

Die Untersuchung in der Universitätsklinik für Allgemeinchirurgie vom 11.8.92 ergab eine Fettleber Grad II.

Untersuchung in der Medizinischen Universitätsklinik am 3.12.92:
„Trachea-Zielaufnahme in 2 Eb.: Die Trachea wird re.-seitig an 2 Stellen von lateral her geringbogig eingeengt, am ehesten durch eine retrosternal reichende Struma. Von dorsal her ist keine Tracheabeeinträchtigung nachweisbar. Der Befund ist insges. diskret."

Beurteilung der nuklearmedizinischen Untersuchung vom 16.12.92:
„Bei dem Patienten liegt eine Struma diffusa Grad Ib mit kleinen regressiven Veränderungen vor. Die Stoffwechsellage ist ohne schilddrüsenspezifische Medikation klinisch u. laborchemisch euthyreot bei normalem basalen TSH."

Aus dem Bericht der Medizinischen Universitätsklinik vom 22.1.93:
„Die Vorstellung des Pat. erfolgte aufgrund seit ca. einem halben Jahr bestehender intermittierender Anfälle von erhöhtem Blutdruck mit rasendem Puls und hierbei auftretendem Schwindelgefühl. Zusätzlich verspürte der Pat. am Tage der Vorstellung ein Engegefühl im Halsbereich.

Sowohl die klinische Untersuchung als auch die weiterführende Diagnostik konnten keine pathologischen Befunde erheben."

Drei Monate nach der letzten Einnahme von Rhus-t. CM am 23.11.92 standen *bei der Beratung am 13. Februar 93* einerseits psychische Probleme und anderseits Beschwerden infolge einer Bronchitis im Vordergrund.

Durch Umstellungen in seiner Dienststelle war der Patient im Beruflichen unzufrieden und fürchtete sich in Bezug auf seine Krankheit vor der Zukunft. Bei lockerem Husten hatte er bitteres gelbes Sputum.

Beim Repertorisieren kombinierte ich die Komplementärmittel von Rhus-t. mit dem Symptom der Zukunftsangst und fand Bry.(5), Calc.(5), Calc-f.(2), Caust.(3), Phos.(4), Puls.(3), Sulph.(3). Durch das Symptom der Unzufriedenheit fiel nur Calc-f. heraus. Die Symptome des bitteren und gelben Sputums ergaben Bry.(10), Calc.(10), Puls.(11) und Sulph.(9), so daß sich **Pulsatilla pratensis** mit 11/5 als stärkstes Mittel erwies.
Der Patient nahm Puls.200 als Zwischenmittel ein.

Bei der Beratung am 29. Januar 94, also 14 Monate nach Rhus-t.CM, standen die Schilddrüsenbeschwerden und die Zukunftsangst im Vordergrund.

Zum Repertorisieren kombinierte ich das Symptom dieser Angst mit dem der rechtsseitigen Struma und erhielt Caust.(3), Iod.(3), Nat-c.(3), Phos.(5), Sep.(4), Sil.(3), Spong.(4). Durch die Symptome des Herzklopfens infolge von Erregung und des frequenten Pulses (95 pro Minute) zogen sich nur Phos.(11) und Sep.(9). Das Symptom des Halskloßes brachte die Entscheidung für **Sepia succus** mit 11/5.
Am 2.2.94 nahm der Patient Sep.XM ein.

Bei der Beratung am 19. März 94, also 6 Wochen nach Sep.XM ging es dem Patienten wesentlich besser. Sein Puls schlug langsamer, die Stiche im rechten Fuß waren deutlich gemindert. Seine Angst um die berufliche Zukunft hatte nachgelassen, obwohl sich die Situation nicht geändert hatte. Ich ließ Sep.XM nachwirken.

Aber seit zwei Wochen vor der Beratung *am 30. April 94* kam in ihm wieder seine Angst vor der Zukunft hoch. Seit drei Wochen spürte er wieder die Stiche im rechten Fuß in der Ruhe, die sich durch Bewegung besserten, und das Taubsein.
Beim Gehen schwitzte er am Rücken.
Seine Schlaflage war auf dem Rücken.
Allein **Rhus toxicodendron** zog sich durch die Symptome des rechten tauben Fußes, der durch Bewegung gebesserten Fußstiche, des Rückenschweißes beim Gehen und der Zukunftsangst mit 10/5.

Wieder erhielt der Patient am 3.5.94 Rhus-t. CM wie am 23.11.92.

Nach neun Wochen befand sich er sich *bei der Beratung am 5. Juli 94* in der Rekonvaleszenz nach einer Grippe, die er allein durchstehen wollte. Er schwitzte jetzt noch auf der Nase, ein Symptom, dem nur acht Mittel entsprechen; davon haben Nat-m. und Tub. einen roten Punkt, der die Bedeutung für diese beiden Mittel besonders hervorhebt.

Nur **Tuberculinum bovinum Kent** hat unter den Komplementärmitteln zu Rhus-t. den Nasenschweiß und die Rekonvaleszenz nach Grippe mit 3/3.

Am 7.7.94 nahm der Patient Tub.M ein, worauf sich die Beschwerden in der Rekonvaleszenz schnell gelöst hatten.

Bei der Beratung am 27. Oktober 94 berichtete er mir von seinem „Herzrasen mit einer qualvollen Angst", von verminderter Libido und mangelhaften Erektionen, von Schmerzen im linken Nacken und rechten Fuß.

Nur **Conium maculatum** zog sich durch die Symptome der linksseitigen Nackenschmerzen, der vom Herzen ausgehenden Angst, des heftigen Herzklopfens, der Schmerzdiagonale links oben und rechts unten, der mangelhaften Erektionen und der verminderten Libido mit 12/6.

Der Patient nahm am 3.11.94 Con.XM ein.
Die Laborwerte vom 17.11. und 5.12.94 einschließlich der Elektrophorese waren normal bis auf die erhöhten Werte von GPT 41 U/l (Normalwert bis 24) und Gamma-GT 35 U/l (Normalwert bis 28).

Leider hatte sich sein Zustand in den neun Wochen der Conium-Wirkung nicht gebessert, als ich ihn *am 3. Januar 95* wiedersah. Deshalb nahm ich seine Symptome aufs Neue auf. Bei der Repertorisation ging allein **Spongia tosta** durch die Symptome der Herzangst, der Furcht vor Herzkrankheit, der Schmerzdiagonale links oben und rechts unten und der rechtsseitigen Struma mit 7/4.
Am 5.1.95 nahm der Patient Spong.XM mit 2 Glob. ein.
Beurteilung der elektroneuro- und elektromyographischen Befunde vom 30.1.95:
„Im Vergleich zur letzten Untersuchung 1992 zwar tendenziell leichte Besserung des Residualsyndroms nach beinbetonter schwerer Polyradikulitis Guillain-Barré insgesamt aber Gleichstand der Befunde entsprechend dem großen zeitlichen Abstand zur Akuterkrankung 1989. Von den neurophysiologischen Erfahrungen her ist mit keiner nennenswerten Besserung mehr zu rechnen."
Bericht desselben Neurologen vom 31.1.95:
„Diagnose: Residualsyndrom nach Guillain-Barré-Polyradikulitis 1989.

Der Patient beklagt weiterhin Restlähmungen beider Füße rechtsbetont, wodurch er praktisch nicht schnell laufen kann ohne Sturzneigung und wodurch er z.B. im Schwimmbad doch weiterhin einige Male gefallen sei. Ferner beklagt er eine unangenehme Temperaturempfindlichkeit der Füße.

Nebenbefundlich hatte sich ja eine vegetativ-angstneurotisch geprägte Symptomatik mit BWK-Blockierungen und dann kardiophobischen Symptomen sowie Globussymptomen herausgebildet. Ab und zu komme es noch einmal zu solchen Verkrampfungen, die aber durch die Behandlung bei Herrn Dr. Barthel gelöst werden könnten.

Neurologisch bietet er im einzelnen weiterhin fehlende MER an den unteren Extremitäten. Der Einbein-Zehenstand gelingt beiderseits schwach, Kraftentwicklung im M. gastrocnemius also Grad 4. Der Hackengang gelingt beiderseits nicht. Beim Stehen auf dem rechten Bein kann er aber immerhin dann links den Vorfuß und die Großzehe sichtbar anheben (hier also Paresen Grad 2-3). In den rechten Großzehenhebern sind nur neurophysiologisch Einzeloszillationen nachweisbar, in den Kleinzehenhebern besteht weiterhin eine Hemiplegie. Die beispielhaft gemessene Tibialis-NLG rechts ist im Vergleich zu 1992 geringfügig schneller geworden. Der Befund hat sich also tendenziell spurhaft verbessert.

Durch seine orthopädischen Schuhe ist für den Laien das Ausmaß der Fußheber- und -senkerlähmung kaum erkennbar.

Im Dienst habe er durch seine körperliche Größe meist schon genug Autorität, wenngleich er ja Verfolgungen nicht leisten könne oder auch nicht schnell genug in Deckung gehen könne. Dieses Risiko müsse er halt eben tragen, zumal ihm ja sogar höchstrichterlich nicht mehr als ein 50%iger Grad der Behinderung zuerkannt worden sei und eine andere polizeidienstliche Tätigkeit nicht infrage komme.

Sicherlich sind Ermutigungen des Patienten und damit verhaltenstherapeutische Maßnahmen zum Zurückdrängen von verständlichen ängstlichen Belastungen sehr wichtig. Eine offensichtlich jetzt in Höxter für ihn speziell angefertigte Badeschuh-Anfertigung stellt sicherlich solch eine praktische Ermutigung dar, damit er beispielsweise im Schwimmbad sturzsicher gehen kann."

Epikrise:

Der Patient erkrankte 1989 an einer schweren Guillain-Barré-Polyradikulitis. Er wurde seit Dezember 91 bisher über drei Jahre mit 6 homöopathischen Einzelmitteln, besonders mit Rhus toxicodendron über zusammen 1 Jahr und 10 Monate behandelt.

Es ist bei dem Patienten zu einer noch nicht abgeschlossenen geringen Reinnervation gekommmen, die auf die homöpathische Therapie zurückgeführt werden kann.

Epilepsie 6,1

Der im August 90 geborene Junge kam am 8.2.91 in meine Behandlung. Die 37jährige Mutter hatte in dieser, ihrer ersten Schwangerschaft Blutungen wegen eines Myoms.
Vier Verwandte mütterlicherseits (zwei Großonkel, ein Cousin, eine Nichte) hatten Krampfleiden.

Bericht der Universitäts-Kinderklinik vom 9.12.90:
„Diagnose: V. a. Migrationsstörung links temporal, BNS-Anfallsleiden, ACTH-Therapie, Nephrocalcinose, Hypertonus.

...Die jetzige stationäre Aufnahme (17.10.90) erfolgte wegen eines cerebralen Anfallsleidens. Etwa 2 Wochen vor der stationären Aufnahme wurde erstmals beobachtet, wie das Kind schreckhaft die Arme zurückgeworfen habe und zusätzlich die Augen verdreht habe. Am Tag der stationären Aufnahme wurde ambulant ein EEG abgeleitet und eine Hypsarrhythmie diagnostiziert. Der Junge wurde uns daraufhin zur Weiterbehandlung stationär eingewiesen. ... Laborwerte: ... Die Elektrolyte, das Kreat. und die Transaminasen lagen bei der Aufnahme, abgesehen von einer Erhöhung der Gamma GT auf 153 U/l, im Normbereich. ...

NMR des Schädels vom 22.10.90:
Fragliche Pachygyrie links temporal mit geringgradiger Erweiterung der Sylvischen Furche. Letztendlich kann jedoch nur ein Verdacht ausgesprochen werden, da es aufgrund von Magnetfeldinhomogenitäten im Bereich der linksseitigen Hirnanteile zu einem signifikanten Signalabfall kommt.

Bereits im initial abgeleiteten EEG zeigten sich Zeichen der linksbetonten synchronisierten Hypsarrhythmie. Auch im weiteren Verlauf zeigte sich auch unter hochdosierter Synacthen-Medikation keine Befundveränderung.

...Therapie und Verlauf: Bereits am Aufnahmetag begannen wir zunächst eine antikonvulsive Medikation mit 4 Luminaletten pro Tag. Darunter kam es zu keiner Besserung des EEG-Befundes, so daß ab dem 26.10.90 mit einer Synacthen-Medikation begonnen wurde, zunächst 15 E pro Tag, im weiteren Verlauf Steigerung auf 20 und später 30 E pro Tag. Auch unter dieser Medikation traten klinisch weiterhin BNS-artige Krampfanfälle auf, im weiteren Verlauf änderte sich das Anfallsmuster, die Anfälle waren gesichtsbetont, besonders Krämpfe im Mundbereich.

An Nebenwirkungen unter der Synacthen-Medikation kam es zu einem Hypertonus, der medikamentös mit Esidrix, Dociton und Adalat retard eingestellt werden mußte. Zusätzlich trat eine Hypokaliämie auf, die eine orale Substitution von Kalinor Brausetabletten erforderlich machte. In den regelmäßig durchführten sonographischen Kontrolluntersuchungen zeigte sich eine Nephrocalcinose, echocardiographisch zeigte sich eine verdickte Ventrikelmuskulatur.

Im NMR ergab sich der dringende Verdacht auf eine Migrationsstörung links temporal, die links betonten EEG-Veränderungen würden ebenfalls für einen Defekt in diesem Bereich sprechen.

... Da sich unter der Synacthen-Medikation keine klinische und keine EEG-Besserung einstellte sowie in Kenntnis des NMR-Befundes äußerte die Mutter den Wunsch, die Synacthen-Medikation nicht weiter zu steigern, sondern auszuschleichen.“

Die Mutter, eine Psychotherapeutin, kam mit ihrem jetzt halbjährigem Kind *am 8. Februar 91 zur eingehenden Erstuntersuchung* in meine Praxis. Bis zum vollen Wirksamwerden des zu verordnenden homöopathischen Arzneimittels nach vier Wochen wollte sie noch die Luminaletten mit morgens und abends je einer Tablette weitergeben, so daß ich es als Q-Potenz verordnen mußte.

Trotz der antikonvulsiven Therapie kam es täglich zu 25–30 Petit mal-Anfällen. Dabei zuckten seine rechten Glieder, er schrie, lachte und zeigte Kaubewegungen (siehe die beobachteten Krämpfe im Mundbereich!).
Sonst schilderte mir die Mutter Kopfrollen, Nacken- und Hinterkopfschweiß.
Durch Blähungen war der Unterbauch verhärtet; er hatte nur Stuhl wie Schafkot.
Seine Wangen, Hände und Füße waren kalt.
Durch Synacthen bestand noch eine Akne.
Seiner Natur nach war er ein fröhliches Kind und lachte gern.
Seine Hände waren weiß, wachsartig. Das rote Blutbild im Krankenhaus zeigte eine Anämie mit 3,29 Mil. Ery und 9,8 g% Hb.
Die typische Schlaflage war auf dem Bauch.

Zur Repertorisation kombinierte ich das Symptom der Kaubewegung im Anfall (im Repertorium im Schlaf) mit dem des Lachens bei Konvulsionen und erhielt Calc.(4), Ign.(3), Zinc.(2). Nur **Calcarea carbonica Hahnemanni** zog sich durch die folgenden Symptome der Schweiße am Hinterkopf und im Nacken sowie der Bauchlage mit 11/5.
Der Junge bekam Calc.Q6 für 4 Wochen in der ersten Hälfte mit mittags täglich 2 Tropfen, in der zweiten Hälfte an jedem 2. Tag.

Bei der telephonischen Beratung am 11. März 91 konnte die Mutter mir über ihre genaueren Beobachtungen berichten. Der Junge schrie vor dem Anfall. Die Anfälle hatte sich bis auf 50 pro Tag gesteigert. Er schlug mit dem Kopf gegen die Bettwand oder den Boden, wenn er wach war. Er lachte unmäßig. Die Lider zuckten, die Unterlider zeigten Säcke.

Beim Repertorisieren kombinierte ich das Symptom der Schreie vor dem Anfall mit dem des Schlagens mit dem Kopf gegen Gegenstände und fand Apis(3), Bell.(5), Hyos.(2). Das Symptom des unmäßigen Lachens hat dieselben Mittel, wobei ich Apis aus der Arzneimittelprüfung von Hering genommen habe. Die Symptome der Unterlidsäcke und des Lidzuckens brachten die Entscheidug für **Apis meliffica** mit 6/5.
Der Junge erhielt Apis XM am 12.3. und 15.8., Apis CM am 24.11.91.

Bei der Beratung am 13. Februar 92 zeigte es sich, daß sich die Dramatik der Anfälle auch durch den Wegfall des Initialschreies gemindert hatte und die Häufigkeit auf 5–7 Petit mal pro Nacht.

Auch schlug er nicht mehr seinen Kopf gegen den Boden oder die Bettwand, sondern er biß sich jetzt selbst.
Bei den Anfällen schnarchte er und hielt den Atem an. Weiterhin fielen noch seine schlaffen Muskeln auf.

Nur **Opium** zog sich durch die Symptome des Sich-Beißens, des Schnarchens bei Besinnungslosigkeit, des Atemanhaltens (im Rep. im Schlaf), der Konvulsionen im Schlaf und der schlaffen Muskeln mit 9/5. Einnahme von Op. XM am 16.2.92.

Bei der telephonischen Beratung am 16. März 92 bestand eine Rekonvaleszenz nach Infektionskrankheit mit Schweiß auf der Nase und eine Dentitio difficilis, denen allein **Tuberculinum bovinum Kent** mit 3/3 entsprach. Am 18.3.92 bekam der Junge Tub. XM.

Nach einer Woche hatte sich der Husten gelöst. Als Arzneireaktion schrie er vom 5.–22. Mai, also in der 8. und 9. Woche nach der Einnahme, nachts mit Pausen zwischen 23^{00} und 3^{00} Uhr.

Bei der Beratung am 11. Juni 92 hörte ich von der Mutter, daß er seit zwei Monaten 0–4mal in der Nacht zu kurzen Anfällen aufwachte.
Infolge der Pachygyrie links temporal bestand eine Lähmigkeit des rechten Armes.
Auf Geräusche war er schreckhaft. Die Muskeln waren weiterhin schlaff. Bei seinem Alter von knapp zwei Jahren konnte er noch nicht sitzen und nur schwer robben. Trotzdem bezeichnete seine Mutter den erreichten Zustand als einen „Durchbruch“.

Zur Repertorisation kombinierte ich das Symptom der Lähmigkeit des rechten Armes mit dem Symptom der Anfälle mit Bewußtsein und fand Kali-c.(3), Nit-ac.(3), Sulph.(2). Durch die weiteren Symptome der nächtlichen Anfälle, des Auffahrens durch Geräusche und der schlaffen Muskeln ging allein **Kali carbonicum** mit 9/5.
Am 13.6.92 nahm er Kali-c.XM ein.

In der ersten bis dritten Woche des Juli trat nach einem ersten Petit mal sofort der zweite auf.

Bei der Beratung am 18. August 92 zeigte sich jetzt sein divergierender Strabismus, sein Verlangen auf Brot und Süßes. Auch sprach er noch kein Wort.

Beim Repertorisieren kombinierte ich das Symptom des divergierenden Strabismus mit dem der Petit mal-Anfälle (= Anfälle mit Bewußtsein) und erhielt Nat-m.(5), Phos.(3). Beide Mittel bestätigte auch das Symptom des späten Sprechenlernens. Erst die Symptome des Auffahrens durch Geräusche, des Verlangens nach Brot und Süßem brachten die Entscheidung für **Natrum muriaticum** mit 14/6.
Der Junge erhielt Nat-m.XM am 24.8. und 17.11.92, Nat-m.CM am 18.1. und 21.8.93.

Drei Wochen nach der 2. Einnahme von Nat-m.XM, *bei der telephonischen Beratung am 7.12.92,* berichtete mir die Mutter von Zuckungen der rechten Glieder bei den Petit mal-Anfällen und von dem vergeblichen Stuhldrang.

Nur **Sepia succus** ging als Komplementärmittel zu Natrum muriaticum durch die Symptome der rechtsseitigen Zuckungen, der Petit mal-Anfälle und des vergeblichen Stuhldrangs mit 6/4.
So bekam er als Zwischenmittel am 8.12.92 Sep.200.
Im Oktober 93 verminderten sich die Petit mal-Anfälle auf zwei in der Woche bis auf zweiwöchentlich einen.

Bei der Beratung am 11. November 93 schilderte mir die Mutter, daß ihr Junge in den letzten beiden Nächten um 23^{00} und 3^{00} Uhr vor Leibschmerzen geschrien habe; er war verstopft und hatte knotigen Stuhl.
Jetzt zeigte er ausgeprägte Eifersucht gegen seinen jüngeren Bruder, der gesund ist.

Zum Repertorisieren kombinierte ich die Ergänzungsmittel zu Natrum muriaticum mit dem Symptom der Eifersucht und fand Apis (3), Ign.(2), Kali-c.(2). Das Symptom der Schreie bei Kindern und des knotigen Stuhls brachten wieder die Entscheidung für **Apis mellifica** mit 7/4.
Der Junge erhielt Apis200 am 13.11.93 und Apis XM am 14.2.94. Am 10.2.94 hatte mir die Mutter stolz berichtet, daß ihr Junge jetzt sitzen kann, „vital und frech“ sei.

Bei der Beratung am 26. April 94 standen Stoffwechselstörungen wie die Abneigung gegen Saures, der Durchfall auf Milch und Gärungsdyspepsie mit saurem Stuhl im Vordergrund.

Beim Repertorisieren kombinierte ich das Symptom des späten Sprechenlernens mit dem der Petit mal-Anfälle und erhielt Bell.(2), Calc.(2), Caust.(2), Nat-m.(5), Nux-m.(2), Phos.(3), Sil.(2), Sulph.(2). Das Symptom der Abneigung gegen saure Speisen reduzierte die Mittelzahl auf Bell.(3),

Nat-m.(6) und Sulph.(4). Durch das Symptom des Durchfalls infolge von Milch und durch das des sauren Stuhlgeruchs ergab sich allein **Sulphur lotum** mit 9/5.
Der Junge erhielt Sulph.XM am 28.4. und 3.7.94, Sulph.CM am 5.10.94.

Seit dem 27. Mai 94 kann er sich selbst aufsetzen, er kann selbst stehen, er lacht und ist fröhlich. Nach dem Urteil der Mutter hat er einen „Reifungsschub" gemacht. Nach den Worten der Mutter ist er „ein Glanzstück der Homöopathie".

Bei der vorletzten *Beratung am 15. Dezember 94* waren noch zwei bis drei Petit mal-Anfälle pro Woche angegeben.

Bei der bisher letzten Beratung am 2. März 95 ließ ich Sulph. CM wegen Wohlbefinden weiterwirken.

Epikrise:
Trotz Synacthen und später Luminaletten hatte der damals halbjährige Junge bis zu 50 Petit mal-Anfälle pro Nacht. In der vierjährigen Behandlungszeit konnte die Anfallshäufigkeit ohne die nach 4 Wochen abgesetzten Antikonvulsiva auf 2–3 pro Woche reduziert und die psychomotorische Entwicklung wesentlich gefördert werden.
Der Junge erhielt 7 homöopathische Einzelmittel, darunter mit längerer Wirkungsdauer und dem stärksten Erfolg die beiden verwandten Arzneimittel Apis mellifica und Natrum muriaticum.

Epilepsie 6,2

Der im März 76 geborene Junge befindet sich seit September 87 in meiner Behandlung.

Der Sohn des Großonkels mütterlicherseits hatte als Kind mehrere epileptische Anfälle und 1987 einen Grand mal-Anfall.
Aus der Eigenanamnese des Jungen ist wichtig, daß er mit Sichelfüßen geboren wurde.
Seine Sprachentwicklung war verzögert, manchmal hatte er Wortfindungsstörungen, und die Satzbildung war verlangsamt.
Im zweiten Jahr hatte er durch Fall auf den Kopf eine Gehirnerschütterung.
Ab dem 7. Jahr führten die Schulprobleme zur Enuresis nocturna.
Am 30.8.86 trat der erste Grand mal-Anfall mit Zungenbiß und einer Dauer von ca 20–30 Minuten auf.

Bericht des Krankenhauses vom 10.10.86:
„Pathologisches EEG, neben einer allgemeinveränderten Grundwellentätigkeit auch ein linksseitiger Sharp-slow-wave-Fokus mit mäßiger Generalisie-

rungstendenz. Es ist von einer erhöhten Krampfbereitschaft auszugehen, wobei von der EEG-Morphologie her am ehesten an Partialanfälle, bzw. an sekundär generalisierte Grand mal zu denken ist.
CT-Befund ohne path. Befund."

Beurteilung des EEG vom selben Krankenhaus vom 28.11.86:
„Das EEG zeigt über lange Strecken durchaus altersentsprechende Grundwellentätigkeit, die insgesamt jedoch etwas unregelmäßig ist. Es finden sich linksseitig etwas vermehrt einstreuende langsamere Wellen und auch einige angedeutete Sharp-wave-förmige Wellenabläufe."

Beurteilung des EEG vom selben Krankenhaus vom 13.1.87:
„Das EEG ist als pathologisch zu werten, es findet sich ein eindeutiger Sharp-wave-Fokus linksseitig mit Phasenumkehr."

Bericht desselben Krankenhauses vom 27.5.87:
„Das EEG zeigt bei stabilem occipitalem Alpha-Grundrhythmus über den vorderen Hirnabschnitten und insbesondere temporal häufigere langsamere Potentiale, die öfter li.-betont sind, einzelne krampfverdächtige biphasische Abläufe. Krampfspezifische Aktivität kann im vorliegenden EEG jedoch nicht nachgewiesen werden."
Die Eltern lehnten Antikonvulsiva ab, obwohl er ab 30.8.86 acht Grand mal-Anfälle hatte.

Bei der eingehenden Erstuntersuchung am 5. September 87 schilderten mir die Eltern, bevor ihr Junge zur Beratung hereinkam, daß er unruhig ist, kein Selbstvertrauen hat, die Hauptschule ab dem 6. Jahr besucht und besonders in Deutsch schlecht ist. Seine Satzbildung sei auch jetzt noch verlangsamt.
Die Anfälle traten mit „Kinnwackeln" im Schlaf auf; dann im Anfall Speichelfluß und Verdrehen der Augen nach oben.
Er verlangte nach Nudeln, Salaten und Saurem. Fisch mochte er gar nicht. Milch machte Leibbeschwerden.

Nachts streckte er die Füße heraus, lag auf dem Bauch und machte Kaubewegungen im Schlaf.

Allein **Calcarea carbonica Hahnemanni** hat das Symptom der Kaubewegungen im Anfall und im Schlaf, der Sichelfüße bei der Geburt (Psyche und Homöopathie, Gallavardin S. 281: einwärts gedrehte Füße), des späten Sprechenlernens, der Anfälle im Schlaf und des Herausstreckens der Füße mit 10/6.
Der Junge erhielt Calc.XM am 6.9.87 und 6.2.88, Calc.CM am 7.5.88.

Während in dem Jahr vor meinem Behandlungsbeginn 8 Grand mal-Anfälle aufgetreten waren, kam es seit dem Behandlungsbeginn zu keinem einzigen Anfall; auch seine Unruhe hatte sich gebessert. Der Junge war inzwi-

schen 12 $^{1}/_{2}$ Jahre geworden; wenn auch gebessert, so hatte er immer noch Bettnässen. *Am 5. November 88* berichtete mir seine Mutter, daß er wieder unruhig war; auch erzählte er seinen Eltern nichts von der Schule.
Weiterhin lehnte er Fisch und Milch ab.
Nachts streckte er die Füße aus dem Bett heraus. Seine Schlaflage war teils auf dem Bauch, teils auf der linken Seite.

Nur **Sulphur lotum** ging durch die Symptome der Unruhe bei Kindern, des Herausstreckens der Füße aus dem Bett, der Wortkarheit, der Abneigung gegen Fisch und Milch, des Bettnässens mit 13/6.
Er nahm am 5.11.88 Sulph.XM ein.

Die Eltern berichteten *am 21. Januar 89,* daß ihr Sohn weniger Wortfindungsstörungen hat und auch weniger verschlossen ist. Seit drei Wochen hatte er in drei Nächten genäßt.
Seit einer Woche war er erkältet, hatte gelben Nasen- und salzigen Rachenschleim, die Ohren gingen beim Schneuzen zu. Der lockere Husten mit gelbem Schleim verstärkte sich beim Lachen.
Milch lehnte er noch weiterhin ab; aber Mehlspeisen aß er gern.

Allein **Calcarea carbonica Hahnemanni** ging durch die Symptome des späten Sprechenlernens, seines Verlangens nach Mehlspeisen, seiner immer noch verschlossenen Art, des Bettnässens und der durch Schneuzen verstopften Ohren mit 10/5.
Mein Patient nahm am 21.1. Calc.CM und am 5.8.89 Calc XM ein.

Unter der Calcarea-Wirkung stand er *im August 89,* als ich ihn wiedersah, in Deutsch statt auf „4" jetzt auf „3", besuchte jetzt den A-Kurs in Englisch, hatte in Mathematik „3" und das feste Ziel, in zwei Jahren die mittlere Reife zu bestehen. Dabei bekannte er mir: „Was war ich früher nur so blöd."

Bericht desselben Krankenhauses vom 3.7.89:
„Erfreulicherweise ist der Pat. seit 22 Monaten anfallsfrei. Das jetzt abgeleitete EEG zeigt eine Frequenzbeschleunigung im Sinne einer Gehirnreifung, jedoch weiterhin bitemporal und linksbetont Theta-Aktivierung mit einzelnen steileren Potentialen. Epilepsie-typische Grapho-Elemente sind auch diesmal nicht nachweisbar."

Da die Eltern des Patienten ihrer selbst wegen dreimal im Jahr zu mir in Behandlung kommen, habe ich ihn wegen vegetativer Störungen weiter behandeln können. So konnte ich bei ihm bis jetzt (Winter 95/96) sein Wohlbefinden erreichen und festigen.

Epikrise:
In dem Jahr vor dem Behandlungsbeginn im September 87 traten 8 Grand mal-Anfälle auf, seitdem kein einziger mehr. Auch im letzten EEG von 1989 waren keine Epilepsie-typischen Grapho-Elemente mehr nachweisbar.

Die Heilung seiner Epilepsie ist allein der homöopathischen Behandlung ohne jegliche Antikonvulsiva zu verdanken, besonders Calcarea carbonica Hahnemanni.

Der Patient holte die verzögerte Sprachentwicklung auf, schloß die Hauptschule mit der mittleren Reife ab, verlor die Enuresis nocturna und arbeitet jetzt in der Lehre als Elektriker zur Zufriedenheit seines Lehrherrn.

Epilepsie 6,3

Die 1938 geborene, damals 47jährige Patientin kam im Mai 85 in meine Behandlung.
In der Verwandtschaft keine Fälle von Krampfleiden.
Sie hatte in der Kindheit Rachitis, später M.Scheuermann mit Skoliose.
Chronische Sinusitis maxillaris von 1971 bis 75. Nach chronisch eitriger Tonsillitis 1971 Tonsillotomie, 82 Tonsillektomie.
Nach der Menarche mit 14 Jahren kamen die Menses alle 21–24 Tage, dauerten 5–7 Tage mit sehr starken, klumpigen, fadenziehenden Blutungen.
Geburt einer Tochter im Januar 66. Mit 44 Jahren wurde 1982 wegen Corpuspolyp die Hysterektomie durchgeführt.
Ab 31.8.83 traten bis zum Behandlungsbeginn 5 Grand mal-Anfälle auf.

Aus dem Bericht der Neurologischen Universitätsklinik vom 19.9.83:
„Im am 1.9.83 abgeleiteten EEG fand sich ein Alpha-Hirnstrombild ohne AV und ohne Herdbefund mit einer dezenten Theta-Welleneinlagerung rechts temporal ohne epilepsiespezifische Potentiale. Im daraufhin zum Ausschluß einer Raumforderung am gleichen Tag durchgeführten CT des Gehirns vor und nach KM-Applikation ... ergab sich ein altersgemäßer cerebraler Befund, insbesondere kein Hinweis auf eine cerebrale Raumforderung."

Am 20.6.84 kam es wiederum mittags in der Schule zum 2. Grand mal-Anfall mit rechts lateralem Zungenbiß.

Aus dem Bericht derselben Klinik vom 11.7.84:
„Die klinisch-neurologische Untersuchung am 20.6.84 war ebenso wie die Kontrolluntersuchung am 22.6.84 unauffällig. Die routinemäßig durchgeführten Laboruntersuchungen in der Notaufnahme der medizinischen Kliniken waren regelrecht, desgleichen eine wegen der abdominellen Symptomatik durchgeführte Ultraschalluntersuchung. Ein EEG am 20.6.84 zeigte ein etwas unregelmäßiges Alpha-Hirnstrombild mit einem Grenzbefund zur leichten Allgemeinveränderung. Mit Maximum rechts fronto-temporo-basal kam es in schwacher Ausprägung intermittierend zum Auftreten eines Delta-Herdes."

Aus dem Bericht derselben Klinik vom 4.3.85:
„Alpha-EEG ohne Allgemeinveränderung mit intermittierendem eleptogenen Herdbefund rechts fronto-temporal. Im Vergleich zu den Vorableitungen Zunahme des Herdbefundes."

Bericht von derselben Klinik vom 30.4.85:
„Die Patientin berichtete, die von uns empfohlene Tegretal-Medikation aus Angst vor den Nebenwirkungen einschließlich eventuell möglicher Charakterveränderungen nicht eingenommen zu haben."

Beschwerden bei der eingehenden Erstuntersuchung am 9. Mai 85:
Die attraktive und eigenwillige Patientin, eine Lehrerin, berichtete mir von den fünf Anfällen, die sie immer nur in der Schule vor und nach den Ferien erlitten hatte. Ihr erster Anfall kam am 31.8.83 nach den Ferien bei Sommerhitze und ihrer Angst vor der Unterrichtsstunde in einer schwierigen Klasse. Bei den Anfällen trat immer ein Zungenbiß auf; es wurde ihr von blauen Lippen und Fingernägeln beim Anfall berichtet.
Sie hatte trägen Stuhlgang.

Bei Erregung spürte sie einseitig im Kop, besonders rechtsseitig an Kopf und Wange, ein Spannen, die rechte Zungenhälfte wurde taub, und der Hals war wie zusammengeschnürt. Die Migräneschmerzen stachen von der Stirn zum Hinterkopf; Dunkelliegen und Kopfeinhüllen besserten; Lärm verschlechterte.
In der letzten Nacht war sie um 3^{00} Uhr mit Drehschwindel aufgewacht. Ihre Schlaflage war auf dem Bauch.
Bei Erregung spürte sie einen Druck auf der linken unteren Brust.
Ihre Akne hatte sie nicht in der Pubertät, sondern erst vor einem guten Jahr bekommen.
Sie hatte Hitzewallungen ohne Schweiße.
Als letztes berichtete sie mir von einer Mykose des linken Vorderfußes und von Pickeln auf dem Fußrücken.

Beim Repertorisieren kombinierte ich das Symptom der Besserung der Kopfschmerzen bei Dunkelliegen mit dem der rechtsseitigen Migräne und fand Bell.(6), Bry.(4), Sang.(4), Sep.(4), Sil.(4). Das Symptom des Halszuschnürens brachte die Entscheidung für **Sepia succus** (6). Die Symptome der Bauchlage und der Akne bestätigten Sep. mit 11/5.
Die Patientin erhielt Sep.XM am 9.5. und 29.6.85, Sep.CM am 6.9.85 und 10.3.86.

Bericht einer Neurologin vom 22.1.86:
„Bei der Ableitung im Juni 85 und dann später im September 85 fiel eine EEG-Veränderung insofern auf, als die slow-wave-Komplexe kaum noch vorhanden waren, nur noch isolierte steile Wellen in Dauer von 120 bis 140 Millisec. in temporaler Lokalisation rechts auftraten."

Bericht derselben Klinik vom 11.2.86:
„Diagnose: Epilepsie mit psychomotorischen und generalisierten Anfällen, letzter generalisierter Anfall am 10.2.86. ... Nach der Beschreibung der Begleiterin trat am 10.2.86 nach einer kurzen Dämmerattacke ein erneuter, typischer generalisierter, tonisch klonischer Krampfanfall auf. Neben den selteneren generalisierten Krampfanfällen kommt es nach der Schilderung wohl sehr häufig zu Temporallappenanfällen mit Dämmerattacken, stereotypen Bewegungen und auch teilweise komplexen motorischen Abläufen von mehreren Minuten Dauer. ...Außerdem sollte wegen der Häufigkeit, insbesondere der Dämmerattacken eine konsequente antikonvulsive Behandlung eingeleitet werden. Wir machten die Patientin darauf aufmerksam, daß das Führen eines Kraffahrzeuges unter den derzeitigen Bedingungen aus ärztlicher Sicht nicht erlaubt ist."

Von den Dämmerattacken erfuhr ich erst aus diesem Bericht; sie hatte sie mir unterschlagen, um den Druck zur Einnahme der Antikonvulsiva zu vermeiden.

Bei der Beratung am 2. Juni 86 berichtete mir die Patientin, daß sie vor den Grand mal-Anfällen Unruhe und eine Aura vom Solarplexus aus spürt; daß sie bei den Anfällen Zungenbiß und nach den Beobachtungen anderer Gesichtsblässe hat.
Weiterhin bekam sie ihre rechtsseitige Migräne bei Angst oder Wetterwechsel.

Zum Repertorisieren kombinierte ich die beiden Aura-Symptome und fand Bufo(3), Caust.(3). Diese Mittel ergab auch das Symptom des Zungenbisses. Das Symptom der Gesichtsblässe beim Anfall brachte die Entscheidung für **Causticum Hahnemanni** (6). Das Symptom der rechtsseitigen Migräne bestätigte Caust. mit 8/5.
Die Patientin erhielt Caust.XM am 2.6. und 25.8.86, Caust.CM am 11.11.86.

Aus dem Bericht derselben Klinik vom 18.2.87 über die Kontrolluntersuchung vom 10.2.87:
„Am 4.2.87 erneute Attacken beim Autofahren, sie sei ungefähr 100 m auf Straßenbahnschienen gefahren, die hinzugerufene Polizei habe ihren Führerschein eingezogen.

... Im EEG Alpha-EEG ohne Allgemeinveränderung mit bitemporalen leicht rechtsbetonten Verlangsamungen, kein Herdbefund, keine Zeichen einer gesteigerten Erregbarkeit."

Endlich hatte sich die Patientin bereit gefunden, ab 10.2.87 zuerst Tegretal 200 mit 3x1 Tablette, ab 15.3.87 Tegretal 400 mit 2x1 Tablette einzunehmen.

Da sie bisher meinen mündlichen Ratschlägen, bis drei Jahre nach dem letzten Anfall nicht mehr selbst Auto zu fahren, nicht gefolgt war, ließ ich mir dies als eidesstattliche Erklärung schriftlich geben.

Wie nach der Erstuntersuchung nahm die Patientin ab 8. März 87 für zwei Monate **Sepia succus** dieses Mal als Q6 ein. Ab der Beratung am 10.6.87 wurde Tegretal 400 auf morgens und abends je eine Tablette reduziert, da weder ein Petit mal- noch ein Grand mal-Anfall aufgetreten waren.

Beurteilung der Kernspintomographie des Gehirns vom 18.5.87:
„Bei der beschriebenen kleinen signalintensiven Zone li. frontal subcortical kann es sich um eine vasculäre Laesion oder um einen angeschnittenen Sulcus handeln, insgesamt kein sicher pathologischer Befund."

Bei der Beratung am 7. Dezember 87 stand das Ekzem an beiden Fußrücken im Vordergrund. Es verstärkte sich durch Waschen und mit seinem Jucken durch Bettwärme. Außerdem zeigten die Füße Hautrisse.
Beim Stehen schmerzte der Rücken.

Beim Repertorisieren kombinierte ich die Symptome der Verschlimmerung durch Waschen und Bettwärme, erhielt Clem.(5), Mez.(3), Phos.(3), Psor.(5), Sars.(2), Sulph.(6), Urt-u.(3). Das Symptom der Risse in den Füßen brachte die Entscheidung für **Sulphur lotum**. Dieses Mittel bestätigte auch das Symptom der Rückenschmerzen beim Stehen mit 17/4.
Die Patientin nahm Sulph.Q6 für drei Monate mit der Arzneireaktion am Ekzem in der 2. und 3. Woche der Einnahme.
Tegretal konnte jetzt auf morgens eine und abends eine halbe Tablette reduziert werden.

Bericht derselben Universitätsklinik vom 14.12.87:
„... Ihre Pensionierung als Lehrerin sei durchgegangen, z.Zt. sei sie Gasthörerin für Französisch und Völkerkunde an der Universität. ...

Klinisch-neurologisch ergaben sich keine neuen Aspekte, eine EEG-Kontrolle zeigte ein frequenzinstabiles Alpha-Hirnstrombild mit bitemporalen Verlangsamungen ohne Herdcharakter. ...
Ergänzend haben wir noch eine sogenannte SPECT-Untersuchung (eine Art Kombination aus Hirn-Sequenzszintigraphie und Computertomographie) durchgeführt, wobei sich eine weitgehend seitengleiche und unauffällige Perfusion der Hemisphären mit unauffälligem Blutvolumen in beiden Hemisphären fand, szintigraphisch kein Anhalt für umschriebene Speicherdefekte."

Leider hatte Sulphur ihr Ekzem nicht gebessert. *Bei der Beratung am 15. Februar 88* war die Patientin durch das Jucken deprimiert; der Ausschlag am Fußrücken näßte, verstärkte sich durch Waschen, und das Jucken durch die Bettwärme.

Nur **Psorinum** zog sich durch die Symptome der Depression infolge von Jucken, des Ausschlags am Fußrücken, des Nässens, der Verschlimmerung durch Waschen und Bettwärme mit 12/5.

Nach der Beratung ließ sich die Patientin vom 26.2.–12.3.88 stationär in der Universitätshautklinik behandeln. *Aus dem Bericht vom 19.4.88:*
„Diagnose: 1. Prurigo-Ekzem bei Verdacht auf endogenes Ekzem
2. Sensibilisierung gegen Kaliumdichromat, Kobaltchlorid, Oxalsäure
Seit knapp einem Jahr wurden Ekzemherde auf beiden Fußrücken beobachtet mit initialer Bläschenbildung. Inzwischen bestehen Streuherde am nahezu gesamten Integument.
Die Ekzemherde heilten ab unter der Therapie mit corticoidhaltigen Externa.

Nach Ergebnissen der Epicutantestung muß man an eine Chromatallergie durch gegerbte Leder denken, da die Hautveränderungen von den Füßen ihren Ausgang nahmen. Die nachgewiesene Sensibilisierung gegen Oxalsäure kann sowohl nutritiven Ursprungs sein, könnte aber auch auf mit Oxalsäure vorbehandelte Textilien zurückzuführen sein."

Da das Ekzem in der zweiten Aprilwoche wieder aufgetreten war, nahm die Patientin ab Mitte April 88 Psor.Q6 für 4 $^{1}/_{2}$ Monate ein. In dieser Zeit kam es zu einer wesentlichen Besserung des Ekzems.

Aus dem Bericht derselben Universitätsklinik für Neurologie vom 16.6.88:
„... eine EEG-Kontrolle vom 1.3.88 hatte ein frequenzinstabiles Alpha-Hirnstrombild an der Grenze zur Allgemeinveränderung mit bitemporo-okzipitalen Verlangsamungen ohne Herdcharakter, Herdbefund oder Hinweise auf eine gesteigerte zerebrale Erregbarkeit gezeigt."

Bei der Beratung am 18. August 88 zeigte sich die Besserung des Ekzems darin, daß es nur noch auf dem Fußrücken bestand, statt der lividen eine normale Hautfarbe hatte und das Jucken besonders beim Schwitzen des Fußes auftrat.

Im Vordergrund standen jetzt die Auseinandersetzungen mit ihrer 22jährigen Tochter, auf die sie immer wieder zurückkam, und ihre Ungeduld bei Kleinigkeiten.
Bei geistigen Anstrengungen trat Schwindel auf.
Weiterhin bestand noch die Akne im Gesicht.

Beim Repertorisieren kombinierte ich das Symptom des Zurückkommens auf alte Probleme mit dem der Ungeduld bei Kleinigkeiten und fand Kali-p.(2), Nat-m.(4), Sulph.(4). Das Symptom des Schwindels bei geistiger Anstrengung brachte die Entscheidung für **Natrum muriaticum** (7). Das Mittel hatte mit dem Symptom der Akne eine Wertigkeit von 9/4.

Nach 11 Wochen der Einnahme von Nat-m.Q6 am 2.11.88 beschrieb die Patientin ihren seelischen Zustand als „sehr gefestigt, Boden unter den Füßen zu haben".
Auch Akne und Ekzem hatten sich gebessert.
Unter der weiteren Wirkung von Nat-m.Q6 schilderte sie sich am 13.1.89 als „selbständiger, aktiv auf andere zugehend".

Aus dem Bericht derselben Neurologischen Universitätsklinik vom 18.4.89:
„Zur Zwischenanamnese berichtete die Patientin jetzt, daß es eigentlich nichts besonderes gäbe. Insbesondere sei sie anfalls- und beschwerdefrei. ... Klinisch-neurologisch bestehen bei der Patientin nach wie vor keine Besonderheiten. In einer EEG-Kontrolle sehr unregelmäßiges Hirnstrombild an der Grenze zur Allgemeinveränderung mit einer Ausbreitung des Alpha-Grundrhythmus bis nach frontal. Kein Herdbefund, keine sogenannten epilepsiespezifischen Potentiale. Im Vergleich zum schriftlichen Vorbefund vom Dezember 1987 vielleicht geringgradige Frequenzverlangsamung. ...

Nach zweijähriger Anfallsfreiheit bestehen neurologischerseits auch in Anbetracht der mehrfachen EEG-Ableitungen ohne Zeichen einer zerebralen Erregbarkeitssteigerung keine Bedenken gegen eine Wiedererlangung der Fahrtauglichkeit (Führerschein Kl.3)."
Im Juni 89 konnte Tegretal abgesetzt werden, das sie zuletzt mit morgens einer halben Tablette eingenommen hatte.

Epikrise:
Die Patientin hatte generalisierte oder Grand mal-Anfälle 1983 einmal, 84 zweimal, 85 und 86 je dreimal, 87 bis zum letzten Anfall am 4.2.87 zweimal. Bis jetzt sind keine Anfälle mehr aufgetreten.

In den EEG-Ableitungen zeigten sich im Juni und September 85 kaum noch slow-wave-Komplexe, ab dem nächsten EEG vom 10.2.87 kein Herdbefund. M.E. ist diese Normalisierung der EEG-Befunde auf die homöopathische Behandlung ab Mai 85 zurückzuführen.

Vom 10.2.87 bis Juni 89 nahm die Patientin neben den homöopathischen Einzelmitteln in Q-Potenzen Tegretal ein.

In der homöopathischen Behandlung des Ekzems bin ich leider von der guten Wirkung des Psorinum abgekommen. Durch meinen Praxisumzug wurde die Entfernung vom Wohnort der Patientin noch größer, so daß die Fortsetzung der Behandlung erst nach Abschluß ihrer jetzigen Therapie an ihrem Wohnort wieder aufgenommen werden wird, und dann wieder Psorinum zur Wahl steht.

Epilepsie 6,4

Die 1972 geborene, damals 16jährige Patientin kam im November 1988 in meine Behandlung.
Ein Vetter der Mutter hatte bis zum 19. Jahr fokale Anfälle.
Der Urgroßvater väterlicherseits und seine Tochter hatten Selbstmord begangen.
Mütterlicherseits hatte der Großvater an Lungen-Tbc. und Blasen-Ca. gelitten, die Großmutter an Mamma-Ca.
Bei der Patientin selbst im 4. Jahr rechtsseitige Leistenhernie-Op. Ab 5. Jahr rezidivierende Cystitiden. Im 6. Jahr Warzen-Op. Im 6.–7. Jahr nach Alptraum Pavor nocturnus.

Nach Schlafmangel und während körperlicher Anstrengung erlitt die Patientin am 11.9.88 den ersten Grand mal-Anfall mit rotem Gesicht und Zungenbiß.

Bericht der Neurologischen Universitätsklinik vom 27.9.88:
„Neurologischer Status: Schädel frei beweglich, unauffällig, kein Meningismus, leichter Zungenbiß bds. Im Hirnnervenbereich keine Normabweichungen, isocore, gut reagible Pupillen. Motorik ohne Hinweis für Paresen, grobe Kraft und Feinmotorik ungestört. AER und BER mittellebhaft seitengleich, Bauchhautreflexe seitengleich, keine Pyramidenbahnzeichen. Koordinative Leistungen ohne Normabweichung, keine Sensibilitätsstörungen. ...

Kraniales Computer-Tomogramm: Mittelständiges kleines normalkonfiguriertes Ventrikelsystem, Oberflächenzeichnung feinstreifig, Hirnparenchym ohne Normabweichungen, knöcherne Schädelstrukturen unauffällig.

Kernspintomographie (16.9.88): Unauffällige altersentsprechende Darstellung von Hirnparenchym und Liquorräumen. Kein Hinweis für pathologische Veränderungen, keine Raumforderung.

EEG (12.9.88): Noch altersentsprechendes Hirnstrombild, temporal etwas vermehrt Thetawellen, nur andeutungsweise kurze dysrhythmische Paroxysmen und einzelne, etwas steilere Wellen mit leichter linkstemporaler Betonung.

Schlafentzugs-EEG: Während der Einschlafphase Auftreten kurzer Paroxysmen von 3,5–4/sec. Spike- und Wave-Gruppen, ohne Seiten- oder Herdbetonung. In der Wachableitung relativ regelmäßiger 10/sec. Alpha-Rhythmus, auch dort kurze 1/sec. dauernde S/W-Gruppen. Ganz vereinzelt steilwellenverdächtige Wellen mit wechselnder Seitenbetonung."

Am 1. November 88 kam die sehr freundliche, schlanke Patientin zu mir in die Sprechstunde. Ihr erster Grand mal-Anfall war am 11.9.88 nach Schlafmangel, übergangenem Hunger und bei körperlichen Anstrengungen aufgetreten, ihr zweiter Anfall am 12.10.88 während des Schulsportes.

Beim Stehen oder Knien Herzklopfen und Blutandrang; besser beim Gehen und Sitzen.
Mal war gleichzeitig eine Hand kalt und die andere warm. Bei Erregung feuchtkalte Hände. Leicht kalte Füße.
Bei geistiger und körperlicher Anstrengung rotes, heißes Gesicht.
Beim Sitzen Beinunruhe.
Müde von 13^{00} bis 15^{00}, 16^{00} Uhr.
Trost verschlechtert, Alleinsein bessert. Zornig bei Widerspruch oder Ungerechtigkeit. Ehrgeizig. Geistig aktiv abends bis Mitternacht, 1^{00} Uhr; dann morgens matt.
Hautjucken durch Wolle.
Verlangen nach Salz und Milch. Abneigung gegen fettes Fleisch. Morgens appetitlos.
Durch Gedankenzudrang schweres Einschlafen; Einschlafen in Bauchlage; Aufwachen in Rückenlage. Bei Seitenlage Druck in den Schultergelenken und Ellbogen. Prickeln eines Armes, wenn er im Schlaf unter dem Kopf liegt. Kreuzweh beim Ballspiel, Stehen oder Liegen auf dem Rücken.

Allein **Cocculus indicus** zog sich durch die Symptome des Anfalls durch Schlafmangel, der gleichzeitig einen kalten und anderen warmen Hand, des Zorns durch Widerspruch, des Zungenbißes und roten Gesichtes beim Anfall mit 7/5.

Die Patientin nahm am 1.11.88 und 27.1.89 Cocc.M ein.

Aus dem Bericht der Universitätskinderklinik vom 6.12.88:
„Diagnose: Epilepsie mit Aufwach-Grand mal
... Ein EEG im Wachen war o.B.
... Unserer Meinung nach handelt es sich um eine Epilepsie mit Aufwach-Grand mal, die klinische Symptomatik spricht nicht für ein juveniles pyknoleptisches Syndrom im Sinne eines Impulsiv-Petit mal. Auch wir konnten uns nach dem 2. Anfall noch nicht zum Beginn der antikonvulsiven Medikation entschließen."

Am 27.1.89 erlitt die Patientin ihren dritten Anfall; danach nahm sie auf meine Verordnung das vorhandene Cocc. M ein.

Bei der Beratung am 18. März 89 schilderte sie mir Hitzewallungen mit Schweiß, rotes Gesicht bei Erregung, Linkslage im Schlaf, Verlangen nach Salz und Milch.

Beim Repertorisieren kombinierte ich das Symptom der Hitzewallungen mit Schweiß mit dem des roten Gesichtes bei Erregung und erhielt Sep.(3), Sulph.(6). Die Symptome des Verlangens auf Salz und Milch brachten die Entscheidung für **Sulphur lotum** mit 5/4. Das Symptom der Schlaflage auf der linken Seite bestätigte die Wahl mit 7/5.

Die Patientin nahm Sulphur XM am 18.3. und 22.5.89 ein, Sulph.CM am 22.7.89.

Aus dem Bericht derselben Klinik vom 28.3.89:
„Die Patientin erlitt am 27.1.89 einen dritten Anfall, welcher am 28.2.89 anläßlich eines Gesprächs mit der Patientin, der Mutter und einem Zeugen des Anfalls sich etwa folgendermaßen abgespielt hatte:

Ohne daß auslösende Ursachen wie Schlafentzug, Nahrungskarenz oder körperliche Belastung zu eruieren waren, verspürte die Patientin plötzlich ein eigenartiges Gefühl und eine Störung ihrer Wahrnehmungsfähigkeit, sie konnte noch sagen: „Ich glaube, ich bekomme einen Anfall." Darauf sackte sie auf dem Sofa, auf dem sie saß, zur Seite, verdrehte die Augen und stöhnte, sie zeigte wahrscheinlich generalisierte klonische Zuckungen und einen Speichelfluß, nach einer Anfallsdauer von weniger als 1 Minute sei sie langsam wieder zu sich gekommen, sie konnte sich nur schwer orientieren, fühlte sich sehr zerschlagen, habe auffällig gezittert und einzelne polytope, myoklonische Zuckungen gezeigt, war jedoch nicht mehr bewußtseinsgetrübt. Sie berichtet jetzt nachträglich, daß sie seit etwa einem Jahr gelegentlich isolierte Attacken von ähnlichen Wahrnehmungsstörungen ohne nachfolgende Anfallssymptomatik hat.

Beurteilung: Aufgrund der geschilderten Symptomatik besteht relativ wenig Zweifel an dem Vorliegen eines fokalen Grand mal mit Aura, vermutlich sind auch die beiden vorausgegangenen Anfälle in diesem Sinne zu interpretieren (auch bei einem der vorausgehenden Anfälle hat wahrscheinlich eine ähnliche Aura vorgelegen).
Auch der jetzige EEG-Befund war wieder ohne pathologischen Befund."

Bei der telephonischen Beratung am 8. November 89 nach dem vierten Anfall, nach Schlafmangel wie bei dem 1. und 2. Anfall, konnte die Mutter der Patientin mir folgende zwei Symptome von diesem Anfall berichten: Sie war zeitlich verwirrt und konnte ihren Zustand durch Tiefatmen bessern.

Trotz meines dringenden Rates, mindestens zwei Stunden vor Mitternacht zu schlafen, um nicht in einen Schlafmangel zu geraten, war die Patientin bis 0^{00} Uhr geistig aktiv, und bei ihrem Ehrgeiz arbeitete sie auch so lange. Von den Mensessymptomen fiel noch das fadenziehende Blut auf.

Nur **Lachesis muta** ging durch die Symptome der zeitlichen Verwirrung, der geistigen Aktivität bis Mitternacht, des Ehrgeizes, der Besserung durch Tiefatmen und der fadenziehenden Mensesblutungen mit 10/5.
Die Patientin nahm Lach.XM am 14.11.89 und 27.1.90 ein, Lach.CM am 25.4. und 26.10.90.

Danach behandelte ich die Patientin wegen ihrer vegetativen und Kreislaufbeschwerden mit Lyc.200 am 25.5.91, mit Sep.XM am 24.8. und 26.11.91, mit Sulph.XM am 25.2.92, mit Phos.XM am 10.10.92 und mit Nat-m.XM am 13.3.93. So war sie drei Jahre und vier Monate anfallsfrei geblieben.

Da war am 18. März 93, wiederum nach Schlafmangel am 5. Tag der Mensis, der fünfte und letzte Anfall aufgetreten. Beim Anfall hatte sie sich auf die Zunge gebissen und ein rotes Gesicht gehabt; nachher zitterte sie sichtbar.

Allein **Cocculus indicus** ging durch die Symptome des Anfalls nach Schlafmangel und während der Regel, des Zungenbißes, des roten Gesichtes und des äußerlichen Zitterns mit 11/5.
Die Patientin nahm am 19.3.93 Cocc.200 ein.

Bei der Beratung am 16. September 93 wiesen die Symptome auf Thuja hin. Ich erinnerte mich, daß ihr mit 6 Jahren die Warze am rechten Daumen operiert wurde und mit 14 Jahren die an der linken Fußsohle; diese letztere Lokalisation von Thuja führt das Repertorium der Charakteristika auf. Leider gibt es keine Rubrik der Unterdrückung von Warzen, aber die der ihnen verwandten Condylomata.

Nur **Thuja occidentalis** zog sich durch die Symptome der Unterdrückung von Condylomata, der Sohlenwarzen, der kalten Füße im Bett, des grünen Fluors und der geronnenen Mensesblutungen mit 7/5.
Die Patientin nahm Thuj. XM am 26.9. und 30.12 93 ein.

Bei der telephonischen Beratung am 8. November 93 schilderte sie mir, daß sie nach Schlafmangel vor drei Tagen Fehler in der Zeit machte, beim Lernen unkonzentriert war, wie durch einen Nebel sah und Pfeifen im rechten Ohr hörte. Aber es war zu keinem Anfall gekommen. **Lachesis muta** ergänzte als Komplementärmittel Thuja und war durch die ersten drei Symptome gedeckt. Sie nahm es in der 200.Potenz.

Bei der Beratung am 24. Februar 94 standen als Streßfolgen des Studiums Unruhe, Unentschlossenheit und Atemnot im Vordergrund.

Beim Repertorisieren kombinierte ich das Symptom der Atemnot bei Erregung mit dem der herumtreibenden Unruhe und erhielt Ars.(3), Puls.(3), Sep.(3). Das Symptom der Unentschlossenheit bestätigte diese drei Mittel in gleicher Stärke. Erst das vierte Symptom der Besserung des Uterusziehens am ersten Tage der Regel durch Wärme erbrachte eine stärkere Betonung von **Arsenicum album** mit 8/4 gegenüber Puls und Sep.

Die Patientin nahm Ars.XM ein. Leider hatte es nur eine deutliche Besserung der Akne auf dem Rücken gebracht.

In derselben seelischen Lage befand sich die Patientin *bei der Beratung am 24. September 94.* Sie schilderte mir, daß sie sich über sich selbst ärgere und dabei weine. Auch sei sie im Handeln unentschlossen.

Beim Repertorisieren kombinierte ich das Symptom der Unruhe beim Sitzen mit dem des Ärgers über sich selbst und fand Lyc.(4), Staph.(2), Sulph.(2).

Das Symptom der Unentschlossenheit im Handeln brachte die Entscheidung für **Lycopodium clavatum** mit 5/3. Das Symptom des Knackens in den Gelenken bestätigte Lyc. mit 7/4.
Die Patientin nahm am 8.10.94 Lyc.XM ein.

Auch *bei der letzten Beratung am 7. Januar* 95 ergaben sich nur vegetative Störungen, derentwegen sie nicht gekommen wäre, wenn sie nicht aus Sorge wegen der früher bestandenen und seit zwei Jahren nicht mehr aufgetretenen Epilepsie eine weitere Stabilisierung ihrer Gesundheit gewünscht hätte. So kam es vor, daß sie manchmal gegen ihren Willen weinte, bei Erregung errötete und rote Flecken am Hals bekam, daß es ihr beim Fahren hinten im Bus übel werden konnte, und daß die letzte Mensis erst nach 33 Tagen begann.

Allein **Sepia succus** ging durch die Symptome des rotfleckigen Halses, des Errötens, des unwillkürlichen Weinens, der um fünf Tage zu späten Mensis und der Fahrübelkeit mit 11/5.

Als letztes Mittel erhielt die Patientin am 7. Januar 95 Sep.CM.

Epikrise:
Bei der Patientin traten fokale Grand mal-Anfälle mit Aura meist nach Schlafmangel auf mit je einem Anfall im September und Oktober 88, im Januar und November 89 und im März 93. Die Einnahme von Antikonvulsiva wurde abgelehnt.
Die Anfallsfreiheit von 3 Jahren und 4 Monaten vor dem letzten Anfall und seitdem von 3 Jahren bis jetzt Frühjahr 96 ist der Behandlung mit 8 homöopathischen Arzneimitteln und darunter besonders mit Lachesis muta über 21 Monate zu verdanken.

Epilepsie 6,5

Der 1979 geborene, damals 5jährige Junge ist seit August 84 wegen Verdacht auf cerebralen Gigantismus, wegen Epilepsie und erheblicher psychomotorischer Retardierung in meiner Behandlung.

Der Großvater väterlicherseits litt nach Kopfschuß an cerebralem Krampfleiden.
Die Schwangerschaft mit dem Jungen war mit neun Tagen übertragen worden. Bei der Geburt kam es wegen engen Beckens zum Geburtsstillstand mit schweren Herztonalterationen, Vakuumextraktion, und Reanimation des asphyktischen Neugeborenen.
Im April 80 wurde die linke Uretermündung operativ verlegt.
Im Juli 80 traten infolge Otitis 3 bis 4 Fieberkrämpfe auf. Beginn der antikonvulsiven Therapie im Dezember 80 mit 2x $^{1}/_{4}$ Tablette Mylepsinum.

Beide Leistenhernien und der linke Pendelhoden wurden 82 operiert.

Im September 83 traten bei fieberhafter Grippe Krampfanfälle mit Armzucken auf; nachher Wechsel auf Zentropil, ab März 84 zusätzlich Convulex.

Bericht der Kinderklinik vom 8.5.84:
„Die hier abgeleitete Hirnstromkurve bestätigt die klinische Symptomatik; wir fanden eine irreguläre bzw. leicht allgemeinveränderte Grundaktivität sowie zahlreiche generalisierte irreguläre spikes waves-Paroxysmen, die teils mit einem kurzen ruckartigen Zusammenzucken des Kindes einhergingen.
Somit weiterhin sowohl klinisch als auch hirnelektrisch deutlich nachweisbare Krampfsymptomatik."

Bericht derselben Kinderklinik vom 19.7.84:
„Die Mutter gab an, daß sie immer noch Anfälle in Form eines kurzen Zusammenzuckens bei ihrem Kind beobachtete. Außerdem sei das Kind seit der Rivotrilmedikation deutlich verlangsamt.

Die hier abgeleitete Hirnstromkurve zeigte sich pathologisch verändert, wobei wir in wechselnder Folge rudimentäre bzw. generalisierte irreguläre Entladungsmuster nachweisen konnten, wobei ein hirnelektrischer Ausbruch etwa 6 Sekunden dauerte, und das Kind dabei kurz zusammenzuckte.

Somit ist das Anfallsleiden derzeit weder klinisch noch hirn-elektrisch beherrscht. Wir haben hier dann nochmals eine Kontrolle der Plasmakonzentration der Antikonvulsiva durchgeführt, wobei wir für Zentropil ein unter dem unteren Wirkbereich liegenden Wert von 8 mcg/ml fanden. Die Plasmakonzentrationen für die Valproinsäure und das Clonazepam lagen im Normbereich.

Im Hinblick auf die vorliegende Hirnstromkurve und die klinische Symptomatik haben wir dann Anhebung der Zentropilmedikation auf 2 x 3/4 Tabl./die mit der Mutter vereinbart, obwohl das Hydantoin auf diese spezielle Anfallsform keinen so sicheren Einfluß hat. Eine Steigerung der Rivotrilmedikation käme dann als nächstes infrage, wobei jedoch sicherlich eine verstärkte Müdigkeit des Kindes in Kauf genommen werden müßte."

Aus dem Bericht des behandelnden Hausarztes vom 27.7.84:
„Zur Zeit ist der Bub auf Zentropil 2 x 3/4 Tabl., Rivotril 6 Tabl. täglich und Convulex Tr. 3 x 450 mg eingestellt. Hierdurch befindet er sich fast in einem Dämmerschlaf.

Es ist mir bis jetzt nicht gelungen, die Eltern zum Absetzen dieser Therapie zu bewegen, da sie Angst haben vor zunehmenden Krampfanfällen, insbesondere Fieberkrämpfen."

Am 6. August 84 kamen die Eltern mit ihrem Jungen zur eingehenden Erstuntersuchung in meine Behandlung. Trotz der außerordentlich hohen Dosis von Antikonvulsiva hatte der Junge 10- bis 12mal täglich Schulter-Armzucken besonders morgens und noch stärker im Mittagsschlaf. Nachts trat das Zucken nach unregelmäßigem Atmen auf. Daneben bestand eine Enuresis nocturna, auch im Mittagsschlaf.

Er hatte gelbgrünen Nasenschleim und lockeren Husten mit gelbgrünem Sputum.
Besonderes Verlangen zeigte er nach Nudeln und Eiern.
Seine Unruhe fiel auch hier in der Praxis auf.
Nachts schlief er auf der linken Seite.
Er schwitzte stark am Kopf.
Bei Fieber hatte er kalte Hände und Füße.
Sein Kopf war größer als normal (Sotos-Syndrom).
Der Speichel lief ihm aus dem Munde. Beim Zähneputzen kam es zum Erbrechen.

Allein **Calcarea carbonica Hahnemanni** zog sich durch die Symptome der Konvulsionen im Schlaf, des nächtlichen Armzuckens, des Verlangens nach Eiern und Mehlspeisen, des Bettnässens und des zu großen Kopfes mit 10/6.
Der Junge bekam neben den Antikonvulsiva Calc.Q6 für vier Monate bis Mitte Dezember 84. Er nahm die ersten 14 Tage täglich 2 Tropfen, ab der dritten Woche jeden 2. Abend nach 10mal Schütteln.
Bei der telephonischen Beratung am 17. Dezember 84 hatte er seit 4 Wochen eine fieberhafte Bronchitis, war unruhig und verlangte nach Süßem. Diese drei Symptome wiesen allein auf **Tuberculinum bovinum Kent** mit 5/3.
Der Junge nahm Tub.M am 19.12.84, 1.4. und 24.6.85 ein, was die Bronchitis löste und die Erkältungsneigung minderte.

Aus dem Bericht derselben Kinderklinik vom 26.2.85:
„Die hier abgeleitete Hirnstromkurve zeigte sich weiterhin erheblich pathologisch verändert, wobei wir im Rahmen einer wechselnd allgemeinveränderten Aktivität generalisierte langsame sharp slow waves-Paroxysmen nachweisen konnten, die sämtlich subklinisch verliefen.

... Auf Grund der obigen zu niedrigen Plasmawerte und der von der Mutter angegebenen auftretenden Krampfsymptomatik würde ich eine Anhebung der Convulexmedikation auf morgens und abends jeweils 600 mg empfehlen."

Am 20.3.85 war infolge von Fieber ein Grand mal-Anfall mit bläulichem Gesicht und Schaum vor dem Mund aufgetreten.

Aus dem Bericht derselben Kinderklinik vom 9.7.85:

„Die hier abgeleitete Hirnstromkurve zeigte abgesehen von einer wechselnd allgemeinveränderten Grundaktivität leichter Linksbetonung keinen Hinweis für hypersynchrome Abläufe bzw. generalisierter Entladungsmuster."

Nach 11monatiger homöopathischer Behandlung bedeutet diese wesentliche Besserung des EEG und die Freiheit von Grand mal-Anfällen seit dem 21.3.85 für die Petit mal-Anfälle den ersten Beginn einer Besserung.

Bei der Beratung am 2. September 85 schilderten mir die Eltern, daß er auf eine Forderung von ihnen mit Zorn reagierte, daß jetzt Ohrenschmerzen vom rechten zum linken Ohr gewandert sind, daß er tagsüber locker und nachts trocken hustete.
Weiterhin bestand das Bettnässen und am äußeren Hals war ein Ekzem aufgetreten.

Nur **Lycopodium clavatum** ging durch die Symptome des Zorns durch Widerspruch, der nach links gewanderten Ohrenschmerzen, dieses Hustentypus, des Bettnässens und des Ausschlages am Hals mit 9/5.
Der Junge nahm Lyc.Q6 bis April 86 zu Ende.

Aus dem Bericht derselben Kinderklinik vom 29.10.85:
„Erfreulicherweise zeigte die hier abgeleitete Hirnstromkurve, abgesehen von einer linksbetonten leichten Allgemeinveränderung des Spannungsbildes, keinen Hinweis für eine hypersynchron-epileptische Entladungsaktivität, so daß sich derzeit das Anfallsgeschehen sowohl klinisch als auch hirnelektrisch beherrscht zeigt."
Am 4.11.85 konnte ich die Antikonvulsiva reduzieren auf 2x $^1/_2$ Tabl. Zentropil und 2 x 450 mg Convulex.

Aus dem Bericht derselben Kinderklinik vom 8.4.86:
„Unter der konsequent weitergeführten antikonvulsiven Kombinationstherapie war der Junge zwischenzeitlich anfallsfrei. Die Eltern berichteten auch über zufriedenstellende Fortschritte in der psychomotorischen Entwicklung des Kindes.

Die hier abgeleitete Hirnstromkurve zeigte sich bezüglich einer hypersynchron-epileptischen Entladungsaktivität unauffällig. Die Grundaktivität war gelegentlich noch diskret allgemeinverändert. Kein Nachweis eines Herdbefundes bzw. sonstige Auffälligkeiten des Potentialbildes auch nicht unter Belastungsproben mittels Hyperventilation bzw. Photostimulation."

Bei der Beratung am 3. Mai 86 nahm ich die Symptome des Grand mal-Anfalles vom 20.3.85 zur Arzneiwahl.

Beim Repertorisieren kombinierte ich das Symptom der Konvulsionen durch Fieber mit dem der bläulichen Gesichtsfarbe und fand Bell.(4), Cic.(4), Cina (3), Ign.(2), Nux-v.(4), Op.(4), Verat.(3). Durch das Symptom des Schaums vor dem Munde blieben Bell.(5), Cic.(6), Cina (5), Ign.(3), Op.(6). Das Sym-

ptom der Bewußtlosigkeit ergab die Priorität von **Cicuta virosa** mit 9/4 vor Bell.(7), Ign.(4) und Op.(7).
Der Junge nahm Cic.6., 12. und 18.Q ein Jahr lang bis Mitte Mai 87 ein.
Aus dem Bericht derselben Kinderklinik vom 12.8.86:
„Die Mutter berichtet, daß es dem Kind weiterhin gut geht; ein Anfallsrezidiv wurde nicht beobachtet; das Kind wird im Spätherbst eingeschult.

... Die hier abgeleitete Hirnstromkurve zeigte immer noch ein recht irreguläres Potentialbild, jedoch ohne jeglichen Hinweis für hypersynchrone Abläufe bezw. generalisierte Entladungsmuster auch nicht unter den Belastungsproben.

Aus dem Bericht derselben Klinik vom 17.2.87:
„Die hier abgeleitete Hirnstromkurve zeigte sich weiterhin etwas auffällig; hypersynchrone Abläufe bzw. generalisierte Entladungsmuster waren jedoch während Gesamtschreibzeit nicht zu registrieren, auch nicht unter der Belastungsprobe mittels Hyperventilation."

Ab März 87 reduzierte ich Convulex auf täglich 300 mg, ab Dezember 87 auf 50 mg und ab Februar 88 auf jeden zweiten Tag mit 50 mg. Trotz meines wiederholten Aufforderns zögerte die Mutter, den untersuchenden Kollegen von dem stufenweisen Reduzieren der Antikonvulsiva entsprechend den Besserungen im EEG zu berichten.

Bei der Beratung am 25. Mai 87 ging ich von der Gefährdung aus, daß Fieber wieder Konvulsionen auslösen könnte. Es bestand eine Schwellung der rechten Tonsille, weiterhin Kopfschweiß beim Spiel und im Bett, Bettnässen, und er hatte oft die Zunge herausgestreckt.

Nur **Belladonna** zeigte die Symptome der Konvulsionen durch Fieber, der rechtsseitigen Tonsillenschwellung, des Herausstreckens der Zunge und des Kopfschweißes.
Der Junge nahm Bell.Q6 und XII bis Mitte Februar 88. Dank homöopathischer Behandlung war es seit dem letzten Grand mal-Anfall am 20.3.85, also seit über zwei Jahren, zu keinen Konvulsionen mehr gekommen.

Bericht derselben Kinderklinik vom 4.8.87:
„Die hier abgeleitete Hirnstromkurve zeigte erfreulicherweise während der Gesamtschreibzeit keinen Hinweis für hypersynchrone Abläufe bzw. generalisierte Entladungsmuster. Kein Provokationseffekt durch die Belastungsproben mittels Hyperventilation bzw. Photostimulation."

Wegen seiner rezidivierenden Erkältungen und Infekte wurde ich *am 25. Januar 88 angerufen.* Er hatte jetzt seit drei Tagen Fieber mit roten Lippen; es stieg heute bis 40,2 ° C. Sonst fiel noch das Verlangen auf Salz auf.

Nur **Tuberculinum bovinum Kent** hat die Symptome der Rekonvaleszenz nach Infektionskranheiten, der Erkältungsneigung, des Verlangens nach Salz und der roten Lippen mit 10/4.

Der Junge nahm Tub. 200 am 25.1. und 17.2.88 ein, wodurch sich das Akute löste, und die Anfälligkeit besserte.

Aus dem Bericht derselben Kinderklinik vom 23.2.88:
„Im Hirnstrombild eine etwas verstärkt irreguläre Grundaktivität leichter Linksbetonung, jedoch kein Nachweis hypersynchroner Abläufe bzw. generalisierter Entladungsmuster auch nicht unter Belastungsproben, so daß sich derzeit das Anfallsleiden weiterhin sowohl klinisch als auch hirnelektrisch beherrscht zeigt."

Bei der Beratung am 19. März 88 erfuhr ich von seiner weiter bestehenden geistigen Langsamkeit, seinem Kopfschweiß beim Gehen im Freien und seinem Bettnässen. Er hatte weiterhin das Verlangen auf Süßes. Am Hals und im Nacken waren Lymphknoten zu tasten.

Beim Repertorisieren kombinierte ich das Symptom der Langsamkeit mit dem des Kopfschweißes beim Gehen im Freien und erhielt Calc.(4), Chin.(5), Graph.(4), Phos.(4), Thuj.(2). Durch das Symptom der Nackendrüsen blieben nur Calc.(6) und Phos.(5). Das Symptom des Verlangens nach Süßem brachte die Entscheidung für **Calcarea carbonica Hahnemanni** mit 8/4. Das Symptom des Bettnässens bestätigte Calc. mit 10/5.
Der Junge nahm Calc.Q12 für neun Wochen ein.

Bei der Beratung am 30. Mai 88 schilderte mir die Mutter, daß ihr Sohn nur mit ihrer Hilfe die Hausaufgaben machte; dabei aber immer wieder herumlaufen mußte. Auch beim Spielen blieb er nicht bei einer Sache, sondern fing immer wieder etwas Neues an. Eigensinnig widersprach er dem, was ihm aufgetragen wurde. Weiterhin fürchtete er sich vor Hunden.
Seine Mutter bemängelte auch, daß er sich so krumm hielt.

Beim Repertorisieren kombinierte ich das Symptom der Furcht vor Hunden mit dem des Lauftriebes und fand Bell.(5), Tub.(5). Beide Mittel wurden durch das Symptom des Eigensinns bestätigt. Das Symptom des Verlangens nach Wechsel brachte die Entscheidung für **Tuberculinum bovinum Kent,** ebenso das Symptom der gebeugten Haltung.

Über drei Jahre nach dem letzten Grand mal-Anfall und schon lange nach dem Aufhören der Petit mal-Anfälle setzte ich mit Convulex den Rest der Antikonvulsiva ab. So konnte der Junge jetzt am 30.5.88 Tub. XM mit ungestörter Nachwirkung einnehmen.

Seit dem Absetzen des restlichen Antikonvulsivum zeigten die EEG-Aufnahmen keine hypersynchronen Abläufe am 16.1., 17.7. und 4.12.89, am 30.7.90 und am 1.6.92. Also blieb der gleiche Befund seit Juli 85.

Aus dem Bericht der Sonderschule vom Juli 94 über sein 8. Schuljahr 93/94:
„Der Junge ist ein anständiger, freundlicher und hilfsbereiter Schüler.
Er ist für sein Alter relativ groß. Grob- und Feinmotorik bedürfen nach wie vor besonderer Förderung.
Im Fach Mathematik beherrscht er mittlerweile alle schriftlichen Grundrechenarten. Das Teilen durch zweistellige Zahlen gelingt nicht sicher. Beim Lösen von Textaufgaben ist er darauf angewiesen, daß der Lösungsweg vorbesprochen wird. Logisches Denken gelingt ihm kaum.
Der Schüler kann sich mündlich altersgemäß ausdrücken. Er liest flüssig und erfaßt den Sinn einfacher Texte. Schriftlicher Sprachgebrauch und Rechtschreiben sind noch fehlerhaft.
In den Sachfächern beteiligt er sich meistens eifrig und zeigt vielfache Interessen.
Seine Leistungsfähigkeit läßt insgesamt im Laufe des Vormittags stark nach, so daß er gegen Mittag meistens nicht einmal mehr richtig von der Tafel abschreiben kann.
Die schulischen Leistungen, seine Konzentrationsfähigkeit, seine Aufmerksamkeit und Durchhaltekraft haben sich im ablaufenden Schuljahr etwas verbessert."
Bei einem Praktikum in der Buchbinderei des Klosters arbeitete er mit Interesse, so daß sich hier eine Möglichkeit für eine Lehre ab Sommer 96 ergeben hat.
Gutachten derselben Schule für Kinder und Jugendliche mit besonderem Förderbedarf über das Schuljahr 94/95:

„Der Schüler ist nach den Feststellungen der Berufsberatung des Arbeitsamtes noch nicht ausbildungsreif. Der Besuch eines Förderungslehrganges wird empfohlen. Er bedarf der Förderung einer Sonderberufsschule.

Begründung: Der Schüler ist ein sehr freundlicher und anständiger Schüler. Er beteiligt sich interessiert und mit Eifer am Unterrichtsgespräch. Er kann sich mündlich gut ausdrücken und flüssig lesen. Das schriftliche Formulieren gelingt nicht fehlerfrei. Auch das Rechtschreiben bereitet dem Schüler noch Probleme. Im Fach Mathematik beherrscht er die Grundrechnungsarten mit einfachen Zahlen. Das selbständige Lösen von Textaufgaben gelingt nicht. Schlußfolgerndes mathematisches Denken fällt ihm sehr schwer.

Größere Probleme hat der Schüler mit allen Aufgaben, die eine geübte Grob- und Feinmotorik verlangen. So erreicht er in den Fächern Sport, Technisches Werken und Technisches Zeichnen keine befriedigenden Leistungen."

Epikrise:
Durch die perinatale Hirnschädigung am 30.8.79 kam es bei dem Jungen zu dem Verdacht auf cerebralen Gigantismus (Lotos-Syndrom), zu einer erheb-

lichen psychomotorischen Retardierung und einem cerebralen Krampfleiden. Zusätzlich bestand Infektneigung mit rezidivierendem Fieber und Enuresis nocturna.

Da die Anfallsbereitschaft klinisch und hirnelektrisch nicht zu beherrschen war, wurde der Junge mit 2 x 3/4 Tabletten Zentropil, täglich 6 Tabletten Rivotril und 3 x 450 mg Convulex behandelt, so daß er nach dem Bericht des vorbehandelnden Kinderarztes fast in einem dauernden Dämmerschlaf war.

Bei meinem Behandlungsbeginn im August 84 traten täglich 10 bis 12 Petit mal-Anfälle auf. Bei Fieber kam es am 20.3.85 zu einem letzten Grand mal-Anfall.
Dank homöopathischer Behandlung zeigten die EEG-Aufnahmen ab Juli 85 keine hypersynchronen Abläufe mehr.
Die Antikonvulsiva konnten ab November 85 langsam reduziert und im Mai 88 endgültig abgesetzt werden.
Die psychomotorische Retardierung konnte deutlich gebessert werden.

Epilepsie 6,6

Die 1944 geborene, damals 36jährige Patientin befand sich von Oktober 80 bis August 85 in meiner Behandlung.

Ein Bruder des Vaters hatte Epilepsie.
Die Patienten war Mutter von zwei Mädchen.
Sie erlitt am 21.7.74 durch Sturz aus dem Fenster ein schweres Schädel-Hirn-Trauma mit Compressio cerebri, multiplen Hirnkontusionsherden (links fronto-temporo-parietal, rechts frontal) und multiplen Frakturen (Kalotten, rechts Clavicula-Scapula, 4. BWK, Rippen). Für drei Monate bestand ein apallisches Syndrom mit einer Halbseiten-Symptomatik rechts; die rechtsseitige Hemiparese besserte sich im weiteren Verlauf.

Im Oktober 74 und 1977 ereigneten sich je ein generalisierter Krampfanfall. Deshalb Verordnung von 3 x 1 Tablette Tegretal ab 74.

Das Computertomogramm vom 12.6.79 zeigte einen ausgedehnten Hirnsubstanzdefekt zentro-parieto-temporal links mit hochgradiger Erweiterung des linken Seitenventrikels und geringer Verziehung der Mittellinie nach links sowie eine diskrete Substanzverminderung der linken Kleinhirn-Hemisphäre.

Am 22. Oktober 1980 kam die Patientin in Begleitung ihrer Eltern in meine Behandlung.
Sie verstand nur Substantive, so daß ich das Gespräch eigentlich nur mit den Eltern führen konnte. Um z.B. den Begriff „Wohnwagen" zu erfassen,

hatte sie zwei Jahre gebraucht. Nach der Kopfverletzung hatte sie einen absoluten Gedächtnisverlust.
Aber sie konnte Kirchenlieder singen. In ihrem Verhalten war sie froh, eitel und nachgiebig.
Trotz ihrer Imbezillität arbeitete sie gewissenhaft in der Werkstätte für Behinderte.

Zum Repertorisieren kombinierte ich das Symptom Gemütssymptome infolge von Verletzung mit dem des Gedächtnisverlustes nach Kopfverletzung und erhielt Arn.(4), Cic.(2), Hyper.(2). Das Symptom des Fleißes ergab Arn.(5) und Hyper.(3). Das Symptom der Fröhlichkeit brachte die Entscheidung für **Arnica montana** mit 6/4.
Sie erhielt Arn. M mit 1 Globulus. Im Laufe der nächsten 10 Monate konnte Tegretal auf 3 x $^1/_2$ Tablette reduziert werden.

Ihre Mutter beschrieb mir *am 28. August 81* die Petit mal-Anfälle ihrer Tochter: sie atmete plötzlich tief durch, stöhnte, sprach mehrmals das Wort „Tod“ und hatte plötzliches Herzklopfen mit einem Pulsschlag von 130/Minute.

Allein **Baryta carbonica** zog sich durch die Symptome der plötzlichen Angst, des plötzlichen Herzklopfens, der Todesfurcht, der ihr eigenen Gewissenhaftigkeit, der Imbezillität und der mangelnden Konzentration beim Lernen mit 11/6.

Ich verordnete ihr Bar-c.Q6 für 13 Wochen an jedem 2. Abend 2 Tropfen vor dem Schlaf und reduzierte Tegretal auf morgens $^1/_2$ Tablette, was am 20.11.81 abgesetzt wurde, da im November 81 keine Petit mal-Anfälle mehr aufgetreten waren.
Bei der Beratung am 26. März 82 standen die unfallbedingten Kopfschmerzen im Vordergrund. Sie wurden durch Wetterwechsel von kalt zu warm ausgelöst und führten zu saurem Erbrechen.

Bei der Repertorisation kombinierte ich das Symptom der Gemütssymptome (Retardierung) infolge von Verletzung mit dem der Kopfschmerzen infolge von Verletzung und erhielt Arn.(3), Bell.(3), Cic.(3), Nat-s.(6). Das Symptom der Verschlimmerung durch Wetterwechsel zu warm ergab allein **Natrum sulphuricum.** Das Symptom des sauren Erbrechens zeigte Nat-s. mit 10/4 an.
Auf Nat-s. M traten für ein Jahr keine Kopfschmerzen mehr auf.

Für die Patientin war es typisch, mit der Mutter gern einzukaufen, Autofahrten und Reisen zu unternehmen.
Im Gegensatz zu dieser Reiselust wollte sie im Frühjahr 82 bei Einkäufen, Autofahrten und Reisen immer wieder nach Hause gehen.

Bei der Beratung am 11. Juni 82 kombinierte ich das Symptom des Dranges, nach Hause zu gehen, mit dem der Gemütssymptome nach Verletzung

und erhielt Bell.(2), Cic.(2), Hyos.(2), Verat.(2). Durch das Symptom des Gedächtnisverlustes nach Kopfverletzung blieb nur **Cicuta virosa.** Das Symptom der Fröhlichkeit hat ebenfalls Cic. mit 6/4.
Die Patientin erhielt am 11.6.82 Cic.M.

Bei der Beratung am 20. August 82 ergab sich einerseits eine zu frühe und zu schwache Regel, anderseits das Verlangen nach Eiern, Kaffee und Süßem. So besuchte sie alle zwei Wochen ihre Kinder, die bei ihrer Schwiegermutter aufwuchsen, und sie verbrachte mit ihnen einen Nachmittag bei Kaffee und Kuchen.

Für die Repertorisation kombinierte ich das Verlangen nach Eiern und Kaffee und erhielt Calc.(3), Calc-p.(2). Das Symptom des Verlangens nach Süßem brachte die Entscheidung für **Calcarea carbonica Hahnemanni.** Durch die beiden Menses-Symptome war Calc. mit 9/4 angezeigt.

Die Patientin nahm Calc. XM am 20.8. und 16.12.82 ein.
So kam sie in vierteljährlichen Abständen mit ihrer Mutter zur Behandlung zu mir. Ich bemühte mich, ihr aufgrund ihrer wenig sich verändernden Symptome Erleichterung zu schaffen. Da sie nur in wenigen Hauptworten sprechen konnte, war es mir nur möglich, ihren Zustand über ihre Mutter zu erfassen. So konnte ich auch nicht ihre Reaktionen auf meine Mittel direkt erfahren. Ihre Mutter war der einzige Mensch, der sie liebte, und der sich für sie einsetzte.

Bei der telephonischen Beratung am 18. März 83 berichtete mir die Mutter von der Unruhe ihrer Tochter beim Sitzen und Einschlafen, die sich nur durch Bewegung bessern ließ. So verordnete ich ihr **Rhus toxicodendron** M, das Ergänzungsmittel zu dem vorherigen Calcarea.

Bei der heutigen Beratung am 24. April 83 hatte die Patientin nach fetten Speisen Schmerzen im rechten Kopf, die sich durch Erbrechen lösten.

Beim Repertorisieren kombinierte ich das Symptom der Kopfschmerzen durch fette Speisen mit dem der Besserung durch Erbrechen und fand Colch.(2), Puls.(3), Sang.(3). Das Symptom des allmählichen Schmerzbeginns und Endes ihrer Kopfschmerzen haben Puls.(5) und Sang.(6) unter dem Allgemeinsymptom dieser Schmerzqualität. Erst die rechtsseitige Lokalisation ihrer Kopfschmerzen brachte die Entscheidung für **Sanguinaria canadensis** mit 8/4.
Die Patientin nahm sofort Sang.M ein.
Aber leider hielt die Wirkung nicht an. Denn *bei der Beratung am 22. Juli 83* berichtete die Mutter von rechtsseitigen Schläfenschmerzen bei Wetterwechsel von kalt zu warm. Auch bestand jetzt wieder ihre Reiselust. Ihre Menses kamen weiterhin zu früh.

Beim Repertorisieren kombinierte ich das Symptom der Reiselust mit dem der Verschlechterung bei Wetterwechsel zu warm und erhielt Lach.(3), Tub.(6). Durch das Symptom der zu frühen Regel war **Tuberculinum bovinum Kent** mit 8/3 doppelt so stark angezeigt wie Lachesis.
Die Patientin erhielt Tub.XM am 22.7.83.

Die Beratung am 11. November 83 ergab, daß Tuberculinum leider keine Besserung der Kopfschmerzen gebracht hatte. So nahm ich nochmal mit Geduld die wenigen zu erhaltenden Symptome auf.

Allein **Rhus toxicodendron** ging durch die Symptome des rechtsseitigen Schläfenschmerzes, des Beinzuckens nachts im Bett, der Verschlimmerung bei Wetterwechsel, der zu frühen und schwachen Menses und der Kopfschmerzen durch Erkältung mit 9/5.
Ich verordnete der Patientin Rhus-t.XM am 11.11.83, was ihren Zustand für das nächste Vierteljahr besserte.

Als sie am 3. Februar 84 mit ihrer Mutter wieder zu mir kam, hatte sie wieder Schmerzen in der rechten Schläfe; das Zucken im linken Bein war gering. Neben ihrer Reiselust wurde mir noch ihr hektisches Verhalten beschrieben.

Beim Repertorisieren kombinierte ich das Symptom der Reiselust mit dem des rechtsseitigen Schläfenschmerzes und er erhielt Bell.(2), Caust.(3). Die Symptome der zu frühen und schmerzhaften Menses sowie der Hektik bestätigten beide Mittel und ergaben eine Priorität von **Belladonna** mit 10/5.
Die Patientin erhielt Bell.XM am 3.2.84.

Seit den beiden Grand mal-Anfällen 74 und 77 waren in dem ersten Jahr der Behandlung bis Oktober 81 noch Petit mal-Anfälle aufgetreten. Jetzt kam es am 28.4.84 vor der Mensis zu zwei Petit mal-Anfällen wieder mit dem Aussprechen des Wortes „Tod“ und mit rotem Gesicht.

Beim Repertorisieren *am 4. Mai 84* kombinierte ich das Symptom der Anfälle vor der Mensis mit dem des roten Gesichts beim Anfall und erhielt Bell.(3), Bufo (3), Caust.(3), Cupr.(4). Die Zahl der Mittel wurde durch das Symptom der Anfälle bei Bewußtsein halbiert auf Bell.(4), und Caust.(4). Beide Mittel bestätigten sich durch das Symptom der Todesfurcht. Erst das Symptom des rechtsseitigen Schläfenschmerzes ergab die Priorität von **Causticum Hahnemanni** mit 8/5 vor Bell.(6).
Ich verordnete der Patientin Caust.XM.
Da es im Juli 84 nochmal zu einem Petit mal-Anfall gekommen war, wählte ich *bei der Beratung am 28. September 84* unter Berücksichtigung ihres jetzt wieder beschriebenen hektischen Verhaltens neu. Dadurch verlagerte sich jetzt das Gewicht von Causticum auf **Belladonna** mit 8/5.

Die Patientin nahm Bell.XM am 28.9.84 und 14.4.85 ein, wodurch es zu keinem Anfall mehr gekommen war.

Bei der Beratung am 23. August 85 schilderte mir die Mutter das Verlangen ihrer Tochter nach Alkohol; der inzwischen verstorbene Vater war Alkoholiker gewesen.

Bei der Repertorisation für das letzte Mittel kombinierte ich das primäre Symptom der Gemütssymptome nach Unfall mit dem der Imbezillität und fand Bell.(4), Hyos.(4), Op.(4), Stram.(4), Verat.(5). Das Symptom ihres Fleißes bestätigte die gleichen Mittel. Erst das Symptom des Verlangens nach Alkohol brachte die Entscheidung für **Opium.** Das Symptom der mit 21 bis 24 Tagen zu frühen Menses bestätigte Op. mit 9/5.
Die Patientin erhielt als letzte Mittel Op.M am 23.8. und 25.10.85.

Durch die krankheitsbedingte Fahrunfähigkeit der Mutter mußte die Behandlung beendet werden.

Epikrise:
Nach 6jähriger antikonvulsiver Therapie begann meine Behandlung im Oktober 80. Unter der Wirkung von Baryta carbonica konnte das Tegretal reduziert und im November 81 abgesetzt werden, nachdem keine Petit mal-Anfälle mehr aufgetreten waren.
Nach drei erneuten Petit mal-Anfällen im April und Juli 82 kam es durch Causticum und Belladonna zu keiner weiteren Synkope.
Die Patientin konnte jetzt Geschriebenes besser lesen und bis über 100 zählen. Sie verkraftete es auch, getrennt von ihrer Mutter, die Woche über in einem Haus mit anderen Behinderten der Werkstätte zu leben.

Epilepsie 6,7

Das 1968 geborene, damals 11jährige Mädchen kam im September 79 in meine Behandlung.

Als Folge einer geburtstraumatischen Schädigung bestand eine spastische Cerebralparese mit spastischer linksseitiger Hemiplegie und eine Residualepilepsie. Wegen linksbetonter spastischer Tetraplegie konnte sie erst mit drei Jahren laufen.
Ab dem 6. Jahr 6 bis 10 psychomotorische Anfälle pro Jahr; deshalb Verordnung von Ergenyl zusammen mit Tegretal.

EEG der Neurologischen Universitätsklinik vom 4.6.75:
„Parieto-occipital bds. gut ausgeprägte Alpha-Aktivität von 8–9/sec. mit immer wieder eingestreuten spikes-waves-Komplexen mit Fortleitung nach occipital und mehrmaliger Generalisierung. Spikes-waves-Komplexe und

sharp-waves-Komplexe z.T. in rhythmischen Gruppen von 1–2/sec. eingestreut. In der bipolaren Querreihe sharp waves und spikes waves mit langsamer Nachschwankung, re. temporal mit Phasenumkehr. Unter HV leichte Zunahme von Zwischenwellen über allen Ableitepunkten und Zunahme von Deltawellen und spikes-waves-Komplexen re. temporal und parietal. Gute Rückbildung der HV-Veränderungen. Unter Photostimulation keine neuen Gesichtspunkte.

Beurteilung: Pathologisches EEG eines $6^8/_{12}$ Jahre alten Kindes mit ausgeprägter fokaler, hypersynchroner Aktivität, re. temporal mit Generalisierung. Nach Anamnese und EEG-Befund sind psychomotorische Anfälle anzunehmen.

Medikation: Tegretal $^1/_2$ – $^1/_2$ – 1 Tabl.“

EEG derselben Klinik vom 8.7.75:

„Parieto-occipital bds. gering bis mäßig ausgeprägter 8–9/sec. Alpha-Aktivität mit 70 mikro V, immer wieder unterbrochen durch einzelne Zwischenwellen von 6–7/sec. Während der ganzen Ableitung mehrmals eingestreute 2–2,5/sec. spikes-waves-Komplexe rechts parietal mit Generalisierung. Unter HV vermehrt Auftreten von 6–7/sec. Zwischenwellen und nach 1 Minute generalisierte hochamplitudige Delta- und Zwischenwellen. Keine Aktivierung von hypersynchroner Aktivität. Gute Rückbildung nach HV-Ende.

Beurteilung: Pathologisches EEG eines 6 9/12 alten Kindes mit fokaler hypersynchroner Aktivität re. parietal mit Generalisierung. Grundaktivität altersentsprechend. Gegenüber Vorbefund hypersynchrone Aktivität rückläufig.

Unter der Behandlung mit Tegretal wurden zwei nächtliche Anfälle beobachtet.

Medikation: Tegretal $^1/_2$ – 0 – 1 Tabl. Zentropil abends 1 Tabl.“

EEG derselben Klinik vom 8.10.75:

„Occipital bds. gering ausgeprägte 8–9/sec. Alpha-Aktivität mit 70 mikro V mit immer wieder eingestreuten Zwischenwellen. Parietal re. während der ganzen Ableitung eingestreute spikes und spikes-waves-Komplexe mit Ausbreitung über der ganzen re. Hemisphäre und Fortleitung nach li. mit Betonung occipital. In der bipolaren Längsreihe re. parietal deutliche Verlangsamung mit Vorherrschen von Zwischenwellen. Parieto-occipital li. spikes und spikes-waves-Komplexe mit Phasenumkehr. Unter HV allgemeine Verlangsamung mit kurzzeitig generalisierter Delta-Aktivität, sonst keine Änderung. Gute Rückbildung der HV-Veränderung.

Beurteilung: Pathologisches EEG eines 7 Jahre alten Kindes mit fokaler hypersynchroner Aktivität re. parietal mit Generalisierung und Deltafokus über re. parieto-temporal. Keine wesenliche Änderung zum Vorbefund.

Da unter der bisherigen Therapie noch weiter Anfälle beobachtet wurden, Tegretal 2 x 1 Tabl. und Zentropil abends 1 Tabl."

EEG derselben Klinik vom 31.3.76:
„Parieto-occipital bds. mäßig ausgeprägte, regelmäßige Aktivität von 8–9/sec. und 70–100 mikro V, Blockierung bei Augenöffnen. Präzentral und parietal bds. noch etwas vermehrt Zwischenwellen von 6–7/sec. Unter Hyperventilation bereits nach 30 Sek. Auftreten hochamplituder Zwischenwellen und vereinzelt kleiner steiler Wellen re. parietal. Zwischenwellen re. parietal einzeln auch als sharp-waves. Gute Rückbildung nach HV-Ende.

Beurteilung: EEG eines $7^5/_{12}$ Jahre alten Kindes mit Aktivierung abortiver hypersynchroner Aktivität re. parietal unter HV. Keine Generalisierung. Grundaktivität altersentsprechend. Deutliche Besserung mit nahezu Normalisierung des Kurvenbildes gegenüber dem Vorbefund.
Tegretal mit 4 x $^1/_2$ Tabl. Zentropil abds. 1 Tabl."

Im März 77 traten beim EEG in der Provokation ein rechtsseitiger Spitzenherd und über der rechten Hemisphäre deutliche Allgemeinveränderungen auf, die zu dem li. hemiplegischen Befund passen. Gleiche Medikation.

Im Juni 77 wegen zwischenzeitlich mehreren kleinen und größeren Anfällen unter Belassung von 2 x 1 Tabl. Tegretal Umstellung auf 3 x 1 Drag. Ergenyl.

Kramer-Test vom 20.7.77: „Absolut keine Sonderschul-Anwärterin. IQ: 104. Nettes, fleißiges Kind. Kausales Denken. Logische Konzentration dem Alter entsprechend gut. Sinn für das Wesentliche beim abstrahierenden Denken etwas schwach. Zahlengedächtnis mittelmäßig.

Axiale Computer-Tomographie des Gehirnschädels mit Zusatzeinstellung der Basis und der posterioren Fossa (6.3.78):

Der vierte Ventrikel mittelständig und normal konfiguriert. Die Kleinhirndensitäten und Zisternen regelrecht. Die basalen Zisternen nicht erweitert. Die Mittellinie ausgesprochen nach re. verzogen. Es findet sich rechts-temporal ein Densitätsdefekt mit scharfen Grenzen, wobei insgesamt das Volumen der re. Hemisphäre auf eine Substanzverminderung oder einen Substanzmangel schließen läßt. Ein Porus ist nicht nachweisbar. Verbreiterung des fronto-parietal-interhemisphärischen Spaltes. Moderate Akzentuierung der Weite der re. Seitenkammern.

Beurteilung: Volumenmangel oder Volumenminderung der re. Hemisphäre mit Substanzdefekt. Keilförmig retro-zentral, temporo-parietal re. Verbreiterung der fronto-parietal-interhemisphärischen Zisterne und des re. Seitenventrikels. Ein Porus ist nicht nachweisbar. Die Mittellinie ist jedoch deutlich nach re. verschoben."

Das EEG vom September 78 zeigte eine Großzahl von Anfallsmustern in Form von hypersynchronen Abläufen und unregelmäßig auftretenden Spitzen. „Es scheint das Kind bei diesem EEG in stärkerem Maße anfallsgefährdet zu sein."

Medikation morgens und mittags je 1 Tabl. Ergenyl 300 und abends 1 Tabl. Ergenyl 300 retard, 2 x 1 Tabl. Tegretal.

Bericht der Neurologischen Universitätsklinik vom 25.1.79:
„Diagnose: Spastische Cerebralparese, linksseitige Hemiplegie.
Im EEG tritt bei Provokation ein rechtsseitiger Spitzenherd auf. Auch sind über der gesamten rechten Hemisphäre deutliche Allgemeinveränderungen vorhanden, die zu dem linken hemiplegischen Befund passen."

Im EEG vom 2.4.79 ist der Rechtsherd nach wie vor ohne wesentliche Änderung zu sehen.

Am 29. September 79 kamen die Eltern mit ihrer 11jährigen Tochter zur eingehenden Erstuntersuchung in meine Praxis. Sie berichteten mir von der Art der Anfälle ihres Kindes: Vor dem Anfall war sie apathisch. Beim Anfall war sie für 3–4 Minuten bewußtlos, hatte den Kopf nach links gedreht, das Gesicht verfärbte sich bläulich und der Speichel floß aus dem Munde. Nach dem Anfall konnte sie nicht sprechen.
Während des eineinhalbstündigen Gespräches sah ich, wie das Mädchen seine Eltern liebte und auch deren Liebe brauchte. Die Eltern sprachen auch von dem Mitgefühl ihrer Tochter für andere und Tiere.
Nach dem Bericht der Eltern konnte sich das Kind nicht länger als 20 Minuten konzentrieren und lernte mit Schwierigkeiten. Aber sie konnte die normale Volksschule besuchen, wenn sie auch in den Fächern Deutsch und Mathematik besonders schwach war. Ihr geistiges Tempo war, wohl auch durch den dämpfenden Effekt der Antikonvulsiva, langsam.
Im Schlaf fiel ihre konstante Bauchlage auf.

Durch sämtliche Symptome zog sich allein **Phosphorus** durch: Mitgefühl, Verlangen nach Mitgefühl, spastische Spinalparalyse, geistige Langsamkeit, Lernen mit Schwierigkeit. Phos. war mit 13/5 angezeigt und fand sich auch noch in den Symptomen der Anfälle ohne Bewußtsein, der Bauchlage im Schlaf und des im Anfall nach links gedrehten Kopfes.

Unter Beibehaltung der Antikonvulsiva nahm das Kind 14 Wochen Phos.Q6 mit morgens 2 Tropfen ein.

Unter der Wirkung von Phosphorus konnte nach 3 $^1/_2$ Wochen Ergenyl auf 2 Tabletten und Tegretal auf 1 Tablette reduziert werden. Nach weiteren

4 Wochen wurde Tegretal abgesetzt. Nach weiteren 7 Wochen verminderte ich am 5.1.80 die tägliche Ergenyl-Dosis auf 1 Tablette.

Am Ende des ersten Behandlungsmonats waren durch den Schock, daß ihre Eltern für sie überraschend verreist waren, an einem Tag 5 Anfälle aufgetreten.

Bei der Beratung am 19. November 79 gaben die Eltern an, daß sich ihr Kind besser in Deutsch und Mathematik konzentrieren konnte und die Schulaufgaben von selbst mit Interesse bis Freude machte.

Bei der Beratung am 5. Januar 80 hörte ich, daß sich ihre Konzentrationsfähigkeit weiter gebessert hatte. Jetzt fiel in der Schilderung mehr ihre Unordnung auf, das Verlangen nach Käse, Milch und Kartoffeln; das Bedürfnis, die Füße aus dem Bett herauszustrecken, und die Linkslage im Schlaf.

Allein **Sulphur lotum** kam mit 8/4 in den vier Symptomen vor: unordentlich, Linkslage im Schlaf, Herausstrecken der Füße und Verlangen nach Milch.

Deshalb verordnete ich jetzt Sulph.Q6 zuerst jeden Morgen, ab der dritten Woche jeden 2. Morgen 2 Tropfen; sie nahm es 5 Monate ein.
Da kam es am 27. Mai zu drei und am 30. Mai 80 zu zwei Anfällen morgens mit Übelkeit in der Aura, Zungenbiß und Blässe beim Anfall. Weiterhin hatte das Kind Abneigung gegen Fleisch. Das waren alles Sulphursymptome; wegen dieser Arzneireaktion setzte ich Sulphur ab und ließ es über fünf Monate nachwirken, ohne daß in diesem Jahr Anfälle auftraten.
Am 6.9.80 reduzierte ich Ergenyl auf $^1/_2$ Tablette und setzte es am 10.11.80 endgültig ab.
Am 12. November 80 hörte ich über die Eltern von dem Nägelkauen ihrer jetzt 12jährigen Tochter, sowie von ihrem Verlangen nach Fleisch und Fisch. Nach diesen drei neuen Symptomen war Sulphur mit 4/2 stärker als Phosphorus mit 2/2 angezeigt.

Sie nahm Sulph. XM am 12.11.80, 12.1. und 30.3.81 ein, das ich ihr jetzt ohne Antikonvulsiva in der Centesimalpotenz geben konnte.
Je ein Petit mal-Anfall trat am 10.1., 2.5. und zum letzten Mal am 16.11.81 auf. Seitdem war das Mädchen anfallsfrei geblieben.
Sie erhielt Sulph.CM mit je 1 Globulus am 1.6.81 und 5.1.82, das ich bis Januar 83 nachwirken ließ.

Die junge Patientin schilderte mir *am 10. Januar 83,* daß sie sich seit zwei Wochen beim Alleinsein im Dunkeln fürchtet, und daß sie jetzt in der Rechtslage aufwacht.
Ich kombinierte das Symptom der Furcht vor dem Alleinsein mit dem vor Dunkelheit und erhielt Ars.(4), Bell.(2), Brom.(2), Calc.(3), Camph.(4), Gels.(3), Lyc.(5), Phos.(5), Puls.(4), Stram.(6). Durch das Symptom der Rechtslage im

Schlaf blieben nur Lyc.(7) und Phos.(8). Das Symptom der spastischen Spinalparalyse erlaubte die Arzneiwahl von **Phosphorus** mit 9/4.

Sie erhielt Phos. XM am 10. 1. und 18. 4. 83, Phos. CM am 2. 10. 83 und 16. 4. 84.

Befund der Neurologischen Universitätsklinik, Abteilung für Epileptologie:

„Bei der neurologischen Untersuchung am 28.1.83 fanden wir eine arm- und distal betonte spastische Hemiparese links mit athetoider Komponente und Steigerung der linksseitigen Armeigenreflexe. Babinski beiderseits negativ. Keine Sensibilitätsstörungen. Die linksseitigen Extremitäten waren etwas kleiner; außerdem bestand ein Hohlfuß links.

Das EEG zeigte parieto-occipital eine dominierende Alpha-Tätigkeit, in Anbetracht des Lebensalters noch keine Allgemeinveränderung, keinen konstanten Herdbefund. Die Kurve zeigte insgesamt noch an ca. 8–9 Stellen von temporo-basal rechts eingestreute steile Potentiale und läßt insgesamt gegenüber den Vorbefunden eine Tendenz zur Normalisierung erkennen.

Diagnostisch handelt es sich um eine Residualepilepsie bei Verdacht auf perinatale Hirnschäden mit adversiv-tonischen psychomotorischen Anfällen. Ohne die Gabe von Antiepileptika besteht mittlerweile seit November 81 Anfallsfreiheit. Wie uns der Vater berichtete, ist die Patientin auch seit Weglassen der Antiepileptika wesentlich munterer und zeigt bessere schulische Leistungen."

Als Ergänzungsmittel war am 22.10.84 und am 1.6.85 **Sulphur lotum XM** mit 1 Globulus wegen folgender Symptome notwendig: Acne vulgaris, Nägelkauen, Verlangen auf Süßes; juckender, gelber Fluor; am 1. und 2. Tag der Menses krampfartige Leibschmerzen. Zum Repertorisieren kombinierte ich die Symptome des Nägelkauens und des Verlangens auf Süßes und erhielt Ars.(4), Bar-c.(3), Calc.(3), Cina (3), Lyc.(5), Med.(3), Nat-m.(3), Plb.(3) Sil.(3), Sulph.(5). Durch den juckenden Fluor blieben Ars.(5), Calc.(6), Nat-m.(5), Sil.(4) und Sulph.(6). Die gleichen Mittel wurden durch das Symptom des gelben Fluors und der Akne bestätigt: Ars.(10), Calc.(11), Nat-m.(8), Sil.(8), Sulph.(11). Erst der sogenannte rote Punkt, eine Erfahrung von Künzli, für Sulph. im Symptom Akne (siehe Repertorium Generale Seite 315) brachte die Entscheidung zwischen Calc. und Sulphur.

Am 19.8.85 Fortsetzung der Sulphur-Medikation mit 1 Globulus in der CM-Potenz.

Nach dem Hauptschulabschluß hatte die Patientin mit der kaufmännischen Lehre begonnen.

Befund der Neurologischen Universitätsklinik vom 18.12.85:

„Bei der neurologischen Untersuchung waren im Bereich der Hirnnerven keine Ausfälle feststellbar, Pupillenreaktionen links etwas verzögert auf Licht.

Arm- und Beinhalteversuch nur mit leichter Absinktendenz links, distale Paresen an den oberen Extremitäten, ausgeprägte linksseitige Hemispastik. Feine Fingerbewegungen und Diadochokinese links nicht durchführbar. Arm- und Beineigenreflexe durchgehend links gesteigert, keine pathologischen Reflexe.

Das Echo-Encephologramm ergab keine Auffälligkeiten.
Das EEG zeigte eine sehr dysrhythmische 10/sec. Alpha-Grundaktivität mit häufigen generalisierten steilen Ausbrüchen und auch Auftreten von abortiven generalisierten spike-wave-Komplexen. Bei Hyperventilation Zunahme der bilateral synchronen Krampfstromtätigkeit, auch bei Photostimulation gehäufte abortive spike-wave-Komplexe, so daß Hinweis auf eine diffus erhöhte cerebrale Anfallsbereitschaft unverändert vorliegt. Nach dem EEG-Befund würde ich weiterhin zur Einnahme einer antikonvulsivischen Medikation raten; da die Patientin aber unter der bisherigen homöopathischen Behandlung über vier Jahre anfallsfrei ist, kann vielleicht dann noch die weitere Entwicklung abgewartet werden."

Beschwerden bei der Beratung am 8. Februar 86:
Seit einer Woche gelber Nasenschleim, Husten in der Zimmerwärme.
Weiterhin Nägelkauen.
Menses Anfang Januar 86 infolge von Klimawechsel mit dem Beginn nach 13 Tagen zu früh und zu schwach.
Jucken durch Fluor nach den Menses.
Die linke Hand ist weniger verkrampft und die linke Fußspitze beim Gehen weniger nach einwärts gedreht.

Beim Repertorisieren kombinierte ich die Symptome der verkrampften linken Hand und des Gehens mit einwärts gedrehtem Fuß (Gallavardin: Psyche und Homöopathie S. 281) und erhielt Calc.(2), Sulph.(2). Das Symptom des Nägelkauens und der spärlichen Menses bestätigten beide Mittel. Erst das Symptom des Hustens in der Zimmerwärme brachte die Entscheidung für **Sulphur lotum** mit 8/5.

Unter Berücksichtigung der im EEG nachgewiesenen cerebralen Anfallsbereitschaft und der Restverkrampfung der linken Glieder wiederholte ich am 8.2.86 schon nach einem halben Jahr seit der ersten Gabe von Sulph.CM die gleiche Potenz mit 1 Globulus.

Durch die weit entfernte berufliche Ausbildung mußte die Behandlung beendet werden.

Epikrise:
Nach fünfjähriger antikonvulsiver Therapie konnten dank homöopathischer Behandlung ab Sept. 79 die Mittel innerhalb eines guten Jahres reduziert und dann abgesetzt werden. Statt der jährlichen Anzahl von 6–10 Petit mal-

Anfällen traten dank Phosphorus und besonders Sulphur 1979 und 80 je fünf, 1981 drei Petit mal-Anfälle bis November 81 auf und blieben seitdem weg.

Das Allgemeinbefinden der jetzt 17$^1/_2$jährigen Patientin hatte sich soweit gebessert, daß sie die Hauptschule gut abgeschlossen und eine Lehre als Bürokaufmann begonnen hat.

Epilepsie 6,8

Der 1965 geborene, damals 13jährige Junge kam im Oktober 78 in meine Behandlung.

Als 3jähriger Junge erlitt er am 4.11.68 einen schweren Verkehrsunfall, bei dem sein Vater starb, seine Mutter schwer verletzt wurde und er selbst eine Contusio cerebri erlitt mit lang andauerndem apallischen Syndrom und vorübergehenden Streckkrämpfen. Der Junge ist seither körperlich und geistig schwer behindert, hat eine linksbetonte Tetraspastik mit begleitender Ataxie und extrapyramidalen Bewegungsstörungen. Es bestand außerdem eine Residualepilepsie. Unter antikonvulsiver Behandlung war der Junge über längere Zeit anfallsfrei. Erst im Dezember 71 kam es im Rahmen einer Pneumonie zu einem generalisiert tonischen Krampfanfall. Im Februar 1973 kam der Junge erneut zur stationären Aufnahme, nachdem über zwei, evtl. drei Stunden ein Status epilepticus major andauerte. Deshalb Umstellung der Antikonvulsiva auf die Kombination von Zentropil (3x $^1/_2$ Tabl.) und Mylepsinum ($^1/_2$ - $^1/_4$ - $^1/_2$ Tabl.).

Das EEG vom 29.3.73 zeigte unverändert einen massiven Seitenunterschied zuungunsten der rechten Hemisphäre in Form einer Subtheta-Delta-Wellendysrhythmie parieto-temporal-occipital.

1973 Tonsillektomie wegen chronisch-rezidivierender eitriger Tonsillitis.

Zwischen 1973 und 75 traten noch drei Grand mal-Anfälle auf.

Im November 73 wurde bei dem achtjährigen Jungen ein geistiges Entwicklungsalter von 3–4 Jahren und ein motorisches zwischen 12–17 Monaten festgestellt.

Drei Jahre später wurde das gleiche Entwicklungsalter und das Fehlen sowohl der zeitlichen wie der räumlichen Orientierung diagnostiziert. Anderseits war der Junge feinmotorisch geschickt, ordnungsliebend und sehr hilfsbereit aus Mitgefühl.

Im Dezember 77 wurde er in ein gleiches motorisches Entwicklungsalter und ein geistiges zwischen 5–6 Jahren eingestuft. 1978 wurde er mit dem Zwischenschalen-Innenschuh versorgt. Die Röntgenaufnahmen zeigten,

daß der Hüftkopf links deutlich höher stand, die Pfanne steil und der Kopf nur etwa zur Hälfte überdacht war.
Sämtliche folgende EEG-Befunde waren von einer Universitätskinderklinik, Abteilung für Pädiatrische Neurologie erhoben:

EEG vom 8.11.76:
„Bei der Ableitung wach, ruhig, Augen zugedeckt.
Unregelmäßige Grundaktivität aus Theta- und Alpha-Wellen, wobei Alpha-Wellen überwiegen. Fronto-temporal medikamentös bedingte Beta-Wellenüberlagerung. In den unipolaren Reihen einmal mit Rechtsbetonung sharp-slow-waves. Kein konstanter Seitenunterschied in den polaren Reihen. Ganz vereinzelt rechts temporal sharp-waves eingelagert.

HV: Nur geringe dysrhythmische Frequenzverlangsamung. Rechts in Hirnmitte ganz vereinzelt steile Wellen eingelagert. Nach Versuchsende baldiges Abklingen des HV-Effekts.
Beim Flickern geringe Zunahme rechtsseitger irregulärer spike-waves.

Beurteilung: Wie bei der Voruntersuchung zeigt die HSK des $10^{11}/_{12}$jährigen Jungen eine unregelmäßige, für das Alter etwas zu langsame Grundaktivität bei anderseits geringer Frequenzbeschleunigung durch medikamentös induzierte Beta-Wellenüberlagerung. Nur ganz vereinzelt bei üblicher Ableitung, deutlich häufiger unter Fotostimulation, rechtsseitige irreguläre spike-waves."

EEG vom 23.1.78:
„Bei der Ableitung wach. Augen zugedeckt.
Grundaktivität aus Theta-Alpha-Wellen, wobei jedoch eindeutig Alpha-Wellen überwiegen. Mäßige medikamentös induzierte Beta-Wellenüberlagerung. Betonung über der rechten Hemisphäre, von hier aus aber auch nach links irradiierend, sehr unregelmäßige sharp-slow-waves.

HV: Mäßige Allgemeinveränderungen mit Frequenzverlangsamung, die nach Versuchsende rasch abklingen. Beim Flickern keine Befunderweiterung.

Beurteilung: Gegenüber Voruntersuchung im wesentlichen unveränderter Befund im EEG des $12^{2}/_{12}$ Jahren Jungen mit für das Alter etwas zu langsamer unregelmäßiger Grundaktivität und sharp-slow-Fokus rechts, der jedoch auch nach links irradiiert. Unbedingt Fortführung der antikonvulsiven Behandlung, die je nach Ergebnis der Spiegelkontrolle in gleicher Dosis belassen oder geringfügig gesteigert werden sollte."

Der 13jährige Junge kam *am 19. Oktober 78* mit seiner Mutter zur eingehenden Erstuntersuchung in meine Praxis.
Er besuchte die Sonderschule für praktisch Bildbare. Sein geistiges Tempo war langsam, er antwortete und sprach sehr langsam. Bei seinem extrem

langsamen Sprechen spürte ich, wie schwierig es für ihn war, das nächste Wort zu finden.
Nach den Worten seiner Mutter war er leicht zu führen und bereit, nachzugeben. Für andere Behinderte in seiner Klasse zeigte er großes Mitgefühl und half ihnen.

Er hatte Verlangen nach Süßem und Fleisch; lehnte aber Wurst ab, die sonst Kinder gern essen.
Auffallend war noch sein übelriechender Fußschweiß.
Er hatte einen leichten Schlaf und knirschte nachts mit den Zähnen. Seine typische Schlaflage war rechts.

Beim Repertorisieren kombinierte ich die Symptome des Mitgefühls und der Nachgiebigkeit und fand Cocc.(2), Croc.(3), Ign.(3), Nux-v.(4), Puls.(4). Durch das Symptom der Gedächtnisschwäche für Worte blieben Cocc.(4), Lyc.(5), Nux-v.(6) und Puls.(7). Das Symptom der Abneigung gegen Wurst ließ mich **Pulsatilla pratensis** wählen. Mit 11/5 hat Puls auch den übelriechenden Fußschweiß.
Neben den Antikonvulsiva verordnete ich Puls.Q6 für vier Wochen mit abends 2 Tropfen.

Am 25. November 78 veranlaßten mich die Symptome der spastischen Spinalparalyse, der Ataxie und der schwierigen zeitlichen wie räumlichen Orientierung, wie z.B. beim Einordnen des Bestecks in den Besteckkasten, **Nux vomica** Q6 einzusetzen.

Zum Repertorisieren kombinierte ich das Symptom der spastischen Spinalparalyse mit dem der Ataxie und erhielt Gels.(3), Nux-v.(4), Phos.(4). Durch das Symptom der mangelhaften räumlichen Orientierung blieb Nux-v.(5) und Phos.(4). Durch das der mangelhaften zeitlichen Orientierung ergab sich allein Nux-v. mit 6/4.
Der Junge nahm Nux-v.Q6 für 13 $^{1}/_{2}$ Wochen mit abends zwei Tropfen.

Nach 12 Wochen bisher gleichgebliebener Dosierung der Antikonvulsiva vom Behandlungsbeginn an konnte ich die morgendliche Zentropil-Tablette auf $^{1}/_{2}$ reduzieren.

EEG der gleichen Klinik vom 19.2.79:
„Bei der Ableitung wach und ruhig, hat die Augen zugedeckt. Unregelmäßige Aktivität aus Theta- und Alpha-Wellen, wobei noch sehr viele langsame Wellen aus dem Theta-Bereich eingelagert sind. Diese werden beim Augenöffnen total blockiert. Rechts temporo-parieto-occipital sind einzelne sharp-waves eingelagert, über den vorderen Abschnitten allgemeine feine Beta-Wellenüberlagerung.

HV: Leichte Allgemeinveränderungen, die nach Versuchsende wieder abklingen. Beim Flickern im wesentlichen unveränderter Befund mit Einlagerung einzelner rechtsseitiger sharp-waves.

Beurteilung: Im Vergleich zur Voruntersuchung unveränderter Befund, jedoch Rückgang der Krampfwellentätigkeit. Weiterbehandlung wie bisher wird empfohlen."

Bei dem schnell gewachsenen, sehr hilfsbereiten Jungen standen *am 5. März 79* nur die Fehler in der räumlichen Orientierung, z.B. beim Einordnen der Bestecke, im Vordergrund. Deshalb kombinierte ich das Symptom des schnellen Längenwachstums Jugendlicher mit dem des Mitgefühls und dem der Fehler in der räumlichen Orientierung. Als alleiniges Mittel war deshalb **Phosphorus** mit 7/3 angezeigt. Es wurde von der 6. über die 12. bis zur 18.Q-Potenz mit zuletzt wöchentlich 1 Tropfen bis Ende November 80 zusammen über fast 1 $^{3}/_{4}$ Jahre eingenommen.
Nach 5 Wochen der beginnenden Phosphorus-Wirkung konnten die Antikonvulsiva reduziert werden, nach weiteren 5 Monaten konnte Zentropil abgesetzt werden und nach weiteren 6 Monaten endlich ab Mitte Oktober 80 auch Mylepsinum. Ein von der ängstlichen Mutter befürchteter Anfall trat weder bei dem Infekt mit Fieber bis 39 °C im Juli 79 noch nach der Commotio cerebri durch Herabstürzen auf einer Treppe im November 79 auf.

Aus dem Bericht derselben Klinik vom 12.5.80:
„Bei der Ableitung wach, ruhig, hat die Augen zugedeckt.
Unregelmäßige Grundaktivität aus Alpha-Wellen um 9/sec. mit deutlicher Einlagerung von Theta-Wellen. Medikamentös induzierte Beta-Wellenüberlagerung mit Betonung fronto-temporal bds. Rechts temporo-parietal, besonders in den bipolaren Querreihen, intermittierend langsamere Theta-Wellen eingelagert.

HV: Mäßige dysrhythmische Frequenzverlangsamungen, die nach Versuchsende rasch wieder abklingen. Beim Flickern wird die Kurve insgesamt etwas rascher und regelmäßiger.

Beurteilung: Unregelmäßige und für das Alter zu langsame Grundaktivität im EEG des 14$^{6}/_{12}$ Jahre alten Jungen, durch medikamentös induzierte Beta-Wellenüberlagerung erstgradig frequenzbeschleunigt. Außerdem diskrete intermittierende Theta-Dysrhythmie rechts temporo-parietal. Keine sicheren paroxysmalen Veränderungen. Wenn der Junge seit 75 anfallsfrei ist, und die Medikation bereits auf je $^{1}/_{4}$ Tabl. Zentropil und Mylepsin reduziert wurde, wird vorgeschlagen, dieses ganz abzusetzeny."
So hätte nach 1 $^{1}/_{2}$ Jahren homöopathischer Behandlung die Gabe von Antikonvulsiva vollständig eingestellt werden können, wenn nicht die ängstliche Mutter wegen der vorübergehenden Trennung von dem Sohn durch ihren

Klinikaufenthalt um die Fortsetzung jener restlichen Gabe von morgens $^{1}/_{4}$ Tablette Mylepsin bis Mitte Oktober 80 gebeten hätte.
Nach dem Absetzen der Antikonvulsiva erhielt der Junge am 27.11.80 Phos.XM, am 2.2. und 11.7.81 Phos.CM mit je 2 kleinen Globuli.
Seine Mutter berichtete mir am 2. Februar 81, also zwei Jahre nach dem Beginn der Phosphorus-Medikation und zwei Monate nach der Einnahme von Phos.XM, daß ihr Junge jetzt aus der Schule über Themen „wie in einem Vortrag erzählt, an Gesprächen teilnimmt und sich mit anderen unterhält".

Beurteilung des EEG vom 5.6.81:
„Unregelmäßiges EEG mit frontal bis zentral deutlich vermehrter Beta-Aktivität. Strekenweise leichte Allgemeinveränderung mit Dysrhythmie. Leichte Hyperventilationsveränderung. Schwerpunkt der Anomalien temporal beiderseits vorn und Mitte. Vereinzelt parieto-occipital rechtsbetonte steilere bis steile Abläufe, gehäuft unter der Hyperventilation, die jedoch an keiner Stelle den Charakter einer sharp-wave annehmen. Somit ergeben sich aus dem EEG keine spezifisch epileptischen Kriterien."
Gegen meinen Rat wurde von anderer Seite dringend vorgeschlagen, das linke Hüftgelenk zu operieren. Deshalb erhielt der Junge ab dem Operationstag am 11.6.81 für zwei Wochen Luminal. Seit der leider erfolglosen Operation kann und darf er keinen Schritt mehr ohne die beiden dreifüßigen Stützgeräte gehen. Als weitere Operationsfolge kam es zur Gonarthritis besonders linksseitig. Diese klang ab unter der Gabe von je 1 Globulus von **Sulphur lotum** 200 am 3.9.81 und von Sulph.XM am 24.11.81.

Bis zum Februar 82 hatte sich sein Lesen gebessert, Rechnen war bis zur Zahl „12" möglich. Er klagte inzwischen über Kälte des linken Fußes.
Ich kombinierte das Symptom der Kälte des linken Fußes mit dem der geistigen Langsamkeit und erhielt Carb-v.(3), Sulph.(3). Durch das Symptom der Funktionsstörung des linken Hüftgelenks kam ich wieder zu Sulph. mit 4/3. Deshalb erhielt der Junge Sulph.XM am 24.2. und 21.5.82.
Auf die Symptome der fehlenden räumlichen Orientierung, z.B. beim Wegräumen von Geschirr und Besteck, und des Zitterns der linken Hand nahm er am 20.8.82 ein Globulus **Glonoinum** M ein, allerdings, ohne daß es zu einer Besserung dieses Zustandes kam.

Leider war die erste Gabe von Phos.CM durch Operation und Luminal unterbrochen und die zweite Gabe durch die viemalige Einnahme des Ergänzungsmittels Sulphur eingeschränkt worden. Deshalb erhielt er am 5.11.82 wieder **Phosphorus** CM.
Aber 1983 mußte diese Wirkung wiederum durch Sulphur ergänzt werden. Sulphur war neben den bisherigen durch folgende Symptome mit 7/5 angezeigt: Bronchitis mit Pfeifen beim Einatmen, linke Hand verkrampft, linker Fuß kalt, Verlangen auf Süßigkeiten und Abneigung gegen Saures. Der

Patient nahm **Sulphur lotum** 200 am 4.2.83 ein, Sulph.CM am 6.5. und 5.8.83.

Die hartnäckige spastische Obstipation erforderte **Nux vomica** XM als Ergänzungsmittel zu Sulph., das ich ihm am 27.1. und 2.10.84 mit je zwei kleinen Globuli gab, und das ihm half.

Zwischen diesen beiden Gaben veranlaßten mich der divergierende Strabismus und die Verkrampfung der linken Glieder **Natrum muriaticum** XM mit je einem Globulus am 30.4. und 21.7.84 zu geben.

Zum Repertorisieren kombinierte ich das Symptom des divergierenden Strabismus mit dem der Konvulsionen der linken Körperseite und fand Nat-m. mit 4/2 stärker angezeigt als Graph. mit 2/2.

Entsprechend der Repertorisation vom 4.2.83 erhielt der Junge **Sulphur lotum** XM am 17.12.84 und 11.3.85, Sulph.CM am 22.5.85. Die gute Nachwirkung bestätigte die Beratung am 4.11.85.

Letztes EEG derselben Klinik vom 23.5.85:
„Zu Beginn der Ableitung im Referenzprogramm bioccipital etwas unregelmäßige, mäßig ausgeprägte Alpha-Grundaktivität. Blockierungseffekt angedeutet vorhanden. Kein durchgehender Seitenunterschied, kein Herdhinweis, keine hypersynchrone Aktivität. In den bipolaren Querreihen zeigt sich eine leichte bitemporale Dysrhythmie. Unter Hyperventilation bifrontale Verlangsamung, leicht rechts lateralisiert. Unter Fotostimulation relativ gute Synchronisation im unteren und mittleren Frequenzbereich.
Zusammenfassung und Beurteilung:

EEG-Ableitung im Wachzustand mit für das Alter zu unregelmäßiger Grundaktivität und bifrontaler, leicht rechts betonter Verlangsamung unter Hyperventilation. Zu keinem Zeitpunkt Auftreten von hypersynchroner Aktivität.“

Bei der Beratung am 20. Januar 86, also 8 Monate nach der letzten Gabe von Sulph.CM, nahm ich wegen der Tetraspastik, dem langsamen geistigen Tempo und der Untätigkeit des Rektums mit Stuhlgang nur an jedem dritten Tag die **Phosphorus**-Medikation wieder auf.

Zur Repertorisation kombinierte ich das Symptom der spastischen Spinalparalyse mit dem der Langsamkeit und erhielt Gels.(2), Nux-v.(3), Phos.(4). Das Symptom des untätigen Rektums bestätigte diese Mittel. Durch das Symptom des Mitgefühls wurden sie auf Nux-v.(8) und Phos.(10) reduziert. Erst das Symptom des schnellen Wachstums brachte die Entscheidung für **Phosphorus** mit 13/5. Der Junge erhielt Phos.XM am 20.1.86.

Als letztes Mittel erhielt er am 7. April 86 **Sulphur lotum** CM. Zur Repertorisation kombinierte ich das Symptom der geistigen Langsamkeit mit dem der Fehler in der räumlichen Orientierung und erhielt Bell.(2), Bry.(4), Kali-br.(3), Lach.(2), Merc.(2), Nat-m.(2)), Nux-m.(4), Nux-v.(2), Phos.(4), Sulph.(3).

Durch das Symptom des linksseitig kalten Fußes blieb nur Sulph.(4). Auch das Symptom des Verlangens nach Süßem bestätigte Sulph. mit 7/4.

Epikrise:
Der normale und gesunde Junge erlitt 1968 mit drei Jahren einen schweren Verkehrsunfall mit einer nachfolgenden Tetraspastik und Residualepilepsie, so daß ihm seitdem Antikonvulsiva gegeben wurden.

Seit einem Status epilepticus major im Februar 73 wurden diese zu massiven Gaben von Zentropil und Mylepsinum gesteigert und trotz Anfallsfreiheit seit 75 entsprechend den hypersynchronen Aktivitäten im EEG beibehalten, wodurch zwar die Anfälle verhindert wurden, nicht aber die Anfallsbereitschaft gelöst wurde.

Erst die homöopathische Therapie und besonders die Wirkung von Phosphorus über zusammen zweieinhalb Jahre ermöglichten das Reduzieren und Absetzen der Antikonvulsiva bei Anfallsfreiheit.

Nach viermonatiger Behandlung wurden im EEG vom Februar 79 ein „Rückgang der Krampfwellentätigkeit“ festgestellt und vom EEG im Mai 80 bis Mai 85 „keine sicheren paroxysmalen Veränderungen“.

Dank Phosphorus und Sulphur lotum hat sich der Junge köperlich und geistig entwickelt. Er ist mit Freude in einer Beschützenden Werkstätte tätig und hat damit das Ziel seiner Rehabilitierung erreicht.

Epilepsie 6,9

Der 1957 geborene Patient kam mit 24 Jahren im September 81 in meiner Behandlung.

In seiner Familienanamnese ist eine Belastung mit Anfallsleiden nicht bekannt.

Seine Geburt erfolgte aus einer Steißlage. Von Geburt an fiel eine Halbseitenschwäche links und die verkrampfte linke Hand auf. Die frühkindliche Entwicklung verzögerte sich durch die Spastik besonders beim Gehen. Nach der Pockenimpfung im dritten Jahr traten Anfälle mit tonischem Verkrampfen der linken Glieder auf, anfangs 2- bis 5mal pro Tag. Mit ca. 4 Jahren wurde die Behandlung mit Zentropil eingeleitet, später auch zusätzlich Tegretal, wodurch die Anfälle deutlich seltener geworden und nur noch im Abstand von einigen Wochen zur Beobachtung gekommen seien.

Ab 1978 wurde der Patient auf 2x2 Tabletten Ergenyl retard und morgens 1 Tablette Zentropil eingestellt, so daß jährlich durchschnittlich nur noch vier Anfälle auftraten. Infolge der Antikonvulsiva bestand seit Sommer 81 eine Thrombozytopenie.

Ab dem 8. Jahr besuchte er eine Sonderschule, ab dem 18. Jahr eine Beschützende Werkstatt.
Der junge Mann kam mit 24 Jahren in Begleitung seiner Mutter *am 21. September 81* zur eingehenden Erstuntersuchung in meine Behandlung. Die Mutter berichtete von seinen psychomotorischen Anfällen mit Bewußtsein und tonischer Verkrampfung des linken Oberkörpers.

Sie erzählte mir auch von seinem guten Gedächtnis für Namen, Zahlen und Daten. Dies war auffällig bei der von der Psychiatrischen Universitätsklinik diagnostizierten Oligophrenie, also bei dem Intelligenzdefekt.
Aus der Schilderung der Mutter erfuhr ich von seinem nachgiebigen und mitfühlendem Verhalten.
Seine körperlichen Symptome bestanden nur in der Abneigung gegen Milch, seiner Rückenlage im Schlaf und seiner Hemiparese links.

Zum Repertorisieren kombinierte ich das Symptom des guten Gedächtnisses mit dem der spastischen Spinalparalyse und erhielt Gels.(3), Nux-v.(4), Phos.(3). Durch das Symptom der Anfälle mit Bewußtsein blieben Nux-v.(6) und Phos.(5). Das Symptom der Abneigung gegen Milch ließ Nux-v. und Phos. gleichstark erscheinen. Erst das Symptom des Mitgefühls hob Phos. mit 10/5 hervor gegenüber Nux-v. mit 9/5.
Deshalb verordnete ich **Phosphorus** zuerst in der Q6, dann als Q12 mit 2 Tropfen jeden 2. Abend für zusammen 9 $^1/_2$ Monate bis Anfang Juli 82.

Im August 81 wurde eine durch Antikonvulsiva verursachte Thrombozytopenie von 80.000 festgestellt. Sie besserte sich dank Phosphorus; im Oktober 81 waren es 131.000 und im September 82 190.000 Thrombozyten.
Am 26.10.81 setzte ich die beiden abendlichen Tabletten von Ergenyl retard ab. Ab 2.2.82 reduzierte ich die morgendliche Ergenyl-Gabe auf 1 Tablette, ab August 82 auf morgens je $^1/_2$ Tablette Ergenyl retard und Zentropil, ab 24.9.82 auf morgens allein $^1/_2$ Tablette Ergenyl retard.

Am 9. Juli 82 führten mich die bisherigen Symptome zusammen mit der Aura eines „elektrischen Stromes" im linken Arm zu **Sulphur lotum.** Beim Repertorisieren kombinierte ich dieses Aura-Symptom mit dem der Anfälle mit Bewußtsein und erhielt Sil.(3), Sulph.(2). Beide Mittel wurden durch die Symptome der Abneigung gegen Milch und des guten Gedächtnisses bestätigt. Erst das Symptom der Rückenlage im Schlaf brachte die Entscheidung für Sulph. mit 8/5.

Der Patient nahm von Sulph.Q6 über Q12 bis Q18 über ein Jahr bis Ende August 83 ein. Zuerst bekam er 2 Tropfen, dann wegen seines starken Reagierens nur 1 Tropfen jeden zweiten Abend.

Befund der Neurologischen Universitätsklinik, Abteilung für Epileptologie:
„Bei der neurologischen Untersuchung vom 4.2.83 gab der Patient eine Sehschwäche auf dem rechten Auge an, die sich auch in einer Abblassung

der rechten Papille dokumentierte; weiter fiel im Bereich der Hirnnerven neben einer homonymen Hemianopsie nach links ein Strabismus divergens sowie ein Blickrichtungs-Nystagmus nach rechts auf. Des weiteren bestand eine deutliche brachio-facial betonte spastische Hemiparese links vom Wernicke-Mann`schen Prädilektionstypus. Der Patient gab eine Hemi-Hypästhesie und Algesie links an. Die linksseitigen Extremitäten waren insgesamt etwas schmächtiger als rechts. Zustand nach zweimaliger Spitzfuß-Operation links.

Das EEG zeigte occipital links eine dominierende Alpha-Tätigkeit, über den vorderen Hirnregionen eine mäßige bis mittelschwere Allgemeinveränderung. Theta-Delta-Fokus über der gesamten rechten Hemisphäre mit eingestreuten rechts-akzentuierten teils biphasischen steilen Potentialen vor allem aus dem Theta-Band. Unter Mehratmungsbelastung weitere Akzentuierung der Seitendifferenzen sowie Zunahme der rechts-akzentuierten steilen Abläufe.

Diagnostisch handelt es sich um eine perinatale Hirnschädigung mit ausgeprägter Halbseiten-Symptomatik links und einer Residualepilepsie mit psychomotorischen Anfällen mit adversiv-tonischer Komponente.“
Der Patient wurde von Ergenyl auf morgens 1 Tablette Tegretal eingestellt.

Am 26. August 83 ergab es sich, daß der Patient in den letzten zwei Wochen wieder vier Petit mal-Anfälle erlitten hatte. Wegen des Verdachtes auf Arzneireaktion riet ich ausdrücklich zum Aussetzen und Nachwirkenlassen von Sulphur. Aber irrtümlich nahm der Patient die nächsten 11 Wochen bis Mitte November 83 Sulph.Q18 weiter ein. Die Anfälle steigerten sich zwar nicht, aber es kam in der ersten Oktoberhäfte wiederum zu vier Petit mal-Anfällen.

Je fünf bisherige Symptome indizierten sowohl Natrum muriaticum als auch Sulphur; der divergierende Strabismus und das Mitgefühl allein Nat-m.; die Abneigung gegen Milch hat Nat-s. im 2.Grad. So war **Natrum sulphuricum** angezeigt. Ab Ende November 83 in den folgenden 12 Wochen der Einnahme von Nat-s.Q6 an jedem 2. Abend 2 Tropfen bis Mitte Februar 84 gingen die Anfälle wieder zurück, so daß ich es nachwirken ließ.
Bei dem psychomotorischen Anfall in der Arzneipause fiel das blasse Gesicht auf. Durch die Symptome des divergierenden Strabismus, des blassen Gesichtes und der Hemianopsie zog sich allein **Natrum muriaticum** mit 6/3 durch.

Deshalb nahm der Patient seit Anfang Mai 84 bis Anfang Juli 85 Nat-m. Q6 und Q12 ein.
In den letzten fünf Monaten dieser 14monatigen Einnahme hatte er trotz Reduzierung von Tegretal ab Dezember 84 auf jeden zweiten Morgen $^1/_2$ Tablette nur drei Petit mal-Anfälle von etwa 15 Sek. Dauer gehabt. Sonst

bestanden als Beschwerden nur der divergierende Strabismus und die Schwäche der linken Hand.

Das EEG vom 25.6.85 zeigte ein dysrhythmisches Theta-Delta-Hirnstrombild mit Rechtsbetonung über mittleren und hinteren Regionen links, streckenweise 10,0–11,0/sec. Alphawellentätigkeit. Darüber hinaus waren über vorderen und mittleren Regionen bds. 2,0–2,5/sec. hochgespannte spike waves-Abläufe zu beobachten.

Die Beratung am 12. Juli 85 ergab seit vier Wochen eine Zunahme der Petit mal-Anfälle, bei denen jetzt der Kopf nach rechts gedreht wurde.

Nur **Cuprum metallicum** ging durch die Symptome des Drehens des Kopfes nach rechts, des guten Gedächtnisses, der Konvulsionen auf der linken Seite, der Gesichtsblässe bei Anfällen und der Rückenlage im Schlaf mit 7/5. Der Patient nahm Cupr.Q6–18 über ein Jahr ein, zuerst jeden zweiten Abend 2, dann nur noch 1 Tropfen. Innerhalb dieses Jahres hatte er nur im Februar und April 86 je einen Petit-mal-Anfall bei starkem Wetterwechsel. Sie verliefen ohne Kopfdrehen, ohne Emfindung eines elektrischen Stromes und ohne Verkrampfen.

Obwohl der Patient in einer Beschützenden Werkstätte arbeitete, zeichnete er sich durch sein auffallendes Zahlenverständnis aus, indem er z.B. sofort wußte, daß der von mir vorgeschlagene nächste Beratungstermin am 4.7.86 auch auf einen von ihm gewünschten Freitag fällt, und sein Wissen damit begründete, daß der 4.4.86 ja auch ein Freitag gewesen war.

Dem Patienten und seiner Mutter genügte dieser bisherige Erfolg, und sie beendeten diese private Behandlung.

Epikrise:
Nach 20jähriger antikonvulsiver Therapie konnten diese Mittel durch 5jährige homöopathische Behandlung bis auf eine halbeTablette Tegretal jeden 2.Morgen reduziert werden. Phosphorus ermöglichte am stärksten, die Anfälle zu vermeiden, und heilte die Thrombopenie.
Natrum sulphuricum und Cuprum lösten die Krampfanfälle.
Natrum muriaticum besserte das Allgemeinbefinden.

Epilepsie 6,10

Der 1970 geborene, damals 13jährige Junge kam im Januar 83 in meine Behandlung.

Aus der Familienanamnese sind keine Anfallsleiden bekannt.
Der Großvater väterlicherseits und dessen Bruder verübten Selbstmord durch Gift.

Der Junge hatte in seinem zweiten Lebensjahr nach Milchschorf Ekzem im Gesicht und an linker Wade.
Am 30.7.72 war er aus zwei Meter Höhe auf den Kopf gefallen.
Ab 1980 hatte er Heuschnupfen.
Sieben Krampfanfälle im Schlaf mit Speichelfluß waren aufgetreten im November 76, April 77, April 80, Dezember 81, Juli 82 (zweimal) und im Oktober 82.

EEG-Befund vom 13.7.82:
„Mäßig ausgeprägter, unregelmäßiger 8–9,5/sec. Alpharhythmus von 40–70 mikroV Amplitude. Häufige diffus eingestreute, über den mittleren Hirnregionen auch gruppierte um 7/sec. Zwischenwellen. Parietal und insbesonders occipital bds. kommen immer wieder einzelne oder gruppierte, große, steile Zwischenwellen (ca. 3,5–4/sec.) sowie steile Wellen vor, die keine konstante Seitenbetonung aufweisen; in den Reihenableitungen occipital bds. auch wiederholt biphasische, steile Wellen. Unter HV kommen dann parietal und occipital beiderseits auch angedeutete sharp-slow-wave-Formationen vor, auch hier ohne markante Seitenbetonung.

Beurteilung: Leicht allgemein verändertes und diffus dysrhythmisches EEG eines 12jährigen Jungen; Dysrhythmie mit Betonung über den hinteren Hirnregionen (insbesondere occipital bds.) mit steilen Wellen sowie steilen und langsamen Wellen, die durchaus krampfpotentialverdächtig erscheinen; wechselnde Seitenbetonung der steilen Wellen, kein konstanter Herdbefund.

Wie bereits tel. besprochen, wurde nach Rücksprache mit der Mutter vorläufig auf eine antikonvulsivische Dauermedikation noch verzichtet."

Am 29. Januar 83 kam der 13jährige Junge mit seiner Mutter zur eingehenden Erstuntersuchung in meine Behandlung.
Trotz seines unruhigen Schlafes mit Reden, Stöhnen und Zähneknirschen war er morgens gut ausgeschlafen.
Er hatte Handteller- und Fußschweiß, der nach Tragen geschlossener Schuhe abends leicht wund machte.
Beim Karussellfahren, an hoch gelegenen Orten und nach Schreck wurde ihm schwindelig.
Noch im 9. Jahr lutschte er am Daumen, seit zwei Jahren kaute er an den Nägeln.
Seit 1980 trat jährlich Heuschnupfen auf.
Seine Schulhefte führte er sehr gewissenhaft.
Er aß gern Nudeln und Süßigkeiten.
Zum Repertorisieren kombinierte ich das Symptom der Anfälle im Schlaf mit dem des Zähneknirschens im Schlaf und erhielt Bell.(5), Calc.(2), Caust.(3), Cina (4), Hyos.(3), Ign.(3), Kali-c.(3), Merc.(3), Stram.(3). Das Symptom der

Gewissenhaftigkeit in Kleinigkeiten reduzierte die Mittelzahl um über die Hälfte auf Calc.(3), Hyos.(4), Ign.(6) und Stram.(5). Durch das Symptom des Nägelkauens blieben nur noch Calc.(4), Hyos.(6) und Stram.(6) übrig. Von diesen hat das Symptom des Schwindels bei schnellen Kopfbewegungen nur **Calcarea carbonica Hahnemanni** mit 7/5.

So nahm er 1.2.83 vor dem Schlaf 2 kleine Gobuli Calc.XM ein. Am 4.2., also am 3. Tag nach der Einnahme, trat als mögliche Arzneireaktion ein Petit mal-Anfall im Schlaf auf mit Zuckungen, Speichelfluß und anschließend unruhigem Schlaf.

Bei der Beratung am 8. August 83 hörte ich von seinem guten Allgemeinbefinden.

Am 20. Januar 84 hörte ich wieder, daß kein Anfall mehr aufgetreten war. Aber der Junge hatte bei Sport oder geistiger Anstrengung Schmerzen in Stirn und rechter Schläfe. Ich ließ Calcarea nochmal weiter nachwirken.

Bei der Beratung am 1. August 84 wurde als einzige Beschwerde Kopfschmerz in kalter Luft angegeben. Deshalb nach eineinhalb Jahren der Wirkung wieder Calc.XM jetzt nur mit einem einzigen Globulus.

Aus dem Untersuchungsbefund desselben Neurologen vom 3.7.85:

„Der Junge hat sich gut entwickelt, ist schulisch und sportlich vorangekommen, hat jetzt auch keine Klagen, etwa über Kopfschmerzen oder dergleichen; es besteht lediglich nach wie vor eine Neigung zu Ekzemen.

Der neurologische Befund hat bei der jetzigen Kontrolle wiederum keine pathologischen Abweichungen ergeben; es besteht aber eine ungewöhnlich ausgeprägte neuroveg. Stigmatisierung.

EEG-Befund (1. 7. 85): mäßig, streckenweise gut ausgeprägter, unregelmäßiger, meist um 9–9,5/sec. Alpharhythmus von 40–70 mikroV Amplitude. Reichlich eingestreute, über den vorderen Hirnregionen vorwiegend flache, über den mittleren Hirnabschnitten auch größere Zwischenwellen, gelegentlich in kurzen Gruppen; parietal und besonders occipital bds. finden sich immer wieder einzelne oder gruppierte steile Wellen, auch mit langsamer Nachschwankung, die gewöhnlich symmetrisch ausgeprägt erscheinen. Unter HV nehmen die steilen Wellen geringfügig zu, erstrecken sich aber mitunter bis in die vorderen Hirnabschnitte. Keine verwertbaren Seitendifferenzen, auch nicht in den Querreihen.

Aufs ganze gesehen hat sich der EEG-Befund gegenüber der Ableitung von 1982 natürlich schon sehr gebessert; es besteht aber auch jetzt noch eine gewisse Dysrhythmie über den hinteren Hirnregionen, die man als leicht abnorm qualifizieren muß; keine verwertbaren Herdhinweise, auch keine zweifelsfreie Krampfaktivität.“

Die Beratung am 19. Juli 85, also fast ein Jahr nach der zweiten Einnahme von Calc.XM ergab folgende Beschwerden:
Schreckhaft bei Geräuschen. Er traut sich aus einer ängstlichen Haltung nicht genügend zu.
Schwäche in der Mathematik.
Gemindertes Nägelkauen.
Handtellerschweiß.
Ekzem in der rechten Ellenbeuge mit Jucken beim Schwitzen.

Zum Repertorisieren kombinierte ich das Symptom des Nägelkauens mit dem des Juckens durch Schwitzen und erhielt Calc.(2), Lyc.(3), Sulph.(3). Diese Mittel wurden bestätigt durch die Symptome des mangelnden Selbstvertrauens, des Auffahrens durch Geräusche und des Handtellerschweißes. Das Symptom des Ausschlages in der Ellenbeuge ließ noch Calc.(7) und Sulph.(9) übrig. Erst die Schwäche in der Mathematik brachte die Entscheidung wieder für Calc. mit 8/7.

Wegen der möglichen Arzneireaktion nach der ersten Gabe erhielt der Patient noch ein drittes Mal Calc.XM mit einem kleinen Globulus, den die ängstliche Mutter erst am 13.9.85 gab.

Bei der Beratung am 8. Juli 86 wurden mir die Schwäche in der Mathematik und das zwischenzeitlich aufgetretene Reden im Schlaf als gebessert geschildert.
Das Nägelkauen bestand weiterhin.
Beim Autofahren waren Stirnschmerzen und Übelkeit aufgetreten.
Daraufhin wählte ich zum 4. Mal Calc.XM mit 1 Globulus, den er gleich einnahm.

Bei der Beratung am 25. November 87 schilderte mir der Patient, daß er aus Prüfungsangst erst nach einer Stunde einschlafen konnte, daß er weiterhin an den Nägeln kaute, und daß er bei Erregung an den Handtellern schwitzte sowie feuchtkalte Füße bekam. Dieses Mal wählte ich Calc.CM.

Zwei Monate später schilderte mir die Mutter telephonisch *am 25. Januar 88,* daß ihr Sohn letzte Nacht von Schlangen geträumt hatte und mit einem Schrei aufgewacht war. Da konnte ich die ängstliche Mutter motivieren, ihm endlich das am 25.11.87 gewählte Mittel zu geben.

Bei der telephonischen Beratung am 1. Dezember 88 wurden mir wieder die Einschlafstörungen durch Prüfungsangst, ein leichtes Erschrecken und ein einmaliges Schlafwandeln geschildert. Das wiederum gewählte Calc.CM wurde „dank" einer eitrigen Tonsillitis sofort am 16.12.88 als letztes Arzneimittel eingenommen. Ein Telephonanruf bestätigte die schnelle Heilung der Tonsillitis.

Durch meinen Umzug mußte die Behandlung beendet werden, der Patient bestand ein gutes Abitur, leistete den Wehrdienst und studiert jetzt Jura. Nach der Auskunft seiner Mutter im Frühjahr 95 hatte er keinen Anfall mehr gehabt; ihn stört nur sein Handtellerschweiß.

Epikrise:
Nach sieben cerebralen Anfällen, davon vier im letzten Jahr vor meinem Behandlungsbeginn trat nur ein Petit mal-Anfall am 4.2.83 drei Tage nach der ersten Einnahme von Calcarea carbonica Hahnemanni auf. Das letzte EEG ergab „keine verwertbaren Herdhinweise".
Durch die sechsjährige homöopathische Behandlung mit sechs Gaben von Calcarea carbonica Hahnemanni wurde seine Erkrankung an Epilepsie geheilt und seine neurovegetative Stigmatisierung entscheidend gebessert.

Epilepsie 6,11

Der 1976 geborene, damals 8jährige Junge kam im Oktober 84 in meine Behandlung.

Im 6. bis 7. Schwangerschaftsmonat wurde der Mutter Gestanon wegen drohenden Abortes verordnet. Die Geburt fand zwei Wochen zu früh statt, Fruchtwasser-Aspiration, Zyanose, Ikterus neonatorum.
In der Entwicklung wurden stets linksseitige Koordinationsstörungen festgestellt. Von April 78 bis März 80 traten myoklonisch-astatische Anfälle auf, einmal mit Commotio cerebri. Zuerst wurde Liskantin verordnet, später Petnidan mit 3 x 1 Meßlöffel und Orfiril 300 mit 1 - 2 - 2 Dragees.

Befund der Neuropädiatrischen Abteilung der Universitäts-Kinderklinik vom 16.1.79:

„Verdacht auf frühkindliche Hirnschädigung, cerebrales Anfallsleiden mit myoklonisch-astatischen Anfällen.

Anfallsanamnese: Z.T. in Serien auftretende, über den ganzen Tag verteilt, kurze sekundenlange Anfälle mit Blinseln und Einnicken, Hinfallen und kurzen Zuckungen der Beine. Die Anfälle dauern nur einige Sekunden. Der Junge ist sofort wieder da, spielt, läuft. Möglicherweise ist der erste Anfall in einem mit Commotio verbundenen Schädelhirntrauma zu suchen, das bereits im April 77 passierte.

Das EEG ist hochgradig pathologisch: Außer einer allg. Verlangsamung, rhythmischen Tetha-Delta-Gruppen und -Folgen findet sich in Ruhe generalisierte HsA in Form irregulärer oder regelmäßiger spike-wave-Entladungen. Sie ist occ. etwas li.-betont. Gelegentlich wird sie begleitet von einem starren Blick. Aktivierung der HsA beim Einschlafen. FS im Schlaf hat keine besondere Wirkung."

Das EEG derselben Klinik vom 18.10.79 zeigt beim Einschlafen einen Paroxysmus regelmäßiger 3/sec. SWK, die sich im Schlafen und auch beim Erwachen mit leichter Linksbetonung wiederholen.
Das EEG derselben Klinik vom 8.11.82 zeigt keine Krampfaktivität.
Das EEG derselben Klinik vom 31.5.83 zeigt im Leichtschlaf generalisierte Ausbrüche HsA wie zuletzt im Juli 81.
Beim EEG derselben Klinik vom 31.1.84 unvollständiger Paroxysmus HsA.
Die EEG-Ableitungen derselben Klinik vom 23.5., 10.8. und 19.11.84 sind unverändert gegenüber der Voruntersuchung.

Der Junge war auch beim Reduzieren der Antikonvulsiva seit April 80 anfallsfrei. Er hatte sich auch durch rhythmische Gymnastik, Sprach- und Spieltherapie positiv entwickelt.
Von der Klinik war für Oktober und November 84 ausschleichend ein Dragee Orfiril 300 vor dem Schlaf verordnet worden.
Am 6. Oktober 84 kam der Junge in Begleitung seiner Mutter zur *eingehenden Erstuntersuchung* in meine Praxis.

Die Mutter kam zunächst allein ins Sprechzimmer; sie schilderte mir die Familien- und Eigenanamnese ihres Kindes sowie seine psychischen Symptome. Seit eineinhalb Jahren hatte er den extremen Wechsel zwischen Fröhlichsein und Wutanfällen. Er fürchtete sich vor Hunden und war auch auf dem Schulweg ängstlich. Anderen gegenüber verhielt er sich schüchtern.

Einerseits war er geistig langsam, anderseits war er beim Sitzen und im Schlaf unruhig. Für ein Kind auffällig war seine Ordnungsliebe in Schul- und Spielsachen.
Von dem Jungen selbst erfuhr ich, daß er gern Käse ißt, aber auch ein Verlangen nach Süßem hat.
Seine Muskeln waren schlaff; besonders mit dem linken Bein war er ungeschickt.
Er schwitzte an den Handtellern. Im Schlaf schlief er auf dem Bauch.

Zum Repertorisieren kombinierte ich das Symptom der Schüchternheit mit dem des Verlangens nach Käse und erhielt Arg-n.(2), Ign.(3), Puls.(5), Sep.(4). Die Symptome der Gewissenhaftigkeit, Langsamkeit, Bauchlage und der Ungeschicklichkeit ergaben Ign. mit 9/6, als stärkstes Mittel **Pulsatilla pratensis** mit 13/6 und Sep. mit 10/6.

Wegen der gleichzeitigen Einnahme des Antikonvulsivums verordnete ich am 6.10.84 Puls.Q6 an jedem zweiten Morgen 2 Tropfen für zwei Monate.
Nach dem Absetzen des Orfiril nahm der Junge am 10.12.84 und 16.2.85 je zwei Globuli von Puls.XM ein.

Befund derselben Klinik vom 22.3.85:
„Der Patient ist anfallsfrei geblieben. Deutliche Fortschritte in seiner Selbständigkeit, die Bewegungen werden sicherer (Einbeinstand, Rollerfahren), er beginnt, gegenständlich zu malen. Im Schreiben und Lesen in der Vorschule recht gut; im Rechnen hat er sehr große Schwierigkeiten, da kein Zahlenbegriff vorhanden ist. Das Arbeitstempo ist schneller geworden.

EEG vom 22.3.85: Bei geöffneten Augen occipital bds. diskontinuierlich auftretende 6/sec.-Wellen um 60 mikroV. Zahlreiche überlagernde schnellere Frequenzen aus dem Alpha- und Beta-Bereich. Wiederholt bifrontal und bioccipital betonte kurze Ausbrüche generalisierter 3/sec.-spike waves mit einer Dauer bis zu 5 Sek. Sie sind occipital vielleicht ein wenig re.-betont.

In der bipolaren Längsreihe sind die Ausbrüche HsA mitunter li.-betont. Häufig sind sie auf fronto-präzentrale Gruppen monomorpher Delta-Wellen beschränkt.
HV: Monomorphe Verlangsamung und Amplitudenzunahme. Keine Zunahme der HsA.
Beurteilung: Erhebliche, überwiegend generalisierte, wechselnd seitenbetonte HsA."

Am 3. Mai 85, also 11 Wochen nach der zweiten Einnahme von Puls. XM wurde eine seit drei Wochen zunehmende Unruhe geschildert.

Allein **Tuberculinum bovinum Kent** zog sich durch das Symptom der Furcht vor Hunden, der Unruhe bei Kindern, des Verlangens auf Süßes, der Bauchlage im Schlaf und des Handtellerschweißes mit 10/5.
Deshalb nahm er als Ergänzungsmittel zu Pulsatilla jetzt Tub. M am 3. 5. und 29. 7. 85, Tub. XM am 18. 10. 85 ein.

Befund derselben Klinik vom 29.8.85:
„Insgesamt gute Fortschritte, hat im Rechnen aufgeholt, stärkeres Interesse, fragt nach, argumentativ, interessiert, im Sozialverhalten gebessert. Probeweise Einschulung in eine Waldorf-Schule.

EEG vom 29.8.85: Bei geschlossenen Augen occipital bds. diskontinuierlich auftretende 7–8/sec.-Aktivität um 50 mikroV. Zahlreich unterlagernde langsame Wellen meist höherer Amplitude aus dem Theta- und Delta-Bereich. Überlagernde Beta-Wellen niedriger Amplitude. Über den mittleren Regionen fehlen die amplitudenhohen Delta-Wellen. Theta-Wellen treten allerdings auch hier auf. Frontalwärts nehmen die Amplituden wieder etwas zu. Wiederholt Gruppen frontal-betonter 3/sec.-Wellen z.T. mit Rechtsbetonung, die angedeutet paroxysmal aber mit unvollständiger Generalisation auftreten.
Bipolar: Keine neuen Gesichtspunkte.
HV: Monomorphe Verlangsamung mit amplitudenhohen Delta-Wellen, die occipital, später auch frontal betont sind, selten generalisiert in allen Ablei-

tungen auftreten. Einige Male entstehen Paroxysmen von Artefakten unterlagert, die an HsA erinnern.
FS: Jetzt eindeutige Ausbrüche irregulärer HsA in geringem Maße.
Beurteilung: Gegenüber 22.3.85 deutlich weniger HsA."

Bei der Beratung am 6. Dezember 85 schilderte mir die Mutter, daß sich bei ihrem Sohn Konzentration, Gedächtnis, zeitliche Orientierung, Selbstvertrauen und auch seine geistige Langsamkeit gebessert haben. Er handle jetzt auch selbständiger.
Aber wenn er sich freute, hüpfte er und zog Grimassen. Bei Wut reagierte er mit Treten und Schlagen.
Die Kombination des Symptoms der Grimassen mit dem des Schlagens ergab Bell.(4), Cina (4), Cupr.(4), Hell.(2), Hyos.(4), Ign.(3), Plat.(2) und Stram.(4). Das Symptom der Furcht vor Hunden und vor Alleinsein bestätigten Bell.(9), Hyos.(9) und Stram.(8). Erst das Symptom der Ungeschicklichkeit erwies **Belladonna** mit 10/5 stärker als Stram. mit 9/5.

Deshalb erhielt der Junge jetzt Bell.M, das ihm nach telephonischem Bericht bei dem Grimassenschneiden und den Folgen der Wut geholfen hat.

Bei der Beratung am 8. Februar 86 ergab es sich, daß der Junge froh, konzentrierter und geistig schneller war, so daß er nun mit 10 Jahren in der ersten Klasse der Waldorf-Schule mitkommt und sich gut eingelebt hat.
Aber wenn er wütend war, fluchte und schimpfte er noch. Er stellte weniger dieselben Fragen hintereinander. Auch die Grimassen aus Freude hatten nachgelassen.
Er sprach differenzierter und nach den Angaben der Mutter „redegewandt".

Er spielte jetzt mit den ehemaligen robusten Klassenkameraden seines Alters aus der früheren Schule.
Er hatte Verlangen nach Fleisch, Nudeln, Käse und Quark.
Plötzlich auftretende Schmerzen in der Nabelgegend.
Kalte Füße. Schlaflage auf beiden Seiten.
Er war geschickter mit seinen Gliedern, z.B. beim Häkeln, Ballfangen und Seilhüpfen.
Bei dem seit 3 bis 4 Wochen gebesserten Allgemeinbefinden ließ ich Bell. M nachwirken. Am 13. 3. 86, also nach über drei Monaten, Zweitgabe von Bell. M, da der Junge seit zwei Wochen Sätze mehrmals wiederholte, bedrückt war und schlechter schrieb.

Bei der Beratung am 14. April 86 berichtete mir die Mutter, daß ihr Sohn im Rechnen, seinem schwächsten Fach, schlechter geworden ist. Daß er Worte und Sätze weiterhin wiederholte, deutete ich als geistige Stumpfheit bei Kindern.
Sein mangelndes Selbstvertrauen zeigte sich, wie unsicher er sich wieder gegenüber Gleichaltrigen verhielt.

Gelber Nasenschleim. Mit 37,5° C waren die Temperaturen abends subfebril. Dennoch waren seine Oberschenkel abends kalt.

Bei der Repertorisation kombinierte ich das Symptom der Stumpfheit mit dem der Schwäche im Rechnen und erhielt Calc.(3), Lyc.(3), Merc.(2), Syph.(2). Das Symptom der abends kalten Oberschenkel entschied die Wahl für **Calcarea carbonica Hahnemanni** mit 6/4 am 14.4.86.
Calc., das Komplementärmittel zu Belladonna, ergänzte in der XM-Potenz dessen Wirkung.

Bei der Beratung am 5. Juli 86 zeigte es sich, daß der Junge deutlich seltener die Sätze wiederholte. Im Wasser konnte er Purzelbäume nach rückwärts schlagen und lernte zu tauchen.
Er verhielt sich schüchtern andern gegenüber, aber eigensinnig zu Hause.
Er schlief weiterhin auf der rechten Seite.

Zum Repertorisieren kombinierte ich das Symptom des Eigensinns bei Kindern mit dem der Schüchternheit und erhielt Ars.(3), Aur.(3), Bell.(2), Chin.(4), Hyos.(2), Lyc.(4), Sil.(5). Das Symptom der Rechtslage im Schlaf ließ nur **Lycopodium clavatum** mit 6/3 übrig.

Am 12.7.86 erhielt der Junge Lyc.XM mit 2 Globuli. Wegen seines guten Befindens konnte ich es 8 Monate nachwirken lassen.

Bei der Beratung am 24. Februar 87 hörte ich wieder, daß der Junge nur langsam rechnen konnte, sich allgemein wenig zutraute und an den Handtellern schwitzte.

Nur **Calcarea carbonica Hahnemanni** zog sich durch diese drei Symptome mit 4/3. Er nahm Calc.XM am 10.3.87 ein.

Bei der Beratung am 30. April 87 schilderte mir seine Mutter sein jetziges streitsüchtiges, aggressives Verhalten; Zärtlichkeiten wies er zurück. Für sein Wiederholen der Worte und Sätze fand ich die Rubrik automatenhaften Verhaltens im Kapitel der Bewußtlosigkeit. Seine Fähigkeit im Rechnen war zwar etwas gebessert, aber noch ungenügend.
Nach wie vor aß er gern Teigwaren und Süßes.

Zum Repertorisieren kombinierte ich das Symptom automatenhaften Verhaltens mit dem der Schwäche im Rechnen und erhielt Caust.(2), Lyc.(2), Nat-m.(2). Diese drei Mittel wurden bestätigt durch die Symptome des mangelnden Selbstvertrauens und der Streitsucht. Erst das Symptom des Verlangens nach Teigwaren brachte die Entscheidung für **Natrum muriaticum** mit 9/4.
Der Junge nahm Nat-m.XM am 30.4. und 13.7.87 ein.
Bei der Beratung am 7. Januar 88 zeigte sich, daß diese Arzneiwirkung über ein Dreivierteljahr sich positiv ausgewirkt hatte. Nach den Worten seiner Mutter sei er jetzt „selbstsicher und wüßte sich durchzusetzen". Aber seit

drei Wochen fing er wieder mit dem Wiederholen von Worten und Sätzen an, wofür ich jetzt die Rubrik der automatischen Gebärden nahm. Beim Lesen, Schreiben und Rechnen haperte es noch.
Sein Verlangen nach Mehlspeisen und Süßem war gleichgeblieben.

Nur **Calcarea carbonica Hahnemanni** ging durch diese Symptome mit 7/5.
Als letztes Arzneimittel nahm er Calc.CM am 7.1. und 11.7.88 ein.
Bei der letzten Beratung am 23. Januar 89 ließ ich Calc.CM wegen gutem Befinden nachwirken. Durch meinen Umzug mußte die Behandlung im Frühjahr 89 beendet werden.

Epikrise:
Bei cerebralem Krampfleiden mit myoklonisch-astatischen Anfällen bis März 80 nach zweimonatiger Pulsatilla-Wirkung Absetzen der Antikonvulsiva und weiterhin Anfallsfreiheit.

Durch viereinhalbjährige Behandlung mit 6 homöopathischen Arzneimitteln, darunter besonders Calcarea carbonica Hahnemanni über zusammen eineinhalb Jahre konnte der Junge bei seiner psychomotorischen Retardierung ab dem 10.Jahr von der Sonderschule in die erste Klasse der Waldorfschule wechseln.

Epilepsie 6,12

Das 1973 geborene, damals 10jährige Mädchen kam im Oktober 83 in meine Behandlung.

Aus der Familienanamnese wurden fragliche cerebrale Anfälle der Urgroßmutter angegeben.
Das Kind wurde im ersten Lebensjahr wegen divergierendem Strabismus operiert.
Aus der Eigenanamnese wurden mir rezidivierende rechtsseitige Tonsillitiden und rechtsseitige Otitis media berichtet.
Außerdem bestand eine rechtsseitige Struma.
Seit 1979 waren im Mittags- und Nachtschlaf Petit mal-Anfälle aufgetreten und Zentropil sowie Mylepsin verordnet worden.
Schlaf-EEG der Universitätskinderklinik vom 5.7.79:
„Schlafableitung unter Dominal, ausgeprägter REM-Schlaf, zahlreiche Vertexzacken, zusätzlich eindeutig vermehrte Krampfbereitschaft, vornehmlich ausgehend von der linken Präzentrotemporalregion, steile Abläufe auf der Gegenseite unabhängig davon. Zweimaliges Anfallsgeschehen im Sinne eines Adversivkrampfes über etwa 10–15 Sekunden Dauer mit entsprechender hypersynchroner Aktivität im EEG.“

Absetzen von Zentropil und Mylepsin, Einstellen auf Rivotril $^{1}/_{2}$–$^{1}/_{2}$–1 Tablette zu 2mg.

Befund derselben Klinik vom 9.1.80:
„Diagnose: Epilepsie vom fokalen Typ mit psychomotorischen Anfällen und adversiven Anfallssymptomen noch ungeklärter Genese.

Das Wach-EEG vom 14.1.80 bei geschlossenen Augen zeigt eine medikamentös induzierte Beta-Dysrhythmie, keinen durchgehenden Seitenunterschied, keine Herdhinweise, keine sicheren Zeichen cerebral vermehrter Krampfbereitschaft bei intermittierenden abnormen, parietal betonten Theta-Rhythmen, unter Hyperventilation und Photostimulation keine Provokation hypersynchroner Aktivität."

Befund der gleichen Klinik vom 28.2.80:
„Das Kind ist neurologisch bei orientierender Untersuchung unauffällig, psychisch relativ distanzlos."

EEG derselben Klinik vom 2.12.82:
„Pathologische Hirnstromkurve. Rhythmisierung im 4/sec.-Bereich mit generalisierter Beta-Wellenüberlagerung, medikamentös bedingt. Als Reste von fokaler Krampfbereitschaft stellt sich einmal über rechts präzentral ein hochfrequenter sharp-wave-Fokus dar, der keine Aktivität erfährt.Therapie: Rivotril 2mg 3x $^{1}/_{2}$ Tablette."

Befund derselben Klinik vom 30.8.83:
„Diagnose: Fokale Anfälle und kurze Bewußtseinspausen."

Nach dem Bericht der Mutter sei seit Oktober 82 die Rivotril-Medikation von zuvor $^{1}/_{2}$ – $^{1}/_{2}$ – 1 Tabl.(2 mg) auf 3x $^{1}/_{2}$ Tabl. reduziert worden. Im Zusammenhang mit dem Absetzen sei es vor allen Dingen morgens zu unruhigem Schlaf gekommen und das Kind habe ein Kribbeln im rechten Arm und Bein gespürt. Außerdem seien Zuckungen im Bereich der rechten Körperhälfte aufgetreten. Gesamtdauer dieser Symptomatik unter 30 Sekunden. Danach sei sie wieder eingeschlafen. Auch tagsüber sei aufgefallen, daß sie plötzlich wegtrete, hierbei weiterschreibe, selber gar nichts hiervon verspürt. Nach der Erhöhung der Rivotril-Medikation seien tagsüber keine Anfälle mehr aufgetreten, morgens aber wurden etwa gegen 5^{00} Uhr Myoklonien beobachtet.

Am 21. Oktober 83 kam das 10jährige, adipöse Mädchen in Begleitung seiner Mutter in meine Behandlung. Vorher erfuhr ich von ihrer Mutter, daß sie Furcht vor dem Alleinsein und mangelndes Selbstvertrauen hat. Anderen Kindern und Tieren gegenüber zeigte sie Mitgefühl.
Beim Lernen war sie unkonzentriert, machte Rechen- und Schreibfehler.
Die Mutter beobachtete, daß ihre Tochter im Schlaf redete, die Hände unwillkürlich bewegte, sich aufsetzte und stöhnte.

Sie schlief auf der rechten Seite.
Durch Aufregung bekam sie Diarrhoe.
Sie aß gerne Eier und Fisch.
Zappelig rutschte sie, wie auch sonst beim Sitzen, bei diesem Gespräch hin und her.
Ich kombinierte das Symptom der rechtsseitigen Zuckungen mit dem des Stöhnens im Schlaf und erhielt Bell.(4), Caust.(2), Lyc.(5), Nux-v.(4), Sep.(3). Durch das Symptom der Unruhe beim Sitzen reduzierte sich die Mittelzahl auf Caust.(4), Lyc.(8) und Sep.(4). Das Symptom der Schwäche im Rechnen brachte die Entscheidung für **Lycopodium clavatum.** Das Symptom des Durchfalls nach Erregung bestätigte Lyc. mit 12/5.
Neben Rivotril mit abends 1 $^1/_2$ Tabletten nahm das Mädchen Lyc.Q6 an jedem 2. Morgen 2 Tropfen für ein Vierteljahr.

Die nächste Beratung am 9. Januar 84 ergab einen unveränderten Zustand. Durch genaue Beobachtung wurde mir jetzt geschildert, daß sie jede Nacht 10- bis 15mal aufwachte mit Stöhnen und mit dem Gefühl, wie ins Feuer geworfen zu werden oder eingeklemmt zu sein; dabei zuckte die rechte Hand.

Durch die gleiche Kombination des Symptoms der rechtsseitigen Zuckungen mit dem des Stöhnens im Schlaf erhielt ich dieselben Mittel. Durch das Symptom der Furcht vor dem Alleinsein blieben Bell.(5), Lyc.(8), Nux-v.(5) und Sep.(5). Das Symptom des mangelnden Selbstvertrauens reduzierte diese Gruppe auf Bell.(6), Lyc.(10) und Nux-v.(6). Das Symptom des Redens im Schlaf machte **Belladonna** mit 9/5 zum zweitstärksten Mittel nach Lyc. mit 11/5. Deshalb nahm das Mädchen Bell.Q6 für ein Vierteljahr ein.

Befund der gleichen Klinik über die stationäre Behandlung vom 16.–24.2.84:
„Diagnose: Fokale Epilepsie mit nächtlichen Grand-mal-Anfällen ungeklärter Ätiologie:

EEG: Ableitung nach Schlafentzug ist zunächst unauffällig, im weiteren Verlauf kommt es jedoch plötzlich aus dem heraus zweimal zu einem Krampfanfall, welcher wie folgt abläuft: plötzlich aus dem Schlaf heraus werden die Augen aufgerissen, keine Reaktion auf Ansprache, plötzlich hebt sich der Oberkörper von der Liegefläche, dabei werden Arme und Beine nach vorn gestreckt, die Patientin verharrt in dieser Sellung einige Sekunden, danach Entspannung und Ansprechbarkeit. Parallel dazu zeigt sich im EEG eine Änderung der Graphoelemente in Form von amplitudenhohen Thetawellen. Diese Verlangsamung bildet sich nach den zwei Krampfanfällen jeweils wieder rasch zurück. Hypersynchrone Aktivität wird nicht sicher gefunden. Wir stellten die Patientin auf Tegretal ein und gaben ihr eine einmalige abendliche Dosis von zunächst 1 $^1/_2$ Tabl. Darunter hatte die Patientin einen mitternächtlichen Carbamazepinspiegel von 8 mg/l. Die EEG-Kontrollableitung im Schlaf nach Dominalsedierung ist nach wie vor pathologisch wegen hypersynchroner Aktivität bifrontal leicht rechts lateralisiert. Tiefe Schlafstadien werden jedoch nicht erreicht.

Zusammenfassung und Beurteilung: Durch die EEG-Ableitung wird die fokale Epilepsie gesichert."

Da sich auf Belladonna keine Änderung ergeben hatte, versuchte ich es ab 7.4.84 noch einmal mit **Lycopodium clavatum** Q6 für sechs Wochen, was aber leider keine Besserung brachte.

Bei der Beratung am 23. Juni 84 fielen akut Ohrenschmerzen infolge von Zugluft auf und chronisch das Ameisenlaufen in der Aura, das Verlangen auf Eier sowie die Schweiße am Oberkörper besonders beim Sport.

Hier mußte ich alles noch einmal neu aufnehmen. Nur **Calcarea carbonica Hahnemanni** ging durch die Symptome des Ameisenlaufens in der Aura, des Verlangens nach Eiern, der Adipositas bei Kindern, der Schweiße am Oberkörper und durch Anstrengung mit 10/5.

Deshalb erhielt das Mädchen nach der Zwischengabe von Dulcamara C30 für die Ohrenschmerzen durch Zugluft Calc. Q6, Q12, Q18 für 10 Monate, zuletzt an jedem 2. Morgen 1 Tropfen.

Seitdem war dank Calcarea kein Anfall mehr aufgetreten. Das Mädchen nahm ab Sommer 84 in Englisch am schwersten Kurs (Gymnasialstufe) und in Mathematik am zweitschwersten Kurs (Realgymnasialstufe) mit Erfolg teil.

Am 6.10.84 reduzierte ich die tägliche Tegretaldosis von 1 $^1/_2$ Tabletten auf abends 1 Tablette, ab 27.4.85 auf $^1/_2$ Tablette.

EEG derselben Klinik vom 28.9.84:
„Wachableitung mit mäßig ausgeprägter, für das Alter jedoch ausreichend frequenter 8–9/sec.-Aktivität. Unterlagernd subharmonische Wellen einer Frequenz von 2 und 4/sec. Temporo-parietale Rhythmisierung, die einmalig deutlich rechtsbetont auftritt. Einzelne steile Abläufe über rechts-temporal. Keine sichere hypersynchrone Aktivität, kein sonstiger Seitenunterschied oder Herdbefund."

Befund der gleichen Neuropädiatrischen Ambulanz vom 26.3.85:
„Die Mutter berichtet, daß das Kind weiterhin anfallsfrei sei. Sie gehe in die 5. Klasse in der Schule, mache gut mit, auch Sport gehe problemlos. Seit der Reduktion der Medikamente habe sich das Selbstvertrauen des Kindes deutlich gebessert. Parallel dazu auch Besserung der Stimmung und der Schulleistung.

Nach den Angaben der Mutter war in Absprache mit Ihnen die Tegretal-Therapie reduziert worden. Dies entspricht nicht dem bei uns üblichen Verfahren, weil wir normalerweise zwei Jahre Anfallsfreiheit abwarten. Angesichts des positiven klinischen Verlaufs und der Motivation der Mutter haben wir jedoch, trotz eines letzten Anfalls wahrscheinlich im Frühjahr 84, einer weiteren Reduktion ab April 85 zugestimmt. ...

Im EEG vom 26.3.85 zeigte sich im Wachzustand und Müdigkeit, teilweise altersentsprechende, an anderer Stelle zu dysrhythmische Grundaktivität. Darüber hinaus jedoch kein pathologischer Befund, insbesondere kein Herdbefund, kein durchgehender Seitenunterschied, keine hypersynchrone Aktivität."

Am 27. April 85 verordnete ich wegen des leichten Zuckens in der rechten Hand im Schlaf gegen 6^{00} Uhr statt Calc. jetzt **Belladonna** Q12 an jedem 2. Morgen 2 Tropfen für fünf Monate und Q18 mit je 1 Tropfen für weitere drei Monate.

EEG der gleichen Klinik vom 8.10.85:
„Noch altersentsprechende, über weite Strecken gut ausgeprägte Grundaktivität, insgesamt kein pathologischer Befund.
Bei regelmäßiger Kontrolle durch die Hausärzte wurde der von der Mutter gewünschten Beendigung der Medikation zugestimmt."

Bei der Beratung am 21. Dezember 85 bestand nur noch das leichte Zucken der rechten Hand morgens im Schlaf.
Es wurden sofort Tegretal und die Belladonna-Tropfen abgesetzt. Am 22.12.85 nahm die Patientin einen Globulus Bell. M ein.
Bis zur letzten Beratung am 31. Mai 86 bestand weiterhin Anfallsfreiheit.

Nach der Menarche traten die ersten beiden Menses mit 16 und 87 Tagen Abstand unregelmäßig auf und waren mit 10, bzw. 31 Tagen Dauer bis zur Einnahme eines mir nicht bekannten Hormonpräparates zu lang. Die vierte Mensis verlief mit 6 Tagen Dauer kürzer und ohne die begleitende Schwäche sowie Rückenschmerzen.
Als einzige Beschwerde bestanden nur feuchtkalte Hände und Füße.
Wegen der durch die Hormongabe möglichen Unterbrechung der Arzneiwirkung erhielt die Patientin nach über fünf Monaten jetzt den 2. Globulus Bell.M.

Epikrise:
Nach fast $4^1/_2$jähriger alleiniger antikonvulsiver Therapie wurden für zwei Jahre und zwei Monate gleichzeitig homöopathische Arzneimittel angewandt, so daß im Dezember 85 die inzwischen reduzierten Anti-Epileptika abgesetzt werden konnten.
Während dieser über zweijährigen doppelgleisigen Behandlung war es nur im Februar 84 bei einem fieberhaften Infekt im Krankenhaus zu zwei Grand mal-Anfällen gekommen. Seitdem keine Anfälle.

Die Krampfbereitschaft der Patientin wurde zuerst durch Calcarea carbonica Hahnemanni und dann durch Belladonna gelöst.

Epilepsie 6,13

Bericht über 30 Kinder mit Epilepsie, behandelt von den Drs. C. A. Harnandez, J. A. Soler, E. F. Candegabe, T. P. Paschero, Argentinien.

Innerhalb der Neuropsychiatrie ist die kindliche Epilepsie ein Gebiet, bei der die Behandlung durch klinische und encephalographische Kontrollen mit gewisser Sicherheit überprüft werden kann. Anfälle treten auf oder nicht; das EEG ist noch pathologisch verändert, oder es normalisiert sich.

Epilepsie ist eine Reaktion des *Nervensystems,* die Symptome bestehen in anfallsweisen Entladungen oder in mehr oder in weniger häufig auftretenden Claudicationen. Diese Art Reaktion macht ein Kind zum Epileptiker, wenn diese Reaktionen zum Ausdruck seiner psychosomatischen Persönlichkeit werden. In der letzten Instanz ist die *eigene* pathologische Krankengeschichte ausschlaggebend, die der Epilepsie des Kindes ihren eigenen Stempel aufdrückt. Es besteht der Begriff „Neurofilie“, mit dem zum Ausdruck gebracht werden soll, daß das Nervensystem auf unterschiedliche Reize in gleicher Weise reagieren kann. Also unterschiedliche Schädigungen können zur Epilepsie führen.

Es ist sehr wichtig festzustellen, daß ein epileptischer Anfall der einzige Ausdruck für eine Epilepsie bei einem Kinde ist. Wenn ein epileptischer Anfall auftritt, so ist das Intervall vorher nicht frei. Es können länger Schlaflosigkeit, Koliken, Diarrhoen, Schweißausbrüche, Hitzewallungen, Migräne, Krupphusten, Asthma, Urticaria etc. vorkommen. Bis zuletzt ein epileptischer Anfall die Krankengeschichte des Kindes kennzeichnet. Jeder Homöopath weiß, daß eine Unterdrückung dieser oder vieler anderer Symptome, durch die der Organismus sein Gleichgewicht hält, andere innerliche Symptome, oft unerwartete, produzieren kann. Diese Gedanken führen uns zu dem Schluß, daß wir wissen müssen, was bei jedem Kranken zu heilen ist, um eine Heilung bezw. Besserung zu erreichen. Aus diesem Grunde haben wir dieses Krankheitsbild ausgewählt, um die Wirksamkeit des Simillimums zu zeigen. Während sechs Jahren haben wir 46 epileptische Kinder im Kinderhospital behandelt, welches von Prof. E. Escardo geleitet wird, und der uns eingeladen hat.

Die Kinder, die uns geschickt wurden, sind gründlich voruntersucht worden im Sinne von Laboruntersuchungen, EEG und klinischen Untersuchungen.

Die meisten haben auf eine antikonvulsivische Therapie nicht bzw. wenig angesprochen.

Zur Krankengeschichte kam eine homöopathische Repertorisation der Allgemein-, psychischen und auffälligen Symptome. Nicht berücksichtigt wurden die lokalen Symptome bei den Anfällen.

Von 30 Patienten konnten vollständige Krankengeschichten bearbeitet werden, von denen auch in dieser Arbeit berichtet wird.

Es wurde gleichzeitig nur ein einziges Mittel gegeben mit täglicher Placebogabe. Das Mittel wurde frühestens nach einem Monat wiederholt, in vielen Fällen später. Die Anfangspotenz bei Kindern ohne vorherige antikonvulsivische Therapie war die Korsakof 200, diese Potenz wurde nach dem klinischen Verlauf gesteigert und ging teilweise bis zur 50 M. Bei Patienten, die vorbehandelt waren, wurden die antikonvulsivischen Medikamente nicht plötzlich abgesetzt, sondern allmählich reduziert; in dieser Zeit wurden homöopathische Mittel in der Potenz C6 oder C30 relativ häufig gegeben. Weiterhin erklärte man Familienangehörigen, daß Epilepsie eine heilbare, bzw. in Kontrolle zu haltende Krankheit sei; bei epileptischen Anfällen sollte außer schützenden Maßnahmen (Zungenbiß, Fall etc.) nichts unternommen werden. Das Kind sollte völlig normal erzogen werden, ohne zu sehr umsorgt zu werden. Bei Sport sollte es, ohne es merken zu lassen, beobachtet werden. In diesem Sinne wurden viele Fehler korrigiert. Fieberhafte Erkrankungen wurden mit Diät, Ruhe und Hydrotherapien behandelt. Pockenimpfung und Polio-Impfung wurden verboten, da in fünf Fällen sich der Verdacht bestätigte, daß durch die Impfung erneute epileptische Anfälle ausgelöst werden können.

Therapieergebnisse

Obwohl jeder einzelne Fall einzigartig und nicht wiederholbar ist, ist es notwendig und nützlich, eine Kasuistik zu erstellen, die uns ermöglicht, die Ergebnisse von homöopathischer und allopathischer Therapie zu vergleichen.

Vom Zentrum für Epilepsie wurden folgende Angaben veröffentlicht: „1 % der Bevölkerung können an Epilepsie erkranken; 10 % zeigen charakteristische Züge dieser Erkrankung, aber die Krankheit hat sich nicht manifestiert.“

Nach 5 Jahren allopathischer Behandlung der epileptischen Kinder lassen sich folgende Ergebnisse feststellen: 50 % werden klinisch geheilt, mit oder ohne Normalisierung des EEG, 40 % müssen weiterhin die Antikonvulsiva einnehmen und 10 % sind therapieresistent.

Man muß ergänzen, daß die zahlreichen iatrogenen Schäden durch Antikonvulsiva wie Überdosierung, Allergie, Verhaltensänderung, auch in der Schule nicht berücksichtigt wurden.

Das Ergebnis bei einer homöopathischen Therapie ist deutlich besser; bei 30 beobachteten Fällen – Kinder im Alter von 15 Monaten bis 14 Jahren – hatte man nach zwei Jahren Beobachtung folgendes Ergebnis (die Zahlen haben sich auch nach 15 Jahren, auf Grund eigener Beobachtungen, nicht verändert):

Klinische Heilung bei 23 Kindern (= 76,6 %), davon normalisierte sich bei 13 (= 43,3 %) das EEG, bei 10 (= 33,3 %) blieben als einziges Zeichen eine Veränderung des EEG bestehen.

Bei 7 Kindern (= 23,3 %) erfolgte eine allgemeine Besserung, die epileptischen Anfälle verliefen nicht so heftig; das EEG zeigte weiterhin pathologische Veränderungen.

Noch zu ergänzen wäre, daß die Kosten für eine homöopathische Behandlung nur ein Zehntel einer allopathischen Behandlung betragen.

Bei den 23 Kindern, die klinisch geheilt wurden, bezieht sich diese Heilung auf das gesamte Verhalten jeweils unter Berücksichtigung der Hering`schen Heilungsgesetze.

Die Medikamente, die eine Heilung erzeugten, waren Silicea (7 Fälle), Sulphur (6 Fälle), Calcarea (4), Hepar sulphuris (2 Fälle), Cuprum (1 Fall), Medorrhinum (1 Fall), Tuberculinum (1 Fall) und Pulsatilla (1 Fall). Bei einigen Fällen war nachträglich noch eine Nosode oder ein anderes Mittel notwendig.

Einen **Silicea-**Fall wollen wir genau schildern, um auch zu zeigen, welchen eigenartigen Weg z.T. die Heilung nimmt.
N. L., 13 Jahre alt, einzige Tochter, seit dem 9. Lebensjahr Petit mal mit täglichen Anfällen, die mit Phenobarbital seit einem Jahr auf zwei bis dreimal pro Woche reduziert wurden. Das EEG zeigte Krampfpotentiale.
Alle übrigen Ergebnisse sind negativ, ebenso die Familienanamnese.
Bei der eigenen Anamnese ergab sich nur eine ausgeprägte Schlaflosigkeit im ersten Lebensjahr.
April 1957: Beginn der homöopathischen Therapie.

Symptome: Furchtsam, froh, verhätschelt, lebhaft, Verlangen nach frischer Luft, Salzverlangen, **Pulsatilla pratensis** 200 und Placebo. Luminal wird abgesetzt.
November 57: Reise nach Spanien. Besserung für zwei Monate, dann wieder Absencen. Puls.M.
Januar 58: Klinische Besserung. Puls.XM.
Februar 58: Unverändert. Placebo.

April 58: Unverändert. Menarche normal. Puls.XM.
Juni 58: Verschlechterung der Absencen, Schwindel tritt auf. Melancholischer Charakter. Sie wird sehr religiös. Lehnt männlichen Kontakt ab. **Conium maculatum** 200.

August 58: Weiterhin Absencen. Sie ist sehr kälteempfindlich. Menses bleibt aus. Aus Angst möchte sie ständig von der Mutter begleitet werden. Milchabneigung. **Silicea terra** M.

Oktober 58: Direkt nach der Einnahme von Sil. starker Schwindel. Danach sind die Absencen weggeblieben. Ebenso ein völliger Charakterwechsel. Die Mutter wollte Fußbäder für die Tochter verschrieben haben wegen reichlichen und übelriechenden Fußschweißes, der schon seit der Kindheit bestand. Mit 9 Jahren, vor dem Auftreten der Petit mal war er mit Fußbädern verschwunden. Man unterrichtete die Mutter über den Zusammenhang. Placebo.
November 58: Es geht ihr sehr gut. Weiterhin der übelriechende Schweiß. Außerdem eine Warze am Vorderarm. Placebo.
April 59: Weiterhin der übelriechende Fußschweiß und die Warze. Sil.M.
Juni 59: Unverändert. Sil.XM.
November 59: Weitere Warzen. Sil.XM.
März 60: Unverändert. Placebo.
September 60: Kein Schweiß mehr und keine Warzen. **Sulphur lotum** 200.
Oktober 60: Sehr gut. Placebo.
März 61: Sehr gut. Mensis verspätet sich. Hat sich verlobt.
Dezember 65: Sehr gut. Ist verheiratet und hat ein gesundes Kind.

Epilepsie 6,14

Arzt: Dr. C. A. Harnandez.

Der fast 11jährige Junge Jose Manuel F. kam am 25.9.1956 in homöopathische Behandlung.

Familienanamnese: Bruder des Vaters hatte an einer inzwischen geheilten Psychose gelitten.

Eigene Anamnese: Geburt um drei Wochen zu spät, dauerte 6 Tage, Verdacht auf perinatalen Hirnschaden.
Masern, Parotitis, Pocken- und Diphtherie-Impfung.
Mit 18 Monaten schwere Diarrhoe, nach der er wieder laufen lernen mußte. Tonsillektomie mit 6 Jahren.
Ab dem 7. Jahr epileptische Anfälle nachts im Schlaf, in unregelmäßigen Abständen bis fünfmal im Monat. Behandlung mit Epamin 0,1 jeden Abend.

Das EEG vom Mai 55 zeigt verlangsamten Rhythmus mit unregelmäßigen Krampfpotentialen.

In der Volksschule wiederholte er die erste Klasse und besucht jetzt die dritte Klasse.

Beschwerden vom 25.9.56:
Jose lernt in der Schule gut und macht seine Hausaufgaben allein. Er ist furchtsam und schläft im Schlafzimmer der Eltern. Im Schlaf schrickt er zusammen. Andere Kinder ziehen ihn auf, weil er für sein Alter zu klein ist; aber er wehrt sich dagegen.
Er spielt altersgemäß und kann sich allein unterhalten.
Er ist ein Einzelkind; die Mutter hatte aus Furcht vor einer langen Geburt keine weiteren Kinder.

Die Eltern sind Arbeiter; die familiäre Situation ist ohne Spannung. Die Beziehung zu seinen Eltern ist sehr eng. Er versteht sich mit seinem Vater gut, geht mit ihm aus; der Vater ist ihm ein Kamerad.

Die Mutter umsorgt ihn ständig; sie ist ängstlich und furchtsam. Jose sorgt sich um die Mutter und möchte nicht, daß sie erschrickt.

Jose ist ruhig, zufrieden, ernst, schweigsam. Er hat teilweise Minderwertigkeitsgefühle und gewisse Schwierigkeit, sich einzugliedern.
Verlangen nach Fleisch, Obst und Eiern. Abneigung gegen Gesalzenes und Nudeln.
Hitzegefühl. Gesichts- und übelriechender Fußschweiß.
Nägel mit weißen Flecken.
Verschlechterung nachts und bei zunehmendem Mond.
Schläft unruhig; besser schläft er in Bauchlage.

Anfälle: Sie wecken ihn nachts auf. Als Aura spürt er einen elektrischen Strom in der Zunge. Im Anfall Bewußtsein. Zunge wie gelähmt, sie fällt nach hinten und links; er faßt mit der Hand nach dem Hals; heftiger Lidschlag; gutturale Laute; tonisch-klonische Krämpfe in den linken Gliedern. Der letzte Anfall war am 15.9.56 nach dem Frühstück aufgetreten.

Oktober 56: **Silicea terra** M.

EEG vom 18.10.56: „In der Ruhe Grundrhythmus von 8–9/sec. und 50–100 mikroV Amplitude im hinteren Bereich; verschwindet beim Öffnen der Augen. Im vorderen und mittleren Bereich Kurven mit geringer Amplitude und Synchronisation. Hyperventilation löst Potentiale von 3/sec. und 200–300mikroV Amplitude bisynchronisch und generalisiert aus. Die Krampfpotentiale bestehen auch nach der Hyperventilation.

Beurteilung: Hinweise für eine Krampfbereitschaft ausgehend vom Zentrum."

9.11.56: Hatte zwei Anfälle in einer Nacht. Sil.CM und Puls.C6.

9.12.56: Nach den Mitteln hatte er starke epileptische Anfälle. Allgemeinzustand war sehr gut. Cina C6.
4.1.57: Ein nicht sehr starker Krampfanfall. Allgemeinbefinden gut. Sil. XM
25.1.57: Kein Anfall.
7.2.57: Leichte Krise. Er hatte Schwindel und Übelkeit im Bus. Sil. XM und Nux-v.C6.
22.3.57: Leichtere epileptische Anfälle. Sil.XM und Absin.C6.
15.4.57: Einen Krampfanfall nachts, bei dem er Sil. XM einnahm. Zerstreut in der Schule. Schwindel und Übelkeit beim Fahren. Nux-v.C6.
10.5.57: Keine Krämpfe, kein Schwindel. In der Schule besser, arbeitet gern dafür.

EEG vom 6.6.57: „In Ruhe Grundrhythmus von 9/sec. und 30–70 mikroV Amplitude im hinteren Bereich; verschwindet beim Öffnen der Augen. Im vorderen und mittleren Bereich Kurven mit geringer Amplitude und Synchronisation. Hyperventilation provoziert das Erscheinen einiger langsamer Unregelmäßigkeiten. Es werden weder Anomalien noch Krampfpotentiale festgestellt.
Beurteilung: EEG ohne spezifisch epileptische Veränderungen."

21.6.57: Reiseübelkeit. Keine Krämpfe. Nach Tonsillektomie Verschlechterung. **Natrum sulphuricum** 200 und **Arnica montana** M.
2.8.57: Zwei Anfälle nach Arn.M. Jetzt Nat-s.M. und Arn.M.
8.9.57: Keine Krämpfe. Sehr zufrieden. Lernt gern. Sehr guter Allgemeinzustand. **Silicea terra** XM.
13.12.57: Sehr gut. Keine Krämpfe. Sil.XM.
28.3.58: Seit fünf Monaten geht es sehr gut. Sehr guter Allgemeinzustand. Wunsch, Englisch zu lernen und Musik. Noch Verlangen nach Süßigkeiten und Milch. Übelriechender Fußschweiß. Weiße Flecken auf den Nägeln. Sil.XM.

EEG vom 8.7.58: „Grundrhythmus von 4–7 und 8–10/sec. und 50–150 mikroV bilateral und symmetrisch. Nach Hyperventilation diskrete Verlangsamung. Es werden keine lokalen Entladungen beobachtet.
Beurteilung: Normaler Kurvenverlauf."
29.8.58: Fühlt sich sehr wohl bis auf zwei kleine Krisen für 2 Minuten. Schulisches Verhalten sehr gut. Sil.XM.
23.1.59: Sehr gut. Keine Krämpfe.
5.6. und 18.9.59: Ebenso.

Entzündungen

Morbus Crohn 7,1

Die 1959 geborene, damals 32jährige Patientin kam im April 91 wegen M.Crohn in meine Behandlung.
Vom 10. bis 14. Jahr bestanden Nabelkrämpfe, vom 15. bis 17. Jahr Unterleibskrämpfe. 1986 wurde der Verdacht auf Morbus Crohn gestellt.

Beurteilung der Gastroskopie vom 10.2.87:
„Magen und Duodenum einwandfrei. Im Bereich des Oesophagus unklare, aphthenförmige Schleimhautläsionen, relativ zahlreich, M.Crohn?"

Die jahrelang stark erhöhte Blutsenkung, z.B 62/76 mm n.W. am 27.11.87, und die grenzwertige Anämie fanden erst durch die *Magen-Darm-Passage vom 4.10.88* ihre Erklärung und Bestätigung:

„... 3. Das terminale Ileum zeigt eine langgestreckte Engstellung mit völliger Dyshaustrierung, wobei ein flastersteinartiges Schleimhautreliefbild vorliegt. Die maximale Lumenweite ist bleistiftdick. Die Veränderungen sind auf einer Strecke von etwa 15–20 cm ausgebildet. Fistelbildungen zum Dickdarm bzw. zu weiteren Ileumschlingen lassen sich nicht nachweisen.

Urteil: Der Befund spricht für eine länger bestehende regionale Enteritis Crohn mit bereits ausgeprägter Narbenbildung und Schrumpfung, jedoch ohne Nachweis von internen Fistelbildungen."

Aus dem Bericht des Krankenhauses über die Ileocoloscopie vom 3.10.88:
„Diagnose: Makroskopisch dringender Verdacht auf eine Enteritis regionalis, Morbus Crohn ...
Deutliche ulceröse Entzündung der Bauhin`schen Klappe mit Einengung des Coecalpoles in Höhe der Bauhin`schen Klappe. Der distale Coecalpol ist makroskopisch unauffällig. Hochgradige Stenose des terminalen Ileums, das nur kurzstreckig eingesehen wird. Aufgrund der starken Abknickung des terminalen Ileums gelingt es nicht, hier gezielte Biopsien zu entnehmen. Im eingesehenen terminalen Ileum sind multiple Ulcerationen zu erkennen sowie hochrote entzündliche Schleimhautveränderungen wie bei einem Morbus Crohn. Multiple Stufenbiopsien beim Rückzug bei makroskopisch unauffälligen Colonverhältnissen zum Ausschluß einer begleitenden, mikroskopisch erkennbaren Ileocolitis. Es gibt im Colon aber keinerlei Hinweise auf Schleimhautgefäßveränderungen, keine aphthoiden Läsionen, keine umschriebenen entzündlichen Veränderungen, lediglich die Bauhin`sche Klappe zeigt deutliche entzündliche, teilweise ulceröse Läsionen."

Aus dem Bericht der gleichen Klinik vom 6.10.88:
„... Klinisch sowie radiologisch und endoskopisch ist aber ein M.Crohn im Sinne einer regionalen Enteritis des terminalen Ileum eindeutig.

... Retrospektiv habe ich keine Zweifel, daß die von der Pat. schon seit Jahren geschilderte Beschwerdesymptomatik Ausdruck eines aktiven M.Crohn ist."

Es wurden der Patientin Salofalk/Claversal mit 3 x 2 Tabl. und täglich 50 mg Decortin verordnet.
Aus dem Bericht desselben Krankenhauses vom 1.2.89:
„Diagnose: Deutliche Rückbildung der entzündlichen Veränderungen im terminalen Ileum bei bekanntem Morbus Crohn.

... Bei der vereinbarungsgemäß durchgeführten Kontroll-Coloscopie ließ sich das Coloscop problemlos bis zur Ileocoecalklapppe vorschieben. Eine Durchleuchtung war nicht notwendig gewesen. Die Ileocoecalklappe war unverändert zu Vorbefund sehr eng und war trotz multipler Versuche mit dem Endoscop nicht passierbar. Es gelang lediglich durch die Ileocoecalklappe hindurch Biopsien aus dem terminalen Ileum zu entnehmen, bzw. Biopsien aus dem Bereich der Ileocoecalklappe. Die im Vorbefund beschriebenen Ulcerationen sind im Coecalpol bzw. auf der Ileocoecalklappe nicht mehr erkennbar. Im kurzstreckig eingesehenen terminalen Ileum sind makroskopisch ebenfalls keine Ulcerationen mehr zu sehen."
Claversal wurde abgesetzt; seit Sommer 89 nahm die Patientin täglich 10 mg Decortin ein.

Aus dem Bericht desselben Krankenhauses über die Kontrollcoloskopie vom 29.6.90:
„Das terminale Ileum konnte nur kurstreckig intubiert werden bei offensichtlich vorhandener Engstellung im terminalen Ileum vor der Ileocoecalklappe. Das eingesehene Ileum (eingesehene Strecke nur 5–10 cm) zeigte ein Pflastersteinrelief mit noch multiplen aphthoiden Läsionen. Multiple Biopsien. Im Vergleich zum Vorbefund aber deutliche Befundbesserung.
... Zusammenfassende Beurteilung: Im Vergleich zum letzten Coloscopiebefund ist es zu einer deutlichen Befundbesserung gekommen. Nach wie vor besteht aber noch eine relevante Ileitis im terminalen Ileum bei offensichtlicher Engstellung der Ileocoecalklappe, so daß ein weiteres Einführen in das terminale Ileum nicht gelang."

Am 30.4.91 kam die Patientin zur *eingehenden Erstuntersuchung* in meine Behandlung und gab folgende Beschwerden an:

Bei Erregung bis dreimal täglich Stuhlgang. Krampf im Unterleib besserte sich nach Flatus. Entweder ein Brennen oder ein Kältegefühl rechts vom Nabel, das sich verschlechterte durch Erregung, durch Kohl, Fettes, Paprika, Nüsse, Scholkolade. Druck im linken Epigastrium.
Bei Hektik rote Halsflecken. roter Dermographismus.
Scharfer Schmerz in der LWS beim Abrollen oder Heben. Linker Kreuzschmerz beim Bücken oder Drehen im Bett.

Trockene Haut. Juckende Bläschen.
Halskratzen beim Leerschlucken.
Druck auf Augen und Nase.
Leichtes Erröten. Zorn mit rotem Gesicht. Weinen bessert. Wirft Gegenstände oder schreit oder empfindet eine Schwere im Magen bei Zorn. Streitsucht.
Vergißt, was sie tun wollte.
Depressionen im Winter. Pessimismus.
Kalte Hände und Füße.
Kleiderdruck am Hals und Leib unerträglich, Struma seit 89.
Verlangen auf gewürzte Speisen und Schokolade. Abneigung gegen fettes Fleisch. Rumoren im Bauch nach Obst.
Einschlafen nach einer halben Stunde. Bauchlage im Schlaf.

Zum Repertorisieren kombinierte ich das Symptom des rotfleckigen Halses mit dem der Typhlitis und erhielt Bell.(6), Sep.(4). Das Symptom des Verlangens nach Schokolade brachte die Entscheidung für **Sepia succus.** Die Symptome der Bauchlage und der Verschlechterung durch Kragen bestätigten Sep. mit 10/5.
Wegen der gleichzeitigen Cortison-Therapie nahm die Patientin Sep.Q6 für knapp fünf Monate zuerst täglich, dann an jedem 2. Abend 2 Tropfen.

Bei der Beratung am 28. September 91 erfuhr ich, daß der Hausarzt die tägliche Cortisondosis vom Frühjahr 90 von 7,5 mg Decortin wieder auf 25 mg erhöht hatte.
Die Patientin errötete weiterhin leicht.

Das Brennen im rechten Hypochondrium hatte sich wesentlich gebessert, es trat nur noch bei Erregung oder nach Essen von Paprika auf.
Seit drei Wochen führte das Einatmen zu Stichen in der linken Brust.
Die Patientin hatte jetzt die Schlaflage auf der linken Seite.
Morgens verspürte sie Kreuzschmerzen.

Nur **Sulphur lotum** zog sich durch die Symptome des leichten Errötens, der Linkslage im Schlaf, der Stiche in der linken Brust beim Einatmen, der morgendlichen Kreuzschmerzen und des Brennens im rechten Hypochondrium mit 8/5.
Die Patientin nahm Sulph.Q6 für zweieinhalb Monate ein.

Bis zur Beratung am 21. Dezember 91 nahm die Patientin noch täglich 2 mg Decortin. Sie hatte keine Leibbeschwerden mehr.
Sie arbeitete hastig und hatte dabei rote Flecken am Hals.
Sonst bestanden noch kalte Füße beim Sitzen.

Allein **Sepia succus** ging durch die Symptome des hastigen Arbeitens, des rotfleckigen Halses und der kalten Füße beim Sitzen mit 5/3.

Bis zum Absetzen des Decortins innerhalb eines Vierteljahres nahm sie noch Sep. in der Q12-Potenz ein.

Aus dem Bericht desselben Krankenhauses vom 17.2.92:
„... Wie bei den Voruntersuchungen technisch schwierige Passage der li. Flexus, deshalb hier kurzzeitige DL und Begradigung des Sigma. Nach Passage der li. Flexur aber problemloses Vorschieben bis zum terminalen Ileum.

Unverändert zu den Vorbefunden geringe Engstellung der Ileocoecalklappe. Das eingesehene terminale Ileum war aber makroskopisch vollkommen unauffällig. Keine aphthoiden Läsionen, keine Ulcerationen, keine patholog. Stenosen.

Zusammenfassende Beurteilung: Bei der Patientin ist es endlich zu einer auch endoskopisch kompletten Remission der primär ausgeprägten Ileitis terminalis gekommen."

Gutachterlicher Befund über 2 Biopsien vom 19. 2. 92:
„Histologisch Dünndarmschleimhautanteile aus dem terminalen Ileum mit schlanken Zotten und intaktem Epithel. Im Stroma ganz schüttere lymphoplasmazelluläre Infiltrate, einzelne Granulozyten. In der PAS-Färbung keine parasitären Einschlüsse. Keine Granulome. Keine Zellatypien. Kein Ulcusmaterial.
Beurteilung: Geringe chronisch-rezidivierte Ileitis."

Die Beratung am 21. März 92 ergab, daß sich das Allgemeinbefinden der Patientin unter der vierteljährigen Wirkung von Sep.Q12 gebessert hatte. So konnte ich ihr nach dem Absetzen des Decortins Sepia jetzt als Globuli in der XM-Potenz verordnen, das sie am 23.3.92 eingenommen hatte.

Bei der Beratung am 20. Juni 92 zeigte es sich, daß Sepia die bekannte Fähigkeit hat, unterdrückte Hautausschläge auf die Haut herauszubringen. Denn zwei Wochen nach dem Beginn der alleinigen Sepia-Wirkung trat ein Ekzem an den Fingern auf. Es zeigten sich juckende Bläschen, Risse und eine klebrige Sekretion. Ich war glücklich, diesen Heilungsvorgang entsprechend dem 2. Gesetz von Hering zu erleben, nämlich das Heraussetzen der Krankheit von innen nach außen. Wie mein Lehrer Pierre Schmidt konnte ich ihr sagen: Sie sollten dafür Gott auf den Knien danken.
Weiterhin bestand ein fadenziehender und wundmachender Fluor.
Allein **Graphites naturalis** zog sich durch die Symptome der honigartigen Absonderung von Hautausschlägen, des Handekzems und der beiden Modalitäten des Fluors mit 9/4.
Am 4.7.92 nahm die Patientin Graph. XM mit 2 Globuli ein.

Bei der Beratung am 19. September 92 gab sie mir an, daß sie nach fetten oder stark gewürzten Speisen frühmorgens gelbbreiigen Stuhlgang hatte.

Seit vier Wochen hatte sich ihr Ekzem sehr wesentlich gebessert. Die Haut juckte noch bei Arbeiten im Wasser, sonst war sie trocken und schälte. Die klebrige Absonderung aber hatte völlig aufgehört.

Erst vor dem 21.11.92 bestand ein Stillstand in der Heilung des Ekzems, so daß sie nach meiner Anweisung das zweite Mal Graph.XM einnahm.

Bei der Beratung am 19. Dezember 92 berichtete mir die Patientin, daß Ende November 92 ihr Ekzem völlig abgeklungen war.

Sie reagierte, wenn auch jetzt weniger heftig, auf Ärger mit Magenstichen und Gallendruck. Auf fette Speisen oder Kohl empfand sie bis vor einer Woche einen Druck im Unterbauch.

Für den Fall verstärkter Leibbeschwerden verordnete ich der entfernt wohnenden Patientin Graph.CM.

Bei der Beratung am 17. April 93 erfuhr ich von ihr, daß sie am 8.3.93 wegen Magenstichen **Graphites naturalis** CM eingenommen hatte. Die Stiche hatten sich dann in den letzten 6 Wochen gebessert.

Am 1. Juni 93, als dem letzten Beratungstermin war die Patientin beschwerdefrei, so daß ich die dreimonatige Nachwirkung nicht unterbrach.

Epikrise:
Die Patientin war seit 1986, ihrem 27. Jahr, an Morbus Crohn erkrankt und wurde ab 88 mit hohen Dosen von Cortison mit dem Erfolg einer deutlichen Rückbildung behandelt.
Ab April 91 wandte ich gleichzeitig neben täglichen Decortingaben die Homöopathie an. Nach dem Absetzen von Cortison im März 92 behandelte ich sie allein homöopathisch. Dank Sepia succus und Sulphur lotum kam es zu einer kompletten Remission.
Im Sinne des 2. Gesetzes nach Hering, der Heilung von innen nach außen, trat nach Sepia XM in der zweiten Aprilwoche 92 ein Ekzem auf, das ohne Cortison durch Graphites naturalis auf der Haut ausheilte.

Osteomyelitis und chronische Parotitis 7,2

Die 1925 geborene, damals 60jährige Patientin wurde mir im Oktober 85 wegen chronischer Parotitis und Osteomyelitis überwiesen.

Familien-Anamnese:
Der Vater war jähzornig und beherrschend. Deshalb ließen sich die Eltern scheiden, als die Patientin fünf Jahre alt war.
Die Mutter litt an Magen-Ca und dreimaligem Herzinfarkt.

Eigene Anamnese:
Die Patientin wurde von den Großeltern ab dem 5. Jahr erzogen; diese lehrten sie, den Vater zu verachten und zu hassen.

Mit 16 Jahren hatte sie eine linksseitige Zahnwurzelvereiterung mit großer Mundboden-Phlegmone.
Bis zum 40. Jahr trat noch dreimal eine linksseitige Zahnwurzelvereiterung auf.
Im Februar 84 wurde der entzündete linke untere Weisheitszahn extrahiert. Darauf folgten wochenlange Einlagen, Nach-Resektion, Vibramycin und Bestrahlungen.
Das Differentialblutbild vom 25.4.84 zeigte 17.600 Leucocyten: 83% Segmentk., 3% Stabk., 5%Lymphoc., 9% Monoc.

Bericht der Universitätsklinik vom 14.6.84:
„Vom 25.4. bis 5.5.84 stationäre Behandlung mit Spaltung eines ausgeprägten Abszesses im Spatium masseterico-mandibulare links, Entleerung einer Tasse Eiter, 8 Tage lang zweimal täglich 3 g Optocillin. Eine chronische Osteomyelitis oder ein linksseitiger Parotistumor konnte röntgenologisch nicht nachgewiesen werden. Aber die Inzisionswunde sezernierte, wenn auch vermindert, weiter; eine Kieferklemme bestand auch noch.

Deshalb vom 22.6. bis 6.7.84 stationäre Behandlung in der Universitäts-HNO-Klinik wegen einer akut exacerbierten chronischen Parotitis mit Fistelbildung bei Zustand nach Abszeß-Spaltung submandibulär links. Bei der Einlage einer Sonde konnte diese Fistel bis zum Unterkieferknochen verfolgt werden. Eine Sialographie der Glandula parotis erbrachte Zeichen einer chronischen Parotitis. Bei retrograder Gangfüllung mit Spizef kam es zu einem Austritt des Antibioticums aus dem Fistelgang.“ Tomogramm und Szintigraphie ergaben den blanden Prozeß einer Osteomyelitis des linken Ramus mandibulae. Antibiotische Behandlung zuerst mit Spizef, anschließend Optocillin, hochdosierte Trasylol-Therapie mit 5 Mill. Einheiten täglich. Danach Biopsie mit lokalen Spülungen.

Bericht des homöopathischen Kollegen vom 7.10.85:
„Juli 84 Versuch mit Lachesis in einer niedrigen Q-Potenz, ohne Erfolg. Danach Versuch mit Sil.Q6 mit sichtlicher Besserung. Die Behandlung wurde fortgeführt in größeren Abständen bis Dezember 84, schließlich mit Sil.Q18 ohne weitere Besserung. Jedoch soweit gebessert, daß sich die Patientin ca. $^1/_2$ Jahr nicht mehr sehen ließ. Im Juli 85 schließlich Vergrößerung der Schwellung auf fast Walnußgröße, nicht druckschmerzhaft. Vergeblicher Versuch mit Conium D 12 und Calcium fluoricum D 12. Schließlich eher Verschlimmerung nach Sil. 200.“

Beschwerden bei der eingehenden Erstuntersuchung am 10.10.85:
Walnußgroße, kalte, schmerzlose, harte Schwellung der linken Parotis. Linke Zunge und Unterlippe taub. Steifigkeit vom linken Nacken zum linken Hinterkopf.
„Ich muß immer etwas tun, dann denke ich nicht an mein Leiden."
Vergißt, was sie gerade tun wollte.
Hast beim Essen, Arbeiten und Reden.
Müde abends, im Sommer zusätzlich morgens.
Schwüle verschlechtert.
Verlangen nach Kaffee, nach Süßem, Saurem, Fleisch. Durstlos.
Keinen Stuhlgang ohne Abführmittel. 4 bis 5 mal Nykturie.
Im Schlaf Rückenlage, Stöhnen, Träume von Tagesereignissen.

Zur Repertorisation kombinierte ich das Symptom der linksseitigen Parotisschwellung mit dem kalter Drüsenschwellungen und fand Con.(4), Lach.(3). Beide Mittel wurden durch das Symptom der schmerzlosen Drüsenschwellungen bestätigt. Das Symptom der harten Drüsenschwellungen brachte die Entscheidung für **Conium maculatum.** Das Symptom der Folgen von enttäuschter Liebe (Scheidung der Eltern) bestätigte Conium mit 9/5.
Am 10.10.85 erhielt die Patientin als einzige Gabe 1 Globulus Con.XM.

Am 14.10., also ab dem 4. Tag der Arzneiwirkung, verstärkte sich die Schwellung der linken Parotis; es trat lokal Rötung, Hitze, Druckschmerzhaftigkeit und ein Spannen bis zur linken Stirn auf. Vom 24.10. bis 1.11.85 entleerte sich Eiter, wonach sich schnell die 5 klassischen Zeichen der Entzündung zurückbildeten.

Die dritte Beratung am 19.12.85 ergab, daß der ganze Prozeß innerhalb von fünf Wochen abgeklungen war.

Ab Frühjahr 86 hatte die Patientin täglich und genügend Stuhlgang. Außer Gedächtnisschwäche, Müdigkeit und Varizen befand sich die Patientin in einem guten Allgemeinzustand.

Wegen jener chronischen Beschwerden habe ich sie weiterhin bis Mai 89 homöopathisch besonders mit Sulphur, einem guten Folgemittel von Conium, behandelt. Der Prozeß der chronischen Parotitis und Osteomyelitis blieb ausgeheilt.

Epikrise:
Trotz ungeheurer Dosen von Antibiotika und trotz Operationen bestand am Beginn meiner homöopathischen Behandlung eine chronische Parotitis und Osteomyelitis. Diese wurden innerhalb eines Monats durch einen einzigen Globulus von Conium maculatum XM geheilt.
Die Patientin hatte bis zu meinem Wegzug Mai 89 nur Beschwerden infolge von beruflichem Streß.

Hepatitis B und chronische Pancreatitis 7,3

Der 1940 geborene Patient wurde von Frau Dr. med. Ilse Seider von Januar 84 bis zum Oktober 88 behandelt, nach ihrem Wegzug ab Februar 89 von mir.

Der Vater war mit 58 Jahren an Apoplexie gestorben. Die Mutter litt an Angina pectoris und Herzarrhythmie.
Der Großvater mütterlicherseits hatte Magen-Ca.
Der Patient selbst litt seit 20 Jahren an Heuschnupfen und hatte 1960 eine Pyelitis.
Er erkrankte 1975 an einer akuten Hepatitis B-Virusinfektion. Die Leberblindpunktion ergab 75 eine protrahiert verlaufende Hepatitis B und 81 eine mäßig ausgebreitete Hepatitis vom Typ einer chronisch persistierenden Verlaufsform. Seit 82 deutliche Leberwerte.

Bericht der Leberklinik vom 8.12.83:
„Diagnose: Z.Zt. deutlich aktive, HBsAg- und HBeAg-positive, chronisch aggressive Hepatitis.
Virologie: HBsAg positiv, HBeAg positiv, Anti-HBc positiv.
Serologische Untersuchungen auf hepatotrope Viren (Epstein-Barr, Zytomegalie- und Herpesviren) waren negativ.
Oberbauch Sonographie: Mit 10 cm in der MCL noch normal große Leber mit normalen Binnenstrukturen. Milz geringgradig vergrößert ohne Zeichen einer portalen Hypertension. Hyperämiesiertes Pankreas als Zeichen einer Mitreaktion. Nieren bds. unauffällig.

Laparoskopie: Bild einer chronisch aggressiven Hepatitis ohne Hinweis für Umbau. Mäßige Splenomegalie.

Histologie: Derzeit deutlich aktive und mit kräftiger Faservermehrung einhergehende chronisch aggressive Hepatitis."

Beschwerden bei der Erstuntersuchung am 31.1.84:
Der Patient fühlte sich in der letzten Zeit sehr wohl. Es bestand eine Diskrepanz zwischen klinischem Befund und Befinden.
Er war beiderseits stark kurzsichtig: -5,75 Dioptrien.
Er aß alles gern, was süß ist. „Kuchen könnte ich quadratmeterweise essen."
Er mochte nicht besonders gern Fleisch und hatte auch eher eine Abneigung gegen Fisch.
Fasten tat ihm nicht gut; er bekam dann evtl. Kopfschmerzen.
Im Herbst fühlte er sich nicht besonders. Das naßkalte Wetter tat ihm nicht gut. Auch extreme Sommertemperaturen hatte er nicht gern.
Es waren kaum Symptome bei ihm zu erheben. Das einzig Auffallende war noch, daß seine Nase immer gerötet war, und daß er schon lange an der Nase leichte Verhärtungen hatte. Er trank absolut keinen Alkohol.

Bei der Repertorisation wurde kombiniert das Symptom der Hepatitis mit dem des Schlafwandelns, was Crot-h.(2), Lach.(3), Lyc.(4), Nat-m.(5), Phos.(4), Sulph.(4) ergab. Durch das Symptom des Heuschnupfens blieben Lach.(4), Lyc.(5), Nat-m.(8), Phos.(5) und Sulph.(5). Durch das Symptom des Verlangens auf Süßes reduzierte sich die Mittelzahl auf Lyc.(8), Nat-m.(9) und Sulph.(8). Durch die Symptome der Abneigung gegen Fisch und der roten Nase zeigten sich gleichstark Nat-m. 11/6 und Sulph. 12/6. Deshalb wurde deren Kombination **Natrum sulphuricum** 200 am 31.1. und 13.3.84 gegeben.

Bericht derselben Klinik vom 10.2.84:

„Diagnose: HBsAg- und HBeAg-positive, chronisch aggressive Hepatitis mit deutlicher entzündlicher Aktivität.

... Der Patient kam jetzt zu einer vereinbarten Kontrolluntersuchung. Er war in der Zwischenzeit krank geschrieben und hatte eine weitgehende körperliche Schonunng eingehalten. ...

Klinischer Befund: ... Neu aufgetreten waren beginnende Palmarerytheme der Hände sowie Gefäßspinnen im Brustbereich.

... Abdomen weich, Leber 1 QF unter dem re. Rippenbogen tastbar, Konsistenz + Milz 1 QF unter dem li. Rippenrand tastbar.

Oberbauchsonographie: Im Vergleich zur Voruntersuchung vom 20.10.83 keine Befundänderung. Die Leber ist normal groß, die Binnenstrukturen nahezu normal. Geringe Vergrößerung der Gallenblase, möglicherweise beginnend funktionell gestaut. Keine portale Hypertension. Deutlich hyperämisiertes und verbreitertes Pankreas. Milz normal groß. Nieren bds. regelrecht."

Am 4.4.84 bei verschlechterten Leberwerten Verschreibung von **Lycopodium clavatum** 200.

Aus dem Bericht derselben Klinik vom 19.4.84:

„Diagnose: Akuter entzündlicher Schub einer HBsAg-positiven, chronisch aggressiven Hepatitis.

... Zusammenfassung: Nach den vorliegenden Befunden handelt es sich jetzt um einen akuten entzündlichen Schub der bekannten HBsAg-positiven, chronisch-aggressiven Hepatitis."

Am 19.4.84 bei verschlechterten Leberwerten **Sulphur lotum** Q1.

Am 4.5.84 waren die Werte nach Sulph. Q1 deutlich besser geworden. Keine Verschreibung.

Am 17.5.84: Der Patient gab seit zwei Wochen als Lehrer 14 Arbeitsstunden in der Woche und fühlte sich leistungsstark. Neue Verschreibung von Sulph.C30.

Am 1.8.84 Wiederholung von Sulph.C30. Nach den Ferien jetzt 21 Stunden Unterricht in der Woche.

Am 22.8.84: Der Heuschnupfen war dieses Jahr leichter verlaufen. Insgesamt Wohlbefinden. Therapie: Sulph.Q3.

Am 18.1.85: Der Patient hatte im September 84 eine Erkältung mit Schnupfen und Halsschmerzen ohne Medikamente überstanden und im Winter erstmalig wieder Skilanglauf gemacht. Verschreibung von Sulph.Q5.
Am 15.2.85 Einnahme von Sulph.Q9.

Am 29.3.85 keine Besserung der Leberwerte. Deshalb wurde vom Internisten am Ort eine Cortisoninfusionstherapie empfohlen, die der Patient ablehnte. Verschreibung von **Phosphorus** Q1. Im Quick-Test war die Thromboplastinzeit nur 55%.

Quick-Test: Am 8.11.85 60%, 20.1.86 70%, 25.4.86 95%, 25.5.86 100%, 25.9.86 100%, 14.11.86 90%, 9.1.87 85%, 12.3.87 75%, 3.5.87 100%, 7.7.87 75%, 26.10.87 95%, 21.7.88 100%, 15.9.88 100%, 2.12.88 90%.

Am 7.3.86: Der Heuschnupfen war im vergangenen Jahr besser als früher verlaufen. Der Patient war ab Juni 85 wesentlich mehr Rad gefahren und hatte sich körperlich sehr stark belastet.

Jetzt bestand eine erneute Erkältung: Fieber 38,6 °C, Gliederschmerzen, sehr unruhig. Husten mit Schmerzen hinter dem Brustbein, heiße Brustwickel und Heißtrinken linderten. Nach der 1. Gabe von Hepar sulphuris calcareum D6 fühlte sich der Patient sehr wohl, nahm dann aber leider noch ein zweites Mal Hep. D6 ein; daraufhin Verschlechterung und erst am nächsten Tag Besserung.

Befund der Ultraschalluntersuchung vom 20.3.86:
„Lebervertikaldurchmesser 12 cm, Spitze bikonvex, gering abgerundet scharf begrenzt, Oberrand gestreckt, Unterrand etwas vorgewölbt, dichte etwas inhomogene Strukturreflexe, Hilus, Periportalfelder und Gefäße central gut, peripher etwas schlechter abgrenzbar, insgesamt rarifizierte Gefäße peripher. Die Periportalfelder nicht wesentlich verbreitert, Confluenz mit 2 cm etwas weit, Lienalis allerdings nur mit einer lichten Weite von 1 cm. Gallenblase 3x 6 cm inhomogener Inhalt, Konkremente nicht nachweisbar. Pankreasloge 3 cm, Abmessungen der Bauchspeicheldrüse ca. 3x2x3,5 cm, sehr unscharfe unregelmäßige Organgrenzen, deutlich hypodense Strukturreflexdichte, der Ductus pancreaticus ist mit 2–3 mm Durchmesser grenzwertig. Ductus choledochus nicht gestaut. Rechte und linke Niere 11 cm, Parenchymsaum und Pyelonreflexband unauffällig. Große Bauchgefäße ebenfalls o.B., allenfalls etwas grenzwertige lichte Weite der Aorta (2–2,3 cm). Harnblase und Prostata ebenfalls unauffällig (Harnblase nicht komplett gefüllt, deswegen nur begrenzte Aussage möglich). Milz 12 x 6 x 4 cm, nor-

mal dichte homogene Strukturreflexe, auch normal scharfe und regelrechte Begrenzung der Milz.

Beurteilung: Bekannte chron. aggressive Hepatitis mit Verdacht auf beginnende cirrhotische Veränderungen, insgesamt ist der Befund der Leber etwas besser als bei den Voruntersuchungen (letzte Ultraschalluntes. Jan. 85). Nieren unauffällig. Aorta in der lichten Weite grenzwertig, kein eindeutiger Hinweis auf Stauungen im Bereich des Portalkreislaufes."

Ultraschalluntersuchung vom 6.2.87:
„Lebervertikaldurchmesser 13 cm. Spitze, Form, Kontur und Größe der Leber unauffällig. Die Strukturreflexe sind geringgradig verdichtet, jetzt weitestgehend homogen angeordnet. Hilus, Periportalfelder und Gefäße gut bis in die Peripherie abgrenzbar, allenfalls geringgradig rarifizierte Gefäßdichte. Hilus, Portalfelder unauffällig. Milzvene konfluenz, und insbesondere die zentralen Pfortaderäste o. B. Gallenblase 3 x 5 cm; Gallenstein hat sich seit der Feststellung vor zwei Jahren in der Größe verringert. Pankreasloge 3 cm. Durch Meteorismus überlagert. Corpus und Pankreasschwanzbereich abgrenzbar, 2 bzw. 3 cm, scharfe regelrechte Begrenzung. Normal dichte homogene Strukturreflexe. Ductus pancreaticus nicht abgrenzbar. Rechte und linke Niere, große Bauchgefäße unauffällig. Milz 4 x 6 x 11 cm, scharf regelrecht begrenzt, normal strukturiert.

Beurteilung: Diskreter Hinweis auf diffusen Leberparenchymschaden bei bekannter chronisch aggressiver Hepatitis. Der Befund hat sich im Vergleich zu den Voruntersuchungen gebessert. Sonst sonographischer Normalbefund des Abdomens."

Aus dem Befund der Ultraschalluntersuchung vom 1.3.88:
„Beurteilung: Wie auch früher diffuser Leberparenchymschaden bei bekannter chronisch-aggressiver Hepatitis. Der Befund ist unverändert.

4 bis 5 mm großer Gallenstein. Fraglich 2 kleine Nierencysten rechts. Insgesamt sonst unauffälliger Befund des Abdomens."

Am 21.4.88: Seit einem halben Jahr Gerstenkorn am linken Oberlid. Einnahme von Staph.C 30.

Am 24.5.88: Gerstenkorn abgeheilt. Trockenheit des rechten Auges und brennende Schmerzen; kann keine Kontaktlinsen tragen. Einnahme von **Sulphur lotum** C 30.

Am 21.10.88: Folliculitis um die Augen. Verordnung von **Mercurius solubilis** C 30.

Wegen des Wegzuges der Ärztin Fortsetzung der Behandlung durch Dr. med. Horst Barthel.

Beratung mit eingehender Erstuntersuchung am 7. Februar 89:
Täglich fahre ich ein bis zwei Stunden 35 km mit dem Fahrrad, sonst bin ich unzufrieden; mit jedem Tritt werde ich den Ärger los.

Nach dem Tragen von Kontaktlinsen für zwei Tage Druck im linken Oberlid, Gefühl eines Fremdkörpers.
Unkonzentriert von 15^{00} bis 17^{00} Uhr, bessert sich durch Radfahren ab 16^{00} Uhr.
Gedächtnisschwäche für Namen.
Seit 1959 Heuschnupfen, der sich durch feuchtes Wetter verstärkt (auffallende Modalität, da klinisch eine Verschlechterung durch trockenes und sonniges Wetter zu erwarten wäre).
Rechtsseitige Struma.
Verlangen auf Süßes. Abneigung gegen Fisch, Fettes und Alkohol.
Durch Haemorrhoiden mal Blutspuren im Stuhl.
Rezidivierende Lumbago, die sich bei Anstrengung bessert.

Zum Repertorisieren kombinierte ich das Symptom der Besserung durch Anstrengung mit dem der Abneigung gegen Fettes und fand Cycl.(4), Hep.(4), Nat-m.(3), Rhus-t.(4), Sep.(5). Durch das Symptom des Verlangens nach Süßem halbierte sich die Zahl der Mittel auf Nat-m.(4), Rhus-t.(6) und Sep.(7). Durch das Symptom der Verschlimmerung durch feuchtes Wetter blieb Rhus-t.(9) und Sep.(9). Das Symptom der Abneigung gegen Alkohol brachte die Entscheidung für **Rhus toxicodendron** mit 11/5.
Der Patient nahm am 7.2.89 Rhus-t.XM ein.

Bei der telephonischen Beratung am 13.2.89 schilderte er mir einen Bifurcations-Husten, bei dem Phos.C30, ein Ergänzungsmittel zu Rhus toxicodendron, schnell half.

Laborbefunde vom 29.5.89:
Urin-Amylase 604 U/l. GLDH 1,1. Elektrophorese o.B. Quick 91%.

Beratung am 5. Juni 89:
Bei Kontaktlinsen spürte er im rechten Auge einen Druck wie von einem Fremdkörper als Restzustand der Folliculitis seit Februar 88.
Im Vergleich zu früheren Jahren stark verminderter Heuschnupfen mit Jucken und Niesen.
Druckgefühl in der rechten Lende.
Die linke Achillessehne war druckschmerzhaft.

Allein **Phosphorus** zog sich durch die Symptome der chronischen Hepatitis, der Pankreaserkrankung, der Schmerzdiagonale rechts oben (Auge, Lende) und links unten (Achillessehne), Heuschnupfen und Gaumenjucken mit 10/5.
Deshalb erhielt der Patient Phos.XM am 7.6. und 23.10.89.

Bei der Beratung am 9. Januar 90 schilderte er mir, daß seine Haemorrhoiden seit zwei Wochen nach dem Laufen, beim Stuhlgang und beim Sitzen brennen und stechen.

Weiter hörte ich vom Patienten, daß er dreimal in der Woche 20 bis 30 km lief, was sein Befinden besserte.

Zur Arzneiwahl nahm ich das Symptom seiner rechtsseitigen Struma sowie prophylaktisch die Allergie seines Heuschnupfens.

Zum Repertorisieren kombinierte ich das Symptom der Besserung durch Anstrengung mit dem der rechtsseitigen Struma und erhielt Sep.(5), Sil.(2). Beide Mittel wurden durch das Symptom des Heuschnupfens bestätigt. Das Symptom der Rektumstiche beim Stuhlgang ergab **Sepia succus** mit 8/4 stärker als Sil. mit 5/4.
Der Patient nahm Sep. XM am 9.1.90 ein.

Aber *am 29. Januar 90* erfuhr ich telephonisch vom Patienten, daß seine Haemorrhoiden ihn jetzt für drei bis vier Stunden nach dem Stuhlgang schmerzten. Also war Sepia nicht das richtige Mittel gewesen. Deshalb wählte ich neu und ging von dem Symptom der Rektumschmerzen für Stunden nach dem Stuhlgang aus (Repertorium der Charakteristika S. 147). Allgemein ging es dem Patienten bei feuchtem Wetter besser.

Bei der Repertorisation kombinierte ich das Symptom dieser Rektumschmerzen mit dem der allgemeinen Besserung durch feuchtes Wetter und erhielt Mur-ac.(2), Nit-ac.(5), Sulph.(2). Das Spannen in der Lumbalgegend bestätigte Nit-ac.(7) und Sulph.(4). Seine Schmerzen in der rechten Schulter brachten die Entscheidung für **Nitri acidum** mit 9/4.
Einnahme von Nit-ac.200 am 31.1.90. Nach zwei Wochen waren die Haemorrhoidenschmerzen wesentlich gebessert.

Bei der Beratung am 5. Juni 90 gab der Patient nach blähenden Speisen Drücken an der Leber an, das sich bei Rechtslage verstärkte und bis zum Rücken ausstrahlte.

Zum Repertorisieren kombinierte ich beide Symptome und fand Lyc.(5), Nat-m.(2), Sil.(2). Durch die Symptome der Schmerzdiagonale rechts oben (rechtes Schultergelenk, ausstrahlender Leberschmerz) und links unten (linke Achillessehne), des Verlangens nach Süßem und des Heuschnupfens zogen sich **Lycopodium clavatum** mit 11/5 und Sil. mit 7/5.
Einnahme von Lyc.XM am 7.6. und 5.11.90. Nach dieser zweiten Gabe wurden mir keine Leberbeschwerden mehr geschildert.
Seine Hypertonie von 200/100 war auf 135–155/95-100 mm Hg zurückgegangen.

Der Sonographiebefund vom 23.11.90 ergab den Verdacht auf eine Pankreatitis.

Bei der Beratung am 21. Mai 91 erfuhr ich aus dem Bericht des Internisten am Ort, daß der Wert der alpha-Amylase im Urin von 241 U/l am 25.1.91 am

13.5.91 auf 411 U/l gestiegen war. Es bestand noch eine Hypertonie von 150/100.

Nur **Phosphorus** zog sich durch das Symptom der Pankreaserkrankung, der Schmerzdiagonale rechts oben (ziehender Schmerz rechter Ellbogen) und links unten (Reißen linkes Kniegelenk) und der Hypertonie mit 6/3. Einmahme von Phos.CM am 23.5.91.

Am 21.11.91 wurde vom Internisten der noch normale Wert der alpha-Amylase von 155 U/l gemessen.
Bei der Beratung am 7. Dezember 91 bestanden wieder ein Verlangen nach Süßem und seit 6 Wochen reißende Schmerzen im rechten Schulter- sowie im linken Kniegelenk.

Zum Repertorisieren kombinierte ich das Symptom der Pankreaserkrankung, das Pierre Schmidt mit Calcarea ergänzt hatte, mit dem der obigen Schmerzdiagonale und erhielt Calc.(3), Iod.(2), Phos.(5). Das Symptom des Verlangens nach Süßem brachte die Entscheidung für **Calcarea carbonica Hahnemanni** mit 5/3.
Der Patient nahm Calc.XM am 9.12.91 ein.

Die Sonographie durch den Internisten vom 27.5.92 ergab eine Besserung der Bauchspeicheldrüse mit den Werten von 2,5 x 2,4 cm, scharfen regelrechten Grenzen und normal dichten homogenen Strukturreflexen.

Blutdruck unverändert 160/100 mm Hg.
Wegen seines Heuschnupfens rief er mich *am 1. Juni 92* telephonisch an. Das Nasensekret machte wund. Er bezeichnete sich als „besonders impulsiv“.

Ich repertorisierte das Symptom des Impulsiven mit dem des Heuschnupfens und erhielt Ars.(4), Camph.(2), Hep.(2), Merc.(2), Nux-v.(2), Puls.(5), Rhus-t.(2). Das Symptom des wundmachenden Nasensekretes ergab am stärksten angezeigt **Arsenicum album** mit 7/3 vor Hep.(4), Merc.(5), Nux-v.(5), Puls.(6), und Rhus-t.(4).
Am nächsten Tag nahm der Patient Ars.XM ein, wodurch sich die Heuschnupfenbeschwerden schnell lösten.

Bei der Beratung am 10. Oktober 92 stand seine Hast beim Arbeiten und Reden im Vordergrund. Weiterhin aß er immer noch gern Süßes.

Die im Dezember 91 scharfen, reißenden Schultergelenksschmerzen hatten sich bis zum März 92 bis auf den Rest eines dumpfen Spannens beim Armheben entscheidend gebessert und waren dann verschwunden. Im Sinne des 1. Heringschen Gesetzes, der Heilung von oben nach unten, bestand seit zwei Wochen nur noch ein Reiben in beiden Kniegelenken beim Gehen auf hartem Grund.

Ich kombinierte die Symptome, unter denen sich die Hast zeigte und erhielt Cimic.(2), Op.(2), Sep.(3). Die beiden letzten Mittel hatten das Symptom des Verlangens nach Süßem. Erst die Verschlechterung durch Gehen auf Steinpflaster brachte die Entscheidung für **Sepia succus** mit 6/4. Einnahme von Sep.XM.

Bei der Beratung am 16. Januar 93 zeigte mir der Patient Warzen an der linken Fußsohle, die ihn jetzt durch Stechen beim Gehen beschwerten. Außerdem hatte er auch noch verteilt einige braune Warzen.

Seit vier Wochen schmerzte seine Lumbalregion beim Aufstehen vom Sitzen. Im rechten Knie spürte er nur noch eine Schwäche beim Treppensteigen und Hartgehen.

Ich kombinierte das Symptom der Sohlenwarzen (Repertorium der Charakteristika S.222) mit dem der Stiche in den Warzen und fand Ant-c.(3), Calc.(3), Caust.(2), Lyc.(2), Sep.(2), Sil.(2), Sulph.(2), Thuj.(4). Das Symptom der Lendenschmerzen nach dem Sitzen reduzierte die Mittel auf Ant-c.(4), Calc.(6), Caust.(5), Sep.(3), Sil.(4), Thuj.(6). Durch das Symptom der Knieschwäche fiel nur Ant-c. weg. Das Symptom der braunen Warzen zeigte **Thuja occidentalis** mit 10/5 stärker an als Sep. mit 6/5.

Der Patient nahm Thuj.XM am 18.1.93 ein, wodurch die Sohlenwarzen verschwanden.

Bei der Beratung am 24. April 93 schilderte mir er mir, daß die Lendenschmerzen beim Aufstehen vom Sitzen auftraten und sich durch warme Umschläge besserten. Die Knieschmerzen verstärkten sich beim Herabgehen. Trotz dieser Gelenkschmerzen betrieb er sein Radfahren fast als Leistungssport, weil er sich dann wohl fühlte.

Allein **Rhus toxicodendron** zog sich durch die Symptome der Besserung durch Anstrengung, der Knieschmerzen beim Herabgehen, der allgemeinen Besserung durch warme Umschläge und der Lendenschmerzen beim Aufstehen nach dem Sitzen mit 9/4.

Einnahme von Rhus-t.XM am 26.4.93, Rhus-t.CM am 30.8.93 und 21.3.94 mit Nachwirkung bis jetzt im Mai 95.

Epikrise:

Die akute Hepatitis B von 1975 steigerte sich zu einer chronisch aggressiven Hepatitis und führte noch zu einer chronischen Pankreatitis.

Der Patient wurde homöopathisch von Frau Dr. Seider ab 1984 bis 88 behandelt und nach ihrem Wegzug ab Februar 89 von mir.

Die SGOT-Werte hatten zu Beginn der homöopathischen Behandlung im Januar 84 einen Stand von 98 U/l (normal bis 12), wechselten in den ersten eineinhalb Jahren bis zu einem Höchststand von 224 U/l, fielen ab 85 auf Werte zwischen 8–20 U/l und standen ab Mai 89 bei normalen Werten.

Die SGPT-Werte hatten zu Behandlungsbeginn 84 einen Stand von 236 U/l (normal bis 12), wechselten in den ersten eineinhalb Jahren bis zu einem Höchststand von 336 U/l, fielen ab 85 auf Werte zwischen 10–30 U/l und standen ab Januar 90 bei normalen Werten.
Die Gamma-GT-Werte hatten zu Behandlungsbeginn 84 einen Stand von 36 mU/ml (normal bis 28), wechselten in den ersten eineinhalb Jahren bis zu einem Höchststand von 114 mU/ml, fielen ab 85 auf Werte zwischen 12–37 mU/ml und standen ab Januar 90 bei Normalwerten.
Der GLHD-Wert hatte am 26.1.84 einen Stand von 7,4 U/l (normal bis 0,9), stieg am 17.4.84 auf 9,1, fiel ab 85 auf 5,6 und 89 auf 1,1 U/l und war ab August 91 normal.
Die Alpha-Amylase im Urin im Mai 89 von 604 U/l (normal bis 155) fiel nach den höheren Werten von 411 im Mai 91 und 367 U/l im Juni 92 ab November 93 auf normale Werte.
Die Heilung der chronisch aggressiven Hepatitis und der chronischen Pankreatitis ist der Wirkung von 10 homöopathischen Einzelmitteln zu verdanken, besonders von Sulphur lotum und Rhus toxicodendron über je mehr als ein Jahr und von Phosphorus über zusammen zwei Jahre zu verdanken.
Der Patient ist voll berufstätig als Lehrer, betreibt Radfahren fast als Leistungssport und ist praktisch beschwerdefrei.

Chronische Pankreatitis 7,4

Der 40jährige Patient kam im September 84 wegen chronischer Pankreatitis in meine Behandlung.

Die Mutter war an Diabetes erkrankt.
Bei dem Patienten wurde im 2.Jahr eine Appendektomie, im 10. Jahr eine Tonsillektomie durchgeführt.
Nach Streß traten 1972 ventriculäre Extrasytolen auf; drei Monate Einnahme von Beta-Blockern.
Wiederum nach Streß 1977 Herzschmerzen.
Ab 1977 „regelmäßig langer Dauerlauf; sonst fehlt mir etwas".
Sommer 1983 Herzschmerzen, die sich durch Laufen besserten. Extrasystolen bei 50 W-Belastung, nicht bei 300-W Belastung.
Ab 26.6.84 Schmerzen im linken Oberbauch.

Laborwerte vom 27.6.84:
BKS 24/49 mm n.W. Lipase 360 (normal bis 190).
Alpha-Amylase im Serum 420 U/l (normal bis 125). Alpha-Amylase im Urin 986 U/l (normal bis 155).
Röntgen des Magens am 29.6.84 o.B. Ultraschalluntersuchung des Pankreas: Leicht vergrößerter Kopf.

Ulraschallkontrolluntersuchung im August 84: Gesamter Pankreasbereich schwammig aufgetrieben, Vergrößerung sämtlicher Teile.
Im September 84 Computertomogramm: Vergrößerung des Pankreas, insbesondere des Kopfes. Nach Ansicht der Universitätsklinik Verdacht auf Pankreaskopf-Carcinom.
Wechselnde Laborwerte, mal im Normbereich, mal leicht erhöht. Weitergehende Untersuchungen wurden vom Patienten abgelehnt.
Bei wiederholten Kontrolluntersuchungen mit Ultraschall immer Vergrößerung des Pankreaskopfes.

Beschwerden bei der eingehenden Erstuntersuchung am 29. September 84:
Dumpfer Schmerz links oberhalb des Nabels verstärkte sich ab 4–5 Stunden nach dem Essen (entspricht der Besserung des Magenschmerzes nach dem Essen als ähnlichstem Symptom), beim Sitzen und besonders Krummsitzen.
Matt zwischen 17^{00}–19^{00} Uhr.
Kalte Füße.
Bei Erregung Schweiß in den Achseln und am oberen Rücken.
Verschlechterung durch Fettes. Abneigung gegen warme Milch. Verlangen auf Brot.
Sehr leichter Schlaf; Rechtslage; Träume vom Durchfallen im Abitur.
Polyp in der rechten Kieferhöhle.
Dermographismus.

Zum Repertorisieren kombinierte ich das Symptom der Pankreaserkrankung mit dem der Besserung von Magenschmerzen nach dem Essen und fand Iod.(3), Iris (3), Phos.(4). Das Symptom der Verschlimmerung durch fette Speisen brachte die Entscheidung für **Phosphorus.** Sie wurde bestätigt durch die Symptome des roten Dermographismus und der Rechtslage im Schlaf mit 10/5.

Einnahme von Phos. XM am 29.9., 23.12.84 und 3.4.85; Phos.CM am 27.6.85 und 9.1.86 mit der Nachwirkung bis September 86, also zusammen von zwei Jahren.

Laborwerte im Oktober 84:
BKS 20/40 mm n.W. Alpha-Amylse im Serum 98, im Urin 218 U/l. Nur Gamma-GT mit 45 U/l erhöht.
Ab der 4. Woche nach der ersten Einnahme trat eine wesentliche Besserung der Pankreasbeschwerden ein. Diese Besserung ließ aber schon ab der 8. Woche nach. Diese zu kurze Arzneiwirkung von 8 Wochen führte der Patient selbst auf Kaffeegenuß zurück; mit Recht, da Coffea ein Antidot zu Phosphorus darstellt.

Anfang Januar 85, also in der 2. Woche nach der zweiten Einnahme, traten folgende Beschwerden als Arzneireaktion auf:
Kloßgefühl im Oesophagus, Magenvölle und Druck vom Pankreas quer durch den Leib, der sich sofort nach dem Essen für 45 Minuten besserte.
In der 3. Woche nach der dritten Gabe als Arzneireaktion Krampf im Oesophagus mit der Besserung nach dem Essen.
In der 5. bis 7. Woche nach der ersten Einnahme von Phos.CM verspürte der Patient als Arzneireaktion einen Druck im lateralen Epigastrium besonders links beim Vorbeugen mit der sofortigen Besserung nach dem Essen und ein Brennen unterhalb des linken Schulterblattes beim gebeugten Sitzen.

Laborwerte von Juni 85:
GLDH 8,49 mU/ml (normal bis 0,9). Gamma-GT 31 mU/ml (normal bis 12). SGPT 23 mU/ml (normal bis 12).

Beratung am 9. September 86:
Seit Januar 86 hatte der Patient keine Pankreasschmerzen mehr, die er jetzt rückblickend als brennend charakterisierte.
Jetzt bestanden ziehende Schmerzen von der Galle zur rechten Lende, verstärkt beim Stehen oder Gehen auf hartem Grund.
Ein täglicher 10 km-Lauf besserte sein Allgemeinbefinden deutlich.
Müdigkeit von 14^{00} bis 16^{00} Uhr.

Zum Repertorisieren kombinierte ich das Symptom der Besserung durch Anstrengung mit dem der Verschlechterung durch Gehen auf Steinpflaster und erhielt Hep.(4), Sep.(4). Beide Mittel wurden durch das Allgemeinsymptom der Verschlechterung beim Stehen bestätigt. Da nur das Sepia sehr verwandte Mittel Natrum muriaticum die Ausstrahlung des Gallenschmerzes zum Rücken hat, nahm ich das Allgemeinsymptom des Schmerzverlaufes nach rückwärts mit dem Mittel Sepia im 2. Grad. Auch das Symptom der Schläfrigkeit nach dem Mittagessen hatte nur **Sepia succus** mit 10/5. Deshalb verordnete ich dem Patienten Sep.XM.

Aber *die Beratung am 13. November 86* ergab leider, daß sich in diesen 9 Wochen seit Sepia die ziehenden Schmerzen von der Galle zur rechten Lende verschlimmert hatten. Sie wurden jetzt verstärkt durch Rechtslage, Krummsitzen, Überessen oder durch Eis.
Übelkeit zwischen 10^{00} bis 12^{00} Uhr.
Morgens kalte Hände.
Auch in Bezug auf die körperlichen Anstrengungen hatte sich das Befinden völlig geändert. Jetzt verschlechterte ein 5 km-Lauf allgemein; beim 10 km-Lauf traten Herzstiche auf.
Müde ab 20^{00} Uhr; Schlaflage rechts.

Zur Repertorisation kombinierte ich das Symptom der Gallenschmerzausstrahlung zum Rücken mit dem der Verschlimmerung der Gallenschmerzen

durch Rechtslage und fand Lyc.(5), Mag-m.(5), Nat-m.(5). Das Symptom der Verschlechterung von Leibschmerzen durch Krummsitzen brachte die Entscheidung für **Lycopodium clavatum.** Die beiden Symptome der Rechtslage im Schlaf und der Verschlimmerung durch Anstrengung bestätigten Lyc. mit 11/5.
Der Patient erhielt Lyc.XM am 13.11.86 und 17.3.87, Lyc.CM am 12.6.87.

Beratung am 11. September 87:
In der Zwischenzeit bestand auf Lycopodium ein wechselndes Befinden, auch abhängig von Streßsituationen. Aber ab der dritten Woche der dreimonatigen Wirkung von Lyc.CM, also ab Juli 87, verstärkten sich seine Beschwerden, ohne daß diese auf ein neues Mittel wiesen. Deshalb setzte ich am 11.9.87 als Reaktions- und Komplementärmittel **Sulphur lotum** 200 ein.

Beratung am 23. Dezember 87:
Seit zwei Wochen war der Patient nach seinen Worten weniger träge und unkonzentriert. Aber er spürte weiterhin den Gallendruck und gleichzeitig die Stiche in der rechten Lende nach fetten Speisen und beim Sitzen, besonders bei Krummsitzen. Die Hypochondrien waren aufgetrieben.
Jetzt lag er im Schlaf auf dem Bauch.
Der Dermogaphismus war geblieben.
Zur Repertorisation kombinierte ich das Symptom des roten Dermographismus mit dem der Schlaflage auf dem Bauch und erhielt Calc.(2), Phos.(3). Das Symptom der Verschlimmerung durch fette Speisen bestätigte beide Mittel. Das Symptom der Verschlechterung von Leibschmerzen durch Sitzen brachte die Entscheidung für **Calcarea carbonica Hahnemanni.** Das Symptom der Auftreibung in der Gegend der Hypochondrien indizierte wiederum Calc. mit zusammen 7/5.

Der Patient erhielt als letztes Arzneimittel am 23.12.87 Calc.XM.

Beratung am 24.6.88:
Als die beiden alleinigen Beschwerden während der sechsmonatigen Wirkung bestanden nach fetten Speisen für 2–3 Tage ein Druck im rechten oder linken Oberbauch sowie vor zwei bis drei Wochen ein Gallendruck beim Sitzen und Bücken.
Der Patient schlief weiterhin auf dem Bauch.

Letzte Ultraschalluntersuchung im Oktober 88:
Leichte Vergrößerung des Pankreaskopfes, aber kein Anhalt für eine chronische Pankreatitis, insbesondere keine Calcificationen.

Laborwerte im Oktober 88:
Sämtliche Werte o.B. außer einem erhöhten Gamma-GT-Wert von 45 U/l.

Telephonische Beratung vom 22.6.89:
Der Patient war völlig beschwerdefrei.

Eineinhalb Jahre nach der Einnahme von Calc.XM mußte ich diese Hochpotenz noch weiter nachwirken lassen.
Durch meinen Wegzug wurde die Behandlung beendet.

Epikrise:
Durch die fünfjährige homöopathische Behandlung mit fünf Einzelmitteln, besonders durch Phosphorus und Calcarea carbonica Hahnemanni wurde die chronische Pankreatitis ausgeheilt.
Der Patient war immer beruflich tätig gewesen und seit Sommer 88 beschwerdefrei.

Hodenabszeß 7,5

Der 1957 geborene, damals 35jährige Patient kam im März 92 in meine Behandlung.

Er war am 13.3.92 operativ sterilisiert worden. Ab 26.3. entwickelte sich ein rechtsseitiger Hodenabszeß. Bis zum 30.3. erhielt er durch den Vorbehandler Puls.200, Staph.200, Cham.C30 und am 30.3.Cham.M.

Bei der telephonischen Beratung am 31. März 92 erfuhr ich, daß die Entzündung am 26.3. um 17^{00} Uhr am rechten Hoden begonnen hatte, und seitdem täglich ab 17^{00} Uhr Fieber bis 38,5 °C aufgetreten war. Umschläge mit kaltem Quark linderten die ziehenden, brennenden Schmerzen und die Hitze. Die Schwellung war größer als ein Hühnerei, steinhart und gerötet. Der Kopf war heiß und die Fußsohlen kalt. Er schwitzte an den Oberschenkeln und Gesäß.
Der Patient war appetitlos, trotz Fieber und trockenem Mund durstlos.
Auf die Hodenschmerzen reagierte er sowohl mit Weinen als auch mit Jähzorn. Deshalb wollte er allein sein und fühlte sich dabei besser.

Zum Repertorisieren kombinierte ich das Symptom der Verschlimmerungszeit von 17^{00} Uhr mit dem der Abneigung gegen Gesellschaft und Besserung bei Alleinsein und erhielt Bov.(2), Lyc.(4), Nat-m.(3), Sulph.(2). Das Symptom des Weinens bei Schmerzen brachte die Entscheidung für **Lycopodium clavatum.** Die Symptome der Besserung durch kalte Umschläge und der Durstlosigkeit bei Fieber bestätigten Lyc. mit 7/5.
Einnahme von Lyc. 200 am 31.3. und am 1. und 3. 4., von Lyc.M am 9.4.92.

Die eingehende Untersuchung am 1. Mai 92 ergab, daß sich die Entzündung schnell bis zum 7.4. über die Hälfte des Beschwerdegrades gebessert hatte. Aber ab 8. April hatten sich der Wundschmerz am rechten Hoden, Rötung, Schwellung und Verhärtung verstärkt. Auf die Einnahme von Lyc.M am 9. April trat ab dem nächsten Tag die durchgehende Besserung ein.

Am 1. Mai bestand nur noch eine geringe Verhärtung des rechten Nebenhodens und dort ein Gefühl wie roh beim Radfahren.

Im Sinne des 3. Heringschen Gesetzes, der Heilung von innen nach außen war vor zwei Wochen, also ab Mitte April ein Ausschlag zuerst des rechten und dann des linken Hautbereiches zwischen Hoden und Oberschenkel aufgetreten. Das Jucken des Ausschlages verstärkte sich durch Schwitzen, abends und durch Bettwärme.
Die Kopfhaut hatte Schuppen und juckte.
Er hatte übelriechenden Fußschweiß und eine Warze am linken Zeigefinger.
Am linken lateralen Oberschenkel bestand eine Verhärtung.
In Zimmerwärme war die linke Nase verstopft.
Er neigte zu Zorn mit blassem Gesicht, Ungeduld bei Zeitdruck, Stottern und Wortfindungsschwierigkeiten bei Streit. Dann kaute er auch an den Nägeln.

Vor dem Stuhlgang hatte er eine Unruhe und war aggressiv.
Bei Erregung hatte er Stiche im Unterleib durch Blähungen.
Um 11^{00} Uhr war er hungrig, unruhig und reizbar.
Er hatte ein Verlangen auf Schinken, Wurst und Süßes. Der Geruch von warmer Milch war ihm unangenehm.
Er war unkonzentriert von 11^{00} bis 13^{00} Uhr.
Bei Anstrengung schwitzte er.
Wolle juckte auf der Haut.
Im Schlaf lag er auf der linken Seite; manchmal lachte er im Schlaf.
Er hatte Furcht vor Hunden, engen Räumen, hochgelegenen Orten.

Zum Repertorisieren kombinierte ich die Verschlimmerungszeit von 11^{00} Uhr mit dem Symptom des Lachens im Schlaf und erhielt Hyos.(3), Sulph.(6). Das Symptom des Nägelkauens bestätigte beide Mittel. Das Symptom des Verlangens auf süße Speisen brachte die Entscheidung für **Sulphur lotum** mit 11/5.
Einnahme von Sulph.XM am 1.5.92.

Bei der telephonischen Beratung am 11. August 92 gab der Patient an, daß er seit zwei Wochen wieder Jucken an den inneren Oberschenkeln spürte, das sich durch Schweiß oder Bettwärme verstärkte. Nach Kratzen brannte es. Seit drei Wochen spürte er den rechten Hoden bei Erschütterungen.

Ich kombinierte die beiden Modalitäten des Juckens und fand Calc.(3), Coloc.(2), Led.(3), Lyc.(4), Rhus-t.(3), Sulph.(4). Auf das Symptom des Brennens nach Kratzen blieben Calc.(4), Led.(5), Lyc.(6), Rhus-t.(6) und Sulph.(7). Diese Mittel wurden auch durch das Symptom der Verschlimmerung durch Erschütterung bestätigt. Durch das Symptom der Furcht in engen Räumen erwies sich Lyc. mit 11/5 als stärker angezeigt als Sulph. mit 10/5.

Einnahme von **Lycopodium clavatum** XM am 13.8.92.

Bei der telephonischen Beratung am 19. November 92 berichtete der Patient, daß die fachärztliche Untersuchung eine Mykose mit Ekzem an den

inneren Oberschenkeln ergeben hatte, die sich seit zwei Wochen gebessert hatte.
Weiterhin bestand die Furcht vor Hunden, Unruhe und das Verlangen auf Schinken.
Wenn sich auch Erschütterungen nicht mehr auf den Hoden auswirkten, so nahm ich zur Repertorisation doch das Symptom der Rekonvaleszenz, hier nach Hodenabszeß.

Allein **Tuberculinum bovinum Kent** zog sich durch die Symptome der Furcht vor Hunden, des Verlangens auf Schinken, der Rekonvaleszenz, der Mykose und der Unruhe mit 11/5. Einnahme von Tub.XM.

Bei der Beratung am 20. März 93 hörte ich, daß sich der Patient im allgemeinen und im Psychischen gut fühlte. Er bezeichnete sich in seiner seelischen Lage stärker und entscheidungsfreudiger. Deshalb ließ ich Tub.XM noch bis August 93 nachwirken.
Allein wegen vegetativer Störungen hatte der Patient in den nächsten zwei Jahren noch Calc. XM, Psor.XM, Sulph.XM und am 22.10.94 Sulph.CM mit Nachwirkung bis jetzt erhalten.

Epikrise:
Der 35jährige Patient erkrankte im März 92 nach einer operativen Sterilisation an einem rechtsseitigen Hodenabszeß. Dank homöopathischer Behandlung über drei Jahre besonders mit Lycopodium clavatum über vier Monate und Sulphur lotum über zusammen ein Jahr wurde nicht nur der Abszeß geheilt, sondern auch das durch Ableitung auf die Haut aufgetretene Ekzem.

Hepatitis C 7,6

Behandelnder Arzt: Dr. med. M. Barthel.
Am 16.5.91 kommt eine damals 34jährige Patientin erstmals in meine Praxis. In den folgenden fünf Jahren erfolgen über 90 Konsultationen, die hier auf das Wesentliche zusammengefaßt werden.
Bei der Erstanamnese bringt sie schon die Diagnose mit: eine chronisch-aggressive Hepatitis. Sie hat schon einiges hinter sich, seit acht Jahren trinkt sie keinen Alkohol mehr und nimmt auch keine Drogen mehr. Sie hat schon Akupunktur und Psychotherapie versucht, was ihr aber keine Besserung gebracht hat. Seit 2 Jahren ist eine Beziehung auseinander gegangen; sie hatte sich getrennt. Sie interessiert sich für Esotherik und fragt nach dem Sinn des Lebens. Sie fühlt sich oft ziemlich allein; sie hat Angst vor dem Tode.
Diskotheken bringen ihr nichts; sie weiß, daß etwas neues kommt. Aber sie steht mehr vor einem Nichts. Sie ist unsicher und ängstlich, sich etwas

zuzutrauen; sie ist fast menschenscheu; sie zieht sich von den Menschen zurück.
Sie hatte sich das Geld für die Drogen durch deren Verkauf beschafft. Erst hatte sie mit Hasch angefangen, war dann zu LSD, dann zu Heroin und dann schließlich zu Tabletten in Kombination mit Alkohol übergegangen.
Sie hatte mit neun Jahren bereits eine Hepatitis gehabt, die jetzige hat sie aber durch die Spritzen von den Drogen bekommen.
Sie leidet unter starken Blähungen jetzt ganz massiv, so daß sie die Hosen kaum zumachen kann.
Sie hat ein Sodbrennen nach dem Essen.
Sie mag kein Fleisch, das schon lange nicht mehr, hat aber keinen Ekel davor. Fisch ißt sie ab und zu, so alle 2–3 Wochen, sie ißt Vollwertkost.
Sie ist unwahrscheinlich vergeßlich und hat eine schlechte Konzentration: sie will irgendwo hin gehen, trifft dann auf dem Wege jemanden und weiß nachher nicht mehr, was sie tun wollte.
Sie hat einen Schwindel, so ein Gefühl der Ohnmacht zu fallen, wo so viele Leute sind.
Sie ist erschöpft, daß sie morgens fast nicht aufstehen kann.
Sie hat ein Gefühl hohes Fieber zu haben. Dabei hat sie ein wehes Gefühl in den Knien. Der Rheumafaktor ist positiv. Sie hat auch eine Lebensmittelallergie.
Der Bauch ist aufgebläht wie im 7. oder 8. Monat einer Schwangerschaft; im Herbst 1990 hatte sie nachts Schmerzen von den Blähungen. Nachmittags ist übrigens der Bauch dicker. Die Winde sind übelriechend. Bei den Blähungen hat sie einen übelriechenden Schweiß in den Achseln.
Sie war ein ängstliches Kind, ein Einzelkind, sah sehr depressiv aus, war es auch damals als Kind. Sie ist insgesamt sehr ängstlich.
Ich frage nach dem Vater: er ist jetzt 60 Jahre alt, ist gesund; von Beruf Fabrikarbeiter.
Mutter: ist 58 Jahre alt und auch gesund.
Sie ist die älteste von drei Geschwistern, hat noch einen Bruder und eine Schwester. Es besteht ein gutes Familienverhältnis.
Die Oma mütterlicherseits war auch an der Leber erkrankt, ist aber durch einen Unfall gestorben.
Der Opa mütterlicherseits lebt noch mit 88 Jahren und ist gesund.
Ich frage nach dem Appetit: der ist gut; sie ißt viel.
Auf fettes Essen bekommt sie Sodbrennen; sie ißt deswegen nur sehr leichte Speisen. Als Kind war sie ein schlechter Esser.
Ich frage nach Salz: das ist egal.
Gewürze: wenig. Zu sehr gesalzen ist ihr eklig.
Ich frage wie sie Enges am Hals verträgt: stört sie nicht, sie trägt gern Rollkragenpullis.

Eifersucht: kennt sie nicht.
Eier: mag sie nicht besonders.
Sonne verträgt sie ohne Probleme, sie friert eher, geniest deswegen die Sonne sehr.

Befund vom 20.04.83 vom Internisten:
„Sehr geehrte Kollegen!
Besten Dank für die freundliche Vorstellung Ihrer Patientin.
Diagnosen:
1. Verdacht auf beginnende Lebercirrhose bei chronischer Hepatitis Non A-Non B mit geringer Aktivität.
2. Alkohol- und Tablettenabusus (anamnestisch)
3. Psoriasis
4. Verdacht auf Angstneurose

Die Langzeitanamnese ist Ihnen bekannt. Wir hatten uns bereits einmal 1980 über die Patientin unterhalten. Es ist nun eine Entziehungskur geplant, wobei eventuell eine stationäre Entgiftung vorgeschaltet werden soll.

Befund:
26jährig, in gutem AZ und EZ. Gewicht 50,0 kg. Kopf-Hals-Bereich unauffällig. Lunge und Herz frei. Abdominell die Leber eben palpabel. Milz nicht vergrößert, Keine sicheren Leberhautzeichen. Keine Störung der Tiefensensibilität.
Labor: BSG 19/43, Hb 14,4 g%, Ery 4,8 Mio., Leuko 5.100, Thrombo 250.000, Quick 100%, GOT 27, GPT 62, γGT 28, LDH 156, CHE 14908 U. In der Elpho erhebliche γGlobulin-Vermehrung auf 30 Relativ%. GesEW 6,4 g%, Urin oB.
Abdominelle Sonographie: Homogene, jedoch sehr dichte Leberstruktur bei etwas vergrößertem Organ und deutlicher Verfettung. Gallenblase, Pankreas und beide Nieren unauffällig.
Beurteilung:
Aufgrund der Fermentaktivität wird man bei der Patientin eine ca. 10tägige kontrollierte Abstinenzperiode vorschalten, dabei auch die Leber nochmals spiegeln bzw. punktieren und dann das Entzugsverfahren einleiten. Ich darf sie bitten, die Problematik mit der Patientin nochmals zu besprechen. Ich selber bin gerne bereit, sie hier stationär aufzunehmen.
Mit freundlichen kollegialen Grüßen“

Histologischer Befund des Pathologen vom 4.5.83:
„Histologisch sieht man Lebergewebe, dessen Läppchenstruktur stellenweise nicht mehr erhalten ist. Man sieht wechselnd breite Bindegewebssepten, die Gebilde portaler Dreiecke, die neben vermehrten Fasern immer wieder auch ein entzündliches Infiltrat aufweisen. Bei einer Eisenreaktion sieht man siderinbeladene Sternzellknötchen. Das entzündliche Infiltrat besteht aus

Lymphozyten und Plasmazellen und zeigt eine unscharfe Begrenzung zu dem Parenchym bzw. den Parenchyminseln. Hier sind die Sternzellen diffus vermehrt und geschwollen, manchmal sieht man auch stark balloniertes Leberepithel. Immer wieder trifft man auf eine hyaline Einzelzellnekrose. Daneben besteht eine ganz kräftige fast 70% der Hepatozyten umfassende fein- bis mitteltropfige Verfettung.

Begutachtung:
Es handelt sich um eine chron. aggressive Hepatitis derzeit mit mäßiger Aktivität mit einer kräftigen örtlich bereits mit Leberumbau einhergehenden Fibrose und einer insgesamt kräftigen Parenchymverfettung.
Das Bild spricht stark für eine chron. Non A Non B Hepatitis, die nun in eine Zirrhose übergeht. Die vorhandene relativ kräftige Verfettung weist auf einen den Fortschritt des Leidens begünstigenden nicht unerheblichen Alkoholkonsum hin."

Laborbefund vom 3.9.84 vom Internisten:
„BSG 30/55. Hb 12,9. Ery 4,6. HBE 28,04. Leuco 5.300. Bili 0,6. GOT 22. GPT 52. gGT 20. alk.Phos. 64. GesEiw 8,7. Albumen 52,6. a1: 3,0. a2: 9,3. b 7,8. g 27,3."

Wie häufig am Beginn einer Behandlung kann sie nicht noch weitere Beschwerden schildern, so daß ich aus diesen wenigen Symptomen eine Arzneiwahl treffen muß. Dabei sollen nicht nur die jetzigen, sondern auch die früheren, den ganzen Menschen betreffenden Symptome berücksichtigt werden. (Hinweise auf die Seitenzahlen im Repertorium Generale.)

Hierarchisierung:
1. Fettleber (RG 477) und Cirrhosis der Leber (RG 476) zusammen: chel., *cupr., hep., hydr., lyc., lyss., merc., mur-ac., phos.*, plb., *sulph*.
2. Kindliche Depression (RG 15): *ars., calc.,* caust., *lach.,* rhus-t., sulph.
Kombiniert man die ersten beiden mit dem 3. Symptom „Vergißt, was sie tun wollte" (RG 29), so bleibt nur ein Mittel übrig: *sulph.*
Sulphur wird auch durch die folgenden Symptome gedeckt: übelriechender Blähungsabgang (RG 532), Auftreibung des Abdomens nachmittags (RG 474), Abneigung gegen Eier (RG 417), Furcht vor Menschen (RG 25).
Sie erhält nun am 16.5.91 Sulph.XM eine Gabe von 2 Globuli.

In den folgenden zwei Monaten konnte sie zusammengefaßt berichten: Erst hatte sie starke Blähungen mit richtigen Koliken, die sie aber von früher her kannte; dann Durchfall. Überhaupt hatte sie in den ersten 12 Tagen so ziemlich alles durchgemacht, was sie an Symptomen bisher hatte. Es ging ihr danach eine Woche lang sehr gut, dann wurde sie depressiv. Danach bekam sie den Leberdruck, den sie von früher her kannte und der dann auch wieder verging. Dann kam Sodbrennen. Früher hatte sie ja auch die-

ses Sodbrennen gehabt; da war ihr nachts die Säure in den Mund geschossen, so schwappartig hochgekommen. Zusätzlich entwickelte sie einen Druck bis in die re Scapula; aber sie fühlte sich überhaupt nicht schlapp und war im Gegenteil recht fit, was sie verwunderte.
Nach drei Wochen war das Sodbrennen verschwunden. Dafür entwickelte sie einen juckenden Ausschlag mit kleinen Pickelchen.
Schließlich ließ sie sich (ohne mich vorher zu konsultieren) eine neue Krone auf den Zahn aufsetzen und erhielt dafür vom Zahnarzt ein lokales Anästhetikum injiziert. Das scheint ihr nicht gut getan zu haben, denn zwei Tage später war der Leberdruck wieder gekommen; ihr war übel und schwindlig. Seitdem ist sie morgens sehr verschleimt, hat morgens ein Katergefühl, ohne Alkohol getrunken zu haben.(Ich hatte sie bei der Erstanamnese darauf hingewiesen, daß die Einnahme anderer Medikamente, jede symptomunterdrückende Maßnahme, Röntgenaufnahmen und Spritzen vom Zahnarzt die Wirkung eines gegebenen Arzneimittels unterbricht oder aufhebt.)
Nebenbei bemerkt sie, daß sie Varizen in den Kniekehlen hat, teilweise tut ihr auch das ganze Bein weh.
Ich frage, wie es ihr allgemein in der ganzen Zeit gegangen sei: es geht ihr wirklich besser seit der Behandlung, sie ist allgemein kräftiger. Aber seit der Zahnarztspritze habe es insgesamt nachgelassen.
Das sogenannte „Durchspielen“ alter Beschwerden und Syndrome ist das beste Zeichen für den Beginn einer Heilung, weil der Organismus damit anzeigt, wieviel Kraft er jetzt hat, solche alten unerledigten, vielleicht nur unterdrückten Beschwerden aufzuarbeiten. Solch ein Zustand (d. h. ein Wieder-Erscheinen alter Symptome) verbietet die erneute Gabe desselben oder irgend eines anderen Mittels, sondern zwingt den Arzt abzuwarten, damit der Organismus ungestört seine Arbeit zu Ende führen kann. Da aber ihre ersten, zu Beginn der Behandlung geschilderten Beschwerden seit der Lokalanästhesie des Zahnarztes wieder erschienen sind, ist jetzt die Wiederholung des Mittels angezeigt.
So erhält sie am 26.7.91 noch einmal Sulph.XM.

Etwas mehr als zwei Monate später ergeben sich wieder zusammengefaßt folgende Berichte: Ungefähr zwei Wochen nach der 2. Einnahme von Sulph. ging es ihr besser. Auch die Leberwerte vom 7.8. waren besser: GPT 30 (im Dez 90 noch bei 54), γGT 20 (gleicher Wert im Dez 90), GOT 17 (vorher 27), γGlobuline 27,3% (im März 91 bei 31,5).
Anfang Oktober hatte sie von einem vertretenden Kollegen wegen Kopfschmerzen hinter den Augen (zu finden im RG unter Kopf, Schmerz, Stirn, Augen, hinter den: Seite 144) eine einmalige Dosis von Sepia D5 erhalten, was sofort geholfen hatte. Die Kopfschmerzen waren wie weggeblasen.
Die linke Schulter tut ihr jetzt weh; das hatte sie schon als sie vor Jahren noch Drogen nahm. Sie hatte damals einen Tripper gehabt, da hatte die

Schulter für ein Jahr lang weh getan. Sonst geht es ihr gut. Dieses wiederkehrende alte Symptom des Schulterschmerzes und der von der Patientin geschilderte Zusammenhang mit der durchgemachten Gonorrhoe zwingt zu einer Änderung der Therapierichtung. Bisher war die Behandlung antipsorisch, so wie Hahnemann in seinen „Chronsichen Krankheiten, Theoretischer Teil" es für den Beginn einer Behandlung postuliert hatte. Nun kommt die antisykotische Symptomatologie zum Vorschein. Deshalb erhält sie weitere 2½ Monate später am 9.10.91 Nat-s.XM, auch wenn dieses Symptom (RG 902) nicht durch Nat-s. gedeckt wird.

Der linke Arm tut ihr ein Monat später noch bei Bewegung weh. Am Tage nach der Einnahme des Nat-s. hatte sie ein Herzrasen, einen Druck auf die Schilddrüse, weite Pupillen und Übelkeit bekommen, wie wenn sie Drogen genommen hätte. Das ganze war für zwei Stunden aufgetreten und dann wieder verschwunden. Danach hatte sie für eine Woche ein Brennen beim Urinieren und für einen Tag einen Ausfluß, der gelblich war und mit Jucken und Brennen einherging. Der Urin war o. B. Das alles hatte sie sehr an ihre durchgemachte Gonorrhoe erinnert.
Die Übelkeit, die sie jetzt hat, ist wie seinerzeit bei der akuten Hepatitis. Die Psoriasis ist wie früher an einer kleinen Stelle. Im Dezember 91 berichtet sie, daß sie Stellen wie Bläschen auf der Zunge hat, die rot und fleckig sind. Es brennt dort beim Essen, sie hatte in letzter Zeit für zwei Tage ein merkwürdiges Gefühl im Mund. Sie ist schon seit langer Zeit erschöpft. Mir fällt auf, daß sie geschwollene Augen hat.
Zwar hatte das Nat-s. einige alte Symptome herausgebracht, aber der Organismus hat keine Besserung folgen lassen, so daß ich bei ihr jetzt das Sepia, welches bei den Kopfschmerzen so gut geholfen hatte, in einer hohen Potenzstufe geben möchte. Sie erhält am 13.12.91 eine Gabe Sep.XM.

Fünf Wochen später hat sie eine Verschleimung im Hals von den Bronchien her und ein Halskratzen seit Weihnachten. Sie hat Herzstolpern, das Herz macht seit drei Wochen Sprünge, es hüpft; das Herz schlägt stark, tagsüber und auch wenn sie sich ins Bett legt.
Ich frage, wie es seit dem Sep. ergangen sei: am nächsten Tag hatte sie Kopfschmerzen über dem rechten Auge für eine Woche. Sie hat es auch mal im Genick gespürt. Die Beschwerden im linken Arm und in der linken Schulter sind weg. Auch sonst ging es ihr die ganze Zeit gut. Die Leber ist kaum vergrößert, sie hat aber oft einen Druck im Oberbauch, ein Brennen und Stechen.
Sie hat einen trockenen Mund, trockene Lippen, die auch brennen. Sie muß sich aber zum Trinken zwingen.
Die Schilddrüse beiderseits ist vergrößert.

Weitere drei Wochen später sind die Herzbeschwerden viel besser geworden, aber noch nicht ganz weg. Sie hat noch morgens die Verschleimung im Rachen mit Würgegefühl (ein typisches Sepia-Symptom). Einen Ischias hatte sie auch gehabt, der hat sich jetzt auch wieder gegeben. Übrigens sind der Schweiß, der Schüttelfrost und die Gliederschmerzen völlig verschwunden. Allgemein fühlte sie sich ganz gut.
Aber etwa zwei Monate nach der letzten Sepia-Einnahme bekommt sie wieder ihre Herzrhythmusstörungen. Außerdem scheint sie einen akuten Infekt durchzumachen: Die Augen stechen, sie sind seit einer Woche rot und extrem empfindlich gegen Luftzug. Sie hat auch das Gefühl eines Luftzuges in den Augen. Seit zwei Tagen hat sie jeden Abend um 19^{00} Uhr Schüttelfrost.
Ich frage, wie es ihr insgesamt seit dem Sep. gegangen sei: Sie hat nicht mehr dieses depressive Loch. Sie hat auch mehr Energie. Phasenweise geht es sogar in der Leber besser.
Da die Herzrhythmusstörungen sich wieder melden, was auch ein Grund für die Sep.-Gabe war, und diese in dieser Zeit verschwunden waren, ist es jetzt notwendig, das Sep. zu wiederholen. Sie erhält am 6.3.92 nach mehr als zwei Monaten nochmals eine Gabe von Sep.XM.

Am 20.5.92 erhält sie vom vertretenden Kollegen Phos.XM, berichtet aber 6 Wochen später, daß das Sep. besser war als das Phos. Sie hat jetzt wieder Schmerzen von der Leber oder von der Rippengegend ausgehend bis zum Rücken. Mal tut es nur in der rechten Scapula weh; teilweise war es so schlimm, daß sie nicht rechts liegen konnte. Seit zwei Monaten hat sie einen gelblichen Fluor.
Deswegen erhält sie am 1.7.92 nun Sep.CM.

Am 7.7.92 berichtet sie, daß sie jetzt Zahnschmerzen links unten habe, wo sie vor zwei Jahren wurzelbehandelt wurde. Es ist der gleiche Schmerz wie damals. Übrigens kam dieser Schmerz vor einer Woche auch mal kurz.
Aus dem Wieder-schmerzhaft-Werden eines wurzelbehandelten Zahnes kann vielleicht gefolgert werden, daß diese mechanische Art der Therapie nicht die Lösung dieses miasmatischen Symptoms (was es nach Hahnemann ist) bringt. Jetzt muß man sehen, was der Organismus daraus macht.
Am 17.7.92 erhalte ich wieder Laborbefunde:
Die Tansaminasen sind o.B.(GOT 10, GPT 16, γGT 14), lediglich die γGlobuline sind mit 22,9 (vorher 28) noch leicht erhöht. Auch die BSG hat sich mit 8/12 weiter gebessert.

Drei Wochen nach dem Sep.CM erhält sie wieder vom vertretenden Kollegen wegen einer akuten Gastritis Nux-v. C30, was ihr sehr geholfen hatte, denn danach war der Magen gut. Eine Woche danach (also vier Wochen nach dem letzten Sep) hatte sie für fünf Tage Frieseln im Gesicht bekommen, dann war auch das weg. Seitdem hat sie dicke große Pickel am Oberschenkel.

Zwei Monate später hat sie Krämpfe im Unterleib vor den Menses, das hatte sie früher nicht gehabt.
Sie ist oft unheimlich aggressiv, das war sie vor einigen Jahren auch gewesen, als sie mit den Drogen aufgehört hatte. Es kommen überhaupt viele Erinnerungen an die Drogenzeit wieder hoch.
Auch ein „Durchspielen“ im psychischen Bereich ist Grund, das gegebene Mittel weiter wirken zu lassen.
Drei Monate nach der Sep.CM bekommt sie Leberschmerzen. In der letzten Zeit hatte sich der Magen deutlich gebessert, es ging ihr überhaupt gut. Sie hatte allerdings Muskelschmerzen, die schlimmer wurden, wenn sie sich bewegte. Ihr Schweiß riecht jetzt unangenehm, sie hat nasse Achseln. Morgens sind die Lider und die Tränensäcke dick geschwollen. Sie betont noch mal, daß es ihr in der letzten Zeit wirklich gut ging.
Diese Besserung hätte mich ermahnen sollen, weiter zuzuwarten, anstatt einen Fehler zu machen und zu glauben, durch weitere Gaben die Heilung beschleunigen zu können. Das gleiche Mittel (Sepia) konnte ich nicht wiederholen, da die Mindestwirkungszeit von drei Monaten gerade erreicht war. So gab ich wegen des Symptoms „Schwellung um die Augen“ (RG 339) Rhus-t.XM am 15.10.92.

Die Quittung für den Fehler bekam ich sofort zu fühlen: Schon zwei Wochen später berichtete sie, daß es ihr miserabel gehe. Bereits zwei Tage nach dem Rhus-t. hatte sie eine Herpes-simplex-Infektion an der Oberlippe bekommen, was sie schon seit Beginn der Behandlung nicht mehr hatte. Auch war ein Gerstenkorn gekommen und rote Augen; und Schweiß bei der kleinsten Anstrengung. Sie hatte auch viel Kopfschmerzen, wenn sie die Augen bewegte.
Das Rhus-t. war wirklich eine schlechte Entscheidung. Das Sepia hätte wahrscheinlich noch lange weiterwirken können, und damit wäre die Heilung konstant und ruhig vorwärts gegangen. Jetzt habe ich das Durcheinander von Symptomen selber hervorgerufen. Nun versuche ich wegen der früher duchgemachten Gonorrhoe mit Medorrhinum noch das beste aus der verfahrenen Situation zu machen. Sie nimmt Med.XM am 6.11.92 ein.

Das Medorrhinum brachte zwar für drei Wochen eine Besserung des Leberdrucks. Anfangs war sie fast überdreht. Sie hatte viel Rückenschmerzen. Sie hatte auch viel Arbeit, wieder die geschwollenen Augen morgens; ist eher lustlos. Der Hals war dicker geworden (sie hat eine Struma), links ist es deutlicher. Sie hat Ekel vor Fettem, was sie sonst selten hat. Und wieder öfters Kopfschmerzen, auch morgens.
Das Med. XM scheint nur eine kurze Wirkung gehabt zu haben, denn was ich sonst gewohnt bin, von einem Patienten zu hören, nämlich daß ihn diese Wirkung in Erstauen versetzt hatte, das kommt hier nicht. So erhält sie nun

(nach 3 Wochen) wegen der Struma links und der Verschlimmerung morgens Lach.XM am 28.11.92.

In den folgenden sechs Wochen war der Verlauf wechselhaft: erst ging es nicht wesentlich besser. Sie hatte abends müde Augen, bekam ganz schnell einen feuerroten Kopf, wenn sie etwas falsch gemacht hatte. Die Psoriasis, die sie früher hatte, zeigte sich am rechten Oberschenkel wieder. Sie hatte eine starke sexuelle Erregung und ein starkes Verlangen über mehrere Tag, was sie sonst nicht hatte. Sie baute ab 11^{00} Uhr ab, brauchte dann unbedingt etwas Warmes zum Essen. sie wurde bösartig, wenn sie nicht sofort an den Futtertrog kam (Hier ist die analoge Rubrik der „Schwäche bei Hunger" zu nehmen, RG 1188.) Aber auch sonst war sie aggressiv, wenn etwas nicht klappte, z.B. wenn ein Schlüssel im Schloß steckte, so daß sie gegen die Türe hätte treten können. Das kannte sie von früher her.
Am 14.1.93 zeigte sie mir neue Laborbefunde: GPT: 19. GOT: o.B. γGT o.B. γGlobuline 23,6%.
Sie hat seit drei Monaten weiße Flecken am Thorax, die schon weg waren. Diese hatte sie früher als Mädchen auch gehabt, sind immer wieder mal gekommen.
In den letzten Wochen hat sie einen Druck auf dem Hals, wenn sie enge Sachen trägt (ein typisches Lach.-Symptom). Sie meinte aber, daß die Schilddrüse rechts etwas stärker sei (was nicht für Lach. spricht). Sie hat Schmerzen in der Brust beim Eisprung, bei jeder Erschütterung tut es dann weh. Sie fühlt sich ausgetrocknet, der Mund ist trocken. Morgens hat sie rote Augen. Allgemein ist sie schlapp und kaputt seit der letzten Woche.
Aber es ging ihr mit Lach. im Schnitt recht gut; sie fühlt sich im großen Ganzen besser.
So möchte ich Lach.XM am 15.1.93 noch mal wiederholen.

Aber das Lach. scheint nicht das richtige Mittel zu sein, denn schon nach zwei Wochen sind die Beschwerden so deutlich, daß ich mich veranlaßt sehe, das Mittel zu ändern. Sie hat Halsschmerzen und Husten seit zwei Tagen; es tut alles weh im Hals; und hinter dem Sternum tut es besonders beim Husten weh. Aber sie muß nur tagsüber husten. Beim Husten geht immer etwas Urin ab. Sie hat einen ekelhaften Geschmack beim Husten, wie ein metallischer Nachgeschmack. Ich frage nach Auswurf: wenig und dann gelblich.
Sonst geht es ihr gar nicht so schlecht, wenn der Husten nicht wäre.
Ich frage noch mal nach den Halsschmerzen: beim Sprechen und Schlucken und nach Husten tut es weh, es ist ein schneidender Schmerz. Durch Trinken wird es etwas besser (spong.).
Übrigens hat sie einen breiigen Stuhl mit viel Blähungen.
Ich frage noch mal nach dem Ärger: Der kommt schon vor; bei der Arbeit

halt. Sie kann sich schon schnell, aber kurz ärgern. Es geht aber auch schnell wieder weg.
Sie erwähnt, daß sie schon jahrelang keine Erkältung mehr gehabt habe.
Sie gibt mir noch einen Laborbefund: Hämatokrit etwas erniedrigt mit 36,5. GPT etwas erhöht mit 19. γGlobuline erhöht mit 23,6.
Viele Patienten, die stolz darauf sind, nie erkältet zu sein, leiden unter einer tief verwurzelten schwereren Krankheit, die leichtere Erkrankungen wie Erkältungen abhält. Wenn also während einer homöopathischen Behandlung sich nun Erkältungen zeigen, so ist das ein Zeichen der Besserung, weil hier eine Syndromverschiebung zu den schwächeren Krankheiten (oder im Sinne der Heringschen Regel ein Nach-Außen-Treiben) stattfindet. Nimmt man die beiden Rubriken „Schmerz hinter Sternum beim Husten“ (RG 736) und „Unwillkürlicher Urinabgang beim Husten“ (RG 577), so erhält man die Mittel: *Bry.*, **Caust.**, *phos.*, rumx., staph. Kombiniert man dazu die beiden Rubriken „Halsschmerz schneidend“ (RG 404) und Halsschmerz beim Sprechen (RG 401) so geht nur ein Mittel durch: Staphysagria. Die zusätzliche Überlegung, daß Staph. ein Antisykotikum (RG 1195) ist, bestärkt mich in der Wahl des Mittels. So erhält sie am 9.2.93 Staph.XM.
Die folgenden Berichte lassen sich wieder zusammenfassen: Vier Wochen nach der Einnahme von Staph. klagt sie über Herzklopfen, Zittrigkeit und Schwindel, der sich zwar langsam legt, aber nur einer weiteren Erkältung Platz macht. Dann scheint es wieder besser zu gehen. Aber bald zeigen sich Blähungen.
Zwei Monate nach Staph. beklagt sie Halsschmerzen, die beim Schlucken zum linken Ohr hin ziehen. Nachmittags hatte sie Schüttelfrost um 17^{00} Uhr und abend 38 °C Fieber; sie hat leichte Gliederschmerzen und Kopfschmerzen. Es ging ihr aber die ganze letzte Zeit hervorragend, auch von der Leber her. Sie hatte so viel überschüssige Energie, daß sie sich Joggingschuhe kaufen wollte. Sie war in den Bergen so fit, sie konnte ohne Probleme hinauf.
Nach bald drei Monaten sind die Halsbeschwerden noch nicht weg, aber besser geworden; dazu hat sie etwas Reizhusten, es krabbelt vorne in der Brust. Durch Trinken wird der Husten besser. Aber die Gliederschmerzen und das Fieber, kurz alles sonst ist weg. Es besteht noch ein schleimiger Auswurf und die Nase ist morgens verkrustet. Aber allgemein geht es gut, es ist wesentlich besser.
Aber drei Tage später bedrängt mich die Patientin wegen ihres quälenden Hustens, der so schlimm ist, daß sie sogar Binden tragen muß, weil der Urin dabei unwillkürlich abgeht, so sehr, daß ich wieder einen Fehler mache. Ich lasse mich von der Überlegung täuschen, daß Nux-v. beim unwillkürlichen Harnabgang durch Husten mit einem sogenannten „Künzli-Punkt“ versehen ist, daß es in der Rubrik „chronische Hepatitis” (RG 476) steht, und gebe ihr nun – statt das Staph. zu wiederholen – Nux-v.XM am 21.4.93.

Darauf ging zwar der Husten weg, es ging ihr aber vom Allgemeinen her nicht so gut in den letzten drei Wochen. Sie hat ein Katergefühl morgens, hat Rhythmusstörungen, hört schlecht, ist sehr erschöpft. Aber auch das bessert sich für kurze Zeit wieder. Sie beklagt mehr Haarausfall und weiße Flecken auf den Fingernägeln. Außerdem hat sie Caries an einem Zahn, eine dunkle, bräunliche Stelle.
Trotz Zuwartens geht es auch sechs Wochen später nicht besser, die Leber drückt, es geht ihr nicht gut, sie ist recht schlapp. Sie hat Schmerzen an der rechten Scapula, und die rechte Schulter tut ihr weh. Ebenso hat sie Schmerzen auch zwischen der Wirbelsäule und der rechten Scapula und rechts oben lateral an der Scapula zur Schulter hin. Sie klagt über allgemeine Nackenverspannungen.
Zumal ich mit der Wirkung von Nux-v. nicht zufrieden bin und jetzt noch so intensiv quasi mit der Nase auf die rechte Seite und Schulter als Projektionsorgan der Leber gestoßen werde (RG 902 „Schmerzen re Schulter" und RG 778 „Rücken Schmerzen Dorsalregion Scapulae rechts"), so fällt die Entscheidung für Lyc.XM, das sie am 4.6.93 nach sechs Wochen bekommt, ziemlich leicht.

Aber obwohl ich doch so sicher mit der Arzneiwahl war, wollte sich – wie ein Gesamt-Überblick über die folgenden zehn Wochen zeigte – keine Besserung auf Lycopodium einstellen. Insgesamt hatte sie einen ganz massiven Leberdruck wie eingezwickt. Und die rechte Schulter hatte sehr weh getan. Das Ultraschallbild sah allerdings für den Kollegen (entsprechend mündlichem Bericht der Patientin) recht ordentlich aus. Im Labor zeigte sich aber eine Verschlechterung: GOT 28. GPT 67. γGT 29. Alkal.Phosphatase 52. γGlobuline 23,5%. BKS 5/20.
Darüber hinaus hatte sie ziemlich viel Depressionen; sie hätte vom Balkon springen können. So schlimm war es wie schon lange nicht mehr. Außerdem hatte sie viel Blähungen, dabei ein Gefühl, sie bekommt Durchfall. Sie hatte ein Gefühl daß der Bauch heiß ist, was auch objektiv der Fall war. Der Leberdruck zur re Schulter hin war schlimm. Sie hatte ein Wundheitsgefühl im rechten Oberbauch. Sie war leicht gereizt und unzufrieden.
Abends hatte sie etwas Schüttelfrost. Der Urin roch teilweise scharf ätzend. Zusätzlich war sie lichtempfindlich.
Wegen der Depression mit den suizidalen Gedanken des In-die-Tiefe-Springens erhält sie am 12.8.93 Aur.XM.
Aber schon zwei Wochen später sehe ich mich gezwungen, das Aurum in seiner Wirkung abzuschneiden, denn sie bekam schon am nächsten Tag Herzrhythmusstörungen, wie sie das manchmal hat, und war auch allgemein erschöpft. Es ging ihr nur an einem Tag besser. Aber sonst war sie aggressiv, hatte einen starken Leberdruck und dann Druck auf der Schilddrüse; sie hatte keinen Druck am Hals ertragen, mußte sogar das T-Shirt wegreißen.

Ich bitte sie, mir noch einige andere Dinge, die ihre Gesundheit betreffen, zu erzählen: Wenn es auf 11^{00} Uhr zugeht, da geht es ihr schlecht. Da wird sie schwindlig, blaß, ihr wird übel, das wird durch Essen gebessert. Sie ißt überhaupt mehr und häufiger. Ihr wird übel beim Fahren.
Mir fällt auf, daß sie gelbe matte Augen hat.

Heißhunger um 11^{00} Uhr (RG 420), Schwäche durch Hunger (RG 1188), Übelkeit beim Fahren (RG 462), Cirrhose (RG 476) – das alles lenkt mich wieder auf Sulph., auf das ich nun doch zurückkommen möchte. Ich gebe es ihr als Sulph.CM.

Nun folgen fünf Monate einer stetigen Besserung mit kleineren Beschwerden dazwischen, die ohne eine erneute Gabe unter der noch anhaltenden Wirkung von Sulphur wieder verschwinden: Sie hat mal Schwindel, ist mal erkältet, hat mal Herzklopfen in Linkslage,

Aber die Leberwerte sind normal: GPT 11, γGT 13, AP 44. Und allgemein geht es ihr so gut. Sie hat gar keine Leberbeschwerden mehr, hat sehr viel Energie und war sehr stabil, muß nicht mehr so viel essen, wenn sie schlapp war, das alles war total verschwunden.
Aber nach fünf Monaten läßt auch diese Besserung nach, sie bekommt wieder eine leichte Übelkeit und Achselschweiß, obwohl es ihr kalt ist.
Bevor ich nun Sulph. wiederhole, möchte ich erst das Komplementärmittel Calcarea geben, was auch die Schmerzen in der rechten Schulter hat. Sie erhält am 26.1.94 Calc.XM.

In den folgenden fünf Wochen stellte sich nicht die gewünschte Besserung ein. Drei Tage nach dem Calc.XM hatte sie Schüttelfrost, dann eine ganze Woche lang rote Augen, Leberdruck und Süßverlangen. Nach Joggen war ihr richtig übel, sie hatte fürchterlich gefroren, hatte viel Achselschweiß und eine auffallende Blässe.
Die Leberwerte (am 3.2.94) hatten sich etwas verschlechtert: GPT 13, γGT 14, γGlobuline 21,8 %. BKS o.B., Eisen etwas erhöht auf 148.
Dann starkes Rauschen und Pfeifen für zwei Tage, das war neu. Dann wieder dieses Kältegefühl in der 3. Woche. Eine Blässe und Schwäche, die nach dem Essen besser war. Von 14^{00} bis 16^{00} Uhr war ein sichtbarer Tiefpunkt mit gelblicher Blässe im Gesicht. Sie hatte viele Blähungen seit drei Tagen, oft Rumpeln im Bauch, das sie schon lange nicht mehr gehabt hatte. Und war extrem erschöpft.

Auch in den nachfolgenden zwei Wochen wurde der Darm nicht besser: extreme Blähungen nach dem Essen, laute Darmgeräusche, auch sonst, aber bes. nach dem Mittagessen. Sie hat keinen geregelten Stuhlgang, nur so bißchen, meist mit viel Luft, dünn eher, ungeformt. Stuhl kommt explosionsartig mit viel Luft.

In der letzten Woche ganz extremes Hautjucken, nach Absetzen von Weizenkeimöl (äußerlich angewendet) wurde das besser. Vor 3–4 Jahren hatte sie auch so einen Blähbauch. Auch während des Tages bestand dieses Kältegefühl, so daß sie sich ausgekühlt fühlt, besonders an den Händen. Sie ist schwindlig und schlapp. Die Schulterschmerzen re sind allerdings weg. Aber dafür spürt sie seit 2–3 Tagen die Leber deutlicher. Sie wacht zwischen 2^{00} bis 3^{00} Uhr auf. Da ist sie unruhig, steht auf, macht sich kalte Beinduschen, danach kann sie wieder einschlafen. Ohne diese liegt sie gut eine Stunde wach. Sie schläft dann erst gegen Morgen wieder ein, schläft dann aber sehr fest und ist dann schlecht gelaunt. Die Augen sind in letzter Zeit gelblich, nicht ständig, aber öfters.

Die folgenden Symptome führen mich zu einem Reaktionsmittel, da ich vermute, daß hier das richtige Mittel nicht genügend hilft, weil eventuell die Reaktion blockiert ist:
Schlaflos von 2^{00} bis 3^{00} Uhr (RG 1052): mag-m.[16]
Chron. Hepatitis (RG 476): mag-m., **Nat-s**.
Lebererkrankung (RG 482): **Mag-m., Nat-s.**
Augen gelb (RG 205): *mag-m., nat-s.*
Stuhl spritzt heraus (RG 561): Nat-s.
Reaktionsmangel (RG 1171): mag-m.
Sie nimmt (nach 5 Wochen) am 4.3.94 Mag-m.200.

Aber schon vor Ablauf von drei Wochen berichtet sie wieder, daß das Mag-m. nicht viel für die Blähungen gebracht hat. Seit fünf Tagen hat sie wieder mehr Leberbeschwerden mit Druck unter dem rechten Rippenbogen, der bis zur rechten Schulter hochzieht.

Der untersuchende Arzt, der seinerzeit vor 10 Jahren den Sonographiebefund erhoben hatte und jetzt wieder ein Ultraschall des Oberbauches gemacht hat, hatte sich sehr positiv geäußert: Die Milz sei wunderbar, keine Umbauvorgänge in der Leber.
Aber sie hat alte psychische Probleme, die Unsicherheit kommt wieder. Sie wird steif, wenn sie in ein Lokal geht. Das kennt sie von früher her. Das war früher der Grund, warum sie Drogen und Beruhigungsmittel genommen hatte. Sie war erstaunt, daß das jetzt wieder gekommen ist, sie ist doch jetzt Abteilungsleiterin. Die Unsicherheit kommt besonders, wenn Männer sich für sie als Frau interessieren.
Sie hat einen hohen Anspruch an sich selber, sie hat ein höheres Bild von sich selber, wer sie sein müßte.
Als Kind hatte sie immer Phantasien, wie toll sie war, je deutlicher diese Phantasien waren, desto schüchterner war sie nach außen.
Sie bringt mir ein Schreiben ihres Hauarztes vom 9.3.94 mit, worum ich sie gebeten hatte:

„Sehr geehrter Herr Kollege Barthel,
ich berichte Ihnen über Frau ..., die ich seit 1988 hausärztlich kenne. Sie besuchte mich zuerst im November 88 wegen unklarer morgendlicher Lidödeme und Oberbauchschmerzen, leichter Übelkeit und allgemeiner Leistungsschwäche.
Es lagen Vorbefunde vor aus dem Jahr 1983, wo seitens des Internisten bei mäßig erhöhten Transaminasen (OT 27, PT 62, γGT 28) und insbesondere erheblicher Erhöhung der γGlobuline auf 30% bei damals schon bekannter chronischer Hepatitis Non A Non B und damals wohl bestehendem Alkoholabusus der Verdacht auf eine Leberzirrhose gestellt wurde. In ... wurde eine Leberbiopsie entnommen, deren Histologie ergab: Es handelt sich um eine chronisch aggressive Hepatitis derzeit mit mäßiger Aktivität mit einer kräftig örtlich bereits mit Leberumbau einhergehenden Fibrose und einer insgesamt kräftigen Parenchymverfettung. Das Bild entspräche einer chronischen Non A Non B Hepatitis, die nun in eine Zirrhose überginge.

Frau ... schien mir hier ein neues Leben angefangen zu haben. Sie machte hier immer einen sehr zugewandten offenen und sympathischen Eindruck. Die Leber war tastbar am Rippenbogen, Appendektomienarbe, keinerlei pathologische Resistenzen. Seit 1988 habe ich gelegentlich Laborwertkontrollen durchgeführt. Diese schwankten zwischen fast normalen Werten und mäßigen Erhöhungen bis GPT 67 und γGT 29. Die γGlobuline haben sich um Werte zwischen 22 und 24 eingependelt. Serologisch ließ sich nachweisen, daß sowohl eine Hepatitis A, als auch B und C bestanden hat. Eine akute Aktivität oder Infektiosität bestand hier nicht.

Im Juli 93 Vorstellung wegen Erschöpfung, Blähungen, Durchfall durch wohl akute Enteritis. Im November 93 bei normalen Transaminasen Bronchitis mit besonders nächtlich trockenem Husten und Stimmverlust. Im Februar 94 Vorstellung wegen seit zwei Wochen bestehender Erschöpfung, Schweißausbrüchen, Tinnitus, allgemeiner Leistungsschwäche, Schwindelbeschwerden, Blähungen besonders nach dem Essen, Zunahme des Bauchumfanges durch Gasbildung, allgemeiner Leistungsschwäche (schafft es nicht hinter der Straßenbahn herzulaufen), häufigen Stuhlgängen direkt nach dem Essen.
Ultraschalluntersuchung am 11.3.94: Etwas diffus verdichtete Leber, keine nachweisbaren Umbauvorgänge, normale Milz, eher klein, Keine Pankreasveränderungen.
Letzte Laboruntersuchung im Februar 94: BSG 4/12, PT 13, γGT 14, Elektrophorese γGlobuline 21,8 %, Eisen 147.
Mit freundlichen kollegialen Grüßen"

Die Beurteilung des internistischen Sonographiebefundes vom 11.3.94 gab sie mir auch noch:

„Bei bekannter chron. aggressiver Hepatitis C zeigt sich lediglich eine gering vergrößerte und etwas diffus verdichtete Leberstruktur ohne Hinweise für Umbauvorgänge. Erstaunlicherweise auch eine normal große Milz bei regelrechter Struktur, dazu passend die unauffälligen Aminotransferasen. Pankreas normal groß bei regelrechter Echoparenchymstruktur. Auch der Pankreasgang normalkalibrig.“

Nun möchte ich den Versuch mit Lycopodium noch einmal wagen und gebe ihr (fast vier Wochen nach Mag-m.) Lyc.XM am 31.3.94.

In den folgenden sieben Wochen zeigte sich doch eine gewisse Besserung, so daß ich bei Lyc. bleiben konnte. Der Verlauf war aber wieder wechselhaft: In den ersten zwei Wochen hatte sich nicht so viel getan, der Bauch war noch dick. In der 3. Woche fingen die Darmgeräusche, die Übelkeit, der Leberdruck mit den Leberbeschwerden, der Achselschweiß, das Frieren im Bett wieder an. Die Zunge war wie verbrannt, sie hatte einen diffusen Schwindel. Sie verträgt nur frische Luft, obwohl ihr kalt ist. Sie sieht gelblich-blaß aus.
Sie überlegt, ob das Medikament vielleicht nicht geholfen hatte, weil sie es für $^1/_2$ Stunde in die Sonne gelegt hatte.

Nun erhält sie ein Plac., wonach es ihr deutlich besser geht; die Leber wurde besser; sie hatte auch sehr viel Energie, sie war fit, hätte Bäume ausreißen können. Sie hatte in der 6. Woche 37,5 °C Fieber ab mittags und dann Halsschmerzen, was sich aber nach einigen Tagen wieder fängt.
Aber in der letzten Woche melden sich die Beschwerden wieder: Sie hat wieder Haarausfall, wieder mehr Bauchschmerzen und Blähungen. Wadenkrämpfe morgens beim Strecken. Die Zunge ist morgens dick weiß belegt, so daß sie den Belag abkratzen konnte. Öfters nach dem Essen hat sie Aufstoßen, daß das Essen wieder zurück und hochkommt. Ich frage, wie es allgemein die letzten sieben Wochen ging: nicht schlecht, aber seit fünf Tagen fühlt sie sich nicht mehr so wohl. Die Augen sind morgens dicker, sie ist leicht zu verunsichern und aus dem Gleichgewicht zu bringen. Allerdings waren vor einer Woche die Leberwerte alle o. B. Jetzt ist sie kurz vor der Regel, da ist die Brust prall und tut weh, das ist nur manchmal so.
Da es wieder mit den Beschwerden loszugehen scheint, und da das zuvor gegebene Lyc. doch gute Dienste geleistet hat, erhält sie noch mal Lyc.CM am 21.5.94.

In den nächsten acht Wochen setzt sich die Besserung fort, auch wieder mit wechselnder Symptomatik: Die bekannten Symptome (Leberdruck, Schüttelfrost, Zunge wie verbrannt) kommen wieder. Sie könnte süß und besonders Schokolade von früh bis spät essen. Sie hat weiße Flecken auf der Haut, die sich beim Kratzen schuppen, ob das ein Pilz sei?

Morgens ist sie verschleimt im Rachen. Die linke Mamma ist größer als die rechte [ein Hinweis für calc., con., phyt.); das ist seit zwei Monaten sehr deutlich. Die Mammae sind schmerzhaft ab der Zeit des Eisprungs bis zur Regel, und sie spannen vor der Regel. Sie bekommt schnell Herzrasen, z. B. als sie vom Verwaltungsleiter mehr Geld für ihre Abteilung gefordert hatte.
Allgemein hatte sie für eine kurze Zeit zwischendurch eher schlechte Laune, war schnell gereizt. Vorher und auch nachher war es wirklich gut, sie war extrem gut drauf. Sie ist insgesamt so stabil geworden, hat seit der Behandlung 7 kg zugenommen. Früher hat sie essen können, was sie wollte, es hat nicht angeschlagen, jetzt nimmt sie zu (gerade nach dem Lyc.CM besonders). Sie ist seitdem sehr stabil. Jetzt liegt sie bei 55 kg bei 162 cm; sonst war sie immer unter 50 kg.
Wegen Schmerzen in den Mammae ist sie zum Gynäkologen gegangen, der eine Mastopathie festgestellt und gefunden hatte, daß das Milieu in der Vagina nicht stimme, es sei fischig. Die Brust, links mehr, tut ihr weh in Bauchlage, die linke Mamma ist auch viel größer. Auch beim Laufen tut es weh und auf Druck. Meist mit der Regel wird das schlimmer, vom Eisprung bis zur Regel tut es weh. Sie bemerkt nebenbei, daß der Hautpilz mit den weißen Flecken stärker geworden ist. Sie hat wieder ihren geblähten Bauch, besonders nach dem Mittagessen.

Nimmt man die folgenden Symptome zur Hierarchisation:
- Mammae vor den Menses schmerzhaft (RG 733): **Calc.**, **Con**., kali-c., kali-m., *lac-c.*, nat-m., nux-v., sang., spong., sulph., **Tub**.
- Weiße Flecken (RG 1107), mit dem erste Symptom kombiniert: *calc.*
- Mammahypertrophie (RG 725): *calc., con.*
- Leucorrhoe übelriechend (RG 628): calc.,

so muß jetzt noch mal das Calc.XM (als Komplementärmittel) am 16.7.94 gegeben werden, was noch mal nach zwei Monaten als Calc.200 am 15.9.94 wiederholt wird, weil es weiter gebessert hatte, dann aber wieder nachgelassen hatte. Allerdings entwickelte sich eine Gefühllosigkeit vom Knie bis zu den Zehen, ein krampfiges Gefühl im Oberschenkel und das Gefühl, als ob der Rücken zu kurz sei, was mich aufhorchen läßt, weil die neurologischen Symptome diejenigen sind, die die größte Aufmerksamkeit erfordern. Sie meint aber, daß das Taubheitsgefühl nichts schlimmes sei. Denn der Leber gehe es prima, bombig, es geht sehr gut. Sie ist sehr zufrieden. Auch mit den Brustschmerzen vor der Regel ist es besser geworden. Der Leberdruck ist nicht mehr so wie früher, ist aber noch nicht in Ordnung. Kaum hatten die Gefühllosigkeit und die Rückenschmerzen sich gelegt, ging es innen mit der Leber wieder los, weswegen eben das Calc.200 wiederholt wurde.
Nach fast sieben Wochen guter Wirkung von Calc.200 komme ich auf Lycopodium als dem Komplementärmittel zurück, nachdem sie zwischendurch

einige Störungen wieder überwunden hatte: täglich Schüttelfrost morgens nach dem Aufstehen und abends ab 18^{00} oder 19^{00} Uhr. Sie ist aggressiv, alles regt sie auf, ist den ganzen Tag am Fluchen; die Fliege an der Wand bringt sie zur Explosion; weil sie mit dem Stecker hängen bleibt, könnte sie den Föhn an die Wand werfen. Kurz Stirnkopfschmerzen, dann ein Grippe-Gefühl, dann Magenschmerzen mit Übelkeit und Erbrechen, dann Sodbrennen und wieder der Schmerz von der Leber zur rechten Schulter. Die Schmerzen in der Brust sind aber verschwunden. Die Menses sind kürzer und riechen stark ätzend, wie Fisch und alter Käse. Sie hat auch Fluor, der so riecht.(Hier könnte man wegen des „Fluor wie alter Käse" (RG 628) an Hep. denken.)
Sie erhält am 3.11.94 Lyc.200, was ich sechs Wochen wirken lassen kann. Dann entwickelt sie eine akute Sinusitis maxillaris mit zähem Schnupfen, der aus den Choanen läuft. Es kommt beim Schneuzen fast nichts heraus (im RG 301 unter Nase Trockenheit Schneuzen), ein zäher klebriger Schleim (der auch auf Kali-bi. paßt). Sie erhält am 20.12.94 Kali-bi.XM.

Dieses kann ich sechs Wochen lang wirken lassen, dann melden sich die Leberbeschwerden wieder mit immer wieder auftretenden schon bekannten Symptomen. Als sie erfuhr, daß ein Kollege sich erhängt hatte, hatte ihr das so viel ausgemacht, daß sie in drei Wochen 3 kg abgenommen hat. Das waren die Kilos, die sie sich angefuttert hatte. Sie wacht jetzt wieder zwischen 3^{00} und 4^{00} Uhr auf und ist dann wach bis zum Morgen, sonst ist sie innerhalb dieser Zeit (also war sie wach nur von 3^{00} bis 4^{00} Uhr) wieder eingeschlafen. Wenn sie auf der rechten Seite liegt, spürt sie einen Leberdruck. Die Leberwerte waren übrigens völlig o. B.
Folgende Hierarchisierung führt zu einem neuen Arzneimittel:
Schlaflos von 3^{00} bis 4^{00} Uhr (RG 1052): chel.
Leberschmerzen beim Liegen auf der rechten Seite (RG 495): **Bell**., calc-f., dios., *lyc.*, mag-m., *merc.*, phos., *phyt.*, psor., sep., sil.
Abmagerung (RG 1137): *chel.*
Sie erhält nun Chel.XM am 1.2.95.
In der Folgezeit konnte das Chel.XM mehr als fünf Monate wirken. Sie entwickelte einen recht hartnäckigen stark juckenden Hautausschlag am Rumpf [als Ausdruck der Entwicklung nach außen], teils blutende Warzen, Haarausfall, Schwellungen um die Augen herum, Herpes labialis. Bisher normale Leberwerte, nur die γGlobuline sind erhöht.
Aber schließlich hat sie wieder ihren Leberdruck, ihre Erschöpfung, ihre Vergeßlichkeit; und wie zu erwarten war, ist seitdem der Hautausschlag zurückgegangen.
Die direkte Korrelation „Hautausschlag – innere Besserung" und „Zurücktreten des Hautausschlages und damit einhergehend die innere Verschlechterung" sind so deutlich, daß man sie eigentlich nicht übersehen kann. Sie erhält also nochmal Chel.XM am 17.7.95.

Nach zwei Monaten berichtet sie, daß sie neuerdings ein Verlangen nach Alkohol und Zigaretten hat. Deswegen gebe ich ihr „Barthels Kraft-Tröpfchen“, bestehend aus Alcohol.C3 in Weißwein, was ihr geholfen hatte, denn das Verlangen ist jetzt deutlich geringer.(Mit diesem Mittel habe ich sogar schon schweren Alkoholikern helfen können.)
Aber sie entwickelt jetzt wieder Magenschmerzen. Das Verlangen nach Süßem jetzt etwas geringer. Sie hat Streß im Beruf und viel Ärger, spricht zu Hause mit sich selbst, flucht in letzter Zeit bei Ungeduld. Sie macht sich selbst Leistungsdruck, viel Selbstkritik, Perfektionsdruck. Sie neigt ein bißchen zur Unordnung,
Nun komme ich auf Sulphur noch mal zurück wegen des Alkoholverlangens (RG 466) und des Süß-Verlangens (RG 468). Sie erhält nun Sulph.30., was ich nach vier Wochen in der gleichen Potenzstufe wiederholen muß, weil sie Niesattacken hat, die Augen laufen, sie eine Seitenstrangangina hat. Allgemein fühlt sie sich nicht so gut.
Sie glaubt, daß das Alkoholverlangen nach dem letzten Sulph.30 auch weniger geworden sei.
Seit Anfang Oktober 95 hat sie eine Erkältung mit Bronchitis. Sie hatte einen solchen Reizhusten, daß sie kaum schlafen konnte. Beim Husten kann sie das Wasser nicht halten. Das ist mehr als sonst, wo sie es manchmal beim Niesen hat. Vor Anstrengung tut ihr schon alles weh auf der Brust. (Damit meint sie den Schmerz hinter dem Sternum beim Husten, RG 736.) Ich frage, wie sie Eis möge: Gestern abend hatte sie Lust drauf und hat eines gegessen. Das Kühle hat ihr richtig gut getan.
Die beiden Symptome
Eis bessert: Phos.
Urinieren unwillkürlich beim Husten (RG 577): **Caust., Phos**.
und der Schmerz hinter dem Sternum beim Husten (RG 736): *phos.*
legen Phosphor nahe, was sie zum zweiten Mal am 16.10.95 als Phos.XM erhält.

Am 24.10.95 um 7:19 Uhr.
In den darauf folgenden vier Wochen meinte sie anfangs keine Besserung beobachten zu können, mußte aber konstatieren, daß es ihr gut ging bis auf eine Schwellung im Gesicht, morgens, besonders um die Augen herum. Sie hatte immer etwas Husten mit Schleim, es ist alles verschleimt. Manchmal schmeckt der Schleim salzig. Sie hat ständig Darmgeräusche und könnte mit offener Hose herumlaufen. Außerdem geht beim Niesen und Husten immer Urin ab.
Kombiniert man diese drei Symptome: Schwellung um die Augen herum (RG 339) mit Schleim salzig (RG 706) und Urinabgang beim Niesen und Husten (RG 577), so gehen zwei Mittel durch: Ars. und Phos. Also auch vier

Wochen später eine Bestätigung für das gewählte Phosphor. Da sie aber jetzt eine akute Darminfektion hat, erhält sie am 16.11.95 Ars.XM.

In den nächsten fünf Wochen melden sich ihre Beschwerden wieder deutlicher, so daß ich nach nochmaliger Analyse zu dem Schluß komme, daß das Sulph. bisher am besten gewirkt hatte.
Zusammengefaßt klagt sie folgende Symptome: Der Stuhl wechselt immer (ist veränderlich), sogar täglich. Ein Brennen nach dem Stuhlgang. Ein Jucken am After. 30 Minuten nach dem Essen hat sie manchmal Durchfall. Nachts Magendrücken, das sich zum Rücken erstreckt. Magenschmerzen, die durch warme Getränke besser werden.
Nimmt man die drei auffallenden Symptome heraus:
Der Stuhl wechselt (RG 562): Am-m., berb., cham., colch., *dulc.*, mur-ac.[16], *podo.*, **Puls.**, sanic., *sulph.*
Magenschmerz, warme Getränke bessern (RG 449): Alum., *ars.*, bry., *graph.*, mang., nux-m., **Nux-v.**, *ph-ac.*, rhus-t., *spong.*, sulph., verat.
Magendrücken, das sich zum Rücken erstreckt (RG 452): mag-m.[16], sulph., sul-ac.
So zeigt sich Sulphur wirklich durchgehend. Vielleicht könnte ihr ein kollaterales Medikament helfen, das auch die chronische Hepatitis deckt (Psor., Sel.). Sie erhält also am 1.1.96 Psor.200.

Nach drei Wochen bin ich mit der Wirkung nicht zufrieden, obwohl die Patientin eine teilweise Besserung feststellen konnte. Ich gewinne den Eindruck, daß ich zwar in diesen fünf Jahren der Behandlung einen schönen Erfolg verbuchen kann, denn bei dieser Patientin kann man nicht mehr von der Prognose ausgehen, die die Diagnose Hepatitis C beinhaltet. Vielleicht kann man sich sogar zu der Aussage versteigen, die Hepatitis C sei ausgeheilt.

Aber ihre Beschwerden, die meines Erachtens zum großen Teil hepatogen sind, und die ihr das Leben erschweren (und mit denen – nebenbei bemerkt – ich auch nicht leben wollte), rufen nach dem Heilmittel, welches nun den Rest in Ordnung bringt. Es muß ein Mittel sein, was in der Lage ist, selber Lebercirrhose hervorzurufen. Nun möchte ich ein neues, in der Homöopathie bisher nicht bekanntes Arzneimittel anwenden, welches bekanntermaßen toxische Störungen bis zur Cirrhose und Lebercarcinom hervorrufen kann, nämlich Aflatoxin. Sie erhält nun Aflat.200 am 28.01.96.
Natürlich ist diese Behandlung noch nicht abgeschlossen und benötigt sicher (auch mit Aflatoxin) noch einen längeren Zeitraum. Die Homöopathie bietet aber die Sicherheit, daß aufgrund der Symptomenähnlichkeit das passende Mittel gefunden werden kann, wenn man hartnäckig genug am Fall bleibt.

Epikrise
Die 35jährige Patientin erkrankte schon mit neun Jahren an einer Hepatitis. Durch Drogenkonsum und Alkoholabusus entwickelte sich eine chronisch aggressive Hepatitis, die bereits am Übergang zur Leberzirrhose stand. Eine 5jährige homöopathische Behandlung führte nicht nur zur Besserung der Laborwerte wie auch des Ultraschallbefundes, sondern auch des subjektiven Befindens. Allerdings ist die Behandlung noch nicht abgeschlossen und wird vielleicht auch durch neue Medikamente wie Aflatoxin fortgeführt.

Rheuma

Primär chronische Polyarthritis 8,1

Die 1945 geborene, damals 32jährige Patientin kam im Oktober 77 wegen primär chronischer Polyarthritis in meine Behandlung.

Aus der Familienanamnese erfuhr ich, daß ihre Schwester an paranoider Psychose litt, die Mutter an Coxarthrosen und der Vater an Psoriasis. Die Großmutter mütterlicherseits war an Carcinom unbekannter Lokalisation gestorben.
Die Patientin selbst war in ihrem dritten Jahr an Poliomyelitis erkrankt.
Sie hatte bis zur Tonsillektomie 1974 rezidivierende Tonsillitiden und seitdem chronische Sinusitis.
Menarche im 11. Jahr; 31 Tage Abstand, 7–8 Tage Dauer, zu stark.
In der ersten und zweiten Gravidität Depressionen und Furcht vor drohender Krankheit.
In der vierten Gravidität Varizenbildung und im 9. Monat, im Februar 77 Beginn der Polyarthritis.
Zuerst war das linke, dann das rechte obere Sprunggelenk befallen; passagere Beschwerden im linken Ellbogengelenk. Dann Arthritis des linken Kniegelenks.
Am 2.5 und 1.6.77 waren sämtliche Rheumafaktoren negativ; die BKS war von 41/73 auf 52/74 n.W. gestiegen. Leucozyten mit 6200 normal.
Am 20.6.77 wurde in der Rheumasprechstunde der Orthopädischen Universitätsklinik die Verdachtsdiagnose einer beginnenden primär chronischen Polyarthritis gestellt, das linke Kniegelenk punktiert und eine Ampulle Volon-A-10 mit Novocain instilliert. BKS 83/98 n.W., Harnsäure 3,92 mg%, sämtliche Rheumafaktoren negativ.

Bericht der medizinischen Universitätsklinik vom 12.7.77:
„Diagnose: Wahrscheinlich beginnende primär-chron. Polyarthritis.
... Die Untersuchung des Bewegungsapparates ergab eine deutliche Schwellung des li. Kniegelenkes mit Schmerzhaftigkeit und vermehrter Gelenksflüssigkeit (39 cm/35 cm) sowie eine Schwellung des li. Fußgelenkes (26 cm/23 cm). Erheblicher Ruhe- und Bewegungsschmerz, im Augenblick noch keine wesentlichen fixierten Bewegungseinschränkungen.

Außerdem Senk-Spreizfüße. Die restlichen Gelenke waren weitgehend unauffällig.
Wirbelsäule funktionell o.B. Keinerlei Druckstellen.

Laboruntersuchungen: BKS 66/110. ASL, AStal, Rheumafaktoren negativ; übliche Serum-Enzyme, Serum-Elektrolyte, Harnsäure, Chol., Triglyc.,

Gluc., Keat., Harnst., Phosphor, Ca., Cl., Na., Immunglobuline: Beta-1-C im Normbereich. Lediglich das Eisen war auf 30 mikro g/100 ml vermindert.
Die bakteriolog. Untersuchung des Urins ergab keinerlei patholog. Befunde.
Blutbild: Leuko 9,4, Ery 4,7, Hb 12,4 g%, HK 39,8, somit weitgehend unauffällig.
HbE im Sinne einer hypochromen Anämie auf 26,1 erniedrigt.
Beurteilung: Es dürfte sich bei der Pat. wahrscheinlich um eine atypisch beginnende primär-chron. Polyarthritis mit Befall des Knie- und Sprunggelenkes li. handeln. Als vorläufige Therapie schlagen wir vor: Symptomatisch Amuno 3x1 bis 3x2 je 25 mg, Metalcaptase 150 mg aufsteigend 14 tägig. Ebenfalls nach weiterer Verlaufsbeobachtung Synovektomie des li. Kniegelenks."

Beschwerden bei der eingehenden Erstuntersuchung am 31. Juli 77:
Gelenkstiche in den Hand-, oberen Sprung-, ersten Zehengrund- und Endgelenken, besonders im linken Kniegelenk. Die Stiche verschlimmerten sich bei Wetterwechsel, Stehen, Anstrengungen, Bewegungen und besonders nachts in der Ruhe. Dadurch wachte die Patientin ab 1^{00} Uhr häufig auf.
Beim Aufwachen um 6^{00} Uhr Schweiße am Oberkörper.

Seit eineinhalb Jahren war der linke erste Zeh medial, seit einem Monat die ganze linke Fußsohle taub.
Frieren an Händen und Füßen bei Erregung und um 22^{00} Uhr.
Schwindel beim Herabsehen, beim und nach dem Bücken.
Ihre Kurzsichtigkeit hatte sich deutlich verschlechtert.
Depression über ihre Krankheit.
Unkonzentriert. Gedächtnisschwäche für Worte, für Zutuendes.
Bei Erregung Achselschweiß, feuchtkalte Hände und Füße.
Müde von 13^{00} bis 14^{00} Uhr.
Verlangen auf Kaffee, Fettes (trotz der Neigung zur Adipositas), Butter, Käse, Schlagsahne, Süßes.

Stiche in der linken unteren Brust.
Menses jetzt unregelmäßig, zum Teil mit schwarzem Blut.

Zum Repertorisieren kombinierte ich das Symptom der Depression über die Krankheit mit dem der Furcht vor drohender Krankheit und fand Alum.(3), Sulph.(4). Allein **Sulphur lotum** kam von beiden Mitteln in dem kombinierten Symptom der Gedächtnisschwäche und der Arthritis vor. Die Symptome des Verlangens nach fetten Speisen, der nächtlichen Gelenkschmerzen und der tauben Fußsohlen bestätigten Sulph. mit 11/6. Sulph. war auch noch durch 16 weitere obige Symptome indiziert.
Einnahme von Sulph.XM am 5. 8., 31. 10. und 20. 12. 77; Sulph. Q am 19. 2. und 18. 4. 78; Sulph. CM am 11.7.78.
BKS am 10.8.77 35/70, im Februar 78 9/22 n.W.

Die Patientin hatte dieses erste schwierige Jahr der beginnenden Behandlung trotz ihrer Gelenkstiche ohne Analgetika im Vertrauen auf die Homöopathie tapfer durchgestanden.
Bei ihren *akuten Beschwerden am 30. Oktober 78* setzte ich ein Komplementärmittel ein:
Stiche in der Stirnhöhle beim Schneuzen. Druck in den Kieferhöhlen.
Verstopfte Nase. Grüner Nasen-, grün-salziger Rachenschleim.
Beim Leerschlucken Halsstiche bis in die Ohren.
Wie Muskelkater in den Gliedern.
Puls.C30 mit 1 Globulus löste schnell.

Beschwerden am 12. Februar 79:
Frieren und reizbar für eine Woche vor den Menses. Gelenkschmerzen verschlechterten sich zwei Tage vor Schneefall.
Seit zwei Wochen Schwäche, Ziehen bis Stiche im rechten Hand-, Ellbogen- und besonders Schultergelenk.
Stiche im linken Kniegelenk beim Hocken.
Bei Kaltwerden linker Malleolus lateralis wie verrenkt.

Ich kombinierte zur Repertorisation das Symptom der Reizbarkeit vor den Menses mit dem der Schmerzdiagonale rechts oben und links unten und erhielt Calc.(3), Caust.(4), Lyc.(4), Nux-v.(3). Diese Mittel bestätigte das Symptom der Verschlimmerung durch Schneewetter. Durch das Symptom der Verschlimmerung vor Wetterwechsel blieben Calc.(6), Caust.(6) und Lyc.(8). Erst das Symptom der Knieschmerzen beim Hocken brachte die Entscheidung für **Calcarea carbonica Hahnemanni** mit 7/5.

Die Patientin erhielt Calc.XM am 12.2.79.

Akute Beschwerden am 3. April 79:
Halskratzen und Stiche beim Leerschlucken; besser durch Warmtrinken.
Frösteln um 19^{00} Uhr.
Die rheumatischen Schmerzen waren stärker nachts, in der Ruhe und durch Anstrengung; sie besserten sich durch Bettwärme, Lagewechsel und Bewegung.
Rhus-t. D30 mit 1 Globulus besserte.
Druck in den Ohren am *10.4.79* erforderte noch eine Gabe von Puls.C30.

Am 17.4.79 folgte die zweite Gabe von Calc.XM.

Beschwerden am 31. Mai 79:
Schmerzen in rechter Schulter, rechtem Ellbogen-, Handgelenk und linkem Knie-, Sprunggelenk.
Widerhallen von Geräuschen in den Ohren.
Übelkeit im zweiten Schwangerschaftsmonat.
Allgemein geruchsempfindlich.

Der Schmerz in der rechten Schulter verschlechterte sich beim Heben des rechten Armes.
Urethrabrennen durch letzte Tropfen beim Urinieren.

Ich kombinierte das Symptom rechts oben und links unten mit dem des Urethrabrennens durch letzte Tropfen und erhielt Carb-v.(2), Lyc.(3), Mez.(3), Sel.(2). Das Symptom der Schwangerschaftsübelkeit brachte die Entscheidung für **Lycopodium clavatum.** Die Symptome des Widerhallens und der Schulterschmerzen durch Armheben bestätigten Lyc.mit 9/5.
Einnahme von Lyc.XM am 31.5.79.

Beschwerden am 26. Juni 79:
Hellwach gegen Morgen durch Herzklopfen.
Schwangerschaftsübelkeit abends.
In dieser fünften Gravidität verstärkten sich die Varizenbeschwerden mit Ziehen, Drücken,und Hitze.
Im linken Knie stach es beim Herabgehen, im rechten hatte sie beim Gehen das Gefühl, als sei es verrenkt.

Ich kombinierte das Symptom der Schlaflosigkeit durch Herzklopfen mit dem der Varizen in der Gravidität und erhielt Acon.(2), Lyc.(3), Puls.(4). Als drittes Symptom kombinierte ich das der Übelkeit abends mit dem der Schwangerschaftsübelkeit und erhielt Lyc.(5), Puls.(6). Beide Mittel ergaben sich auch aus dem Symptom der Kniestiche. Erst das Symptom des Verrenktseins brachte die Entscheidung für **Pulsatilla pratensis** mit 9/5.
Einnahme von Puls.M als Komplementärmittel zu Lycopodium am 26.6.79.

Bei der Beratung am 5. Juli 79 hörte ich von ihrem gebesserten Allgemeinbefinden; sie hatte auch keine Schwangerschaftsübelkeit mehr. Aber seit vier Tagen häufiges und blutiges Urinieren; Brennen in der Harnröhre am Ende und besonders nach dem Urinieren. Deshalb zweite Gabe von **Lycopodium clavatum** XM.

Beratung am 24. Juli 79:
Nach Besserung schmerzte das Urinieren am Ende und nachher verstärkt seit fünf Tagen.
Um 11^{00} Uhr Schwindel, der sich besonders beim Treppensteigen zeigte, Mattigkeit und Knieschwäche.
Seit fünf Tagen Stiche in den linken Zehengrundgelenken; der dritte Zeh war rot verfärbt, heiß und klopfte nachts.

Ich kombinierte die Verschlimmerungszeit von 11^{00} Uhr mit dem Symptom der Entzündung von Zehen und fand Berb.(2), Lach.(2), Phos.(4), Sep.(3), Sulph.(4), Zinc.(3). Das Symptom des Schwindels beim Treppensteigen brachte die Entscheidung für **Sulphur lotum.** Die zeitlichen Modalitäten der Schmerzen beim Urinieren bestätigten Sulph. mit 7/5.
Einnahme von Sulph.XM am 24.7. und 4.10.79.

Beratung am 24. November 79:
Auf Sulphur war die Urethritis schnell ausgeheilt.
Jetzt bestimmten stechende Schmerzen im rechten Hüftgelenk das Krankheitsbild; sie verstärkten sich beim Gehen auf hartem Grund und besserten sich bei langsamem Gehen. Ihre Rückenschmerzen zwangen sie, krumm zu gehen.
Ihre Nackenschmerzen erstreckten sich aufwärts zur rechtsseitgen Migräne.

Ich kombinierte das Symptom der Stiche im rechten Hüftgelenk mit dem Symptom des Krummgehens durch Rückenschmerzen und erhielt Sep.(3), Sulph.(3). Das Symptom der Cervicalmigräne bestimmte die Entscheidung für **Sepia succus.** Die beiden Modalitäten des Hüftgelenkschmerzes bestätigten Sep. mit 6/5.
Einnahme von Sep.XM am 24.11.79.

Seit den im Krankenhaus gegebenen Mitteln gegen Wehenschwäche bei der Geburt am 5.1.80 beschwerte die Patientin ein allgemeines Vibrieren beim Einschlafen.

Seit dem 28.1.80 bestand ein Ekzem in beiden Achseln, das nach der zweiten Gabe von Sep.XM am 6.2.80 zusammen mit dem Vibrieren im Laufe des Februar 80 abheilte.

Beratung am 3. März 80:
Es bestanden ziehende, stechende Schmerzen in den Schultern, im rechten Arm, in Hüft- und Kniegelenken besonders rechts. Durch die Knieschmerzen konnte sie nicht in die Hocke gehen. Außerdem belasteten sie die starken Krampfadern.

Bei Anstrengung traten klebrige Schweiße auf.
Allein **Calcarea carbonica Hahnemanni** zog sich in dieser Reihenfolge durch die Symptome des klebrigen Schweißes, der Knieschmerzen beim Hocken, der rechtsseitigen Gelenkschmerzen und der Beinvarizen mit 9/4.
Einnahme von Calc.XM am 3.3., 26.5. und 1.10.80, von Calc.CM am 4.12.80.
Zwischenzeitlich mußten wegen Erkältungen und Kniestichen Rhus-t.D30 und M gegeben werden.

Bei der telephonischen Beratung am 10. April 81 führte mich nur **Lac caninum** durch die Symptome der seitenwechselnden Kopf- und Halsschmerzen (für letztere nahm ich das Allgemeinsymptom), der Leerschluckschmerzen und der Schmerzausstrahlung vom Hals zum Ohr.
Einnahme von Lac-c.C30 am 10. und 200. Potenz am 14.4.81 mit schneller Lösung des akuten Problems.
Nach der Unterbrechung durch die Seitenstrangangina konnte ich die im März 80 begonnene konstitutionelle Behandlung fortsetzen mit Rhus-t.M

am 20.6.81, **Calcarea carbonica Hahnmanni** CM am 29.8.81 und nochmals mit Rhus-t.M am 10.11.81.

Ein Infekt brauchte *am 28.12.81* Tuberculinum bovinum Kent 200, womit ich in dem Wikungsbereich von Calcarea und seiner Komplementärmittel blieb. Knapp acht Monate nach der zweiten Gabe von Calc.CM wiederholte ich diese *am 5.4.82.*

Bei der Beratung am 20. Dezember 82 schilderte die Patientin Stiche beim Schnellgehen in der linken Leiste als der Projektion des linken Hüftgelenks nach vorne, Wundschmerz in den Großzehengrundgelenken, Stiche im rechten Handgelenk, morgens steife Finger und morgens Knacken im linken Kiefergelenk.

Allein **Sulphur lotum** ging durch diese Symptome in dieser Reihenfolge mit 7/5.
Entsprechend den ersten sechs Arzneigaben von Sulph.XM–CM im ersten Behandlungsjahr Einnahme von Sulph.XM am 20.12.82.

Bis zur *Beratung am 24. Januar 83* bestanden keine rheumatischen Beschwerden mehr. Jetzt klagte sie über Druck auf den Magen, der sich durch Sattessen zum Krampf steigerte und durch Sich-Krümmen besserte. Es bestand ein vergeblicher Stuhldrang. Ferner hatte sie Ziehen am rechten Schulterblatt als der Projektion von Leber-Galle und hellgelb-breiigen Stuhlgang.

Ich kombinierte das Allgemeinsymptom der Verschlechterung durch Sattessen mit dem Symptom der durch Sich-Krümmen gebesserten Magenschmerzen und erhielt Lyc.(4), Sil.(2), Sulph.(3). Diese Mittel wurden durch das Symptom des vergeblichen Stuhldrangs bestätigt. Das Symptom des Ziehens an der rechten Scapula ergab Lyc.(8) und Sulph.(7) und die gelbe Stuhlfarbe Lyc. mit 11/5 gegenüber Sulph. mit 8/5.
Wie 1979 Verordnung von **Lycopodium clavatum** XM am 24.1.83 und von Lyc.CM am 16.5.83, wodurch sich die Magen- und Leber-Gallenbeschwerden lösten.
In der fast einjährigen Nachwirkung von Lyc.CM wurden wegen akuter Beschwerden Lach D30 und Puls. D30–200 gegeben.

Die zweite und dritte Gabe von Lyc.CM folgte am 25.4.84 und 28.1.85 mit Zwischengaben von Puls.C30 und Rhus-t. D30–200.

Wie schon im April 81 wiesen bei der Beratung am 10. Oktober 85 jetzt die wandernden Gelenkschmerzen, die Mammae-Schwellungen und -Schmerzen vor den Menses, die reichlichen Mensesblutungen und die Varizen der Beine allein auf **Lac caninum** mit 10/5.
Einnahme von Lac-c.XM am 10.10.85.

Bei der Beratung am 2. Januar 86 zog sich allein **Sulphur lotum** durch die Symptome der linksseitigen Schulter- und Hüftgelenksschmerzen, der reichlichen und langen Menses, des salzigen Rachenschleims mit 7/4. Letztmalige Einnahme von Sulph.XM am 2.1. und 1.4.86.

Bei der Beratung am 19. Juni 86 bestanden wieder die Schwellung und Schmerzhaftigkeit der Mammae vor den Menses, die reichlich und lang verliefen.

Weiterhin der salzige Rachenschleim und die verschlimmerung der Gelenke durch feuchtkaltes Wetter.

Zum Repertorisieren kombinierte ich die beiden Mammae-Symptome und erhielt Calc.(5), Con.(4), Kali-c.(2), Lac-c.(4), Tub.(5). Das Symptom des salzigen Rachenschleims brachte die Entscheidung für **Calcarea carbonica Hahnemanni.** Dieses Mittel wurde durch das Symptom der Verschlimmerung bei feuchtkaltem Wetter und die beiden Mensessymptome mit 13/5 bestätigt.
Einnahme von Calc.XM am 19.6.86.

Beratung am 25. September 86:
Allein **Causticum Hahnemanni** zog sich durch die Symptome der Schmerzen des linken Kiefergelenkes beim Öffnen des Mundes, des Sternumschmerzes beim Tiefatmen, der Schmerzen in den Großzehengelenken, der verstopften Ohren, der reichlichen und zu langen Menses mit 12/6.

Einnahme von Caust.XM am 25.9.86, wodurch sich diese Schmerzen wesentlich besserten.
Die zwischenzeitliche BKS von 3/8 mm n.W. zeigte das Abklingen der rheumatischen Abwehrprozesse an.

Die Therapie mit ihrem Konstitutionsmittel **Calcarea carbonica Hahnemanni** nahm ich wieder auf mit der XM-Potenz am 4.12.86, CM-Potenz am 12.2. und 15.12.87, XM-Potenz am 8.11.88 und 21.1.89.

Am 24.4.87 ergänzte ich die Calcarea-Wirkung wegen Taubsein im linken Ischiasbereich mit der Einnahme von Rhus-t.M.

Beratung am 16. Juli 87:
Trotz der Wirkung von Calc.CM über fünf Monate und der von Rhus-t.M von knapp drei Monaten hatten sich die rheumatischen Beschwerden verschlechtert, besonders im rechten Ellbogen. Die Schmerzen verstärkten sich vor Wetterwechsel und bei naßkaltem Wetter.

Auf meine Frage nach ihrem Verhältnis zu Tieren gab die Patientin an, früher Furcht vor Hunden und Katzen, jetzt nur noch vor Katzen zu haben.
Allein **Tuberculinum bovinum Kent** ging durch die Symptome der Furcht vor Katzen und Hunden, der Verschlechterung vor Wetterwechsel und bei

naßkaltem Wetter, der reichlichen und langen Menses (Mensestabelle), der Schmerzen im rechten Ellbogen (Arzneimittelbilder von Kent) mit 11/6. Einnahme von Tub.M nach der Mensis am 21.7.87.

Beratung am 5. Juli 88:

Die Patientin bot jetzt zwei auffallende Symptome: die linke äußere Wange war nach Schmerzen im linken Kiefergelenk taub; sie biß sich beim Kauen in die linke Wange.
Beim Langgehen hatte sie Stiche in der linken Leiste.
Vor den Menses war sie reizbar; die Blutungen verliefen reichlich und lang.

Nur **Causticum Hahnemanni** hatte die Symptome der Reizbarkeit vor den Menses, des Sich-Beißens in die Wange, der Schmerzen im linken Hüftgelenk, der tauben Wange nach Schmerzen und der beiden Menses-Blutungsqualitäten mit 10/5.

Die Patientin erhielt Caust.XM leider ohne die erhoffte Besserung der Schmerzen, wie sie bei der ersten Gabe im September 86 eingetreten war. Deshalb ging ich nach Rhus-t.XM am 10.9.88 über zu **Calcarea carbonica Hahnemanni** XM am 8.11.88 und 24.1.89.

Beratung am 14. März 89:
Im März 98 hatten sich ihre rechtsseitigen Kopfschmerzen wesentlich gebessert, aber seit zwei Wochen traten wieder Stiche im rechten Handgelenk und in beiden Hüftgelenken auf, Ziehen vom linken Gesäß in den linken hinteren Oberschenkel, das linke Knie war geschwollen, und es bestand ein Druckschmerz in den Großzehengrundgelenken. Insgesamt waren die Schmerzen erträglich, aber sie hatten trotz viermonatiger Calc.-Wirkung wieder begonnen.
Vor den Menses waren die Mammae druckschmerzhaft, und die Varizen verursachten ihr stechende Schmerzen.
Im linken Ohr war ein Hautausschlag mit wundmachendem Nässen aufgetreten.

Nur **Kali carbonicum** ging durch die Symptome der Mammaschmerzen vor den Menses, des wundmachenden Ohrausschlages, der reichlichen und langen Menses, der Gelenkstiche und der rechtsseitigen Migräne mit 8/5. Einahme von Kali-c.XM am 14.3.89.

Beratung am 10. Juni 89:
Das Ekzem war ausgeheilt. Da die linksseitigen Kiefergelenksschmerzen wesentlich gebessert waren, empfand sie keine Taubheit mehr in der linken Wange.
Während der Menses spürte sie ein Hämmern in der rechten Stirn.
Die Menses verliefen weiterhin zu reichlich und zu lang. Nach der vorletzten war ein grünlicher Fluor aufgetreten.

Die linke Schulter war druckschmerzhaft. Seit zwei Wochen schmerzte das Kreuz morgens. Im linken Hüftgelenk Stiche.

Nur **Sulphur lotum** ging durch die Symptome des linken Schulter- und linken Hüftgelenkschmerzes, des grünlichen Fluors nach den Menses, des Hämmerns im rechten Kopf während der Mensis und der morgendlichen Kreuzschmerzen mit 9/5.
Einnahme von Sulph.CM am 12.6.89.

Sämtliche *Laborwerte vom 5.4.90* einschließlich der BKS mit 3/13 mm n.W. waren normal. Diese Laborbefunde wurden von dem mitbeobachtenden Kollegen des kleineren Ortes erhoben, der die Krankengeschichte miterlebt hatte. Er drückte mir schriftlich sein Erstaunen über den wesentlich gebesserten Status der Patientin aus. Denn tatsächlich war sie in der Lage, ihre Familie mit fünf Kindern, die Arbeit in ihrem Hause und Garten zu schaffen. Darüber hinaus war sie auf mehreren Gebieten aktiv.

Seitdem kommt die Patientin in großen Abständen zur Beratung und befindet sich in einem beschwerdearmen Allgemeinzustand.

Epikrise:
Die Patientin erkrankte in der vierten Schwangerschaft an einer primär chronischen Polyarthritis. Sie wurde von mir über 12 Jahre mit zehn homöopathischen Einzelmitteln behandelt. Besonders der zusammen dreijährigen Wirkung von Sulphur lotum und der fünfjährigen von Calcarea carbonica Hahnemanni ist die entscheidende Besserung ihrer Polyarthritis zu verdanken.

Im Gegensatz zu der vierten Schwangerschaft erlitt die Patientin in und nach der fünften Gravidität keinen rheumatischen Schub.

Sie ist neben ihren Pflichten für ihren siebenköpfigen Haushalt, den sie ohne Hilfe schafft, geistig und körperlich voller Aktivität und beschwerdearm.

Rheumatoide Arthritis Stad. III–IV 8,2

Im Oktober 83 kam eine adipös wirkende junge Frau zu mir. Sie war 1955 geboren und damals 28 Jahre alt. Aus ihren mitgebrachten Berichten sah ich, daß sie an einer seropositiven rheumatoiden Arthritis litt.

Ihr Vater hatte ein Vertebralsyndrom.
Bei ihr wurde wegen chronischer Tonsillitis 1973 eine Tonsillektomie durchgeführt.
Im gleichen Jahr hatten die Gelenkbeschwerden im linken Hand- und Kniegelenk begonnen. 1974 wurde obige Diagnose gestellt und Cortisone verordnet. Die zusätzliche dreimalige Aufsättigung mit Gold als Langfristthera-

pie war von fraglicher Effizienz. Die Aureotan-Injektionen mußten nach 6 Monaten der Nebenwirkungen wegen abgesetzt werden. Ab 1975 eine Langfristtherapie mit Trolovol (D-Penicilliamin).
Wegen Zwischenblutungen 76 Abrasio.
Seit Februar 78 Übergang der Gelenkbeschwerden auch auf das rechte Hand-, Ellbogen- und Kniegelenk.

Bericht der Universitätsklinik vom 26.10.78 über einen dreiwöchigen Krankenhausaufenthalt:
„*Aufnahmeuntersuchung:* 22jährige, eher älter wirkende adipöse Patientin. Kompensierte Myopie. Strabismus convergens. Struma diffusa; Halsumfang 37 cm. Leises Systolicum. Die übrige internistische und grobneurologische Untersuchung war bis auf den unten beschriebenen Gelenkstatus unauffällig. Unregelmäßige Herzaktion.

Gelenkstatus: Frei Wirbelsäulen-Beweglichkeit. Schmerzhaftigkeit bei Druck oder Bewegung folgender Gelenke: rechtes Ellenbogengelenk, beide Handgelenke, Mittelgelenk des rechten Zeigefingers, Grundgelenk der rechten Großzehe; dort auch leichte Hallux valgus-Stellung. Gänsslen`sches Zeichen links positiv, leichte Ulnardeviation des linken Handgelenks. Beginnende Knopfloch-Deformität des linken Mittelfingers. Beginnende Schwanenhals-Deformität des linken Zeigefingers. Periartikuläre Schwellungen folgender Gelenke: Mittelgelenk des rechten Zeigefingers, beide Kniegelenke, Grundgelenk des linken Mittelfingers. Schürzen- und Nackengriff beschwerdefrei möglich.

EKG: Überwiegend Sinusrhythmus mit einer Frequenz von 48/min bei Indifferenz- bis Steiltyp. Es treten gehäuft supraventikuläre Extrasytolen aus dem oberen av-Knoten auf. Sonst unauffällig.

Belastungs-EKG: Die Herzaktionen werden unter Belastung deutlich unregelmäßiger. Es scheint zu einer raschen Ermüdbarkeit des Myocards zu kommen bei dem Auftreten des sinustrialen Blockes. Möglicherweise ist hier einmal ein myocardialer Prozeß, z.B. eine Myocarditis abgelaufen, die eine Narbe zurückgelassen hat.

PKG: Leises protosystolisches mittelfrequentes kurzes Strömungsgeräusch. Am ehesten funktionelles Geräusch. Nicht vitiumtypisch.

Röntgen:
Thorax: Unauffällig.
Bd. Hände: Erhöhte Strahlentransparens im linken Handwurzelbereich, hier auch Gelenkspaltverschmälerungen und zarte randständige Usuren im Radiocarpalgelenk. Befund wie bei rheumatoider Arthritis.
Bd. Kniegelenke unauffällig.

Labor: BSG 40/85 mm n.W., weißes und rotes Blutbild mit Thrombozyten bis auf eine leichte hypochrome Anämie unauffällig. Im Normbereich: Pp.-Blutzucker, harnpflichtige Substanzen, Blutfette, Elektrolyte, Bilirubin, Leberenzyme, alkal. Phosphatase. In der Eiweiß-Elektrophorese Hypalbuminämie bei Vermehrung der Gamma- und Alpha-2-Fraktion. Rheumafaktoren nachweisbar; antinucleäre Faktoren nicht nachweisbar. Antistreptolysin-Titer nicht charakteristisch erhöht. Der T3-T4-Test ergab eine Stoffwechsellage der Thyreoidea im unteren Normbereich. Urinstatus unauffällig; auch die wegen einzelner Bakterien angefertigte Kultur des Mittelstrahlurins ergab keinen pathologischen Befund.

Medikamentöse Therapie: Wir führten die Langfrist-Therapie mit Trolovol fort (3x1Tabl. tgl.), zur besseren Verträglichkeit Benadon 40 mg pro Tag. Antiphlogistisch gaben wir weiterhin Tomanol-Drg.(3x1). Die physikalische Therapie bestand in Krankengymnastik, Atemgymnastik, Teilmassagen, Thermalbädern, gezielter Beschäftigungstherapie."

Eingehende Erstuntersuchung am 13. Oktober 83:
Seit über vier Monaten verschlimmertes Steifsein und Spannen in den Gelenken (rechter Ellbogen, beide Handgelenke, linkes 3. Fingergrundgelenk, linkes Knie, Mittelfüße).

In den Gelenken bei Luftzug, bei Druck und besonders bei naßkaltem Wetter Reißen und Stechen.
Vom rechten Kreuz in den rechten hinteren Oberschenkel Stiche bei Luftzug und Kälte.
Müdigkeit 13^{00} Uhr.
Taubsein im rechten Arm und linken vorderen Oberschenkel.
Menses zu früh, zu lang und zu stark; Blut klumpig, fadenziehend.
Verlangen nach sauren Speisen.
Nach dem Einschlafen Gliederzucken. Schlaflage rechts.
Stirnschmerzen ziehen zum Scheitel.
Die Patientin rauchte täglich 15 Zigaretten.

Allein **Phosphorus** zog sich durch die Diagonale rechts oben und links unten beim Taubsein, die Verschlechterung durch Zugluft und die fünf Mensessymptome (Menses-Tabelle) mit 12/6.
Mit Phos.XM wurde die Behandlung eingeleitet.

Beratung am 9. Januar 84:
Der Patientin ging es zwar im Allgemeinbefinden besser; aber die Gelenkbeschwerden hatten sich noch nicht geändert. Deshalb wählte ich neu.

Zum Repertorisieren kombinierte ich das Symptom der arthritischen Knötchen der Fingergelenke mit dem des Sich-Erstreckens des Gelenkbefalls von links nach rechts. Dabei fand ich Calc.(4), Calc-p.(3), Colch.(4). Den reißenden und den stechenden Gelenkschmerzen entsprachen Calc.(8)

und Colch.(8). Das Symptom des Gliederzuckens im Schlaf brachte die Entscheidung für **Colchicum autumnale** mit 10/5.

Einnahme von Colch.M am 9.1. und 26.3.84, Colch.XM am 19.10.84 und 10.1.85.
Colchicum ließ ich für 14 Monate wirken. Es brachte eine so erhebliche Besserung der Polyarthritis, daß die Patientin in einem einwöchigen Winterurlaub dreimal für eineinhalb Stunden einen Skilanglauf unternehmen konnte.

Bei der Beratung am 23. März 85 standen mehr Beschwerden des Allgemeinbefindens im Vordergrund.
Monatlich ohne Zusammenhang mit den Menses dumpfe bis stechende Scheitelschmerzen. Sie verschlimmerten sich bei Erregung, feuchtwarmem Wetter und besserten sich durch Beschäftigung. Bei Seitenlage gingen die Schmerzen in die unten liegende Kopfhäfte.
Rechtsseitige Interkostalneuralgien im Beginn der Bewegung.
Der rechte Arm schmerzte beim Heben von Gegenständen.
Der rechte Ellbogen und Fuß schmerzten bei lokalem Kaltwerden.
Die Mittelfußschmerzen verschlimmerten sich bei Gehen auf harten Grund und bei beginnendem Gehen.
Das Symptom der Besserung durch Beschäftigung kombinierte ich mit dem, daß der Schmerz in die unten liegende Seite geht.
Dabei fand ich Ars.(3), Calc.(2), Sep.(4) und Sil.(2). Davon blieben nur noch Ars.(4) und Sep.(5) durch das Symptom der Verschlechterung beim Gehen auf Steinpflaster. Nicht Arsen, sondern **Sepia succus** hat das Symptom des Verschlimmerns durch Kaltwerden eines Körperteils. Ebenso hat Sepia auch das Symptom der vermehrten Beschwerden bei beginnendem Gehen mit 8/5.
Einnahme von Sep.XM am 23.3. und 25.6.85, von Sep.CM am 16.12.85.

Auf die erste Sepia-Gabe trat nach einer Arzneireaktion an den Gelenken eine weitere Besserung der rheummatischen Beschwerden ein. So konnte ich die erste Einnahme drei Monate und die zweite gleichhoche Potenz sogar fast ein halbes Jahr nachwirken lassen, bis Sep.CM im Dezember 85 folgte.

Beratung am 8. Februar 86:
Die folgende Änderung der Beschwerden schon zwei Monate nach der sehr hohen Potenz machte eine neue Arzneiwahl notwendig:
Schmerzen in der linken oberen Brust morgens nach dem Liegen.
Schwere im rechten Mittelfuß beim Gehen.
Morgens rechter Ellbogen steif.
Feuchtes Wetter verschlechterte allgemein.
Die bisherige Schlaflage auf der rechten Seite hatte sich geändert. Sie wachte jetzt in der Linkslage auf.

Handtellerschweiß.
Trotz biologischer Einstellung konnte sie das Rauchen nicht lassen.

Allein **Sulphur lotum** zog sich mit 11/5 durch die Symptome der Linkslage, der Fußschwere beim Gehen, des Handtellerschweißes, der Verschlimmerung durch feuchtes Wetter und gehört außerdem zu den Mitteln, die Widerwillen gegen Tabak erregen

Normalerweise hätte ich der Patientin Sulph. in der XM-Potenz verordnet. Sie aber wollte in ein tropisches Land reisen und mußte die Malaria-Prophylaxe für die Zeit bis vier Wochen nach ihrer Rückkehr anwenden. Deshalb verschrieb ich ihr Sulph.Q6. Sie nahm es jeden 2. Abend mit 2 Tropfen nach zehnmaligem Schütteln für 12 Wochen bis zum 2.5.86 ein.

Als Arzneireaktion trat in der 9. Woche der Einnahme ein Rheumaschub auf. Im rechten Mittelfuß bestand Hitze, Schwere, Steifsein und Stiche bei der geringsten Bewegung. Nach einer Woche klang diese Reaktion ab.

Am 2. April 86 hatte sie einen trockenen Husten durch Kitzeln an der Bifurkation (Repertorium der Charakteristika S.186). Reden verschlechterte; sie mußte sich beim Husten aus dem Liegen aufsetzen.

Ich kombinierte das Symptom des Hustens durch Kitzeln an der Bifurkation mit dem, daß sie sich beim Husten aufsetzen mußte und erhielt Bry.(3), Caust.(3), Kali-bi.(4), Lach.(2), Phos.(4). Das Symptom des Hustens beim Reden ergab wieder die gleichen Mittel, aber mit **Phosphorus** mit 6/3 als dem stärksten.

Die Patientin nahm Phos.D6 vierstündlich je 1 Tropfen und am 3.4.86 Phos.200 mit 2 Globuli.

Nach dem Abklingen des Hustens setzte ich die Sulphur-Medikation fort. Sie nahm **Sulphur lotum** XM am 4.5. und 21.9.86, Sulph.CM am 1.2.87.

Bericht derselben Universitätsklinik vom 25.3.87:
„Diagnose: Seronegative rheumatoide Arthritis Stad. III bis IV nach ARA.
... Bei der Patientin wurde erstmals 1974 eine seropositive rheumatoide Arthritis diagnostiziert und eine Langzeittherapie mit Aureotan eingeleitet, die nach ca 6 Monaten wegen Nebenwirkungen abgesetzt werden mußte. Daraufhin habe die Patientin eine Umstellung ihrer Ernährung vorgenommen und vorwiegend homöopathische Behandlung durchgeführt. Darunter sei es zu einer deutlichen Beschwerdebesserung und Krankheitsberuhigung gekommen. Derzeit klage die Patientin über eine Beschwerdezunahme in den Hand-, Kniegelenken sowie Ellenbogen-, und Sprunggelenken; die Morgensteifigkeit betrage ca eine Stunde Dauer; die üblichen häuslichen Verrichtungen könne sie bewältigen, ebenso ihren beruflichen Anforderungen entsprechen.
Auf Befragen keine Konjunktivitis, keine Urethritis, keine Psoriasis.

Vegetative Funktionen: Gewicht konstant, guter Appetit, kein Husten, kein Auswurf.
Blasen- und Darmfunktion regelrecht. Periode regelmäßig. Eine Allergie sei nicht bekannt.

Körperlicher Befund: 32jährige Patientin im guten EZ und AZ, 58,0 kg, 168 cm. Haut und sichtbare Schleimhäute gut durchblutet. Keine Ödeme. Keine Zyanose. Pulmo und Cor perkutorisch und auskultatorisch unauffällig, Herzfrequenz 68/min., regelmäßig, RR 110/80 mm Hg. Oberbauchorgane nicht tastbar vergrößert. Nierenlager frei. Peripherer arterieller und venöser Gefäßstatus unauffällig. Neurologisch orientierende Untersuchung ohne pathologischen Befund.

Rheumatologischer Status: Druckschmerz über Proc. coracoideus, Epicondylus humeri lateralis beidseits. Streckdefizit im rechten Ellenbogengelenk von 20 Grad. Schmerzhafte Volarflexion und Extension in beiden Handgelenken, synovialitische Schwellung im linken Handgelenk. Druckschmerz über den Metakarpophalangealgelenken II bis V beidseits sowie Auftreibung der proximalen Interphalangealgelenke II bis V beidseits mit diskreter synovialitischer Schwellung. Gänsslen an Händen und Füßen positiv, Faustschluß rechts unvollständig, Griffstärke 40/70 mm Hg. Hüftgelenke unauffällig, diskrete Krepitation in beiden Kniegelenken. Druckschmerz über den Metatarsophalangealgelenken beidseits. Wirbelsäule: Lotrecht, paravertebraler muskulärer Hartspann untere BWS, LWS; Wirbelsäulenmaße unauffällig. Lasègue sowie Menellsches Zeichen negativ.

Labortechnische Untersuchungen: BSG 12/32, Hb 12,5, Ery. 4,1 Mill., Leuko. 6.100, unauffälliges Differentialblutbild, Thrombo. 215.000. Im Normbereich : GPT, Gamma-GT, CK, alkal. Phosph., Kalium, Serum-Eisen, Serum-Kupfer, Kreatinin, Harnsäure.Gesamt-Eiweiß 79,0 g%, die elektrophoretische Auftrennung zeigt eine leichte Verminderung der Albuminfraktion auf 54,0 Rel.-% sowie eine leichte Erhöhung der Alpha-2-Globulinfraktion auf 8,8 Rel.-%, Rheumaserologie negativ, ASL 200, C-reaktives Protein nicht erhöht, ANF negativ.

Röntgenaufnahmen vom 9.2.87:
Bd. Hände d.v.: Vermehrte Strahlentransparenz im Carpusbereich bds. und insbesondere im Bereich der Fingergrundgelenke, os carpale bds. Eine nahezu komplette Ankylose liegt in bd. Carpusbereichen vor. Ansonsten erheblich destruierende Veränderungen im MCP III links, hier fast pencil into cup-Phänomene. Überstreckbarkeit in den Fingermittelgelenken III bds. Ansonsten im Fingermittelgelenksbereich keine eindeutige entzündlich destruierende Veränderungen nachweisbar.

Bd. Füße dpl.: Vermehrte Strahlentransparenz im Bereich der Zehengrundgelenke. Entzündliche destruierende Veränderungen finden sich insbesondere in den MTP II und IV rechts sowie MTP II links. Die Veränderungen sind von ihrer Morphologie sekundär arthrotisch modifiziert und dürften älteren Datums sein.

Thorax p.a.: Die Randsinus sind bds. frei. Bds. alte pleuritische Veränderungen im Bereich der Herzzwerchfellwinkel. Das Cor fast tropfenförmig und mittelständig. Keine path. Verdichtungen im Bereich der Hili. Unauffälliges Lungenparenchym. Mediastinum o.B.

Gesamtbeurteilung: Die Veränderungen sind mit einer rheumatoiden Arthritis Stad. IV nach ARA vereinbar. Die Morphologie der Destruktionen, insbesondere auch im Bereich der Füße mit erheblicher sekundär arthrotischer Reaktion läßt auf eine gewisse Beruhigung derzeit schließen.

Klinische Beurteilung:
Aufgrund der Anamnese sowie der oben erhobenen Untersuchungsbefunde handelt es sich bei der Patientin um eine rheumatoide Arthritis Stad. III bis IV nach ARA mit klinisch mäßiggradiger und humoral geringer Entzündungsaktivität (leichte BSG-Beschleunigung sowie leichte Erhöhung der Alpha-2-Globulinfraktion); radiologisch stehen sekundär arthrotische Veränderungen an Hand- und Fußskelett im Vordergrund, die auf eine gewisse Befundkonsolidierung schließen lassen."

Beratung am 24. Juni 87:
Am 1.2.87 hatte die Patientin Sulph.CM eingenommen. Jetzt war seit einer halben Woche am Kinn eine Mykose aufgetreten.
Seit zwei Tagen spürte sie Stiche auf dem Scheitel ab 13^{00} Uhr.
Sie hatte sich früher bei feuchtem Wetter schlechter gefühlt. Aber schon der Aufenthalt in einem tropischen Land im März 86 hatte ihr Rheuma nicht verschlechtert. Jetzt fühlte sie sich bei feuchtem Wetter sogar besser.

Ich kombinierte das Symptom der Besserung durch feuchtes Wetter mit dem der Mykose und fand Hep.(4), Sep.(5) Sulph.(2). Das Symptom der stechenden Kopfschmerzen nachmittags und abends brachte die Entscheidung für **Sepia succus.** Sie wurde bestätigt durch das Symptom der Scheitelstiche mit 7/4.

Um die Sulphur-Wirkung nicht zu unterbrechen, verordnete ich zuerst Sep.200, dann Sep.CM am 24.9.87 und 25.6.88, was ich weiter nachwirken ließ.

Durch meinen Praxisumzug wurde die Behandlung beendet.

Epikrise:
Die erste Besserung der rheumatoiden Arthritis trat während der einjährigen Wirkung von Colchicum autumnale ein, so daß die Patientin im einwöchigen

Winterurlaub 84/85 dreimal je eineinhalb Stunden Ski-Langlauf leisten konnte.
Nach neunmonatiger Wirkung der drei Sepia-Gaben kam es ab Januar 86 zu einer weiteren Besserung der Gelenke.
Fast gleichzeitig mit dem Beginn der Sulphur-Therapie trat die entscheidende Besserung der Beschwerden und Befundkonsolidierung der Krankheit ein. Dies läßt sich ablesen an der Abnahme der BSG von 45/85 im Juli 78 zu 12/32 im März 87, an dem Negativwerden der Rheumaserologie und an der Umwandlung der Arthritis in eine sekundäre Arthrose der befallenen Hand- und Fußgelenke.
Bei der Beurteilung des Behandlungserfolges ist zu berücksichtigen, daß die Patientin erst nach zehnjähriger Erkrankung und allopathischer Therapie mit Nebenwirkungen zur homöopathischen Behandlung kam.

Primär chronische Polyarthritis 8,3

Im September 84 kamen die Eltern mit ihrem kleinen Sohn zu mir. Er war fast drei Jahre alt und hatte eine primär chronische Polyarthritis.

Seine Großmutter väterlicherseits hatte Coxarthrosen und Vertebralsyndrom. Ihre Mutter hatte als Kind Rheuma.
Im Dezember 83 schmerzten die Beingelenke des Jungen.
Nach Fieberschüben bis 39,9 °C und nach einer Dermatitis schmerzten zuerst das linke Ellbogen-, dann das rechte Kniegelenk. Anschließend waren schnell wechselnd alle Gelenke befallen.

Aus dem Bericht der Krankenhausbehandlung vom 8.8. bis 19.9.84:
„Labor: BSG anfangs 73/113, im Verlauf auf 135/143 ansteigend und am 14.9.116/136. Leucocyten zwischen 15.000 und 11.900 überwiegend polymorph kernige Zellen, bei der letzten Kontrolle 12.700 und 6% Eosinophile.

Haemoglobin zwischen 11,0 und zuletzt 10,1g%. Serum-Eisen 19, rsp.16 gamma%. In der Elektrophorese bei einem Gesamteiweiß von 6,9g% Hypalbinämie von 3,2, Alpha-2-Erhöhung von 1,3, Gamma-Globuline normal bei 1,1g%. CRP positiv; Waaler-Rose, Antistreptolysin- und Antistaphylolysin-Titer negativ. CRP bei der letzten Kontrolle negativ. CPK mit 6, Adelase mit 4,7 U/l im Normbereich. Anti-DNS, Antinucleärer Faktor und Antikörper gegen quergestreifte Muskulatur sämtlich negativ. Im Urinstatus alle Parameter negativ, zelluläre Elemente nicht vermehrt, gute Konzentration bei 1025."

Beratung mit eingehender Erstuntersuchung am 29. September 84:
Zu mir herein kam ein kleiner blasser Junge mit blonden Haaren. Er ging zögernd und verspannt in kleinen Schritten.

Seine Mutter hatte mir vorher sein seelisches Verhalten geschildert: „Auf Widerspruch reagiert er mit Zorn. Mit anderen will er nicht zusammensein; aber wenn er allein ist, fürchtet er sich. Er kapselt sich gegenüber Gleichaltrigen und auch dem Vater ab." Neues lehnte er ab. Trost verschlechterte seine Reizbarkeit. Vor dem Urinieren schrie er und war verkrampft. Er handelte gern wie ein Diktator und schlug sogar nach seiner Mutter. Daumenlutschen tat ihm gut.
Er trank gern Milch.
Erst nach einer Stunde schlief er ein, träumte vom Fallen und lag im Schlaf auf der rechten Seite.
Schmerzen in linkem Nacken, rechtem Kiefergelenk, rechter Leiste und rechtem Hüftgelenk. Der Nacken war versteift.
Die Schmerzen in den Gelenken der 2. bis 5. Finger wechselten von der rechten zur linken Hand.

Allein **Lycopodium clavatum** zog sich durch die Symptome der Abneigung gegen Gesellschaft bei Furcht vor dem Alleinsein, des Schreiens vor dem Urinieren, des diktatorischen Verhaltens, des Schlagens nach anderen, der Verschlechterung durch Trost und des Zorns durch Widerspruch mit 12/6. Sechs weitere Symptome indizierten ebenfalls Lycopodium.

Der Junge nahm am 1.10.84 2 Globuli von Lyc.XM ein.

Am 27. November 84, zwei Monate nach der Einnahme, klagte er über „Nackenschmerzen und verhielt sich tyrannisch". Deshalb zweite Gabe von Lyc.XM.

Die Beratung am 8. Dezember 84 ergab, daß seine seelische Lage gebessert war, besonders das Verhältnis zu seinem Vater hatte sich entspannt. Die Nackensteife hatte sich wesentlich gelöst. Es bestand noch eine Schwellung im Grundgelenk des linken Zeigefingers, in beiden Kniegelenken und im linken Malleolus lateralis. Die Knie schmerzten beim Herabgehen. Ich ließ die Hochpotenz nachwirken.

Am 17. Januar 85, sieben Wochen nach der zweiten Einnahme, schrie der Junge von 22^{00} bis 24^{00} Uhr, lehnte aber trotzdem Trost ab, wie mir seine Mutter berichtete. Er hatte 38,4 °C und Schmerzen in Nacken, Ellbogen, Kniegelenken und am linken Malleolus. Seit einer Woche bestand ein rotfleckiger juckender Ausschlag. Deshalb Einnahme von 2 Globuli Lyc.CM.

Am 26. Januar 85, also schon nach neun Tagen, hatten sich Psyche, Appetit, Ausschlag und Allgemeinbefinden wesentlich gebessert. Auch die Schmerzen und Steifigkeit im Nacken begannen nachzulassen. Er schrie noch zwischen 17^{30} und 19^{00} Uhr und hatte dann 37,8 °C. Natürlich ließ ich Lyc. nachwirken.

Am 20. März 85 bekam er wegen eines fieberhaften Infektes Puls.200 als Komplementärmittel.

Am 29. Mai 85 berichtete mir die Mutter voller Kummer von seinem Verhalten: Er antwortete auf alles mit „Nein", beschimpfte alle, hatte den Drang, zu spucken und alles zu zerstören. Vor Unruhe lief er dauernd herum. Er blickte oft ganz böse und war schnell beleidigt. Seine Gemütssymptome wechselten sich ab mit seinen rheumatischen Schmerzen.
Im Schlaf knirschte er mit den Zähnen und schrie.

Nur **Tuberculinum bovinum Kent** ging durch die Symptome der „Nein"-Antworten, des krankhaften Lauftriebes, der Unruhe bei Kindern, des Schimpfens, der Schreie im Schlaf bei Kindern und der Zerstörungssucht mit 12/6. Darüber hinaus wiesen auch noch seine weiteren beschriebenen Symptome auf Tuberculinum.
Der Junge nahm am 30.5.85 Tub.M ein.

Beratung am 2. August 85:
Ab der dritten und nochmals ab der sechsten Woche besserte sich sein Allgemeinbefinden. Er war selbständiger, konnte allein spielen und war in seinem seelischen Verhalten an sich froh; aber immer noch leicht beleidigt; dann spuckte er auf den Boden und knirschte mit den Zähnen. Auch liebte er noch das Daumenlutschen.
Seit einer Woche verstärkte sich seine Steifigkeit im Nacken, im unteren Rücken und in den Kniegelenken.
Vor drei Tagen hatte er Schmerzen beim Schlucken, die sich auf Trinken kalter Milch besserten. In den beiden letzten Nächten Enuresis.
Die Temperatur war am gestrigen Abend 39,4 °C; heute früh 35,7 °C.

Er hatte Magenschmerzen, die sich durch Krümmen besserten. Die Leber und die Milz waren vergrößert.

Zum Repertorisieren kombinierte ich das Symptom des Spuckens mit dem des Daumenlutschens und erhielt Calc.(3), Lyc.(2). Das Symptom des Zähneknirschens bestätigte beide Mittel. Das Symptom der Besserung der Halsschmerzen durch kalte Getränke entschied für **Lycopodium clavatum.**
Lyc. hat auch die Besserung der Magenschmerzen durch Krümmen und war so mit 8/5 angezeigt.
Mit Lyc.CM nahm ich die erste Arzneiwahl wieder auf.
Wegen Windpocken nahm der Junge *am 16. Oktober 85* Puls.200 als Komplementärmittel zu Lyc. ein.

Bei der Beratung am 15. Februar 86 wies mich die Mutter daraufhin, daß unser Patient auf seinen jüngeren Bruder neidisch und eifersüchtig war, wie dieser mit seinem Frohsein und Charme die Aufmerksamkeit anderer auf sich zog. Durch lautes Sprechen versuchte er, sich in den Mittelpunkt zu stellen. Er konnte eigensinnig bis boshaft sein.
Seit vier Wochen stotterte er.

Ich kombinierte das Symptom des Neides auf die Eigenschaft anderer mit dem des lauten Redens und erhielt Ars.(2), Lach.(4).Beide Mittel wurden bestätigt durch die Symptome der Boshaftigkeit, der Eifersucht und des Stotterns. Dabei war **Lachesis muta** mit 12/5 deutlich stärker angezeigt als Ars. mit 7/5.

Um die sechsmonatige Arzneiwirkung von Lyc.CM am wenigsten zu stören, gab ich dem Jungen das Ergänzungsmittel Lachesis nur in der 200. Potenz.

Bei der Beratung am 26. April 86 berichtete mir die Mutter, daß es ihrem Sohn zunächst besser ging. Aber ab Anfang April spielte er sich wieder als Diktator auf, schlug aus Eifersucht seinen Bruder und lutschte Daumen.

Er konnte erst nach 21^{30} Uhr einschlafen. Ich kombinierte das Symptom des diktatorischen Verhaltens mit dem der Eifersucht und fand Apis (3), Camph.(3), Lach.(5), Lyc.(3). Das Symptom des Schlagens ließ nur Camph.(4) und Lyc.(5) übrig. Das Symptom des Daumenlutschens brachte wieder die Entscheidung für **Lycopodium clavatum.** Das Symptom der Schlaflosigkeit bei Kindern abends bestätigte Lyc. mit 7/5.
Der Junge erhielt wieder Lyc.XM, was aber leider keine Besserung brachte.

Beratung am 4.6.86:
Seit einer Woche bestanden Schmerzen im rechten Schultergelenk besonders beim Armheben und im linken Kniegelenk. Die Beine waren beim und nach dem Gehen schwach.
Die Mutter klagte sehr über seinen Eigensinn. Gladwin hatte Calcarea in dieses Symptom ergänzt.

Ich kombinierte das Symptom des Eigensinns mit dem des Daumenlutschens und fand Calc.(3), Cham.(4), Lyc.(2), Sil.(2). Durch das Symptom der Schmerzdiagonale rechts oben und links unten blieben Calc.(5), Lyc.(4) und Sil.(4). Diese Mittelzahl reduzierte sich durch das Symptom der Verschlechterung des Schulterschmerzes durch Armheben auf Calc.(6) und Lyc.(5). Das Symptom der Beinschwäche beim und nach dem Gehen brachte die Entscheidung für **Calcarea carbonica Hahnemanni** mit 9/5.
Unser Patient erhielt Calc.XM.

Wegen Scharlach verordnete ich ihm telephonisch am 28.6.86 Bell.D6. Die Mutter wohnte weiter entfernt und konnte dieses Mittel am schnellsten in der Apotheke erhalten. Er nahm dieses Ergänzungsmittel zu Calcarea vierstündlich mit je 1 Tropfen, worauf sich der Scharlach löste.

Als letzter Schub seiner primär chronischen Polyarthritis trat vom 22. bis 24.7.86 eine besonders abends schmerzhafte Schwellung des rechten Handgelenkes auf.

Beratung am 28. Juli 86:
Wie im Mai 85 mit der ersten Gabe von Tub.M bestanden wieder seit Mitte Juli 86 seine Unruhe und der Wechsel zwischen psychischen und rheumatischen Beschwerden. Nur **Tuberculinum bovinum Kent** zog sich durch die Symptome der Unruhe bei Kindern, des Symptomwechsels, der Wut bei Kindern und der Arthritis mit 5/4. Deshalb erhielt der Junge am 28.7. und 17.11.86 wieder je 1 Globulus Tub.M. Um die Nachwirkung von Calcarea möglichst wenig zu unterbrechen, blieb ich für das Ergänzungsmittel Tuberculinum in der M-Potenz.

Beratung am 9. März 87:
Die Mutter berichtete mir, daß es ihrem Jungen zwei Monate lang gut gegangen war. Aber seit sieben Wochen waren wieder alle seine Schwierigkeiten aufgetreten. Auf Widerspruch reagierte er mit Zorn und sogar Schlagen. Er wollte nicht spielen, sondern langweilte sich. Auch lutschte er wieder am Daumen.
Er hatte einen lockeren Husten ab 16^{00} Uhr und im Schlaf. Rechts war er schwerhörig.
Mit seinen sechs Jahren war er nur 1,15 m groß und hatte trotz Heißhunger nur 18 kg Gewicht.
Ich kombinierte das Symptom des Zorns auf Widerspruch mit dem des Daumenlutschens und fand Lyc.(4), Sil.(3), Tarent.(2). Das Symptom der Langweile und der Neigung zum Schlagen bestätigten Lyc.(9), Tarent.(4). Das Symptom der Abmagerung mit Heißhunger bei Kindern brachte die Entscheidung für **Lycopodium clavatum.** Das Symptom des Zwergwuchses bestätigte diese Wahl mit 12/6.
Deshalb erhielt der Junge Lyc.XM am 9.3.87 und Lyc.CM am 31.8.87.

Bericht desselben Krankenhauses vom 26.3.87:
„Die Untersuchung ergab keinerlei Hinweise für Bewegungsbeschwerden. Labor: Leuco. 7.100, Stab. 1, Segment. 48, Lympho. 44, Mono. 3, Eos. 4%. Ery. 5,2 Mill., Hb. 12,1 g%, Haematokrit 38,5%, MCV 74, Ferritin mit 10 mg/ml im unteren Normbereich. BSG 19/21 (?).“

Wegen rezidivierendem lockeren Husten und Tubenkatarrh mußte ich ihm dazwischen Puls.200 am 23.5., 22.6. und 21.11.87 geben.

Am 27. September war ihm durch seinen Gummischuh ein Dorn in die linke Fußsohle gedrungen. Deshalb mußte er operiert werden. Wahrscheinlich hatte deswegen die Wirkung der letzten Lyc.CM-Potenz vom August 87 schon im Dezember nachgelassen, so daß ich sie am 12.12.87 wiederholte.

Zur Behandlung der Masern mußte ich ihm am 30. März 88 nochmal Puls.200 geben.

Beratung am 3.9.88:
Er hatte auch jetzt nur Symptome seiner psychischen Unausgeglichenheit: Nachgelassen hatten seine Ungeduld, Grobheit gegen den jüngeren Bruder, Unordentlichkeit und sein diktatorisches Verhalten. Aber seit drei Wochen war er weinerlich und wieder leicht beleidigt. Immer noch lutschte er am Daumen.
Deshalb bekam er Lyc.MM mit 2 Globuli.

Am 25. Februar 89 schilderte mir die Mutter sehr froh, daß er sein diktatorisches Verhalten überwunden hatte. Aber er war noch ungeduldig und wurde zornig. Dabei bekam er ein rotes Gesicht.
Er lutschte noch am Daumen und aß gern Nudeln.

Ich kombinierte das Symptom des Zorns mit rotem Gesicht mit dem des Daumenlutschens und fand Calc.(3), Cham.(5). Durch das Symptom des Verlangens nach Mehlspeisen fiel die Entscheidung für **Calcarea carbonica Hahnemanni.** Nach Gallavardin ist Calcarea in dem Symptom der Ungeduld vom 2. in den 3. Grad zu setzen So war Calcarea mit 8/4 angezeigt.
Als Ergänzungsmittel zu dem seit 5 Monaten wirkenden Lyc.MM bekam unser Patient Calc.200 am 25.2.89.

Am 4. Januar 90 berichtete mir die Mutter, daß er seit sechs Wochen erst um 22^{00} Uhr einschlief. Beim Sitzen hatte er eine Unruhe; statt zu spielen langweilte er sich und ärgerte seinen Bruder.

Allein **Lycopodium clavatum** zog sich durch das Symptom der Unruhe beim Sitzen, der Schlaflosigkeit bei Kindern abends, der Langweile, der Abneigung zu spielen und der Streitsucht mit 11/5.

So erhielt er am 4.1.90 wieder Lyc.MM.

Leider war es durch die Operation seiner Phimose im April 90 zu einer Unterbrechung der Arzneiwirkung gekommen, so daß ich am 25.5.90 die Dosis zum dritten Mal wiederholte.

Nach einer Pause von fünf Jahren kam unser Patient *am 30. Mai 95* wieder in meine Behandlung, so gut war es ihm über vier Jahre gegangen. Er war jetzt 14 Jahre alt. Erst seit dem letzten Winter hatte er mal leichte Schmerzen in den Schulter- und Kniegelenken.

Seine Mutter hatte mir vorher von seiner psychischen Lage berichtet: Beim Spiel will er bestimmen; er ist eigensinnig, hat leicht an anderen etwas auszusetzen und neigt zu hypochondrischem Verhalten.

Seit drei bis vier Monaten hat er morgens Schluckbeschwerden, die sich durch Trinken von Kaltem bessern. Beide Tonsillen, besonders die rechte sind gerötet und geschwollen.

Ich kombinierte das Symptom des diktatorischen Verhaltens mit dem des Eigensinns bei Kindern und fand Cham.(3), Chin.(3), Lyc.(3). Die Symptome des Tadelns anderer und der Hypochondrie bestätigten diese Mittel. Erst das Symptom der Besserung der Halsschmerzen durch Kalttrinken brachte die Entscheidung für **Lycopodium clavatum** mit 9/5.

So nahm ich die Lycopodium-Medikation jetzt mit der XM-Potenz wieder auf.

Epikrise:
Im Juli 84 erkrankte der damals dreijährige Junge an einer primär chronischen Polyarthritis, die im Juli 86 ihren letzten Schub hatte.
Die fünfeinhalbjährige Behandlung mit vier homöopathischen Einzelmitteln, besonders mit Lycopodium clavatum erreichte eine Beschwerdefreiheit von über acht Jahren.
Dabei wurden auch seine psychischen Schwierigkeiten gebessert.

Morbus Bechterew 8,4

Das 12jährige Mädchen litt seit Juli 1989 unter Kreuz- und Knieschmerzen. Die Kreuzschmerzen verschlimmerten sich ab dem 6.Augut so stark, daß sie allein nicht mehr gehen konnte und am 11.8.im Krankenwagen, nur auf dem Bauch liegend, in die Klinik gefahren werden mußte.
Ihre ältere Schwester ist auch an Morbus Bechterew erkrankt.

Aus dem Befund der Klinik vom 22.8.89:
„Aus den Laborwerten:
Serum-Kupfer mit 324 mcg/dl erhöht, Serumeisen mit 15 mcg/dl erniedrigt.
HLAB-27: Posiv.
Antikörper gegen Doppelstrang-DNS und Zellkerne neg.
Gesamtkomplement grenzwertig. C3 und C4-Kompliment: erhöht.
Immunglobulin G deutlich erhöht (1.690 mg/dl). Normwerte für IgA und IgD.
IgE mit 635 U/ml stark erhöht.
... Knochenszintigraphie: in der 3-Phasen-Szintigraphie erhöhte arterielle Anflutung bzw. erhöhter Blutpool im Bereich der Ileosacralfuge bds., jedoch links > rechts.

Therapie und Verlauf: Die Patientin erhielt am 1. Abend eine Tablette Aspirin junior zu 100 mg und besserte sich anschließend spontan ohne weitere antiphlogistische Therapie, am Entlassungstage konnten beide Hüften passiv frei bewegt werden, bei Belastung durch das Körpergewicht hatte sie noch Schmerzen.
Diagnose: Dringender V. a. Spondylitis ancylosans (M. Bechterew)“

Aus den Laborwerten vom 24.8.89 bis 26.1.95:
Rotes und weißes Blutbild o.B.

Blutsenkung von 51/89 (24.8.89) fallend über mittlere Werte im Jahre 1990 bis zu gering erhöhten Werten in den Jahren 1991–95. Letzter Wert am 26.1.95 mit 10/28 mm n.W.

CRP 6,5 am 24.8.89 fallend bis 0,5 im Jahre 1990, 91 steigend auf 2,2, am 23.3.92 wiederum fallend zwischen 0,0–0,2 bis jetzt. Letzter Wert am 26.1.95 0,1.

Am 11. August 89 riefen mich die Eltern nach der Aufnahme ihrer Tochter ins Krankenhaus an und schilderten mir deren Beschwerden:
Durch ihre furchtbaren Kreuzschmerzen konnte sie nur noch auf dem Bauch liegen.

Sie sei schlank, groß, blond, hätte blaue Augen und Sommersprossen.
Sie sei willenstark, auch eigensinnig und keineswegs wehleidig.
Sie lehne Fisch ab und esse gern Äpfel.

Mit diesen wenigen Angaben mußte ich die Arzneiwahl durchführen. Ich kombinierte das Symptom der Besserung der Rückenschmerzen durch Bauchlage mit dem des Eigensinns und fand Chel.(2), Nit-ac.(4). Das Symptom der Magerkeit brachte die Entscheidung für **Nitri acidum.** Das Symptom der Sommersprossen bestätigte Nit-ac. mit 8/4.
Das Kind wurde am 14. August 89 aus dem Krankenhaus entlassen und nahm am Abend 2 Globuli von Nit-ac.XM.

Bei der beginnenden Besserung wollte sie bei ihrem Ehrgeiz nicht länger die Schule versäumen und besuchte sie in den ersten drei Wochen mit zwei Krücken. Ihr Vater war Lehrer an derselben Schule und nahm sie im Auto mit. Ab Anfang September brauchte sie keine Krücken mehr.

Im September traten als Arzneireaktionen viermal für 3 bis 4 Tage subfebrile Temperaturen bis 37,9 °C auf. Dabei hatte sie auch einen dumpfen Schmerz im linken Knie bei Druck und besonders bei beginnendem Gehen. Eine wesentliche Besserung trat Anfang Oktober ein.

Als sie *am 19. Oktober 89* mit ihren Eltern das erste Mal zu mir kam, konnte sie frei gehen.

Ich bat zunächst die Eltern allein zu mir herein. Dabei hörte ich mehr von ihrem seelischen Verhalten. Sie ärgerte sich über Fragen nach ihrer Krankheit. Trost wollte sie nicht; lieber sprach sie rationell über ihre Probleme. Bei ihrem körperlichen Behindertsein kamen Tränen, wenn sie etwas nicht konnte, was sich bis zur Wut steigerte. Tränen kamen ihr auch bei Widerspruch und Tadel. Auch konnte sie nicht verlieren, z.B. beim Spielen. Gegenüber den Fehlern anderer war sie ungeduldig.

Hier ergab es sich auch, daß die Mutter der Patientin M.Scheuermann gehabt hatte und der Großvater väterlicherseits an Coxarthrosen litt.

Das Mädchen lehnte Fisch ab. Äpfel aß sie gern, bekam aber danach Magenschmerzen.
Im Gesäß empfand sie dumpfe Schmerzen, die sich abends im Bett verstärkten und bei Seitenlage in die obenliegende Seite gingen.

Nit-ac. war auch weiterhin angezeigt durch das Symptom der Verschlimmerung durch Trost, ihr zurückhaltendes Wesen, ihren Eigensinn und ihre Ungeduld. Da aber Nit-ac. erst neun Wochen wirkte, nicht nur Arzneireaktionen, sondern eine deutliche Besserung gebracht hatte, ließ ich es nachwirken.

Die Beratung vom 5. Januar 90 ergab, daß es dem Mädchen in den letzten drei Monaten weiterhin so gut gegangen war, daß sie zwischendurch nicht angerufen hatten. Der dumpfe Schmerz im Kreuz trat nur noch bei schnellem Laufen oder bei Erschütterungen durch Reiten auf.

Weiterhin bestand ein Verlangen auf Teigwaren und die Abneigung gegen Fisch.
Die Eltern hatten vorher angegeben, daß sich ihre Tochter mürrisch verhielt, wenn sie angesprochen wurde; dazu ihr zurückhaltendes Wesen und die Verschlechterung durch Trost.

Nur **Natrum muriaticum** ging durch das Symptom der mürrischen Kinder, wenn angesprochen, der Verschlimmerung durch Trost, des zurückhaltenden Wesens, des Verlangens und der Abneigung gegenüber Speisen mit 10/5.
Einnahme von Nat-m.XM am 5.1.90.

Am 2. April 90 schilderten mir die Eltern froh von der positiven Entwicklung ihrer Tochter. Sie war nicht mehr verkrampft und unzufrieden, auch nicht mehr mürrisch und ungeduldig.

Vor vier Wochen hatte sie für eine halbe Woche ihr Kreuz stärker gespürt; seit zwei Wochen hatte es sich gebessert. Daß die Kreuzschmerzen erst jetzt wieder auftraten, zeigte das Nachlassen der Arzneiwirkung an. Deshalb verordnete ich ihr wieder Nat-m.XM.

Bei der Beratung am 14. August 90 hörte ich, daß es ihr mit dem Kreuz lange gut gegangen war; aber jetzt schmerzte das Kreuz wieder bei schnellem Laufen. Deshalb gab ich ihr Nat-m.CM.

Bei der Beratung am 26. Oktober 90 bestanden seit drei bis vier Wochen beim Geigenspielen Schmerzen in der linken Schulter und seit vier Tagen Stiche im rechten Knie bei beginnendem Laufen. Nach Laufen im Sportunterricht schmerzte wieder das Kreuz.
Nach den Angaben der Eltern war sie eigensinnig und lehnte nach wie vor Trost ab.
Auch mochte sie wie immer keinen Fisch.
Aus dem Schlaf wachte sie in der Linkslage auf.

Ich kombinierte das Symptom der Verschlechterung durch Trost mit dem der Linkslage im Schlaf und erhielt Sabin.(2), Sulph.(3). Das Symptom des Eigensinns brachte die Entscheidung für **Sulphur lotum.** Diese Arzneiwahl wurde bestätigt durch die Abneigung gegen Fisch und die Schmerzdiagonale links oben und rechts unten mit 7/5.

Mit Rücksicht auf die erst zehnwöchige Nat-m.-Wirkung gab ich am 26.10.90 das Folgemittel Sulphur zunächst in der 200. Potenz. Dann folgte Sulph.XM am 22.12.90 und 12.9.91, Sulph.CM am 27.3. und 8.9.92, Sulph. MM am 14.5.93.

Bei der Beratung am 30. November 93 hatte Sulphur zusammenhängend über drei Jahre wirken können. Dank Sulphur hatte sie Ende Dezember 90 das letzte Mal Gelenkschmerzen und zwar bei Geigenspielen in den Schultergelenken. Sulphur war weiterhin angezeigt durch ihren Eigensinn, das Ablehnen von Trost, ihre Schüchternheit, ihre Gewissenhaftigkeit und ihr leichtes Erröten.

Weiterhin wurde Sulphur bestätigt durch ihre Abneigung gegen Fisch und jetzt auch gegen Fleisch, durch ihr Verlangen nach Süßem und die im 15. Jahr verspätete Menarche im Januar 92.

In der zweiten Hälfte des Jahres 1993 waren die Menses mit fünf bis zuletzt sechs Wochen Abstand zu spät gekommen.
Weiterhin bestand die Abneigung gegen Fisch und Fleisch wie das Verlangen auf Teigwaren.
Es waren auch Warzen an den Händen und rechten Zehen aufgetreten.

Allein **Natrum muriaticum** zog sich durch die Symptome des Speisenverhaltens, der späten Menses und der Handwarzen mit 12/5.
Einnahme von Nat-m.XM am 2.12.93.

Bei der Beratung am 22. Februar 94 bestanden eine Rekonvaleszenz nach Infekten, späte Menses und feuchtkalte Hände.

Ich kombinierte die Rubrik der Komplementärmittel zu Nat-m. mit dem Symptom der feuchtkalten Hände und fand Caps.(2), Sep.(4), Tub.(4). Das Symptom der späten Menses ließ Capsicum wegfallen. Die Rubrik der Reaktionsmittel bestätigte Sep.(9) und Tub.(8). Das Symptom der Rekonvaleszenz nach Infekten brachte die Entscheidung für **Tuberculinum bovinum Kent** mit 9/5.
Einnahme von Tub.XM am 20.3.94.

Bis zur Beratung am 31. Mai 94 waren die beiden letzten Menses mit 21 und dann 11 Tagen Abstand zu früh gekommen und mit 2 bis 3 Tagen zu kurz verlaufen.
Weiterhin waren die Hände noch feuchtkalt.
Die Warzen an Händen und rechten Zehen bluteten.

Ich kombinierte das Symptom der blutenden Warzen mit dem der feuchtkalten Hände und erhielt Hep.(3), Lyc.(3), Nit-ac.(5), Ph-ac.(3), Thuj.(5). Das Symptom der zu frühen und zu kurzen Menses brachte die Entscheidung für **Thuja occidentalis** mit 7/3.
Einnahme von Thuj.XM am 15.6.94.

Bei der Beratung am 30. August 94 waren die Warzen wesentlich gebessert und bluteten nicht mehr. Bis zum November 94 waren die Warzen an den Händen abgefallen; im Februar 95 bestanden sie aber noch an den Spitzen der rechten 1. und 2. Zehe.

Die mitbeobachtende Klinik sandte mir bis Mai 92 nur die erhobenen Laborwerte. Ab September 92 sandte sie gleichzeitig den folgenden Kurzbefund bis zuletzt am 31.1.95: „Guter AZ, Gelenke frei beweglich, Rückenmuskulatur seitendifferent, Fingerbodenabstand 0 cm."

Da die Blutsenkung mit zuletzt 10/28 mm n.W. am 26.1.95 noch leicht erhöht war, habe ich die Patientin bis jetzt weiter behandelt. Ab 10.9.94 wirkte bis jetzt im Sommer 95 wieder **Natrum muriaticum**.

Epikrise:
Die Patientin erkrankte mit 12 Jahren im August 89 an Morbus Bechterew. Sie wurde sechs Jahre mit fünf homöopathischen Einzelmitteln behandelt. Seit Dezember 90 bestanden keine Kreuz-, seit Januar 91 keine Schultergelenksschmerzen mehr.

Dank des ersten Arzneimittels, Nitri acidum, mit einer Wirkungdauer über fünf Monate, dank Natrum muriaticum über zusammen zwei Jahre und Sulphur lotum über zusammen drei Jahre wurde die Patientin mit dem Morbus Bechterew anhaltend beschwerdefrei bis jetzt Januar 96.

Felty-Syndrom 8,5

Arzt: Dr. med. E. F. Candegabe.
Übersetzer: Frau Dr. med. Ilse Seider
Die 16jährige Andrea kam wegen Felty-Syndroms am 5.5.82 in meine Behandlung.
Eigen-Anamnese:
Als Kind hatte sie häufig eitrige Anginen; sie war etwas dick.
Im Juli 81 eitrige Tonsillitis.

Im September 81 Rezidiv, Antibiotika waren wirkungslos. Das Krankheitsbild komplizierte sich mit starken Gelenkschmerzen. Muskelstarre beim Erwachen, Splenomegalie und Nasenbluten. Trotz Laboruntersuchungen auf Grund der klinischen Diagnose eines rheumatischen Fiebers blieben diese Untersuchungen negativ. Es fiel nur eine ausgesprochene Leukopenie mit 2.100 Leukozyten auf. Seit September 81 wiederholten sich alle 2 bis 3 Monate diese fieberhaften Infektionen mit einer Verschlechterung des Allgemeinzustandes und einer Leukopenie,die zwischen 1.700 und 4.500 Leukozyten schwankte. Es wurde die Diagnose des Felty-Syndroms gestellt. Da jeder therapeutische Versuch nicht angeschlagen hatte, wurde die Splenektomie empfohlen. Die Prognose dieses Eingriffs ist zurückhaltend zu bewerten, da durch die Splenektomie in den meisten Fällen das Krankheitsbild der pcP nicht beeinflußt wird. Die juvenile Form dieser Erkrankung ist Morbus Still. In der Allopathie gibt es keine wirksame oder heilende Therapie bei diesem Krankheitsbild.

Laborbefunde vom 19.10.81:
Ery 4.100.000; Leuko 2.100; Hämatokrit 37 Vol.%; Hb 74% (=11,1 g%); Färbeindex 0,90%; BKS 8/20 mm n.W.; Index nach Katz 9; Seg. 28, Mono. 3, Lympho. 69%. Folgerung: Hypochromie, Anisochromie, Anisozytose.

Harnstoff im Blut 0,20 g o/oo (Norm: 0,2–0,4); Glukose im Blut 91 mg%; Gesamt-Proteine 6,5 g% (Norm: 6,6–8,7), Albumine 3,8 g% (Norm: 3,5–4,8); Globuline 2,7 g%; Cholesterol 180 mg% (Norm: 150–250 mg%); Gesamtlipide 510 mg% (Norm: 400–750 mg%); Alkalische Phosphatase 42 U/l (Norm: 15–69 U/l); Gesamtbilirubin 0,6 mg%; direktes Bilir. 0,2 mg%; indirektes Bilir. 0,4 mg%; Reaktion nach Mantoux negativ.

Urinbefund o.B.; Sediment: Vereinzelt Plattenepithelien, Leuko, Urate.

Laborbefunde vom 10.11.81:
Ery 3.580.000; Leuko 1.700; Hb 10,0 g%; Hämatokrit 33 Vol%; Seg 9, Lympho 81, Mono 7, reaktive Lympho 3%. Hypochromie.

Gesamtproteine 6,63 g%, Albumine 3,51 g%, Alpha 1-Globuline 0,24 g%, Alpha 2-Globuline 0,68 g%, Beta-Globuline 0,68 g%, Gamma-Globuline 1,52 g%

Laborbefunde vom 17.11.81:
„Antistreptolysin O“ 100 U.T.
EKG vom 27.11.81 o.B.
Laborbefunde vom 27.11.81:
Harnstoff im Blut 0,23 g o/oo (Norm: 0,2–0,4); Glukose im Blut 92 mg%; Harnsäure im Blut 5,3 mg% (Norm: 2,4–5,7); Kreatinin 0,96 mg% (Norm: 0,8–1,4); C-reaktives Protein negetiv; Mukoproteine nach Weimer in Thyrosin 8,7 mg/dl (Norm: 1,9–4,9), in Mukoproteinen 209 mg/dl (Norm: 45–117).
Urin o.B.
Echokardiographie vom 9.12.81: normal.
Laborbefunde vom 10.12.81:

Reaktion nach Rose Ragan negativ; Latex Test nach Rheumafaktoren negativ; Methode nach Kabat und Mayer 21,7 CH 50% ml (Norm:25–50); Antikörper Anti DAN 1/4 (signifikant ab 1/8).

Laborbefunde vom 17.12.81:
Ery 4.000.000; Leuko 4.900; Hämatokrit 36 Vol.%; Hb: 74% (=11,1 g%); Färbeindex 0,92; BKS 60 mm (1.Stunde); Seg 50, Eos 1, Mono 2, Lympho 47%. Leichte Hypochromie.

Laborbefunde vom 21.12.81:
Mikroreaktion der Ausflockung V.D.R.L. keine Reaktion; Zellen L.E. negativ (Lupus erythematodes); Immunglobuline IgM 380 mg; IgA 160; IgG 2000.

Laborbefunde vom 10.3.82:
Ery 4.400.000; Leuko 5.000; Hb 78% (=11,7 g%); Färbeindex 0,89; BKS 15/35 mm n.W.; Index nach Katz 16,29; Seg 54, Eos 1, Mono 4, Lympho 41%. Hypochromie, Anisochromie, Anisozytose.

Beschwerden am 5.5.82:
Kopfschweiß im Schlaf.
Reichliche Menstruationsblutungen; der Abstand der Menstruation war verkürzt.
Verschlechterung bei Schwüle, bei Nebel.
Sie war sehr aktiv; Bei der Krankheit möchte sie weinen.
Sie fühlte sich unfähig, war neidisch; Wut, wenn die Schmerzen auftraten.
Sie mochte keine Gesellschaft; aber fühlte sich zu Hause schlechter.
Trost verschlechterte.
Angst vor der Krankheit. Sie weinte beim Erzählen ihrer Beschwerden.
Wenn sie an Gewicht zunahm, war sie schlecht gelaunt; hatte wenig Freunde, sehnte sich nach Einsamkeit. Wenn sie abnahm, fühlte sie sich besser. Der Vater ergänzte noch, daß sie aggressiv sei und häufig schlechte Laune habe.

Allein **Sepia succus** zog sich durch das Symptom der Abneigung gegen Gesellschaft, aber Furcht vor dem Alleinsein, des Weinens beim Erzählen ihrer Krankheit, der Verschlechterung durch Trost, der Furcht vor Krankheit und des Reaktionsmangels (Antibiotika wirkungslos, Leukopenie) mit 13/5. Die Patientin bekam Sep.200.

1.6.82: Deutliche Besserung für 15 Tage, danach wieder schlechter. Einnahme von Sep.M.

Laboruntersuchungen vom 1.6.82:
Ery 3.700.000; Leuko 5.000; Hämatokrit 34 Vol.%; Hb 66% (=9,9 g%); Färbeindex 0,89; BKS 36/79 mm n.W.; Index nach Katz 37, 75; Seg 63, Eos 2, Mono 3, Lympho 32%. Hypochromie, Anisozytose, Anisochromie, Poikilozytose.

Laboruntersuchungen vom 26.9.82:
Ery 4.00.000; leuko 4.000; Hämatokrit 36 Vol.%; Hb 75% (=11,2 g%); Färbeindex 0,85; BKS 19/45 mm n.W.; Index nach Katz 20,75; Seg 50, Eos 1, Mono 2, Lympho 47%. Leichte Hypochromie, Mikrozytose.

12.7.82: Erneut fieberhafter Infekt mit gleichen Symptomen. Besserung nur geringfügig und kurz.
Sepia XM.

Laboruntersuchungen vom 30.7.82:
Ery 3.900.000; Leuko 3.100; Hämatokrit 35 Vol.%; Hb 77% (=11,6 g%); Färbeindex 0,99; BKS 45/90 mm n.W.; Index nach Katz 45; Seg 55, Eos 1, Mono 6, Lympho 38%. Normochromie, Normozytose.

Harnstoff im Blut 0,17 g o/oo (Norm 0,2–0,4); Glukose 91; C-reaktives Protein keine Reaktion; Reaktion nach Huddleson negativ; „Antistreptolysin 0" nach Rantz und Randall 125 U.Todd.
Urin o.B.

Laboruntersuchungen vom 5.11.82:
Ery 4.400.000; Leuko 5.300; Hämatokrit 40 Vol.%; Hb 80% (=12 g%); Färbeindex 0,92; BKS 12/32 mm n.W.; Index nach Katz 14; Seg 31, Eos 1, Mono 4, Lympho 64%. Leichte Hypochromie.
5.2.83: Deutliche Besserung für 15 Tage; danach erneuter fieberhafter Infekt.
Es traten zwei neue Symptome auf: Durst auf große Mengen und heißer Kopf mit kalten Füßen.
Sie möchte gern allein sein; Trost hatte sie gern.

Es hatte keinen Zweck, Sepia noch zu erhöhen, da es nicht das Simillimum war. Leukozyten 3.100.

Ich kombinierte das Symptom des Verlangens nach Alleinsein (Jahr) mit dem des Durstes auf große Mengen und erhielt Chin.(3), Sulph.(4), Verat.(4). Das Symptom der Kopfhitze mit kalten Füßen brachte die Entscheidung für **Sulphur lotum** mit 6/3.
Entsprechend der Repertorisation gab ich Sulph.M am 5.2.83.
4.3.83: Ich wiederholte Sulph.M, weil sie sich wegen der Schwäche und der rheumatiscchen Schmerzen unfähig fühlte.
15.4.83: Fühlte sich schwach, hatte starke rheumatische Schmerzen.
Die Leukozyten mit 5.300 von November 82 waren jetzt auf 3.200 gesunken; Lymphozyten 70%.
Sie hatte die Hoffnung auf Heilung aufgegeben.
Neue Symptome waren der Haß auf ihr Leiden und die Verzweiflung an der Genesung. Diese Symptome führten uns nochmals zur Kindheit. Die Patien-

tin erzählte, diesen Haß und diese Verzweiflung auch damals schon gespürt zu haben, wenn ihre Familie ihr Dicksein nicht verstand und über sie lachte. Als weiteres neues Symptom war eine ausgeprägte Kälteempfindlichkeit aufgetreten.

Ich kombinierte das Symptom der Verzweiflung an der Genesung mit dem des Haßes auf Personen, die sie beleidigt haben, und fand Calc.(4), Merc.(3), Nit-ac.(2), Nux-v.(2), Sep.(3). Das Symptom der Adipositas bei Kindern brachte die Entscheidung für **Calcarea carbonica Hahnemanni** mit 7/3. Die Symptome der Verschlechterung durch Kälte und des Reaktionsmangels bestätigten die Wahl von Calc. mit 13/5.
Entsprechend der Repertorisation verschrieb ich ihr jetzt am 15.4.83 Calc.200.

Laboruntersuchungen vom 3.6.83:
Ery 3.500.000; Leuko 2.700; Hämatokrit 32 Vol.%; Hb 66% (=9,9 g%); BKS 49 mm 1.Stunde; Seg 42, Eos 1, Mono 4, Lympho 53%; Blutgruppe B Rh positiv. Harnstoff 0,2 o/oo (normal 0,2–0,4); Glukose 92. Urin o.B.

Laborbefunde vom 5.7.83:
Ery 4.150.000; Hb 12,4 g%; Hämatokrit 38 Vol.%; Seg 54, Mono 4, Lympho 42%.

25.7.83: Auf Calc.200 eine kurze und starke Verschlechterung; danach eine langsame, aber stetige Besserung.

23.8.83: Erneute Krise am 9.8.83. Sie fühlte sich erneut deprimiert, hoffnungslos. Sie erzählte, daß sie sich mit ihren Eltern und Geschwistern nicht verstand. Zweite Gabe von Calc.200.

14.12.83: Deutliche Besserung des Allgemeinzustandes. Es waren keine fieberhaften Infekte mehr aufgetreten. Die Leukopenie hatte sich normalisiert. Die Splenomegalie war fast völlig verschwunden, ebenso die rheumatischen Schmerzen.
Die Abneigung gegenüber ihrer Familie war verschwunden, war aber vor einem Monat erneut aufgetreten.
Eigene Beobachtung: Besserung, richtiges Mittel, richtige Dosis. Verschreibung: Calc.200.
Aus dem Kongreßbericht des 39. Ligakongresses: Zur Zeit (November 84) ist die Patientin beschwerdefrei.

Laboruntersuchungen vom 16.7.85:
BKS 7 mm n.W.(1.Stunde); Harnstoff 0,43 o/oo; Urin o.B.

Epikrise:
Zweieinhalbjährige Behandlung der 16jährigen Patientin mit Felty-Syndrom. Ab Dezember 83 waren die rheumatischen Schmerzen, die Leukopenie und die Splenomegalie, also die Trias des Felty-Syndroms verschwunden. Die Heilung war drei homöopathischen Einzelmitteln zu verdanken, besonders Calcarea carbonica Hahnemanni über ein Jahr und sieben Monate.

Akuter Rheumatismus nach Bouillaud 8,6

Arzt: Dr. med. E. F. Candegabe
Übersetzer: Frau Dr. med. Ilse Seider
Diagnose: Akuter Rheumatismus nach Bouillaud.
Das 12jährige Mädchen A.V.I. kam am 29.3.79 in meine Praxis.

Eigene Anamnese:
Sie war seit dem 2. Lebensjahr bei mir, als dem Hausarzt der Familie, in Behandlung. Bis zu ihrem 12. Lebensjahr war sie ein relativ gesundes Kind mit nur gelegentlichen Bronchitiden und Erkältungen.

Aus homöopathischer Sicht war es schwierig, „ihr Mittel“ zu finden. Denn es waren die verschiedensten Symptome vorhanden wie Heftigkeit, Eigensinn, Mitgefühl, Unruhe, peinlich in Kleinigkeiten; Salzverlangen, Kopfschweiß im Schlaf, übelriechender Fußschweiß, Durst etc.

Die Symptome wechselten im Laufe der Jahre, ohne je ein eindeutiges Mittelbild zu zeigen. Die jeweiligen Mittel (Lyc., Puls., Sulph., Nat-m.) brachten eine teilweise Besserung, die zwar die Eltern zufriedenstellten, mir aber niemals das Gefühl gaben, das „Simillimum“ gefunden zu haben.

Am 3.10.78 erhielt sie Sulph.M auf Grund folgender Symptome: Kopfschmerzen häufig mit Hitze in der Stirn, Aufwachen mit Schwierigkeiten, Faulheit, Hitze verschlechterte, Verlangen nach frischer Luft, übelriechender Fluor mit periananaler Reizung.

Beratung am 29.3.79:
Sie hatte eine leicht gerötete und heiße Schwellung in der linken Leiste in der Größe eines Eies, nach späterer Bestätigung ein rheumatischer Knoten.

Die Patientin hatte 38 °C, sie fror am ganzen Körper und hatte Durst auf große Mengen. Sie deckte sich wegen der Fieberhitze ab, war appetitlos und hinfällig. Sie mochte nicht allein sein.

Ich kombinierte das Symptom des Verlangens, sich abzudecken, mit dem des Durstes auf große Mengen und erhielt Acon.(3), Sulph.(5). Das Symptom des Durstes bei Fieberhitze bestätigte beide Mittel. Das Symptom des Lymphknotens in den Leisten brachte die Entscheidung für **Sulphur lotum.** Einnahme von Sulph.200, allerdings ohne sicher zu sein.

Beratung am 30.3.79:
Der Knoten schien zwar zurückzugehen, aber die Temperatur stieg auf 39,5 °C. Die Patientin war erschöpft und hatte Furcht, allein zu sein; sie verlangte, die Hand gehalten zu bekommen. Sie hatte Durst auf große Mengen kalter Getränke.
Einnahme von **Phosphorus** C30 alle zwei Stunden.

Beratung am 31.3.79:
Erwachte mit Erstickungsangst; es waren starke Schmerzen in Brust und Rücken aufgetreten, die das Atmen erschwerten. Trockener Husten, sie mußte die Brust mit den Händen halten.
Trockene Lippen, zupfte an ihnen und machte fortwährend Kaubewegungen.
Extreme Reizbarkeit während des Fiebers.

Ich kombinierte das Symptom des Zupfens an den Lippen mit dem der Kaubewegungen und erhielt Bry.(6), Hell.(3). Das Symptom der Furcht vor Erstickung brachte die Entscheidung für **Bryonia alba.** Dieses Mittel wurde bestätigt durch das Symptom der Reizbarkeit bei Fieber und das Symptom, hält beim Husten die Brust mit den Händen mit 13/5.

Einnahme von Bry.C30 und dann 200 über den Tag verteilt wegen der Schwere des Krankheitsbildes.

Beratung am 1.4.79:
Am vorherigen Tag nach Bry.200 eine leichte Besserung. Die Temperatur war abends auf 38 °C gefallen. Am nächsten Morgen 37,7 °C. Aber um 16^{00} Uhr wieder eine Verschlechterung. Es wurde ein dringender Besuch des Cardiologen angefordert; dieser stellte um 21^{00} Uhr die Diagnose einer rheumatischen Carditis. Die Diagnose war gestützt auf das klinische Bild, die Analyse des C-reaktiven Proteins und des EKG. Die ersten Untersuchungen des Antistreptolysintiters waren zur großen Verwirrung negativ.

Das homöopathische Bild: Schmerzen in der Brust, die das Atmen erschwerten; es fiel ihr schwer zu atmen; möchte, daß ihr zugefächelt wird.

Alles was sie aß, erschien ihr bitter; Durst auf kleine Mengen, aber oft.
Hitze in den Füßen, deckt sie ab.
Das Krankheitsbild der Patientin war hoffnungslos. Die Atmung war keuchend, Lippen zyanotisch, der Schmerz in der linken Schulter behinderte jede Bewegung. Tachykardie, Puls 130/Min. Blutdruck 100/80 mm Hg.

Allein **Sulphur lotum** zog sich durch die Symptome des Verlangens nach Angefächeltwerden, des linksseitigen Schulterschmerzes, des Abdeckens der Füße, des bitteren Geschmacks von Speisen und des Durstes auf kleine Mengen und oft mit 10/5.

Es wurde Sulph.M alle 15 Minuten verordnet. 5 Minuten nach der zweiten Einnahme wurde der Schmerz noch intensiver, die Patientin noch blasser, sie hatte Angst um ihr Leben. Glücklicherweise wurde sie nach zwei oder drei Minuten ruhiger, der Schmerz ließ nach, und eine halbe Stunde später schlief sie ein, ein gesundmachender Schlaf.

Beratung am 2.4.79:
Um 7^{00} Uhr wurde ich gerufen, da es der Patientin von Neuem wieder schlechter ging. Die Temperatur, die gegen 4^{00} Uhr bis auf 37,8 °C gefallen war, war wieder auf 40,1 °C gestiegen. Die Situation war die gleiche wie vor der Einnahme von Sulph.M, wenn auch der Zustand nicht so dramatisch war. Ich verschrieb ihr eine Einzelgabe von Sulph.XM.

Erneute Verschlechterung, die aber nicht so stark verlief. Wiederum hielt die Verschlechterung 15 Minuten an. Dann sagte das Mädchen erleichtert: „Es geht jetzt vorbei, Doktor. Ich fühle mich viel besser." Ohne die Verordnung zu wiederholen, fiel die Temperatur an diesem Abend auf 37,5 °C und wurde in den nächsten 48 Stunden ganz normal und blieb so.

Beratung am 9.4.79:
An diesem Tage trat kurz ein Temperaturgipfel mit 39,5 °C auf; Sulphur hat ausgeprägt diese Periodizität von 7 Tagen. Sulph.XM löste ihn schnell.
Im Abstand von 14– 21 Tagen trat jeweils ein Temperaturgipfel auf, der auf je eine Dosis des damit angezeigten Sulphur in der XM-Potenz verschwand.
Im August 79 war die gesamte klinische Symptomatologie abgeklungen.

Laborbefunde vom 12.4.79:
Ery 4.100.000; Hb 11,8 g% (=75%); Hk 36%; FI 0,94; HbE 29; MCV 89. Leuko 12.200. Stab.5, Seg 65, Eos 1, Baso 0, Lympho 20, Mono 5, goße Lympho 4%.

Thrombo o.B. BKS 76/110 mm n.W. Index nach Katz 65,5.
Urinanalyse: Trüb, gelb, reichlich Sediment, weißer Schaum, saure Reaktion. Spez Gewicht 1.025. Mikroskopisch: Reichlich flache Epithelien, vereinzelt Oxalatkristalle, 3–5 Leuko/Gesichtsfeld.
Untersuchung des „Antistreptolysin 0" nach Rantz und Randall 100 U Todd. Test auf Mononukleose negativ. C-reaktives Protein positiv.

Laborbefunde vom 20.4.79:
Ery 3.800.000; Hb 10.8g% (=70%); Hk 34%; FI 0,92; HbE 27; MCV 85: Hypochromie.
Leuko 6.900; Stab 2, Seg 50, Eos 2, Baso 1, Lympho 30, Mono 7 große Lympho 5, Reizzellen 3%.
C-reaktives Protein positiv. BKS 110/118 mm n.W., Index nach Katz 84,5.

Urinanalyse idem.

Laborbefunde vom 24.4.79:
Urin: Nur leicht getrübt, gelblich, kaum Sediment, saure Reaktion, spez.Gewicht 1026, chem.Analyse o.B. Mikroskop.: Vereinzelt flache Epithelien.
EKG vom 20.4.79, 11.4.82, 22.4.84, 24.6.85 o.B.

Laborbefunde vom 4.5.79:
Ery 3.600.000; Hb 10g% (=70%); HK 32%; FI 0,97; HbE 27; MCV 85: Hypochromasie.
Leuko 8.900; Stab 1, Seg 60, Eos 4, Baso 0, Lympho 30, Mono 3, große Lympho 2%.
C-reaktives Protein negativ; BKS 30/60 n.W.; Index nach Katz 31,5.

Laborbefunde vom 23.5.79:
Ery 4,150.000; Hb 12g% (=76%); Hk 37%; FI 0,92; HbE 26; MCV 87: Geringe Hypochromie. Tromboz o.B.
Leuko 7.300; Stab 3, Seg 46, Eos 6, Baso 0, Lympho 36, Momo 5, große Lympho 4%.
C-reaktives Protein negativ; BKS 15/40 mm n.W.; Index nach Katz 17,5.
Urinanalyse: Etwas trüb, gelb, reichlich Sediment, weißer Schaum, saure Reaktion, spez. Gewicht 1037. Chem.Analyse o.B. Mikrosk.: Reichlich flache Epithelzellen, reichlich Oxalat- und vereinzelt Uratkristalle, Leuko, Ery.

Laborbefunde vom 26.6.79:
Ery 4.200.000; Hb 12g% (=76%); Hk 37, FI O,97; HbE 28; MCV 88.
Leuko 6.500; Stab 2, Seg 51, Eos 4, Baso 0, Lympho 30, Mono 7, große Lympho 6%.
BKS 10/24 mm n.W.; Index nach Katz 11.

Abschließender Kommentar:
Es ist ein Fall eines akuten polyartikulären Rheumatismus behandelt worden. Das akute Geschehen verschwand 48 Stunden nach der Einnahme von Sulphur XM. Das Medikament hat zwar das Symptom der Carditis und Pericarditis; die Indikation für Sulphur ergab sich aber aus den chrakteristischen und klinischen Symptomen. Man muß noch beachten , daß bei dieser Erkrankung das Simillimum gefunden wurde.

Im Verlauf wurde ein Jahr später die rezidivierende Angina nicht mit Sulphur geheilt, sondern mit Tuberculinum bovinum Kent.

Von diesem Datum an bis jetzt waren drei weitere Mittel angewandt worden: Phos., Sep., Stram.
Alle nachfolgenden Infekte waren banal, aber emotional sehr überladen. Das alles läßt uns verwundern, daß „kein Mittel für das ganze Leben“ gefunden wurde. Aber jede Verschreibung war richtig. Die Patientin ist jetzt 21

Jahre alt und gesund. Mit 12 Jahren hatte sie ihren ersten und einzigen rheumatischen Schub.

Verkalkung nach Einsetzen der Hüftendoprothese 8,7

Arzt: Frau Dr. med. Miriam Steuer.

Anamnese: Am 12.1.88 stellte sich ein 62jähriger Patient vor; er war 1926 geboren.

Er leide einen Monat nach dem Einsetzen der linksseitigen Hüftendoprothese am 2.9.87 unter unerträglichen Schmerzen an der Operationsstelle. Vom behandelnden Orthopäden waren Natil, Indomet-ratiopharm 50, Valium 10 und Musaril erfolglos gegeben worden. Er sei physisch und psychisch am Ende, da er den Gedanken nicht los werde, was geschehe, wenn die Kalkproduktion im linken Hüftgelenk zunähme; vgl. Abb. 1 und 3. Auch die vom Heilpraktiker verschriebenen Präparate Traumeel und Calcium fluoratum-Oligoplex hatten zu keiner Linderung geführt.

Er habe Angst um seine Gesundheit und nehme zur Zeit alles schwer. Wenn die Schmerzen sich einstellen, überfallen ihn Depressionen, was von der anwesenden Ehefrau unterstrichen wurde. Oft überkommen ihn dann auch Tränen; über seine Probleme zu sprechen, bringe dann Besserung.
Er habe immer schon große Angst vor Operationen gehabt, jedoch noch nie so große Angst wie vor dem Einsetzen der Endoprothese, obwohl diese Operation in einer Spezialklinik, 400 km von seinem Heimatort entfernt, durchgeführt worden sei. Sechs Wochen sei er nach der Operation beschwerdefrei gewesen; auch das Gefühl, als ob die Augen aus dem Kopf treten – verbunden mit Kopfkrämpfen – sei nach der Operation wie weggeblasen gewesen.

Gelenkter Bericht:
Er habe seit seinem 18. Lebensjahr rheumatische Schmerzen: damals sei sein Vater gestorben, so daß er den landwirtschaftlichen Betrieb habe übernehmen müssen. Bei der Arbeit habe er immer schnell geschwitzt und sich durch den Zugwind auf dem Trecker Erkältungen zugezogen. Insbesondere feuchte Kälte habe oft zu Versteifungen seiner Glieder geführt. Bis zur Tonsillektomie 1960 haben nasse Füße rezidivierende Anginen bewirkt. 1944 habe er sich im Krieg während eines Reitunfalles einen komplizierten Beckenbruch zugezogen. 1978 seien rechtsseitige Nierenzysten entfernt worden. 1982 sei wegen seiner linksseitigen Hüftbeschwerden eine Umstellungsosteotomie vorgenommen worden, da er damals für eine Endoprothese noch zu jung gewesen sei.

Er träume viel von früheren Ereignissen, insbesondere betrieblichen Schwierigkeiten und habe dabei stets das Bild seines Elternhauses vor Augen.

Seine Lieblingsfarbe sei ein leuchtendes Rot, welches mir im Taschenlexikon der Farben (Muster-Schmidt Verlag, Zürich) ohne Zögern herausgesucht wird.
Jegliche Arbeit verrichte er in Eile, er müsse immer arbeiten und ginge zum Beispiel nicht zum Mittagessen – obwohl seine Frau ihn bereits gerufen habe –, bevor die Arbeit fertig sei. Er versuche rauszuholen, was rauszuholen sei.

Bei Hochdruck und bei trockenem Wind fühle er sich allgemein wohler, jedoch neige er zum Frieren und sitze gern am warmen Kamin. Der Schlaf sei gut, morgens gegen 5^{30} Uhr wache er mit mäßigen Hüftschmerzen auf, gehe dann zur Toilette und könne nur wieder einschlafen, wenn er durch Auflage von Eisbeuteln auf seine linke Hüfte seine Schmerzen lindere. Auch direkt nach der Hüftoperation sei er morgens um die gleiche Zeit – damals ohne Schmerzen – aufgewacht. Morgens bleibe er lieber noch im Bett liegen, da die Schmerzen in der Ruhe und im Liegen deutlich besser seien. Bei beginnender Bewegung habe er starke Anlaufschmerzen, die sich bei fortgesetzter Bewegung besserten. Während des zurückliegenden Urlaubs auf Gran Canaria seien die Schmerzen im kalten Meerwasser wie weggeblasen gewesen. Das ihm vom Orthopäden zur Versteifungsprophylaxe empfohlene warme Thermalbewegungsbad verstärke seine Hüftschmerzen.

Nach trockenem Wein könne er kein Wasser lassen; ein Blasenhalsadenom sei bekannt. Bei kaltem Wetter draußen verspüre er alle halbe Stunde einen imperativen Harndrang; zudem müsse er Wasser lassen, wenn er daran denke, z.B. alle fünf Minuten nach dem Mittagessen.
Im Frühjahr und Herbst treten häufig Magenbeschwerden auf. Er möge keine Zwiebeln oder Knoblauch, habe häufig Heißhunger auf Süßes, sei jedoch nach dem ersten Bissen satt. Nach dem Essen von Quark stelle sich ein Völlegefühl ein, als befände sich ein Knoten im Magen, welches sich durch Aufstoßen bessere.

Nach Überanstrengung, vor allem längerem Lesen verspüre er ein Gefühl, als sei der Kopf in einen Schraubstock eingezwängt, verbunden mit Augenschmerzen; der augenärztliche Befund habe keinen Grund für die Beschwerden ergeben, es würden allgemeine Durchblutungsstörungen vermutet. Auch seine Konzentrationsfähigkeit habe stark nachgelassen. Er zittere, wenn er seine Tasse in der Hand halte.
Keine Auffälligkeiten von Seiten des Körperbaues: proportionierter normal gewichtiger Patient von 1,70 m.

Zum Repertorisieren kombinierte ich das Symptom der Besserung durch Seeluft bzw. durch Baden im kalten Meer mit dem der Verschlechterung bei beginnender Bewegung und erhielt Lyc.(4), Med.(4). Beide Mittel wurden bestätigt durch die Symptome der Verschlechterung durch Zugluft und naßkaltes Wetter, der Hast mit Lyc.(10) und Med.(12). Die Entscheidung für **Medorrhinum** brachte das Symptom der Verschlechterung durch Denken an Beschwerden und der Beschwerden tagsüber mit 17/7.

Der Patient erhielt am 12.1.88 fünf Globuli Med.C30, wodurch sich innerhalb der nächsten 14 Tage die Stiche in der linken Hüfte und auch die Depressionen besserten.
Am 31.1.88 traten ohne vorherige körperliche Anstrengung Schmerzen in der rechten Hüfte auf, so daß er das mitgegebene Med.200 einnahm.

Bei der Beratung am 5. Februar 88 berichtete mir der Patient, es sei ihm seit zwei Tagen sehr dreckig gegangen mit dem Gefühl, als stecke der Kopf in einem Schraubstock. Insgesamt habe er jedoch das Gefühl, als sei die „Kalkproduktion" weniger geworden, der Versteifungsbezirk im Bereich der linken Hüfte verlagere sich in Muskelgruppen weiter kaudal, das „Muskelhüpfen" sei gänzlich weg. Er habe nicht mehr geweint und auch nicht mehr geträumt seit Beginn der Behandlung, zwischendurch habe er auch schon wieder gesungen und gepfiffen.

Insgesamt redet der Patient viel, er beobachtet seine Symptome sehr genau und sucht für alle Symptome eine Causa. Auf die Frage nach der Lieblingsfarbe wird das genannte Rot bestätigt, Pastellfarben möge er überhaupt nicht.
Fünf Globuli Med.M werden ihm für den 1.3.88 zur Einnahme mitgegeben.
Am 14.3.88 teilte der Patient telephonisch mit, daß er sich so gut fühle, daß er keine Konsultation mehr vor seinem Urlaub wünsche.

Beratung am 25. April 88:
Die Besserung der Hüftbeschwerden halte an, es bestehe nur noch ein geringer Anlaufschmerz; manchmal meine er, daß der Kalk ganz weg sei; die Hüfte sei viel lockerer, obwohl er keine Gymnastik gemacht habe. Er habe sogar mit seiner Frau gesprochen, ob sie einen Tanzkurs belegen könnten. Angegeben werden noch Augenschmerzen nach Anstrengung und Kopfschmerzen, als ob sich im Kopf „Muskulatur befände, die angespannt sei". Seit dem 19.2.88 habe er weder ein Schmerz- noch Beruhigungsmittel einnehmen müssen. Der Patient, der ein wenig auf Therapie drängt, erhielt Placebo-Globuli zur abendlichen Einnahme.

Beratung am 20. Juli 88:
Er fühle sich 20 Jahre jünger, es sei ihm noch nie so gut gegangen; jedoch habe sein Internist einen gering erhöhten Cholesterinspiegel festgestellt, weswegen er sich nun erneut vorstelle. Wandern, Schwimmen und jegliche körperliche Betätigung seien ihm wieder möglich.

Beratung am 18. Juli 89:
Lediglich die depressiven Verstimmungen stellten sich zuweilen in abgeschwächter Form ein; keine Beschwerden von Seiten der linken Hüfte. Da der Patient Med.XM über seine Apotheke nicht erhielt, wurde ein Globulus Med. M in einem Glas Wasser aufgelöst und ein Teelöffel hiervon einmalig eingenommen.

Beratung am 12. Oktober 89:
Der Patient brachte Röntgenkontrollbilder der linken Hüfte mit, die auf meine Bitte hin vom Patienten veranlaßt worden waren. Insgesamt wieder Gleichgewicht der physischen und psychischen Gesamtverfassung des Patienten. Erstmals wurden Juckreiz und Abschilferung der Fußhaut nach Schwimmbadbesuchen geschildert, welche er regelmäßig mit einem antimykotischen Spray behandle.

Röntgenbefunde:
Von orthopädischer Seite wurde ohne Kenntnis der stattgefundenen Therapie folgende Stellungnahme abgegeben: Auffallend sei die ausgeprägte v.a dorsal gelegene periartikuläre Verkalkung der linken Hüfte bereits am 27.10.87, also 6 Wochen nach der Operation. Die beiden a.p.-Aufnahmen (vgl.Abb.1 und 3) seien vergleichbar, die Verkalkung sei scheinbar zum Stillstand gekommen. Es bestehen keinerlei Zeichen für eine Lockerung der einzementierten Endoprothese. In Abhängigkeit von den Beschwerden des Patienten und der aus der Verkalkung resultierenden Bewegungseinschränkung müsse eine der folgenden Therapiearten gewählt werden: Solche Formen von Verkalkungen seien sehr gut operativ zu beseitigen, alternativ stehe eine medikamentöse Therapie mit Indometazin oder Diphos zur Diskussion, auch Bestrahlungen können angewandt werden. Die beiden modifizierten Aufnahmen nach Lauenstein (vegl.Abb. 2 und 4) seien aufgrund unterschiedlicher Projektionswinkel nicht vergleichbar.

Schlußbemerkung:
Folgende Symptome sind unter Einwirkung von Medorrhinum verschwunden, so daß vorgeschlagen wird, sie an entsprechender Stelle in Kents Repertorium einzufügen: Träume von früheren Ereignissen, Kopfschmerz wie in einem Schraubstock, Angst vor Operationen.

Es erübrigt sich, Kostenvergleiche zwischen der durchgeführten Therapie und den vorgeschlagenen Therapieformen anzuführen.

Auf das sykotische Miasma bei dem Patienten weisen in der Reihenfolge der aufgeführten Beschwerden folgende Symptome hin: Coxarthrose analog der Arthritis deformans, Störungen durch Operation, Verschlechterung durch naßkaltes Wetter und durch beginnende Bewegung, Nierenzysten als benigne zystische Tumoren, Beschwerden tagsüber, Hast. Bei den Beschwerden des Patienten handelte es sich also im wesentlichen um ein sykotisches Krankheitsgeschehen.

Abb. 1: A. p.-Aufnahme des linken Hüftgelenkes 6 Wochen nach Einsetzen der Endoprothese (Oktober 1987).

Abb. 2: Modifizierte Aufnahme nach Lauenstein des linken Hüftgelenkes 6 Wochen nach Einsetzen der Endoprothese (Oktober 1987).

Abb. 3: A. p.-Aufnahme des linken Hüftgelenkes (Oktober 1989).

Abb. 4: Modifizierte Aufnahme nach Lauenstein des linken Hüftgelenkes (Oktober 1989).

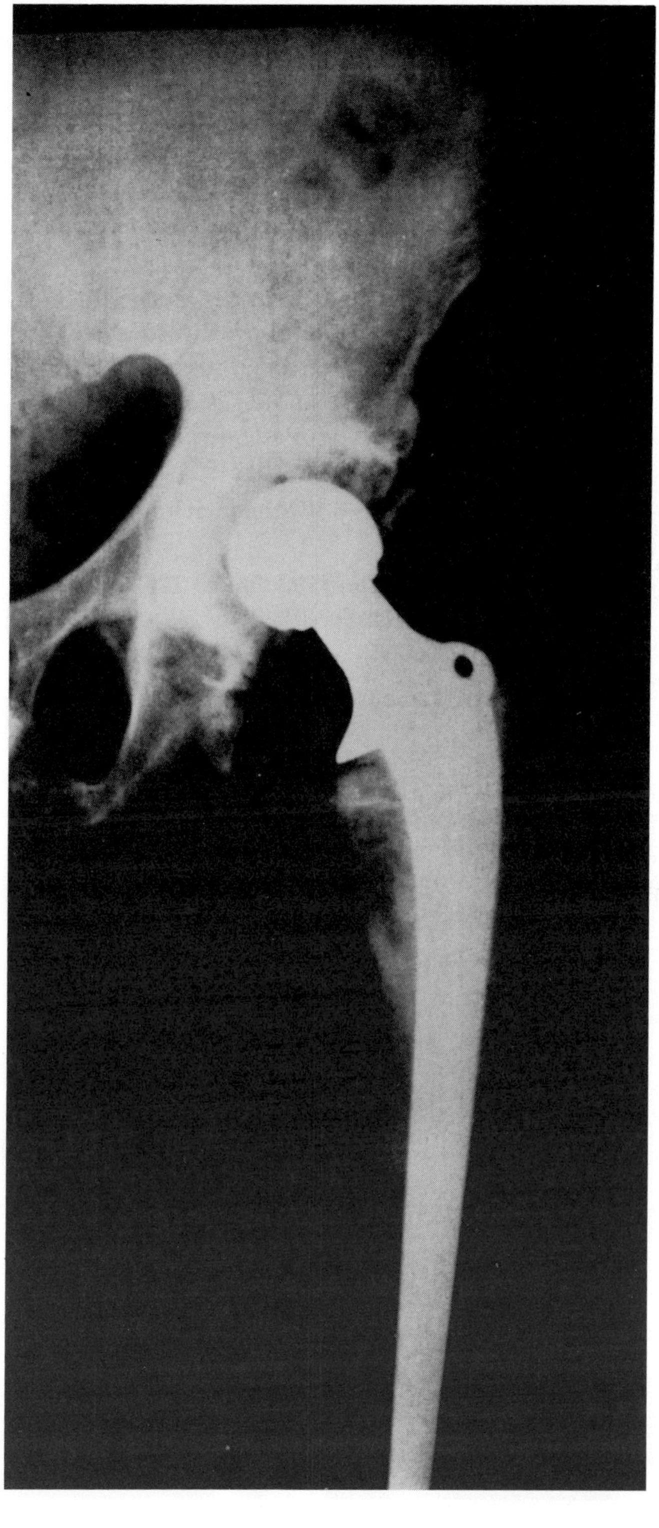

Abbildung 1

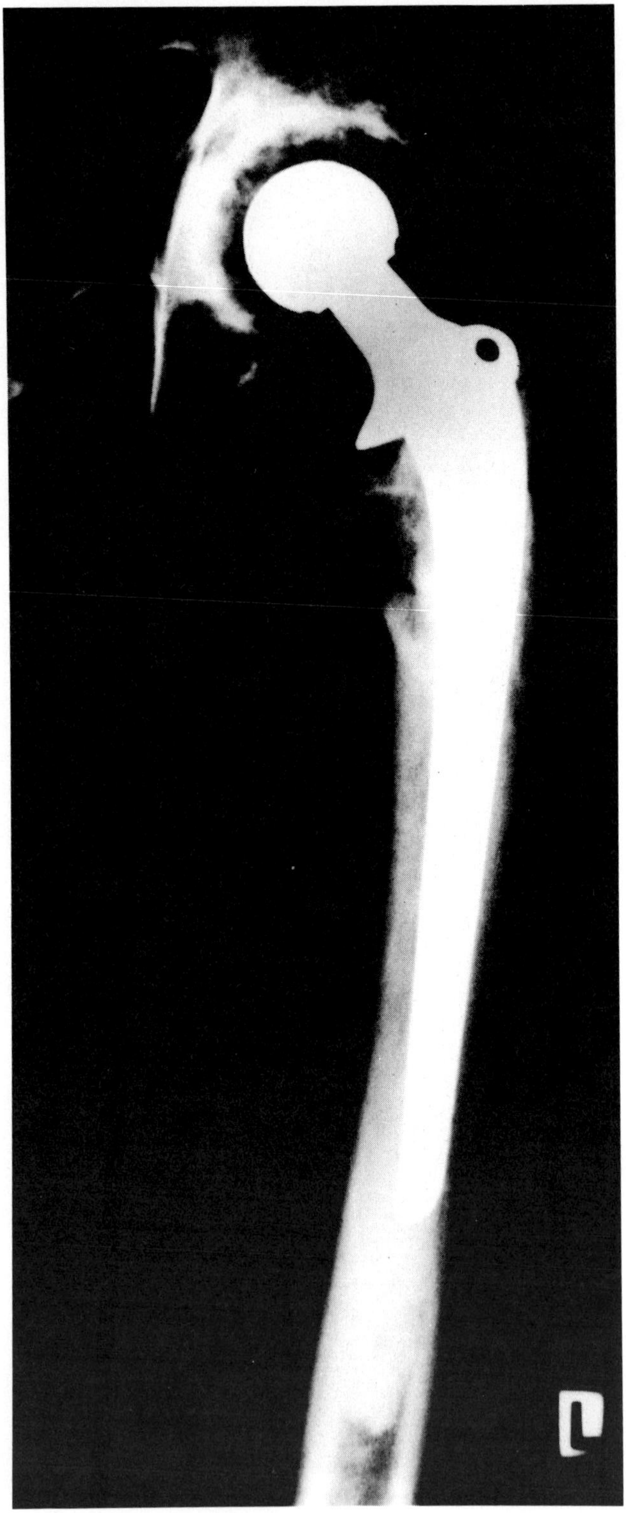

Abbildung 2

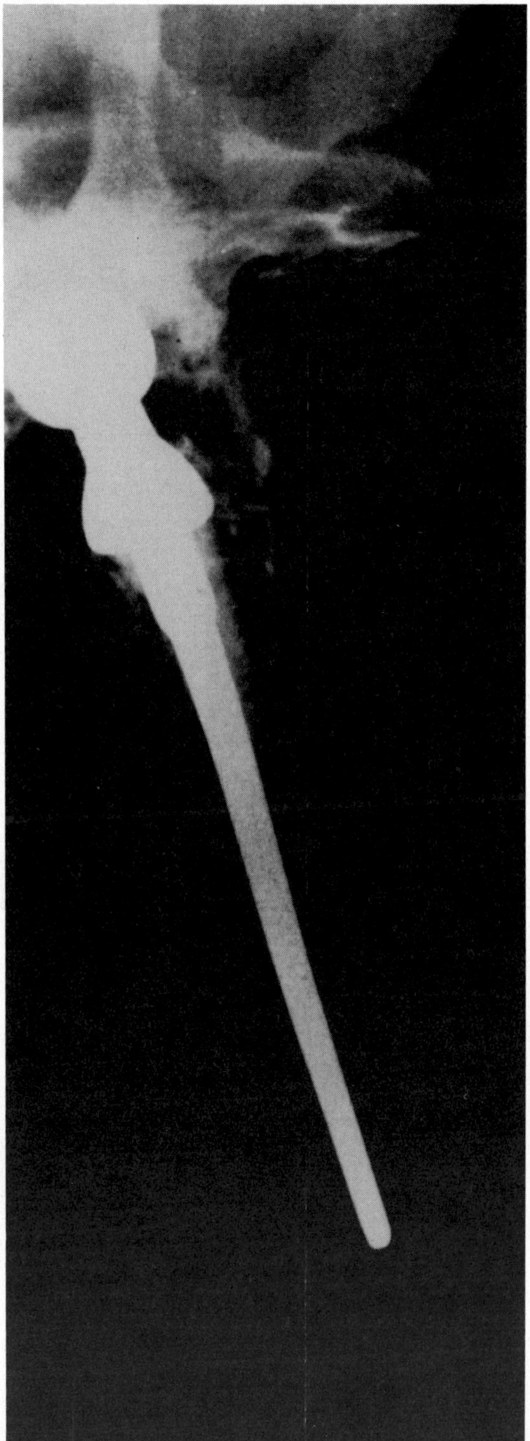

Abbildung 3

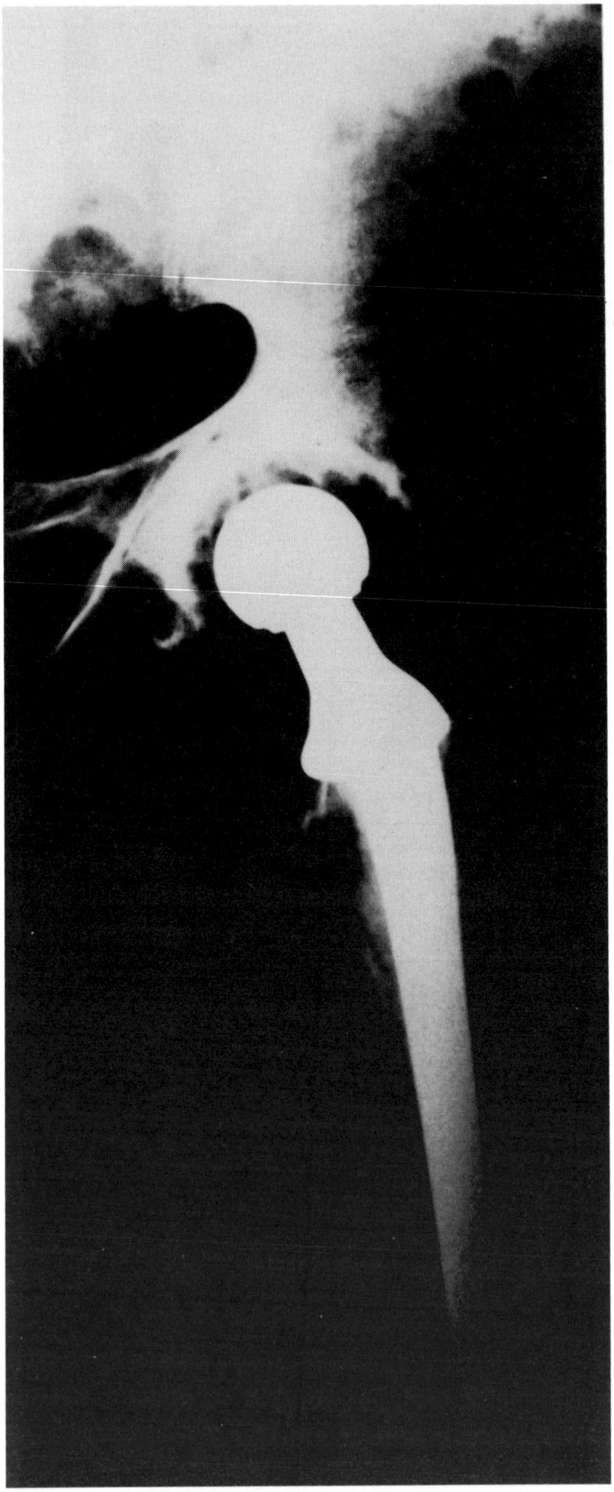

Abbildung 4

Oligoarthritis 8,8

Arzt: Dr. med. Roland Eichler.

Am 24.9.91 wurde mir das dreijährige Mädchen wegen Gelenkbeschwerden erstmals vorgestellt.

Familienanamnese:
Rheuma beim Großvater mütterlicherseits und bei den Großeltern väterlicherseits.

Eigenanamnese:
Im 2. Lebensjahr schwere Durchfallerkrankung sowie Stomatitis herpetica. Bis heute dreimal nächtliche Anfälle von 12–14maligem Erbrechen.
Am 3.9.91 waren abends plötzlich Schmerzen in den Kniegelenken aufgetreten, die sich drei Tage später noch steigerten. Daraufhin Aufnahme in der Universitätskinderklinik.

Aus dem Bericht dieser Klinik über die stationäre Behandlung im September:
„Ab 6.9.91 bis zur Aufnahme am 8.8.91 hatte sich jedoch die Kniegelenkssymptomatik erneut verschlechtert bis hin zur völligen Schonhaltung und Gehunfähigkeit...
Aufnahmebefund:
3 $^{1}/_{2}$jähriges Mädchen, sehr weinerlich, deutlich reduzierter AZ, erhebliche Schmerzen in beiden Knien, rechts mehr als links. Bei der Aufnahme subfebrile Temperaturen um 37,8 °C; Aufnahmegewicht 15 kg, Größe 102 cm.
Kniegelenke bds. mit fraglichen leichten Ergüssen, rechtsseitig deutlich überwärmt. Weitere Untersuchungen sind wegen ausgeprägter Gegenwehr und Schmerzen des Kindes nicht möglich. Keine Hauterscheinungen, keine Noduli rheumatici, unauffälliger HNO-Status. Rechtes Trommelfell basal gefäßinjiziert, ansonsten unauffälliger internistischer und grob neurologischer Gesamtstatus.

Laborbefunde:
Blutbild bei der Aufnahme: Leuko 9.400, Ery 4,4 Mill., Hb 13,1g%, HK 35,9%, MCV 82, Thrombo 350.000. Im Diff.-Blutbild Linksverschiebung (53% Seg, 6% Stab). ...
Bei der Aufnahme deutlich beschleunigte BKS (38/72 mm n.W.), bei der Kontrolle noch ansteigend (65/90 mm n.w W. am 11.9.91 und 58/91 mm n.W am 16.9.91).
In der Serum-Elektrophorese deutliche Alpha-2-Erhöhung (14,7 rel.%), relative Hypogammaglobulinämie (8,3 rel.%).
Im Normbereich lagen: CRP (wiederholt), Serum-Elektrolyte, Harnstoff, Kreatinin, GOT, GPT, Gamma GT, AP, LDH, Gesamteiweiß und Gesamt-IgA, IgG und IgM.

Arthritis-Screening: Kein sicherer Anhalt für rheumatisches Fieber, nicht ausreichende Jones-Kriterien.
Negativer ASL-Titer, unauffälliger HNO-Befund.
Keine sichere bakterielle Genese nachweisbar, unauffällige Yersinien-Serologie, unauffälliger Borrelien-Titer.
Hinsichtlich rheumatoider juveniler Arthritis und Kollagenosen neg. Rheumafaktor, im Normbereich auch: C 3, C 4, antinucleäre Antikörper, Antikörper gegen Doppelstrang-DNS, Antikörper gegen Einzelstrang-DNS, ENA-Antikörper gegen nRMP, ENA-Antikörper gegen SM-Antigen, ENA-Antikörper gegen SSB-Antigen, ENA-Antikörper gegen SSA-Antigen, Antikörper gegen Mitochondrien. Gesamthämolytische Komplement-Aktivität mit 130 U/ml unspezifisch oberhalb der Norm (80–110 U/ml).

Mikrobiologie: Unauffälliger Stuhlbefund vom 12.9.91.

Abdominelle Sonographie vom 8.9.91: Normaler abdomineller Befund, auch kein Pleura- oder Pericarderguß.
Hüft- und Kniegelenks-Sonographie vom 8.9.91: Geringgradiger Erguß im Bereich des linken Hüft- und rechten Kniegelenks, diskreter Erguß auch im rechten Hüftgelenk. Kein Hinweis auf Polyserositis, keine Beteiligung innerer Organe.
Antikörper-Suchtest/Coombstest (BRK) vom 9.9.91: Negativ.

Augenärztliches Konsil (Universitätsklinik) vom 16.9.91:
Vordere Augenabschnitte unauffällig, Fundus ebenfalls. Kein Anhalt für Iridocyclitis.

Therapie und Verlauf:
Nach stationärer Aufnahme Bettruhe, symptomatische, kühlende Maßnahmen, analgetische Bedarfsmedikation (Ben-u-ron). Im Beobachtungszeitraum kam es ohne weitere Therapie zwischen 8.9. und 9.9.91 zu passageren Fieberschüben bis 38,4 °C, anschließend zur anhaltenden Entfieberung bis zur Entlassung. Hinweise für eine Carditis fanden sich nicht, stabile RR-Verhältnisse. Stuhl- und Eßverhalten waren problemlos. Bis zur Entlassung und auch bei der Wiedervorstellung am 16.9.91 war die Gelenksymptomatik rückläufig. Einen sicheren Anhalt für das Vorliegen eines rheumatischen Fiebers oder insbesondere einer juvenilen, rheumatoiden Arthritis fanden wir nicht.“

Beschwerden am 24. September 91:
In den letzten zwei Tagen sei sie bezüglich ihrer Gelenke fast schmerzfrei gewesen. Die letzte ambulante BSG-Kontrolle vor einer Woche in der Kinderklinik wäre mit 58/91 mm n.W. aber immer noch zu hoch, ja sogar ansteigend gewesen, weshalb nun auch unter Berücksichtigung der zwischzeitlichen Handgelenksbeteiligung, zuletzt doch zur Aspirin-Therapie geraten worden sei, was bis jetzt allerdings noch nicht eingenommen wurde.

Am 3.9.91 hätten die Schmerzen plötzlich in den Kniegelenken begonnen, um dann ab 18.9.91 auch die Handgelenke zu befallen. Die Schmerzen waren immer wandernd, an einem Tag war das rechte Knie, am anderen Tag das linke Knie befallen, so wäre es auch an den Handgelenken gewesen. Morgens hätte sie jeweils kaum Schmerzen, zum Abend hin wären sie jeweils deutlich aufgetreten. Die Gelenke wären dabei immer warm und leicht geschwollen gewesen.

Die Kniegelenke hätten anfangs nach Treppauf- und Treppabsteigen, bei Berührung, bei längerem Geradestehen, beim Gehen und Laufen weh getan. Die Handgelenke würde sie in Schonhaltung halten, Dreh- und Greifbewegungen hätten weh getan. Auch die Handgelenke wären bei akuten Schmerzen überwärmt und geschwollen gewesen.
Sie wäre ein überaus sensibles Kind, das laut der Mutter dringend wieder im Mittelpunkt stehen müsse, denn sie wäre „wegen der Erkrankungen ihres Bruders zu kurz“ gekommen.
Sie wäre sehr eifersüchtig auf ihren Bruder.
Sie wäre tyrannisch, eigensinnig, auf der anderen Seite aber auch sehr liebesbedürftig.
Als Kleinkind hätte sie oft ohne ersichtlichen Grund minutenlang geschrien.
Als Kleinkind Milchschorf, z.Zt. wieder etwas Schuppen auf dem Kopf.
Freies Gehen mit 13 Monaten, die Sprachentwicklung war verzögert. Jetzt mit über drei Jahren fange sie erst an, Sätze zu bilden. Auch in der Aussprache wäre sie noch undeutlich.
Sie ist oft sehr blaß im Gesicht.

In den ersten Jahren hätte sie sehr schlecht geschlafen, es wurde dann aber besser. Bis zum 2. Lebensjahr hätte sie überwiegend auf den Knien geschlafen. Als Baby konnte sie nie auf dem Bauch liegen. In letzter Zeit überwiegend Bauchlage. Sie stöhnt oft im Schlaf.
Im Schlaf auch immer wieder Schwitzen im Gesicht mit Schweißperlen auf der Nase und Stirn. Auch die Haare sind oft tropfnaß.
Sie verlangt oft nach Süßigkeiten, auch vom Kaffee der Mutter trinke sie gern.
Abneigung gegen Kartoffeln.
Im letzten Jahr hätte sie öfter nachts erbrochen.
Bei Wetterwechsel wird sie unruhig.
Sie muß intensiv getröstet werden, fordert den Trost richtiggehend heraus.
Sie neigt zum Eigensinn.
Jetzt durch die Krankheit würden die Eltern bemerken, daß sie sehr unter ihrem jüngeren Bruder leidet, daß sie nicht mehr der alleinige Mittelpunkt, das „Hätschelbaby“ ist. Sie provoziere manchmal auch bewußt, hört nicht oder schreit furchtbar. Sie könnte sogar beim Weinen ausbleiben oder wird blau im Gesicht.

Ihren Willen würde sie immer unbedingt durchsetzen wollen.
Sie bohre viel in der Nase.
An den kleinen Zehen wäre der Nagel wie verkrüppelt.
Morgens oft jammernde Stimmung.
Sie bräuchte zwar viel „Streicheleinheiten"; mag es aber nicht, wenn man sie zu sehr liebkost.
Die Krankheit wäre am ersten Kindergartentag ausgebrochen.

Zum Repertorisieren kombinierte ich das Symptom der Beschwerden infolge von Eifersucht mit dem des Eigensinns und fand Apis (3), Hyos.(4), Ign.(4), Lach.(3), Nux-v.(6), Puls.(4), Staph.(3). Das Symptom des Verlangens auf Kaffee halbiert die Mittelzahl auf Lach.(4), Nux-v.(7) und Puls.(5). Das Symptom des Verlangens auf Süßes brachte die Entscheidung für **Nux vomica** mit 8/4. Das Symptom des Stöhnens im Schlaf und der rheumatischen Gelenkschmerzen bestätigten die Arzneiwahl von Nux-v. mit 12/6.
Das Kind erhielt am 24.9.91 Nux-v.200.

Beratung am 16. Oktober 91:
Ihre Psyche sei besser, der Schlaf ebenfalls, die Laune auch besser. Die Gelenkschmerzen wären ab und zu wieder aufgetreten, aber auch weniger schlimm. Ab und zu hätte sie im Schlaf wieder die Knie-Ellbogenlage eingenommen. Nach wie vor Verlangen auf Eis, ab nachmittags gehe es meist schlechter, da würde sie müde und will ins Bett.

Beratung am 22. Oktober 91:
Vor vier Tagen abends wieder heftige Schmerzen in den Kniegelenken; gestern hätte es wieder ein stärkeres Rezidiv gegeben. Sie wäre wieder launischer, schlafe jetzt in der Seitenlage.

Beratung am 24. Oktober 91:
Es geht ihr wieder besser. Vor zwei Tagen hatte sie ein dickes Knie rechts, gestern wäre es wieder zurückgegangen, heute würde sie wieder laufen.

Beratung am 6. November 91:
Seit zwei Tagen wäre sie wieder „total" hysterisch, könnte nicht den geringsten Widerspruch annehmen. Es würden ihr jetzt auch die Schultergelenke weh tun, sie könnte die Arme nicht mehr heben. Seitens der Kinderklinik wäre jetzt zur Therapie mit Godamed und Gelusil geraten worden, was die Eltern aber nicht wollten. Nachmittags ging es ihr jeweils schlechter. Wieder starke Eifersucht auf den Bruder.
Am 6.11.91 erhielt sie daraufhin 3 Globuli Nux-v.M.

Beratung am 8.11.91:
Gestern sehr gut gegangen, auch nachmittags, ihre Schultergelenke wären fast schmerzfrei.

Beratung am 22. November 91:
Es geht wunderbar laut Mutter. Keinerlei Gelenkbeschwerden mehr, sie schlafe auch ruhig, psychisch vollkommen normal, es wäre jetzt ein sich ganz normal verhaltendes Kind.

Beratung am 6. Dezember 91:
Wieder Schreien und Wutanfälle, auch wieder kurz vor Ohnmacht stehend. Gelenke aber weiterhin schmerzfrei.
Am 6.12.91 deshalb erneut 3 Globuli Nux-v.M.

Aus dem Bericht der Kinderklinik vom 10.2.92:
„Bei der Kontrolle des Borrelientiters am 15.10. war dieser mit IgG 1:64 und IgM 1:64 grenzwertig. Serologische Untersuchungen auf Coxsackie- und Echo-Viren waren negativ verlaufen.
Seit Ende September lief parallel zu den hier durchgeführten Kontrollen eine Betreuung durch einen homöopathisch ausgerichteten Kollegen. Seit Anfang November 1991 zunehmende Normalisierung der Gelenkbefunde und Stabilisierung der psychischen Situation. Ob diese Besserung im Sinne einer Spontan-Remission zu werten ist oder einer homöopathischen Therapie zuzuschreiben ist, läßt sich zum jetzigen Zeitpunkt nicht eindeutig definieren. Weitere Überwachung des Kindes ist erforderlich."

Beratung am 14. Februar 92:
Die Gelenke sind anhaltend gut. Auch die Psyche sei in Ordnung. Jetzt noch auffällig wären die Symptome der verzögerten Sprachentwicklung; sie nimmt dauernd etwas in den Mund, ihr Kopfschweiß im Schlaf und ihr Verlangen nach Milch.

Zur Repertorisation kombinierte ich das Symptom des langsamen Sprechenlernens mit dem des Kopfschweißes im Schlaf und erhielt Calc.(4), Sil.(3). Beide Mittel hatten auch das Verlangen auf Milch. Erst das Symptom des Verlangens nach Unverdaulichem als Entsprechung für „nimmt dauernd etwas in den Mund" brachte die Entscheidung für **Calcarea carbonica Hahnemanni** mit 8/4.
Sie erhielt 3 Globuli Calc.XM.

Beratung am 31. Juli 92:
Die Gelenke sind weiterhin beschwerdefrei. Das Sprechen ist etwas besser geworden, sie spreche aber schon noch schlecht. In letzter Zeit nehme der Kopfschweiß nachts wieder zu. Ab und zu klage sie über Magen- oder Bauchschmerzen, so genau könne die Mutter das nicht sagen.
Erneut Calc.XM.

Beratung am 18. Juni 93:
Gelenke waren weiterhin beschwerfrei gewesen.
Seit einigen Wochen wieder vermehrter Kopfschweiß nachts, nimmt wieder alles in den Mund, ist jetzt oft weinerlich bei Kleinigkeiten. Sie hätte im Win-

ter 92/93 bei Aufregung öfters gestottert, das wäre aber inzwischen weg. Zur Zeit lasse die Mutter sie ergotherapeutisch behandeln, was ihr wohl gut tun würde.
Sie erhielt Calc.CM.

Beratung am 25. Oktober 94:
Gelenke waren weiterhin beschwerdefrei.
Die Mutter meinte, sie wäre eigentlich sehr zufrieden, sie stelle ihre Tochter nur wegen ein paar Kleinigkeiten vor:

In letzter Zeit blinzle sie oft. Sie hätte wohl nicht genug Selbstvertrauen, sie wäre aber sehr viel braver als in früheren Jahren. Sie hätte noch etwas Probleme mit der Feinmotorik beim Malen und Schreiben. Ihre Sprache wäre inzwischen so gut wie normal. Sehr hastig beim Essen. Seit einem halben Jahr Angst vor Dunkelheit. Träumt von Feuer oder hat andere Angstträume. Schnell beleidigt, empfindlich gegen Lärm, hält sich die Ohren zu. Sie schlafe schlecht allein ein, die Mutter müsse sich dazu legen.
Kann sich schwer allein beschäftigen. Zappelig im Sitzen. Oft Nägelkauen. Deutliche Sommersprossen. Oft wund am After, es wäre dort oft gerötet. Ißt gern Saures und Salziges. Im Schlaf manchmal Schwitzen am Kopf. Nimmt noch viel in den Mund.

Zum Repertorisieren kombinierte ich das Symptom der Abneigung gegen Spielen mit dem des hastigen Essens und fand Hep.(5), Lyc.(3), Sulph.(3). Davon blieben durch das Symptom der Unruhe bei Kindern und im Sitzen Lyc.(6) und Sulph.(4). Das Symptom des Nägelkauens bestätigte beide Mittel. Erst das Symptom der Träume von Feuer brachte die Entscheidung für **Sulphur lotum** mit 8/5.
Am 25.10.94 Einnahme von 3 Globuli Sulph.XM.

Beratung am 10. März 95:
Gelenke sind weiterhin in Ordnung.
Das letzte Mittel hätte gut getan, jetzt werde sie aber wieder unruhiger, kaue auch wieder Nägel, quengele öfter. Daraufhin wurde als vorerst letztes Mittel Sulph.XM wiederholt.

Zusammenfassung:
Das Kind wurde mir im September 91 unter dem Bild einer schweren Oligoarthritis vorgestellt. Dank der homöopathischen Behandlung durch Nux vomica war sie ab November 91 bis jetzt im Sommer 95 beschwerdefrei.
Die verzögerte Entwicklung mit dem verspäteten Sprechenlernen wurde mit Calcarea carbonica Hahnemanni gelöst.
Die zuletzt aufgetretenen vegetativen Symptome sprachen auf Sulphur lotum gut an.

Tuberkulose

Pleuritis exsudativa 9,1

Wegen tuberkulöser Pleuritis kam im April 91 die damals 35jährige Patientin zu mir. Sie war 1956 geboren und trotz ihrer Erkrankung von attraktivem Aussehen.

Mit 17 Jahren Tonsillektomie. Mit 18 Jahren seien die Augenmuskeln entzündet gewesen, deswegen erhielt sie Cortisone. Damals hatte sie Streit mit ihrer Mutter und daraufhin sei sie von zu Hause weggezogen.
Wie ihr Vater hatte sie 1988 einen linksseitigen Nierenstein gehabt.

Seit 89 war sie als Sozialarbeiterin in einer Jugendverwahranstalt tätig; dadurch hatte sie Kontakt mit einem Häftling mit offener Lungentuberkulose. Ein Tuberkulose-Test sei bei ihr negativ ausgefallen.

Aus dem Bericht des Krankenhauses vom 25.2.91:
„Bei der Pat. bestand eine Pleuritis exsudativa re., am ehesten tuberkulöser Genese.

Etwa in der Mitte des Jahres 1990 waren bereits rezidivierend diskrete atemabhängige rechtsseitige Thoraxschmerzen beobachtet worden. Die Pat. habe diesem Beschwerdekomplex keine größere Bedeutung beigemessen. Am 1.1.91 war die Pat. bei einem Skiunfall gestürzt und hatte sich eine Schultergelenksluxation zugezogen. ...Die Thorax-Röntgenuntersuchung ergab das Vorliegen eines rechtsseitigen Pleuraergusses in Organisation. Die Pleurapunktion ergab 3 ml einer bernsteinfarbenen klaren Flüssigkeit, die bakteriologisch steril war. Zytologisch wurden zahlreiche Lymphozyten beschrieben. Tumorzellen waren nicht erkennbar. ...

Von den Laborbefunden sind folgende zu erwähnen:
BKS am 18.1 91 35/56 mm n.W., am 22.1. 28/69 mm n.W. Im Blutbild fiel am 22.1. noch eine mäßiggradige normochrome Anämie auf. ...
Der Tuberkulin-Test war mittels der Stärke 1 fraglich, mit Stärke 10 deutlich positiv. ...

In dieser Situation habe ich eine systematische tuberkolostatische Therapie mit einer Vierkombination (Rifampicin, INH, Pyrafat und Streptomycin) (das letztere bis zu einer Ges.Dosis von 20g) begonnen. Dies wurde unter stat. Bedingungen bis zum 12.2.91 durchgeführt. Ambulant habe ich dann an Stelle des Streptomycins Myambutol eingesetzt. ...

Die Kontrolluntersuchung der BKS ergab am 8.2. eine Normalisierung mit 6/9 mm n.W. Die letzte Thorax-Röntgenuntersuchung am 8.2.91 ergab noch eine ganz geringe frei verschiebliche Flüssigkeit im re. Pleuraspalt bei gering ausgeprägter pleuraler Verklebung nach Pleuritis."

Beschwerden bei der eingehenden Erstuntersuchung am 9. April 91:
Bei Rechtslage und Zurückgreifen Ziehen im rechten Schultergelenk.
Spannen unterhalb des rechten Schulterblattes beim Tiefatmen, Gähnen, Niesen und Husten.
Herzklopfen bei Anstrengung.
Schwäche nach leichter Anstrengung, so daß sie sich setzen muß, besonders nach dem Mittagessen. Bei Erregung Achselschweiß und Mattigkeit.

Schwindel bei schnellen Bewegungen.
Atemnot bei Anstrengung.
Nach diesen spontanen Angaben der Beschwerden gab sie auf indirektes Befragen an:
Sie weint leicht, was dann bessert.
Sie sei deprimiert, besonders vor den Menses. „Weltschmerz".
Das was sie tun will und Ereignisse vergißt sie leicht. Sie ist von 12^{00} bis 15^{00} Uhr unkonzentriert.
Bei Vollmond fühlt sie sich schlechter.
Sie lehnt Salz und Gewürze ab. Sie ißt gern Süßes und Fettes. „In Bratkartoffeln mit Speck und Schmalz könnte ich mich reinsetzen."
Sie schläft auf der linken Seite und streckt das linke Bein heraus.
Sie ist im Dienst immer sehr genau und perfekt; zu Hause aber unordentlich.
Die Fingernägel haben Längsrillen. Auf der Haut hat sie Leberflecke.

Allein **Sulphur lotum** zog sich durch die Symptome der Unordentlichkeit, des Verlangens nach Fettem, der Links-Schlaflage, der Verschlimmerung durch Vollmond, des Herausstreckens der Füße und des Brustfellergusses mit 13/6.

Wegen der gleichzeitigen tuberkulostatischen Therapie verordnete ich ihr Sulph.Q6 für über fünf Monate. Ohne gleichzeitige allopathische Medikation konnte ich ihr am 23.10.91 Sulph.XM verordnen.

Drei Monate später, *bei der Beratung am 23. Januar 92,* hatte das Spannen unterhalb der rechten Scapula beim Gähnen zugenommen.

Sie hatte Schwindel bei schnellem Drehen und schlief mehr auf dem Rücken als auf der linken Seite.

Nur **Calcarea carbonica Hahnemanni** ging durch die Symptome der tuberkulösen Pleuritis, des Schwindels bei schnellem Drehen und der geänderten Schlaflage auf dem Rücken mit 7/3.

Sie erhielt Calc.XM am 25.1. und am 22.4.92. Die Patientin war von diesen „Power"-Körnern, wie sie es nannte, begeistert, so gut fühlte sie sich bei Kräften.

Nach dreieinhalb Monaten, *bei der Beratung am 6. August 92,* fühlte sie sich seit einer Woche wieder matt, besonders während der Regel. Hier würde Calc. nach zweimaliger Gabe nicht mehr weiter helfen. Deshalb mußte ich neu repertorisieren.

Ich kombinierte das Symptom der Rekonvaleszenz nach Infektionskrankheiten mit dem der Schwäche bei der Regel und erhielt Thuj.(2) und Tub.(3). Schon das dritte Symptom des Verlangens auf Speck brachte die Entscheidung für **Tuberculinum bovinum Kent.** Das Symptom der mangelnden Reaktion (Wiederauftreten von Schwäche) und das des Verlangens auf Süßes bestätigten die Wahl von Tub. mit 10/5.

Nach der homöopathischen Vorbehandlung seit April 91 durfte ich jetzt Tub.XM am 10.8. und 17.10.92 einsetzen.

Aus dem Bericht desselben Krankenhauses vom 28.10.92:
„Die Thorax-Röntgenuntersuchung vom 19.8.92 ergab eine vollständige Normalisierung des Befundes. Es waren keinerlei Residuen der durchgemachten Pleuritis exudativa re. mehr nachweisbar.

Alle Laborbefunde vom 19.8.91 einschließlich der BKS von 3/6 mm n.W. waren normal.

In meiner Besprechung vom 20.8.91 habe ich der Pat. mitgeteilt, daß die Pleuritis exudativa als ausgeheilt anzusehen ist.

Alle Laborbefunde vom 21.1.92 einschließlich der BKS von 2/5 mm n.W. waren normal.

Die Röntgenuntersuchung des Thorax vom 21.1.92 ergab allenfalls eine diskrete nicht als bedeutsam anzusehende Verklebung im re. Außensinus. Im übrigen war der Befund völlig regelrecht.

In der Befundbesprechung vom 24.1.92 habe ich die Pat. darüber orientieret, daß die PLeuritis exsudativa weiterhin als abgeheilt anzusehen ist.

... Zusammenfassend ist festzustellen, daß die im Januar/Februar 1991 aufgetretene, am ehesten als tuberkulös anzusehende Pleuritis exsudativa re. weiterhin als ausgeheilt zu betrachten ist. Eine tuberkulostatische Therapie ist nicht erforderlich.“

Nach den beiden Gaben von Tub.XM fühlte sich die Patientin prächtig. Sie legte aber Wert darauf, sich alle Vierteljahre einmal vorzustellen. So ist sie bis jetzt Sommer 95 beschwerdefrei geblieben.

Epikrise:

Als Sozialarbeiterin wurde die Patientin durch einen Gefangenen mit offener Lungen-Tbc im Sommer 90 angesteckt und erkrankte an einer rechtsseitigen tuberkulösen Pleuritis exudativa. Von Januar bis September 91 wurden ihr vom Krankenhaus mit Erfolg Tuberkulostatika verordnet.

Ab April 91 behandelte ich sie zunächst gleichzeitig und dann ab Oktober 91 allein nacheinander mit Sulphur lotum, Calcarea carbonica und zuletzt mit Tuberculinum bovinum Kent. Diese drei homöopathischen Arzneimittel haben einen Anteil am Ausheilen des tuberkulösen Prozesses, der Rekonvaleszenz und der Infektanfälligkeit.

Allergie

Bronchialasthma und Neurodermitis10,1

Die Patientin kam mit 15 Jahren wegen Bronchialasthma zu mir.

Ihre Familienanamnese ergab von der väterlichen Seite eine allergische Belastung. Ihre Schwester litt an Neurodermitis und Allergie gegen Katzenhaare.

Ihr Vater hatte allergische Rhinitis, wenn er beruflich Lacken und Farben ausgesetzt war; auf Hausstaub reagierte er mit Jucken.

Ihr Großvater väterlicherseits litt an Asthma und Blasen-Ca mit Knochenmetastasen.

Die Patientin selbst hatte vom ersten Lebenstage an eine Neurodermitis mit Verschlimmerung im Frühjahr; sie wurde deshalb lange mit Cortisonen behandelt.

Im April 1985, also in ihrem 10. Jahr, und im April 89 erkrankte sie an Pneumonie. Im Anschluß hieran trat ihr Bronchialasthma auf.

Bei der eingehenden Erstuntersuchung am 7. Mai 90 schilderte sie mir, daß sich ihr Asthma donnerstags und freitags nach dem Sport verschlimmerte, ebenso bei Treppensteigen und Rückenlage. In frischer Luft und Rechtslage ging es ihr besser.

Die Neurodermitis zeigte sich an Augen, Gesicht, Hals und Unterschenkeln. Die Haut um ihre Augen herum war gerötet und juckte; das verschlimmerte sich bei Sonnenbestrahlung. Die Oberlider waren geschwollen.

In der Frühjahrssonne wurde das Gesicht rotfleckig und der Hals faltig, wie sie sich ausdrückte.

In der Bettwärme juckten die Unterschenkel.
Die Unterlippe zeigte in der Mitte einen starken Riß.
Meist lehne sie Trost ab.

Ihre Nase sonderte gelben Schleim ab. Der trockene Husten verschlimmerte sich um 22^{00} Uhr.
Von 15^{00} bis 17^{30} Uhr war sie müde.
Zimmerwärme und Schwüle vertrug sie schlecht.
Sie hatte ein Verlangen auf Salz, gewürzte Speisen, Süßes und Obst. Halb durchgebackenes, noch rotes Fleisch und Käse lehnte sie ab. Auf rohe Möhren bekäme sie Blasen an der Unterlippe.
Sie wache in der Rechtslage auf und träume von Sonne und Landschaften.
In ihrer Grundhaltung sei sie ein Optimist und lache gern.

Beim Repertorisieren kombinierte ich das Symptom der Verschlimmerung durch Trost mit dem des Rißes in der Mitte der Unterlippe und erhielt

Cham.(3), Chin.(2), Nat-m.(5), Nux-v.(2). Diese Mittelzahl halbierte sich durch das Symptom der Verschlimmerung im Frühjahr (Pneumonie, Neurodermitis). Das Symptom des Verlangens auf Salz brachte die Entscheidung für **Natrum muriaticum.** Das Symptom der Hautausschläge durch Sonnenbestrahlung hat allein Nat-m., das dadurch mit 11/5 angezeigt war.

Einnahme von Nat-m.XM am 10.5.90 nach der Mensis.

Bei der Beratung am 16. August 90 berichtete mir die Patientin freudestrahlend, daß sie ab Mitte Mai kein Asthma mehr gehabt habe.

Nur die Neurodermitis zeige sich noch in einer Trockenheit der Ellenbeugen und vor den Knöcheln. Pickel in der linken Fußsohle würden beim Schwitzen jucken.
Deshalb verordnete ich ihr nochmal Nat-m.XM.

Bei der Beratung am 2. November 90 war von dem Asthma nur ein Husten geblieben und von der Neurodermitis die trockene und juckende Haut vor den Knöcheln. Deshalb ließ ich nachwirken.

Bei der Beratung am 4. Januar 91 konnte mir die Patientin nur von geringen allergischen Beschwerden berichten: Mitte November hatte sie auf rohe Möhren mit Herpes an den Lippen reagiert. Am 25. Dezember hatte sie nach Kontakt mit Katzen am gleichen Tage Atemnot, trockne und rissige Haut bekommen. Am 4. Januar war ein trockener Husten aufgetreten.

Vor drei Tagen bestand für einen Tag ein Riß in der Mitte der Unterlippe.

Deshalb gab ich der Patientin als letztes Arzneimittel Nat-m.CM am 4.1.91.

Meinem Rat entsprechend hatte sie sich im August 91, allerdings nur für zwei Wochen, an der Nordsee aufgehalten, was ihr sehr gut getan hat.

Im Sommer 95 hörte ich telephonisch von den dankbaren Eltern, daß es ihr gesundheitlich weiterhin sehr gut ginge, daß sie psychisch gelöst und kontaktfreudig sei.

Epikrise:

Die Patientin litt vom ersten Lebenstage an Neurodermitis, die mit Cortison behandelt wurde. Mit 14 Jahren erkrankte sie im April 89 nach der zweiten Pneumonie an Asthma bronchiale.

Sowohl die Neurodermitis als auch das Bronchialasthma wurde durch die dreimalige Gabe von je einem Globulus Natrum muriaticum geheilt. Es besteht jetzt eine beschwerdefreie Nachbeobachtungszeit von viereinhalb Jahren.

Hyperthyreose 11,1

Die 1925 geborene, damals 52jährige Patientin erkrankte im August 77 an Hyperthyreose nach außerordentlicher beruflicher Belastung als Sekretärin eines Staatssekretärs.

Ihr Vater litt vorübergehend nach einer Kur im Jodbad Tölz an einer Hyperthyreose.

Beide Eltern wurden wegen Coxarthrosen operiert.

Die Menses der Patientin verliefen vom 12. bis 49. Jahr alle 19 bis 26 Tage, dauerten 6 bis 10 Tage, waren sehr starke und klumpige Blutungen. Ab dem 23.Jahr Zwischenblutungen für Tage bis zwei Wochen bei normalem gynäkologischem Befund.

Von 1948 bis 59 litt sie das erste Mal an Hyperthyreose.
1958 Tonsillektomie.
1959 bis 60 rechtsseitige Retinitis.

Die Diagnose einer Hyperthyreose ergab sich mir auch aus der Familien- und Eigenanamnese. Wegen der privaten Behandlung der Kassenpatientin wurde die internistische Untersuchung zurückgestellt, bis diese nach dem Abklingen der akuten Beschwerden durch erfolgreiche homöopathische Behandlung über vier Monate bis Mitte Dezember 77 für einen Antrag auf Erholungskur notwendig wurde.

Die Patientin kam *am 14. August 77* mit folgenden Beschwerden wieder in meine Behandlung:

Allgemeine Schwäche beim Aufsein, so daß sie liegen mußte. Die Schwäche war besonders morgens und verstärkt in den Oberschenkeln.

Das Herz klopfte im Oberkörper und in der Magengrube zwischen 110 bis 125/Minute. Durch Herzklopfen und Unruhe schlief sie erst um 2^{00} oder 3^{00} Uhr ein.

Die Hände zitterten, besonders morgens, beim Schreiben oder bei Anstrengungen.

Sie hatte zweimal täglich Stuhlgang, dünnbreiig, gelb, unverdaut, z.T. sauer riechend.

Die vorher normalgewichtige Patientin hatte jetzt drei kg abgenommen.
Die besonders rechtsseitige Struma spannte, drückte, brannte besonders bei Anstrengung.
Es bestand ein Hitzegefühl, besonders bei geistiger Anstrengung. Im Bett mußte sie sich abdecken. Es verschlimmerten Wärme, Warmbaden, Schwüle vor dem Wetterwechsel.
Sie schwitzte am Oberkörper, besonders morgens.
Ihr Haar fiel aus.

Die Haut juckte bei Berührung, nach dem Kratzen an anderer Stelle.
Sie hatte Depressionen vor den Menses. Sie empfand eine innere Hast, hatte mangelndes Selbstvertrauen, fürchtete sich vor Hunden, ärgerte sich leicht und weinte gegen ihren Willen, was aber erleichterte.
Seit zwei Jahren bestanden leichte Hitzewallungen mit feuchtem Gesicht.
Die bläulichen Haemorrhoiden brannten.
Die sonst ungenügende Urinmenge vermehrte sich bei Erregung und nachts.
Ödeme an Knöcheln und Fußrücken, besonders links.
Die krumme Körperhaltung hatte sich verstärkt.
Reißende Schmerzen in der rechten Schulter und links im Kreuz, Gesäß und Hüftgelenk beim Aufstehen und Schnellgehen.
Die Nase war trocken und hatte Borken.
Gelber Augenschleim, verklebte Augenwinkel. Gefühl, die Augen stehen heraus.
Frieren von 19^{00} bis 20^{00} Uhr und nach Anstrengung.
Mäßiger Appetit, schnell satt.
Verlangen nach Rohkost, Salz, Süßem. Abneigung gegen Kaffee.
Durst beim Aufsein.
Übelkeit früh nüchtern und bei Hunger.
Atemnot beim Treppensteigen.
Verlangen zum Tiefatmen beim Liegen.
Schwanken nach rechts. Blutdruck 95/55 mm Hg.
Spannen am Brustbeim.
Spannen am rechten Mittelfinger, wenn er kalt wird.
Im Frühling und Herbst geht es ihr schlechter.
Im Schlaf Lage auf dem Bauch.
Rezidivierendes Bohren vom rechten Auge zur rechten Kopfseite mit Übelkeit.

Zum Repertorisieren kombinierte ich das für eine Hyperthyreose auffälligste Symptom des Frierens um 19^{00} Uhr mit dem der Furcht vor Hunden und erhielt Calc.(2), Caust.(3), Tub.(4). Das Symptom der gebeugten Haltung reduzierte die Mittelzahl auf Calc.(4) und Tub.(6). Die drei Mensessymptome ergaben nach der Mensestabelle Calc.(10) und Tub.(9). Das Symptom der Diagonale rechts oben und links unten brachte die Entscheidung für **Calcarea carbonica Hahnemanni** mit 12/6.
Die Patientin erhielt am 14.8.77 Calc.XM.

Bei der Beratung am 16. September 77 standen im Vordergrund die Hitzewallungen mit Schweißen, die morgendlichen Beschwerden von Übelkeit und Durchfall.

Ich kombinierte die Liste der Komplementärmittel zu Calc. mit dem Symptom der Hitzewallungen mit Schweiß und fand Bell.(2), Hep.(3), Nux-v.(2), Sulph.(3), Tub.(4). Durch das Symptom der Übelkeit und des Durchfalls morgens blieben Hep.(5), Nux-v.(7), Sulph.(8) und Tub.(8). Von diesen Mitteln hatte nur **Tuberculinum bovinum Kent** die Furcht vor Hunden mit 10/5.

Deshalb wurde als Ergänzungsmittel zu Calc. am 16.9.77 einmalig Tub.M gegeben.

Nach längererem gebesserten Allgemeinbefinden bestanden *bei der Beratung am 2. Dezember 77* seit ein bis zwei Wochen wieder Depression vor der Mensis, saurer Stuhlgeruch, Schlaflosigkeit durch Herzklopfen, Schwellung der Hand- und Fingergelenke.

Ich kombinierte das Symptom der Furcht vor Hunden mit dem der Depression vor der Mensis und erhielt Bell.(5), Calc.(3), Caust.(4), Stram.(3). Diese Mittelzahl wurde durch das Symptom des sauren Stuhlgeruchs halbiert. Das Symptom der Schlaflosigkeit durch Herzklopfen brachte die Entscheidung für **Calcarea carbonica Hahnemanni** (8). Die beiden Symptome der Gelenkschwellungen bestätigten Calc. mit 12/6.

Daraufhin die zweite Gabe von Calc.XM.

Bericht des Internisten vom 11.12.77:
„Normales Lungenbild. Tachycardie, Herzform im Normbereich.
Normaltypisches EKG ohne Hinweis auf gröbere organisch pathologische Veränderungen; es fällt lediglich die Ruhe-Tachycardie auf. Die praecordialen Ableitungen zeigen eine vegetative Labilität."

Untersuchungsbefunde des Radiologen vom 15.12.77:
„T-3-Test: 35,4% (norm.25–35)
T-4-Test: 17,0 gamma% (norm.5,5–13,5)
T-7-Index: 6,02 (norm.1,35–4,55)
T-3-RIA: 230 ng/100 ml (norm.70–160)

Der T-3-Test liegt geringfügig, der T-4-Test deutlich, der T-7-Index ebenfalls deutlich über der Norm. Der T-3-RIA liegt ebenfalls deutlich über der Norm. Dieses spricht eindeutig dafür, daß bei der Patientin eine hyperthyreote Stoffwechsellage vorliegt.

Technetium (99m Tc)-Szintigramm: Geringfügig vergrößerte, mäßig rechtsbetonte Schilddrüse in regelrechter Lage. Die Aktivitätseinlagerung erfolgt deutlich rechtsbetont, sie ist in den zentralen Gewebsanteilen homogen, die an der Peripherie erkennbaren kleinfleckigen Speicherdefekte sind auf die Anwendung von Technetium und vielleicht auch auf die Existenz von regressiven Umbauzonen zurückzuführen. Szintigraphisch und im Tastbefund keine Knotenbildung.

Beurteilung: Deutlich hyperthyreote, geringgradige diffuse Struma.

Für das Bestehen einer Hyperthyreose plädiert auch der bei der Anamnese festgestellte Puls von 96, ein deutlicher fein- bis mitttelschlägiger Fingertremor, Intoleranz gegen warm, ein mäßig beschleunigter Stuhlgang usw. Therapieempfehlung: Kombinationstherapie mit Thyreostatika und mit Schilddrüsenhormon."

Aus dem Ärztlichen Gutachten des Internisten vom 10.1.78:
„Diagnose: Hyperthyreose. Geringe Struma diffusa.
Vorschlag: Klinische Behandlung mit anschl. Erholungsaufenthalt.
Pulsfrequenz sitzend 124(!)/Min. RR 160/70 mm Hg. Auffallende Ruhetachycardie.
Vegetatives Schwitzen, erheblicher Fingertremor. Lidflattern. Labilität."

Aus dem fachärztlichen Bericht des Internisten vom 16.1.78:

„Es liegt, wie ich meine, nicht im Interesse der Patientin ein einfaches Heilverfahren zur Durchführung zu bringen, zumal balneologische Maßnahmen eher schaden als nützen können. Es ist vielmehr eine Klinikaufnahme anzuraten, (was ich in meinem Gutachten auch zum Ausdruck gebracht habe), und eine entsprechende Therapie mit Thyreostatizies und Schilddrüsenhormonen einzuleiten."

Die Patientin lehnte eine Krankenhausbehandlung ab und verzichtete deshalb auf die anschließende Erholungskur. Im Vergleich zum Behandlungsbeginn ging es der Patientin so viel besser, daß sie die zweite Hälfte des Januars zunächst halbtags und ab Februar voll in ihrer alten Tätigkeit arbeitete. Das gebesserte Allgemeinbefinden hielt so lange an, daß die zweite Hochpotenz bei den Beratungen am 3. und 31.1. sowie am 9.3.78 nachwirken konnte.

Bei der Beratung am 28. April 78, also über vier Monate nach der zweiten Arzneidosis, ergaben sich seit einer halben Woche wieder Hitzewallungen und Druck im Bereich der Schilddrüse, so daß die Patientin zum dritten Mal Calc.XM einnahm.

Bei der Beratung am 28. Juli 78, also drei Monate der Nachwirkung, waren seit drei Tagen mangelnde Konzentration, Halskloß, Mattigkeit beim Stehen und schnellem Gehen sowie Schwellung des linken Knöchels der Grund für die Einnahme von Calc.Q in Globuli als einmalige Gabe.

Bei der Beratung am 23. Oktober 78, also nach weiteren drei Monaten, schilderte mir die Patientin, daß sie am 13. Oktober nach Wandern bis in 2100 m Höhe wieder Herzklopfen und Halskloß gespürt habe; seit zwei Wochen traten die vorher gebesserten Hitzewallungen jetzt verstärkt auf. Deshalb erste Einnahme von Calc.CM.

Wegen guten Allgemeinbefindens mußte ich diese Hochpotenz bei den Zwischenberatungen nachwirken lassen.

Erst *bei der Beratung am 3. Juli 79,* also über 8 Monate der Nachwirkung, bestand seit einer Woche leichte Erregung und Reizbarkeit, rote und heiße Wangen, Hitzewallungen, Einschlafen erst nach einer Stunde durch Unruhe und Herzklopfen. Deshalb als zweite und letzte Arzneigabe Calc.CM.

Die Patientin hatte ich bis Sommer 88 immer wieder gesehen, wenn sie ihre Eltern zur Behandlung in meine Praxis fuhr. Es ging ihr gut, und sie war ohne Beschwerden.

Schilddrüsen-Kontrolluntersuchung am 21.6.83:
T-3-RIA: 130 ng/dl (normal 80–230)
T-4-RIA: 7,7 mikro g/dl (normal 5,4–12)

Technetium-(99m Tc)-Szintigramm: Bezogen auf die Körpergröße der Patientin geringgradig vergrößerte, leicht rechts betonte Schilddrüse von schmetterlingsförmiger Form. Die leicht rechts betonte Aktivitätsbelegung erfolgt in den zentralen Gewebsanteilen relativ homogen, die Peripherie ist nicht völlig scharf abgegrenzt, stellenweise finden sich kleinfleckige Speicherdefekte. Knotenbildungen sind z.Zt. nicht feststellbar.

Beurteilung: Z.Zt. euthyreote geringgradige diffuse Struma.

Bei der Patientin wurde am 15.12.77, d.h. vor mehr als fünf Jahren eine nuklear-medizinische Untersuchung mit Technetium durchgeführt. Der Vergleich des jetzt erhobenen Befundes mit dem der erwähnten Voruntersuchung zeigt diesmal eine euthyreote Stoffwechsellage. ... Szintigraphisch kann eine Größenzunahme des Organs im Verhältnis zu der Erstuntersuchung nicht festgestellt werden.

... Im Hinblick auf die Tatsache, daß sich die Stoffwechsellage der Patientin seit der Voruntersuchung normalisiert hat, anderseits aber keine Veränderung des Schilddrüsenvolumens erfolgt ist, erscheint eine schilddrüsenspezifische Therapie z.Zt. nicht indiziert.

Epikrise:

Nach zweimonatiger Bettruhe und zusammen fünfmonatiger Arbeitsunfähigkeit wurde die Hyperthyreose dank Calcarea carbonica Hahnemanni so wesentlich gebessert, daß die Patientin wieder arbeitsfähig wurde. Nach insgesamt 15monatiger Behandlung war die Patientin in Bezug auf die Schilddrüse beschwerdefrei. Die Kontrolluntersuchung im Juni 83 ergab eine Euthyreose und eine geringgradige diffuse Struma gleichen Schilddrüsenvolumens.

Die vegetativen und klimakterischen Beschwerden hatte sich nach insgesamt zweijähriger Behandlung anhaltend gelöst.

Schlußwort

In diesem Buch ist die Behandlung von 64 Schwerkranken dargestellt worden. Dank der klassischen Homöopathie konnte die Besserung bis Heilung erreicht werden. Der Verfasser verneigt sich in Ehrfurcht vor d e m Genie der Medizingeschichte, Samuel Hahnemann.

Wie erlernt man Homöopathie

(Ein kleiner Abriß der benötigten Bücher)

Die Anleitung eines erfahrenen homöopathischen Arztes ist die zweifelsohne beste Möglichkeit Homöopathie zu erlernen. Beim Selbststudium gliedert sich der Weg in drei Teile:

1. Das Erlernen der Theorie
2. Das Erlernen der Materia Medica
3. Die Differentialdiagnose der Arzneimittel

1. Das Erlernen der Theorie
Häufig gilt das Einprägen der einzelnen Arzneimittelbilder als wesentlich interessanter als das Lesen der theoretischen Grundlagen. Theorie ist aber, genauso wie bei einem Führerschein z. B., wo man die Regeln des Straßenverkehrs kennen muß, bevor man fahren darf – oder wie beim Medizinstudium, bei dem auch zuerst Anatomie und Physiologie erlernt werden muß, tatsächlich die Grundlage auch in der Homöopathie und steht am Anfang jeden Lernens. Das **„Organon der Heilkunst“** von **Samuel Hahnemann** – in der vorliegenden Originalform der 6. Auflage – bildet die Grundlage aller theoretischen Überlegungen. Hahnemann hat hier in fast 300 Paragraphen mit den dazugehörigen Anmerkungen die Grundsätze der Homöopathie dargestellt. Dieses Buch sollte man als erstes lesen. Als rasche Orientierungshilfe kann **Hahnemann's Organon** von **Th. Raspe** dienen.

Nach einem ersten Durchlesen des „Organon“ sollten Sie auf den **„Kurzlehrgang der Homöopathie“** von **E. Wright-Hubbard** übergehen, um nun das eben Gelesene aus einer anderen Perspektive zu sehen. Dann sollten Sie zum zweiten Mal das „Organon“ durcharbeiten und parallel dazu **J. T. Kents „Prinzipien der Homöopathie“.**

Der nächste Schritt wäre das Erarbeiten der Miasmenlehre in **S. Hahnemanns „Chronischen Krankheiten“** im theoretischen Teil. Schließlich lohnt es sich erneut das „Organon“ und **„Kents „Prinzipien der Homöopathie“** durchzuarbeiten, um damit in der Grundlage der Homöopathie firm zu sein.

Zur Vertiefung der Miasmenlehre empfiehlt sich danach **H. C. Allen: „Chronische Miasmen“** zu lesen.

2. Das Erlernen der Materia Medica

Den zweiten Teil des Selbststudiums – den Materia-Medica-Teil – können Sie von zwei Wegen aus beginnen. Der ERSTERE WEG – der leichtere – könnte z.B. mit **E. B. Nash „Leitsymptome"** beginnen. Danach empfiehlt es sich **J. A. Lathoud „Materia Medica"** als systematische und übersichtliche Arzneimitteldarstellung zu lesen.

Auf dieser Ebene sind auch **Herings „Kurzgefaßte Arzneimittellehre"** einzuordnen. Als nächstes sind **J. T. Kent** die **„Arzneimittelbilder"** zu empfehlen. Dieses Buch ist eine sog. synthetische Materia Medica, insofern sie Prüfungssymptome wie auch klinisch verifizierte Symptome bei der Darstellung der Arzneimittelbilder verwendet. Um der Gefahr des Darüber-Hinweg-Lesens zu vermeiden, ist es sinnvoll, beim Studium jeder Materia Medica das jeweilige Symptom auch noch im Repertorium Generale zu suchen, um es später im Praxisgebrauch rasch zu finden.

Eine ganz neuartige Materia Medica stellt das Buch von **H. Barthel: „Charakteristika homöopathischer Arzneimittel" (Bd. 1 u. 2)** dar. Das Studium der charakteristischen, eigentümlichen Symptome wird durch die systematische Darstellung der Arzneimittel nach dem Hierarchisationsschema erleichtert. Die „Charakteristika homöopathischer Arzneimittel" bringen nach einem ersten Teil mit den „Differenzierenden Hauptzügen" die „Auffallenden Symptome" eines jeweiligen Medikamentes entsprechend dem § 153 des „Organon". Man hat nach Durcharbeiten dieses Buches, in dem die 285 für die Praxis wichtigsten Medikamente enthalten sind, ein gutes Basiswissen angeeignet, aus dem heraus man sicher therapieren kann.

Als kurze übersichtliche Zusammenfassung der Arzneimittelbilder wird **W. Boerickes „Homöopathisches Taschenbuch"** gern benutzt, auch zum Nachschlagen seltener Mittel, welche man auch ganz ausführlich in der **„Praktischen Materia Medica"** von **J.-H. Clarke** findet, die zu empfehlen ist wenn man sich auf eine einzige Materia medica beschränken möchte.

Wie in einem Kurs didaktisch zusammengestellt finden Sie die Arzneimittelbilder im **Farrington „Kompaktkurs"**, und zum Wiederholen und Abfragen in **Deweys „Homöopathie in Frage und Antwort"** (Materia Medica- und Therapie-Teil). Mehr zur Wiederholung, denn zum Lernen kann man auch die Gegenüberstellung der verschiedenen Arzneimittel in **Groß/Hering „Vergleichende Materia Medica"** benutzen.

Eine unterhaltsame Materia Medica findet man in **Gawlik/Buchmann „Homöopathie in der Weltliteratur"**.

Diese genannten Bücher gehören zur Grundausrüstung. Man könnte fragen, warum nicht nur *eine* Materia Medica, die ausreicht? Wie man aber ein

Haus nicht nur von einer Seite aus betrachten darf, um es kennenzulernen, so muß man auch das einzelne Arzneimittelbild von den verschiedenen Darstellungen der jeweiligen Autoren her angehen, um es wirklich gut kennenzulernen und um die verschiedenen Symptome, die ein Medikament hervorrufen kann, vor Augen geführt zu bekommen.

Der ZWEITE WEG – der etwas schwierigere – beginnt nach dem Motto „ad fontes – zu den Quellen" mit der **„Reinen Arzneimittellehre"** und den **„Chronischen Krankheiten"** (Gesamtausgabe) von **S. Hahnemann.** Diese beiden Werke enthalten die Prüfungssymptome, die Hahnemann und seine Mitarbeiter bei der jeweiligen Arzneimittelprüfung eines Medikamentes festgestellt haben. Auf sie kann man letzten Endes nicht verzichten, wenn man sauber und ordentlich Homöopathie betreiben möchte, da der Patient nicht immer nur sogenannte „key-notes" bringt, sondern auch Symptome, die nur bei der Arzneimittelprüfung zu finden sind.

Dann gehören dazu auch **C. Herings „Amerikanische Arzneimittelprüfungen"** und **H. C. Allen „Nosoden".** Nach diesen grundlegenden Werken kann man nach der ersten Methode fortfahren.

3. Das vergleichende Materia Medica-Studium

ist der letzte Schritt beim Erlernen der Homöopathie. Dafür stehen zwei Gruppen von Büchern zur Verfügung:

1. Die Repertorien und
2. die Bücher, die nach Diagnosen, Indikationen oder Fachgebieten geordnet sind.

Repertorien sind in erster Linie Nachschlagewerke für den täglichen Gebrauch in der Praxis. Das praktikabelste ist das **„Repertorium Generale"**, welches eine wesentliche Erweiterung des amerikanischen Kents in neuer deutscher Übersetzung ist. Als spezielles Repertorium für die Geistes- und Gemütssymptome, die Allgemeinsymptome sowie die Schlaf- und Sexualsymptome sei das **„Synthetische Repertorium"**, herausgegeben von **H. Barthel** genannt.

Als Kurz-Repertorium ist das „**Repertorium der Charakteristika"** von **H. Barthel** zu sehen.
Spezielle Repertorien wie das **„Ischias-Repertorium"** von **F. Witzig**, das „**Repertorium zu Kent's New Remedies"** von **D. Till,** „**Migräne-Repertorium"** von **Radke/Eichler/Barthel** oder das **„Musik-Repertorium"** von **FWPH Sohn** sind in der Praxis bei der Differentialdiagnose sehr hilfreich.
Ebenfalls als Spezialrepertorium ist das Buch von **J. Gallavardin** zu betrachten: „**Psyche und Homöopathie"**. Dieses Buch enthält neben ver-

schiedenen Aufsätzen und Hinweisen auf die verschiedenen Medikamente in bezug auf ihre psychischen Wirkungen ein wesentliches Repertorium.

Von den Büchern, die nach klinischen Gesichtspunkten geordnet sind, die vom knappen **„Prescriber" Clarkes** bis zu ausführlichen Bänden wie **Guernseys „Obstetrics"** reichen, sollen hier einige erwähnt werden: **Dewey: „Homöopathie in der täglichen Praxis", Jahr: „Geisteskrankheiten", Radke/Eichler/Barthel: „Kopfschmerz und Migräne", Berndt: „Gelebte Homöopathie", Yingling: „Handbuch der Geburtshilfe", Barthel: „Homöopathische Schätze von und mit Pierre Schmidt".**
Dies hier war nur eine kleine Auswahl, denn es gibt eine große Zahl weiterer interessanter Bücher, die den hiesigen Rahmen sprengen würden. Fordern Sie ein Gesamtverzeichnis a l l e r homöopathischen Bücher, die in der Zentrums-Buchhandlung vorliegen an, oder was noch informativer wäre, kommen Sie und sehen Sie selbst, was Ihnen liegt und Sie interessiert.

Eine entscheidende Hilfe, die direkt für die Praxis umgesetzt werden kann, ist das **„Deutsche Journal für Homöopathie"**, herausgegeben von **M. Barthel.** Es erscheint unregelmäßig viermal im Jahr mit einem durchschnittlichen Umfang von 80 bis 100 Seiten je Heft und behandelt in jedem Heft jeweils ein Medikament: verschiedene Materia Medica-Darstellungen von oft nicht leicht zugänglichen Autoren beleuchten das jeweilige Medikament von seinen verschiedenen Seiten her, und die vielfältige Kasuistik zeigt die Anwendungsmöglichkeiten bei den unterschiedlichsten Diagnosen. Eine Zeitschrift von bleibendem Wert.